高等职业教育中医药类创新教材

中医五官科学

（供中医学等专业用）

主　编　肖跃红　迟立萍

副主编　何文清　吕继忠　曹江山　张　岳

编　委　（以姓氏笔画为序）

于明宇（山东中医药高等专科学校）

邢炜东（菏泽医学专科学校）

吕继忠（菏泽医学专科学校）

肖跃红（南阳医学高等专科学校）

何文清（重庆三峡医药高等专科学校）

余小波（南阳医学高等专科学校）

迟立萍（山东中医药高等专科学校）

张　岳（南阳医学高等专科学校）

曹江山（山东中医药高等专科学校）

程　超（江苏医药职业学院）

熊　微（湖北中医药高等专科学校）

中国健康传媒集团

中国医药科技出版社

内容提要

本教材是高等职业教育中医药类创新教材之一，根据《中医五官科学》教学大纲的基本要求和课程特点编写而成，内容涵盖了中医眼科学、中医耳鼻咽喉科学、中医口腔科学三部分内容。各部分分别介绍各科的基本理论、基本知识和基本操作方法以及临床常见疾病的诊断、治疗、预防等。本教材注重理论与实践相结合，以学生为本，增强教材的互动性和可读性；为书网融合教材，配套有PPT、微课、重点知识回顾思维导图、题库等数字化资源，使教学资源更加多样化、立体化。本教材供中医学等专业使用。

图书在版编目（CIP）数据

中医五官科学 / 肖跃红，迟立萍主编 . —北京：中国医药科技出版社，2022.8
高等职业教育中医药类创新教材
ISBN 978-7-5214-3176-6

Ⅰ.①中… Ⅱ.①肖…②迟… Ⅲ.①中医五官科学—高等职业教育—教材 Ⅳ.①R276

中国版本图书馆CIP数据核字（2022）第078640号

美术编辑 陈君杞
版式设计 南博文化

出版　**中国健康传媒集团** | 中国医药科技出版社
地址　北京市海淀区文慧园北路甲22号
邮编　100082
电话　发行：010-62227427　邮购：010-62236938
网址　www.cmstp.com
规格　889×1194mm $^1/_{16}$
印张　21
字数　602千字
版次　2022年8月第1版
印次　2022年8月第1次印刷
印刷　三河市万龙印装有限公司
经销　全国各地新华书店
书号　ISBN 978-7-5214-3176-6
定价　**62.00 元**

获取新书信息、投稿、为图书纠错，请扫码联系我们。

代爱英（菏泽医学专科学校教务处处长）

刘　亮（遵义医药高等专科学校教务处副处长）

兰作平（重庆医药高等专科学校教务处处长）

王庭之（江苏医药职业学院教务处处长）

张炳盛（山东中医药高等专科学校教务教辅党总支原书记）

张明丽（南阳医学高等专科学校中医系党委书记）

苏绪林（重庆三峡医药高等专科学校中医学院院长）

王　旭（菏泽医学专科学校中医药系主任）

于立玲（山东医学高等专科学校科研处副处长）

冯育会（遵义医药高等专科学校中医学系副主任）

万　飞（重庆医药高等专科学校中医学院院长）

周文超（江苏医药职业学院医学院党总支书记）

办公室主任

范志霞（中国医药科技出版社副总编辑、副经理）

徐传庚（山东中医药高等专科学校中医系原主任）

数字化教材编委会

主　编　肖跃红　迟立萍
副主编　何文清　吕继忠　曹江山　张　岳
编　委　（以姓氏笔画为序）
　　　　于明宇（山东中医药高等专科学校）
　　　　邢炜东（菏泽医学专科学校）
　　　　吕继忠（菏泽医学专科学校）
　　　　肖跃红（南阳医学高等专科学校）
　　　　何文清（重庆三峡医药高等专科学校）
　　　　余小波（南阳医学高等专科学校）
　　　　迟立萍（山东中医药高等专科学校）
　　　　张　岳（南阳医学高等专科学校）
　　　　曹江山（山东中医药高等专科学校）
　　　　程　超（江苏医药职业学院）
　　　　熊　微（湖北中医药高等专科学校）

出版说明

中医药职业教育是医药职业教育体系的重要组成部分，肩负着培养中医药行业多样化人才、传承中医药技术技能、促进就业创业的重要职责。为深入贯彻落实国务院印发的《中医药发展战略规划纲要（2016—2030年）》《国家职业教育改革实施方案》和教育部等九部门印发的《职业教育提质培优行动计划（2020—2023年）》等文件精神，充分体现教材育人功能，适应"互联网+"新时代要求，满足中医药事业发展对高素质技术技能中医药人才的需求，在"高等职业教育中医药类创新教材"建设指导委员会的指导下，中国医药科技出版社启动了本套教材的组织编写工作。

本套教材包含21门课程，主要特点如下。

一、教材定位明确，强化精品意识

本套教材认真贯彻教改精神，强化精品意识，紧紧围绕专业培养目标要求，认真遵循"三基""五性"和"三特定"的原则，在教材内容的深度和广度上符合中医类专业高职培养目标的要求，与特定学制、特定对象、特定层次的培养目标相一致，力求体现"专科特色、技能特点、时代特征"。以中医药类专业人才所必需的基本知识、基本理论、基本技能为教材建设的主题框架，充分体现教材的思想性、科学性、启发性、先进性和适用性，注意与本科教材和中职教材的差异性，突出理论和实践相统一，注重实践能力培养。

二、落实立德树人，体现课程思政

党和国家高度重视职业教育事业的发展，落实立德树人是教材建设的根本任务。本套教材注重将价值塑造、知识传授和能力培养三者融为一体，在传授知识和技能的同时，有机融入中华优秀传统文化、创新精神、法治意识，弘扬劳动光荣、技能宝贵、创造伟大的时代风尚，注重加强医德医风教育，着力培养学生"敬佑生命、救死扶伤、甘于奉献、大爱无疆"的医者精神，弘扬精益求精的专业精神、职业精神、工匠精神和劳模精神，以帮助提升学生的综合素质和人文修养。

三、紧跟行业发展，精耕教材内容

当前职业教育已经进入全面提质培优的高质量发展阶段。教育部印发的《"十四五"职业教育规划教材建设实施方案》强调：教材编写应遵循教材建设规律和职业教育教学规律、技术技能人才成长规律，紧扣产业升级和数字化改造，满足技术技能人才需求变化，依据职业教育国家教学标准体系，对接职业标准和岗位能力要求。本套教材编写以学生为本，以岗位职业需求为标准，以促进就业和适应产业发展需求为导向，以实践能力培养为重点，增加实训内容和课时的设置，力争做到课程内容与职业标准对接、教学过程与生产过程对接，突出鲜明的专业特色。内容编写上注意与时俱进，注重吸收融入行业发展的新知识、新技术、新方法，以适应当前行业发展的趋势，实现教材与时代的融合，以提高学生创造性解决实际问题的能力。

四、结合岗位需求，体现学考结合

为深入贯彻执行《国家职业教育改革实施方案》中推动的1+X证书制度，本套教材充分考虑学生考取相关职业资格证书、职业技能等级证书的需要，将岗位技能要求、劳动教育理念、国家执业助理医师资格考试等有关内容有机融入教材，突出实用和实践。教材理论内容和实训项目的设置涵盖相关考试内容和知识点，做到学考结合，满足学生在学习期间取得各种适合工作岗位需要的职业技能或资格证书的需求，以提升其就业创业本领。

五、配套数字教材，丰富教学资源

本套教材为书网融合教材，编写纸质教材的同时，重视数字资源配套增值服务的建设，通过教学课件PPT、思维导图、视频微课、题库等形式，丰富教学资源，利用中国医药科技出版社成熟的"医药大学堂"智能化在线教学平台，能够实现在线教学、在线评价、在线答疑、在线学习、在线作业、在线考试、在线互动等功能，极大提升教学手段，满足教学管理需要，为提高教育教学水平和质量提供支撑。

六、以学生为本，创新编写形式

本套教材在编写形式上坚持创新，在内容设置上注重模块化编写形式，整套教材设立相对统一的编写模块，模块设计分为"必设模块"和"选设模块"两种类型。"必设模块"是每本教材必须采用的栏目，使整套教材整齐划一。"选设模块"是每本教材根据课程的特点自行设计，目的是增强课堂互动和教材的可读性，提高学习的目的性和主动性。模块设置注重融入中医经典，融入课程思政，融入职业技能与中医助理执业医师资格考试内容，凸显本轮中医学专业教材编写的"传承创新"特色。

为编写出版一套高质量的精品教材，本套教材建设指导委员会的专家给予了很多宝贵的、建设性的指导意见，参编的几十所院校领导给予了大力支持和帮助，教材的编写专家均为一线优秀教师，他们业务精良，经验丰富，态度认真严谨，为本套教材的编写献计献策、精益求精、无私奉献，付出了辛勤的汗水和努力，在此一并表示衷心感谢。

本套教材目标明确，以满足高等职业院校中医药类专业教育教学需求和应用型中医药学人才培养目标要求为宗旨，旨在打造一套与时俱进、教考融合、特色鲜明、质量优良的中医类高职教材。希望本套教材的出版，能够得到广大师生的欢迎和支持，为促进我国中医类相关专业的职业教育教学改革和人才培养做出积极贡献。希望各院校师生在教材使用中提出宝贵意见或建议，以便不断修订完善，为下一轮教材的修订工作奠定坚实基础。

中国医药科技出版社

2022年6月

　　《中医五官科学》是中医学专业主干课程之一。本教材的编写以落实立德树人根本任务、培养高层次应用型人才为导向，以促进学生就业为目的，推行模块学习，尝试书网融合。注重吸收本学科发展的新知识、新技术、新方法，充分体现了《中医五官科学》教材在提高中医学专业专科学生培养质量中的基础性作用。本教材为学生提供五官科疾病的基本知识、基本理论和基本技能，使学生掌握常见五官科疾病的病因、临床表现、诊断和防治的同时，融合课程思政，助其树立良好的职业道德；在五官科理论知识必须、够用的基础上，对接职业标准和岗位要求，注重基本技能和实践能力培养，为基层培养高素质医疗人才。

　　本教材包含中医眼科学、中医耳鼻咽喉科学、中医口腔科学三部分内容，分别介绍各科的基本理论、基本知识和基本操作方法，包括解剖与生理、病因病机、诊断概要和治疗概要，并重点介绍各科临床常见疾病的诊断、治疗、预防等内容。按照整套教材的编写指导思想和整体规划，为达到与教学要求匹配、与岗位需求对接、与执业考试接轨的目的，本教材在编写中融入了数字内容，有教学课件、微课、题库等，学生可通过扫描二维码学习使用，实现融合教材效应。

　　本教材由编写委员会成员分工编写，共同协作完成。中医眼科学绪论、第九章、第十章由曹江山编写，第一至三章由张岳编写，第四、五章由余小波编写，第六、七章由迟立萍编写，第八、十一、十二章由何文清编写；中医耳鼻咽喉科学绪论由曹江山编写，第一至四章由程超编写，第五、六章由邢炜东编写，第七、八章由于明宇编写；中医口腔科学绪论由曹江山编写，第一至四章由吕继忠编写，第五、六章由熊微编写。数字化内容的编写分工同纸质教材。

　　本教材的编写，得到了全国多个院校中医五官科同行的高度重视和积极参与，历经数次网络会议，编者多次修改，以及主编、副主编几轮交叉审稿，最终确定了教材框架和内容。南阳医学高等专科学校张岳老师作为主编助理在本教材的专家沟通、编写进度、质量审核等方面做出了很大贡献，各位编者老师克服各种困难，保质保量地完成了编写任务，在此一并表示感谢！

　　在教材的编写过程中，难免会存在许多不足，希望老师和同学们在该教材的使用过程中多提批评意见，以便下一版修订时改进。

《中医五官科学》编委会

2022 年 5 月

中医眼科学

中医耳鼻咽喉科学

中医口腔科学

中医眼科学

绪　论

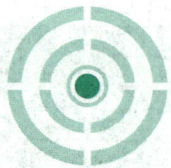

学习目标

知识要求：

了解中医眼科学的定义及发展简史。

一、中医眼科学的定义及学习的重要性

中医眼科学是中医临床学科中的重要组成部分，是在中医基本理论基础上利用眼部疾病的发生发展和体内脏腑经络的功能关系研究眼的生理、病理和眼病的临床表现、诊断、辨证、治疗与预防的专门学科。

中医眼科学是中国人民几千年来在与疾病做斗争的过程中，逐渐形成和发展起来的一门临床学科，是中国宝贵文化遗产的一部分，随着社会的发展，用眼越来越多，各种眼损害因素也越来越多，防治眼病，维护人体视觉器官的健康越来越重要，学习中医眼科学具有重要的实用价值。

二、中医眼科学发展简史

中医眼科学具有悠久的历史，它积淀了我国人民几千年来与眼病做斗争的丰富经验，是中医学的重要组成部分。它的形成与发展，与社会及整个中医学的发展有着密切的内在联系，其发展进程可大致划分为5个时期。

（一）萌芽时期（南北朝以前）

在我国南北朝以前，尚没有系统的眼科学专著。但随着人们对眼及眼病认识的深入，眼科的构建已初见端倪，体现在如下两个方面。

1. 早期非医学史料已有散在的眼及眼病的记述　最早记载眼及眼病的文字资料可追溯到公元前13~公元前14世纪的殷朝武丁时代，河南安阳殷墟出土的甲骨文载有"贞王弗疾目""大目不丧明"等，可见当时已将"眼"这一视觉器官称之为"目"，眼发生病变称之为"疾目"，眼病造成的视力丧失称之为"丧明"。

西周时代，对眼病的认识已有了进步，如《诗经·灵台》载有"蒙瞍奏公"，据《毛传》注释："有眸子而无见曰蒙，无眸子曰瞍。"即已将视力丧失根据眼球中的瞳孔完好与否区分为两类。春秋战国以后，有关眼及眼病的记录日益增多，如《韩非子·解老》篇对"盲"下的定义是："目不能决黑白之色则谓之盲。"《荀子·非相》篇谓："尧舜参眸子。"《史记·项羽本记》亦有"项羽亦重瞳子"之说，这是世界上对瞳孔异常最早的描记。《左传·僖公二十四年》有"目不识五色之章为昧"之句，这是世界上有关色盲的最早概念。《山海经》记有"眴目""眯""瞢"等眼病症名及7种治疗眼病的药物。《墨子·贵义》篇有"今有药于此,食之则耳加聪,目加明"的记述,说明当时已有用于眼的内服药。《淮南子》中记载用梣木(秦皮)治疗眼病,还载有"目中有疵,不害于视,不可灼也",表明当时已有治疗眼病的灼烙术。《晋书》亦载有手术治疗眼病的方法,谓:"帝目有瘤疾,使医割之。"《庄子·外物》载有:"眦㧑可以休老",提出了按摩眼眦周围对眼有保健防衰之功。值得一提的是,公元前4世纪的扁鹊已成为最早的五官科医生,正如《史记·扁鹊仓公列传》称:"过雒阳,闻周人爱老人,即为耳目痹医。"

2. 秦汉医学著作为建立中医眼科学做了先期准备 大约成书于战国末期的《黄帝内经》,集先秦医学之大成,奠定了临床各科的发展基础,眼科的许多基本理论亦源于此。该书首次使用了眼的一些主要解剖名词,初步探讨了眼的生理功能以及部分眼病的病因与发病机制。涉及的眼部病症计40余种,并提出了眼病的针刺之法。秦汉时期的《神农本草经》,书中载有可用于防治眼病的药物达80余味。东汉末年张仲景著有《伤寒杂病论》,该书关于通过眼症与全身脉证合参辨证论治疾病的原则,为后世眼科的整体辨治起到了示范效应。如书中对"狐惑病"根据全身辨证提出的治法至今对中医治疗白塞病仍具有指导价值。晋代王叔和著的《脉经》一书,已提及眼病的鉴别诊断,同时有专节论述眼病脉象。皇甫谧的《针灸甲乙经》总结了先秦两汉的针灸学成就,其中有30余穴在主治中提到了眼病,以头面部穴位居多。此外,葛洪的《肘后备急方》、龚庆宣的《刘涓子鬼遗方》、陶弘景的《肘后百一方》等,亦分别载有医治眼病的针灸穴位与方药。

(二)奠基时期(隋代~唐代)

隋唐时期,中医眼科从基础理论到临床实践各方面都有了很大进展,其发展的重要标志体现在如下方面。

1. 医学分科教育为中医眼科学的建立奠定了基础 唐初武德年间,设置了从事医疗保健的太医署,太医署设九科,眼病、耳病与口齿病一并从原所依附的内外科分出,组成耳目口齿科,这是中医眼科朝着专科方向发展的重要一步。

2. 眼科专著问世为中医眼科学的建立开辟了道路 《隋书·经籍志》藏有《陶氏疗目方》和甘濬之的《疗耳眼方》,可谓我国最早的眼科方书,惜已散佚。《外台秘要》转载的《天竺经论眼》,《通志·艺文略》记载的《龙树眼论》和《刘皓眼论准的歌》,均为我国早期的眼科专书。其中《龙树眼论》目前被公认为我国第一部眼科专著,《刘皓眼论准的歌》则是在《龙树眼论》的影响下著成,眼科五轮学说、内外障学说均出自该书,对后世中医眼科学术发展影响深远。

3. 重要医籍中的眼科论述为中医眼科的建立创造了条件 这一时期重要医籍对眼病的认识与研究均取得了较大进展。如隋代巢元方等人所著的《诸病源候论》有"目病诸候"一卷,载有眼病38候,加上与全身病相关的眼症,共计收入眼病50余种,为后世眼科病症学的发展起了先导作用。其中一些病症在眼科学上是最早提及的,如在雀目候中谓:"人有昼而晴明,至暝(黄昏)则不见物。"这是关于人至暮则视物不清的夜盲症描述,在欧洲则晚到17世纪才有记载。唐代孙思邈所著《备急千金要方》中载有眼病19因,为后世眼科病因病机学说做出了贡献。该书介绍了眼病内治及外用处方80余个,内服方中有用动物肝脏治疗夜盲症的方法,在世界医学史上居领先地位。书中还首次提到赤白膜的割除手术,列有较系统的眼科针灸资料,如卷六载有28种眼病、卷三十载有34种眼病证候的针灸处方。唐代王焘编撰的《外台秘要》卷第二十一有专篇论述眼科,其认为眼产生辨色视物之功必须具备3个条件:一是"黑白分明,肝管无滞",即眼的组织结构须正常;二是"外托三光",即须有光线照明;三是"内因神识",即须大脑的整合。这种见解与西医眼科的认识十分相似。在眼病鉴别诊断方面也有较大提高,如强调绿翳青盲(类似于西医学的青光眼)须与脑流青盲(类似于西医学的白内障)相鉴别。书中将150余首眼科方剂按19类眼病进行了分类,并提出晶珠变混的内障眼病治疗"宜用金篦决,一针之后,豁若开云而见白日"。这是我国关于针拨白内障的最早记载。

此外，唐朝已能配制义眼。据《太平御览》记载："唐人崔嘏失一目，以珠代之。"《吴越备史》亦载，唐立武选，周宝参选时，"为铁钩摘一目"，用"木睛以代之"，并称此木睛"视之如真睛"。可见我国为世界上配制义眼最早的国家，并且已达到一定水准。

（三）独立发展时期（宋代~元代）

宋元时期，中医眼科学有了长足的进步，从基础理论到临床实践，均已具备了独立发展的内外环境，其体现在如下方面。

1. 设立眼科为专科建设打开了发展空间　北宋元丰年间，太医局将眼科从耳目口齿科分离出来单独教授，将《龙树眼论》列为专科教材之一，并有专习眼科的学生。从此，中医眼科作为一门独立的学科得以发展起来。

2. 眼科基本理论的创立为中医眼科学的独立发展提供了内在依据　宋代以来，眼科领域出现了五轮、八廓、内外障七十二症学说，反映了中医眼科独特理论的形成，成为眼科这门独立学科所必须具备的理论框架。五轮学说起源于《黄帝内经》，完善于宋代，北宋王怀隐的《太平圣惠方》对五轮的配位做了改动，强调"五轮应于五脏"，将五轮与五脏紧密地联系起来。南宋杨士瀛的《仁斋直指方》对五轮的脏腑配属及定位更加明确，推进了五轮学说的临床应用。南宋开始出现了八廓学说，陈言的《三因极一病证方论》首次提出"八廓"一词，《葆光道人眼科龙木集》论述了八廓的具体名称及其与脏腑的关系。元朝危亦林的《世医得效方》为八廓配上了"天、地、水、火、风、雷、山、泽"八象名词，并给每廓配属了眼位。元末托名孙思邈著的《银海精微》又为八廓加上了八卦名称，至此，八廓学说有了较为完善的理论。与此同时，宋元医家辑前人眼科著述而成的《秘传眼科龙木论》提出了内外障七十二症学说，并有相应的治法与方药，初具眼科辨证论治体系。

3. 眼科治疗方法及药物不断丰富深化了中医眼科的内涵建设　北宋之初的《太平圣惠方》收载治疗眼病的方剂500余首，并详细介绍了金针拨内障及胬肉割烙术。其后的《圣济总录》载有眼科方700余首，介绍了眼科的钩、割、针、镰等手术方法，以及熨、烙、淋洗、包扎等外治法。著名的眼科专书《银海精微》除介绍五轮八廓的基本理论外，重点讲述了81种眼病的证因脉治，并附有简明插图。书中还载有治疗眼病药物的药性以及外用药的制法，可谓一应俱全。宋元时期，许叔微的《普济本事方》、刘完素的《黄帝素问宣明论方》、张从正的《儒门事亲》、李杲的《脾胃论》等书中皆有不少关于眼科的论述，丰富了眼科理论及治疗手段，促进了眼科学术的发展。

此外，宋朝已开始使用眼镜，如南宋的《洞天清录》中载有："叆叇，老人不辨细书，以此掩目则明。"《正字通》注释，叆叇即眼镜。此处当为用眼镜矫正老视。

（四）兴盛时期（明代~清朝鸦片战争之前）

明清两代是中医眼科学发展的鼎盛时期。这一时期，无论是眼科文献的数量和质量，还是眼科理论与临床知识的深度和广度，均大大超过以往各代。其兴盛之势可体现在如下方面。

1. 中医眼科专著的大量涌现营造了浓厚的眼科学术氛围　元末明初倪维德著的《原机启微》总结前人之经验，结合自身临床体会，深入阐析了眼病的病因病机，遣方用药强调君臣佐使，是一部在理论和实际应用上均有很高价值的眼科专著。明末傅仁宇纂辑的《审视瑶函》，转录前人论述，结合本人经验著成，兼收并蓄，持论公允，内容丰富，实用性强，为中医眼科必读之书。清代黄庭镜编著的《目经大成》，发挥和充实了五轮、八廓学说；继承和整理了针拨术，总结出著名的针拨八法；强调端正医疗作风，提倡详细记录病历；明于实践，敢于革新，修订病名，如将多年沿袭的"黄膜上冲"修正为"黄液上冲"，使之符合临床实际。该书在中医眼科学术体系中有较高的学术地位。清代顾锡所著的《银海指南》较为全面地论述了眼病的病因病机及辨证要点，比较详细地阐述了眼与全身病的关系，其循经用药，可谓独树一帜。此外，袁学渊的《秘传眼科全书》、邓苑的《一草亭目科全书》、马云从的《眼科阐微》、王子固的《眼科百问》、颜筱园的《眼科约编》、张廷桂的《眼科要旨》，以及撰人不详的《异授眼科》及《眼科奇书》，对后世均有一定影响。

2. 著名医家充实了中医眼科理论与临床，提高了眼科整体水平　明代王肯堂所辑的《证治准绳》，收载眼部病症170余种，凡肉眼所能见到的症状，几乎描绘无遗，书中的病症名多为后世眼科医家所采用。并首次提出了瞳神含有神水、神膏，使瞳神更具解剖学特征。明代朝鲜人金礼蒙等汇集的《医方类聚》，保存了较完整的《龙树眼论》原文，收录了26部医籍中有关眼科的论述，以及59种文献中的眼科方剂，计1300余首，其数量之多，前所未有，而且内服、外用俱全，膏、丹、丸、散均有，食疗、药膳齐备。明代杨继洲所著《针灸大成》叙述了106个穴位治疗眼病的功效，记载了63种眼病的针灸处方90余首，是眼科针灸较为系统的总结。清初张璐编著的《张氏医通》，详述了金针拨障术的适应证、操作方法以及拨针的制造与消毒等，书中提及"过梁针"使用、术中常见的两种出血情况及处理，足见其手术水平之高。此外，如朱橚等编汇的《普济方》、徐春甫著《古今医统大全》、李时珍著《本草纲目》、张介宾著《景岳全书》、吴谦等编纂的《医宗金鉴》等，均有眼科专病专方专药的描述，推动了眼科理论与临床不断向纵深发展。

（五）衰落与复兴时期（清朝鸦片战争以后至今）

自1840年鸦片战争以后直到1949年中华人民共和国诞生前，以及从中华人民共和国成立后至今，中医眼科经历了两个截然不同的阶段。

1. 半封建半殖民地社会中的中医眼科停滞衰落　清朝鸦片战争以后的百余年间，我国逐步沦落为半殖民地半封建社会，帝国主义的侵略，反动政府的扼杀与摧残，使中医学处于岌岌可危的境地，中医眼科亦受到相应影响。在此期间，在眼科医家的不懈努力下，编印了极为有限的眼科专著，有创见的著作不多，较为著名的有黄岩的《秘传眼科纂要》、陈国笃的《眼科六要》、刘耀先的《眼科金镜》、康维恂的《眼科菁华录》、王锡鑫的《眼科切要》等。此外，在西医眼科传人的影响下，出现了具有中西医眼科结合倾向的专著，如徐庶遥的《中国眼科学》、陈滋的《中西医眼科汇通》，其学术思想具有进步意义，但由于历史条件的限制，未能取得明显的成就。

2. 中华人民共和国成立后中医眼科蓬勃发展　1955年北京成立了中医研究院，开设了研究中医眼科的科室，1956年起全国各地相继建立了中医院校，并由广州中医学院主编出版了第一部全国统编教材《中医眼科学》，至1995年相继出版了5版《中医眼科学》教材、1版协编《中医眼科学》教材及高等中医药院校教学参考丛书《中医眼科学》，培养了一大批中医眼科教师与医师。在此期间，许多西医学习中医的眼科医生加入到中医眼科队伍中，壮大了中医眼科的力量。1978年后，一些院校先后招收了中医眼科学硕士、博士研究生，培养了具有较高学术水平的一代新人。1968年后，各省市陆续成立了中医眼科学会、中西医结合眼科学会，创办了《中西医结合眼科杂志》及《中国中医眼科杂志》，促进了中医及中西医结合眼科学术的研讨、争鸣与发展。

中华人民共和国成立以来，各医药刊物发表了大量中医及中西医结合眼科学术论文，并出版了许多中医眼科专著，如路际平著的《眼科临症笔记》、陆南山著的《眼科临证录》、姚和清著的《眼科证治经验》、陈达夫著的《中医眼科六经法要》、庞赞襄著的《中医眼科临床实践》、张望之著的《眼科探骊》、黄叔仁著的《眼病的辨证论治》、成都中医学院编著的《中医眼科学》、陆绵绵著的《中西医结合治疗眼病》以及韦玉英主持编写的《韦文贵眼科临床经验选》、马德祥编写的《陈溪南眼科经验》、周奉建编写的《张皆春眼科证治》，还有杨维周编著的《中医眼科历代方剂汇编》、李传课主编的《新编中医眼科学》、曾庆华等编著的《眼科针灸治疗学》、唐由之等编著的《中医眼科全书》等，众多眼科论著的出版发行，对继承和宏扬中医眼科学发挥了重要作用。

随着时代的进步，科学技术的发展，中医眼科亦引进了大量现代仪器设备，如裂隙灯显微镜、检眼镜、眼压计、视野计、眼底照相机、眼超声检查仪、眼科电生理检查仪，以及眼用激光机等，提高了中医眼科的诊疗水平。近年来，中医眼科在手术、针灸、药物等方面都取得了较大发展，一些眼科疑难病症进入了现代化科研领域，并取得了阶段性成果，已有了获国家药品监督管理局批准生产的专治眼科疾病的多种中药新药。在广大中医眼科工作者的共同努力下，中医眼科事业蒸蒸日上，展现了广阔的发展前景。

目标检测

答案解析

单项选择题

1. 首次使用了眼的一些主要解剖名词，初步探讨了眼的生理功能以及部分眼病的病因与发病机制的书籍是（　　）

    A.《黄帝内经》   B.《神农本草经》   C.《伤寒杂病论》

    D.《刘涓子鬼遗方》   E. 以上都不是

2. 有关通过眼症与全身脉证合参辨证论治疾病的原则，为后世眼科的整体辨治起到了示范效应的书籍为（　　）

    A.《伤寒杂病论》   B.《肘后备急方》   C.《刘涓子鬼遗方》

    D.《肘后百一方》   E. 以上都不是

3. 中医眼科从基础理论到临床实践各方面都有了很大进展的时期是（　　）

    A. 隋唐时期   B. 南北朝以前   C. 明清时期

    D. 宋元时期   E. 以上都不是

4. 目前公认为我国第一部眼科专著是（　　）

    A.《龙树眼论》   B.《天竺经论眼》   C.《疗耳眼方》

    D.《刘皓眼论准的歌》   E. 以上都不是

5. 介绍了眼病内治及外用处方80余个，内服方中有用动物肝脏治疗夜盲症的书籍是（　　）

    A.《千金要方》   B.《外台秘要》   C.《诸病源候论》

    D.《龙树眼论》   E. 以上都不是

6. 中医眼科学发展的鼎盛时期是（　　）

    A. 明清两代   B. 隋唐时期   C. 南北朝以前

    D. 宋元时期   E. 以上都不是

（曹江山）

书网融合……

习题

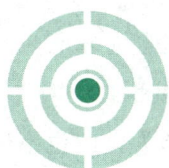

第一章 眼的解剖与生理功能

PPT

学习目标

知识要求：

1. 掌握眼球的解剖与生理，以及中西医眼部解剖名称对照。
2. 熟悉眼附属器的解剖与生理。
3. 了解视路、眼球的血液供应及神经分布。

技能要求：

熟练掌握眼球壁、眼球内容物、视路、眼眶、眼睑、结膜、泪器、眼外肌的解剖与生理，眼的血液循环与神经分布，以及眼部中西医解剖名称对照。

眼为视觉器官，包括眼球、视路、眼附属器以及眼部的血管和神经结构。眼球接受外界信息，经视路向视皮质传递，从而完成视觉功能；眼附属器具有容纳、保护眼球和保证眼球运动的作用。

第一节 眼球的解剖与生理功能

成人眼球近似球形，中医称为眼珠、目珠，前后径约24mm，垂直径约23mm，水平径约23.5mm。正常眼球前后径，出生时约16mm，3岁时约23mm，15~16岁时，眼球大小与成人相近。

眼球前面顶点称为前极，后面顶点称为后极。前、后极之间绕眼球一周称赤道。眼球位于眼眶前部，借助筋膜与眶壁、周围脂肪、结缔组织和眼肌等组织垫衬以维持其正常位置，减少眼球的震动。眼球前面有上、下眼睑保护，后部有眼眶骨壁保护。眼球向前平视时，突出于外侧眶缘12~14mm，两眼球突出度相差不超过2mm。眶外缘较上、下、内眶缘稍偏后，因此眼球外侧部分暴露在眼眶之外，易受外伤。

眼球由眼球壁和眼球内容物两部分组成（图1-1-1）。临床上习惯将眼球以晶状体后极为切面，切面以前为眼前段，其后为眼后段。

一、眼球壁

眼球壁分3层，外层为纤维膜，中层为葡萄膜，内层为视网膜。

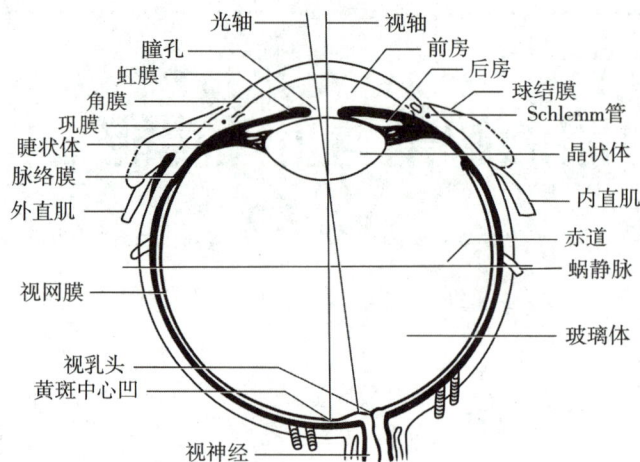

图 1-1-1 眼球

（一）外层（纤维膜）

纤维膜为眼球的最外层，由坚韧致密的纤维组织构成。前1/6为透明的角膜，后5/6为瓷白色不透明的巩膜，两者移行处称角巩膜缘。纤维膜坚韧且有弹性，具有保护眼球内部组织、维持眼球形状的作用。

1. **角膜**　中医称为黑睛。角膜位于眼球正前方，呈稍向前突出的半球状透明组织，略呈横椭圆形。角膜横径为11.5~12mm，垂直径为10.5~11mm；周边厚度约为1mm，中央稍薄约为0.6mm。其前表面的曲率半径为7.8mm，后表面的曲率半径为6.8mm。角膜组织学结构由外向内分为5层（图1-1-2）。

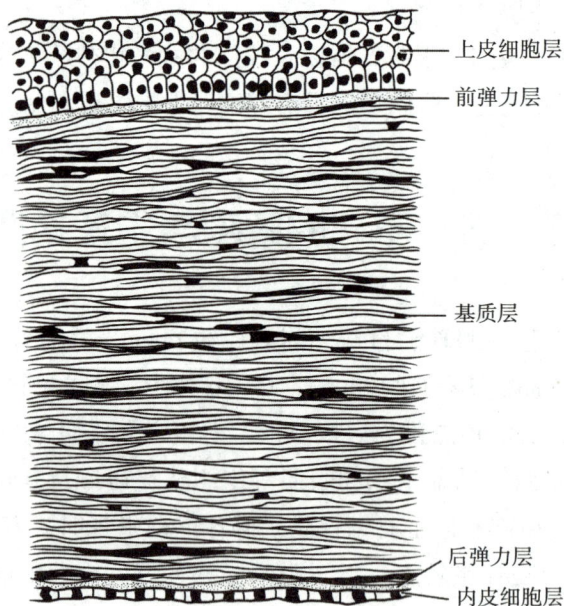

图 1-1-2 角膜组织学示意图

（1）上皮细胞层　由5~6层复层鳞状上皮细胞构成，排列整齐，表面无角化，基底细胞无色素。此层再生能力强，损伤后修复较快，且不留瘢痕。因本层在角膜缘处与球结膜上皮细胞相连，故病变时可相互影响。

（2）前弹力层　又名Bowman膜，是一层均匀无细胞结构的透明薄膜，损伤后不能再生。

（3）基质层　又名实质层，约占角膜整个厚度90%。约由200层排列整齐的纤维薄板构成，与角膜表面平行，板层间互相交错排列，极有规则，具有相同的屈光指数。板层间有固定细胞和少数游走细胞，以及丰富的透明质酸和一定含量的黏多糖。此层损伤后不能完全再生，而由不透明的瘢痕组织所替代。基质层延伸至周围的巩膜组织中，故病变时可相互影响。

（4）后弹力层　又名Descemet膜，是一层富有弹性的透明薄膜，坚韧，抵抗力较强，本层由胶原纤维组成，损伤后可迅速再生。角膜溃疡穿孔前，常可见后弹力层膨出。

（5）内皮细胞层　紧贴于后弹力层后方，由单层六角形扁平细胞构成，具有角膜－房水屏障作用。角膜内皮细胞数量随年龄增加而逐渐减少，损伤后不能再生，其缺损区依靠邻近细胞扩展和移行来填补。内皮细胞损伤过多，常引起基质层水肿。

角膜表面还有一层泪液膜，由外到内由脂质层、泪液层、黏液层3层构成，具有润滑角膜、防止角膜干燥和供给角膜氧气等作用。

角膜的生理特点为：①透明性，无血管，无色素，无角化层，保证外界光线透入。②屈光性，角膜的屈光指数为1.337，总屈光力为+43D，是眼球重要的屈光介质之一。③营养代谢主要来源于角膜缘血管网、房水和泪膜。④感觉神经丰富，富含三叉神经末梢，感觉灵敏，对保护角膜、眼球具有重要的作用。⑤角膜与结膜、巩膜、虹膜在组织学上有密切联系，疾病常互相影响。

2. 巩膜　中医称为白睛。巩膜位于眼球后5/6外层，质地坚韧，呈不透明瓷白色，厚度为0.3~1mm。巩膜前接角膜缘，其外面由眼球筋膜和球结膜包裹，四周有眼外肌肌腱附着。巩膜内面与睫状体和脉络膜相连，后部稍偏内有视神经穿出，形成多孔的巩膜筛板，视神经纤维束由此穿出。巩膜前部距角膜缘2~4mm处，有睫状前血管通过，此处巩膜常有色素细胞聚集成堆，呈青灰色斑点状，数量多时称先天性色素沉着症。

巩膜组织学结构由外向内分为3层：①表层巩膜，与眼球筋膜相连，血管、神经较丰富。②基质层，由致密结缔组织和弹力纤维构成，互相交叉，排列不整齐，不透明，血管极少。③棕黑板层，结缔组织纤维束细小，弹力纤维显著增多，含有大量色素细胞，使巩膜内面呈棕色外观。

巩膜的生理特点：①表层血管、神经丰富，发生炎症反应时充血和疼痛明显，深层血管、神经极少，代谢缓慢，故炎症反应不剧烈，但病程迁延。②巩膜各处厚度不一，视神经周围最厚，约为1mm，视神经穿过的筛板处最薄弱，易受眼内压影响，形成青光眼杯。③坚韧、致密、不透明，具有维护眼球形状、保护眼球及遮光等作用。

3. 角巩膜缘和前房角　角巩膜缘是指从透明的角膜到不透明的巩膜之间灰白色的过渡区，无明确分界线，平均宽约1mm。角巩膜缘前缘起于前弹力层的止端，后缘止于后弹力层的止端（图1-1-3）。角膜、巩膜和结膜三者在角巩膜缘汇合，此处是临床内眼手术切口的标志性部位。

角巩膜缘内面是前房角组织，由角膜缘、睫状体及虹膜根部围绕而成，是房水排出的主要通道。其前壁为角膜缘，后壁为虹膜根部和睫状体前端。前房角重要结构包括：①前房角前壁的前界线称Schwalbe线，为角膜后弹力层的终止部。②巩膜突是巩膜内沟的后缘。③巩膜静脉窦（又名

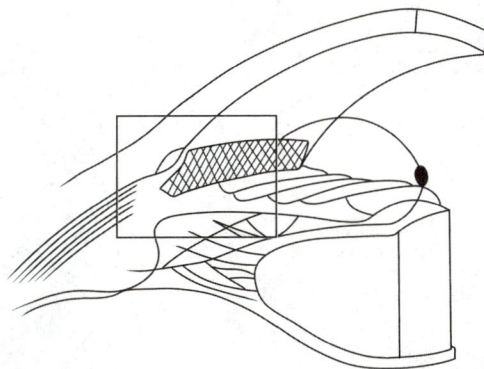

图1-1-3　前房角结构示意图

Schlemm管），是一个围绕前房角一周的环行管，表面由小梁网所覆盖，向内与前房交通，向外通过巩膜内静脉网或直接经房水静脉将房水运出眼球外。④小梁网位于巩膜静脉窦内侧、Schwalbe线和巩膜突

之间，是房水排出的主要区域。⑤前房角后壁为虹膜根部，其形态与房角宽窄密切相关。⑥房角隐窝，由睫状体前端构成。

角巩膜缘、前房角在临床上的重要性在于：①巩膜静脉窦、小梁网等前房角结构，是眼内液房水循环排出的主要通道，与各种类型青光眼的发病和治疗有关。②角巩膜缘是内眼手术切口的重要进路。

（二）中层（葡萄膜）

葡萄膜富含色素和血管，也称色素膜和血管膜，具有遮光、供给眼球营养的功能。自前向后分别由虹膜、睫状体和脉络膜3部分组织相互衔接而成。

1. 虹膜　中医称为黄仁。虹膜呈圆盘状，是葡萄膜最前部分，周边根部与睫状体相连续，伸至晶体前，将眼球前部腔隙分隔成前房和后房。虹膜表面不平坦，形成凹陷的隐窝和辐射状条纹皱褶的虹膜纹理。

虹膜中央有一直径为2.5~4mm的圆孔，称瞳孔，中医称为瞳神，其大小与年龄、屈光和精神状态等因素有关。距瞳孔缘约1.5mm处，有一环形锯齿状隆起，称虹膜卷缩轮，将虹膜分为虹膜瞳孔区和虹膜睫状体区。瞳孔周围有环行瞳孔括约肌，受副交感神经支配，放射状的瞳孔开大肌受交感神经支配，二者交替或相互制约，控制瞳孔的大小。瞳孔可随光线的强弱而改变其大小，称瞳孔对光反射。光照眼瞳孔缩小称直接对光反射，对侧眼瞳孔缩小称间接对光反射。虹膜根据外界光线的强弱，通过瞳孔反射路缩小或扩大瞳孔，调节入眼光线强度，保证视网膜清晰成像。

虹膜的组织结构主要分为虹膜基质层和色素上皮层两层。外层虹膜基质层由疏松结缔组织、血管、神经和色素细胞构成，内层为色素上皮层。虹膜颜色由基质层内色素细胞的色素含量决定，色素较多呈棕色，色素较少呈蓝色或灰色。

虹膜的生理特点为：①调节进入眼内的光线。②密布的三叉神级纤维网感觉非常敏锐，在炎症时反应重，眼疼痛剧烈。③血管丰富，炎症时虹膜肿胀，纹理消失，大量渗出甚至出血。

2. 睫状体　睫状体是葡萄膜中间部分，外侧与巩膜相邻，内侧环绕晶状体赤道部，前接虹膜根部，后连脉络膜，为一宽6~6.5mm的环形组织（图1-1-4）。矢状面约呈三角形，基底朝向虹膜根部。睫状体分为前、后两部分：前1/3宽较肥厚，称睫状冠，宽约2mm，血管丰富，外伤易导致出血，其内侧面有70~80个纵行放射状突起，称睫状突，主要功能是产生房水；后2/3薄而平坦，称睫状体扁平部（平坦部）或睫状环，宽4~4.5mm。

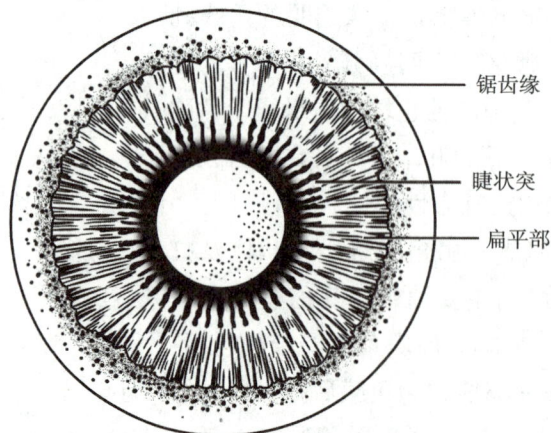

图1-1-4　睫状体后面观示意图

睫状体主要由睫状肌和睫状上皮细胞组成，睫状肌与虹膜中的瞳孔括约肌、瞳孔开大肌共称为眼内肌。睫状体与晶状体赤道部有纤细的晶体悬韧带相连。睫状肌是平滑肌，由副交感神经支配，含有3种平滑肌纤维，即纵行肌纤维、放射状肌纤维和环行肌纤维（图1-1-5）。当睫状肌环形肌纤维收缩时，晶状体悬韧带松弛，晶状体借助自身弹性凸度相应增加，屈光力增强，使眼能看清近处物体，称为调节。睫状体组织学上从外向内主要由睫状体棕黑板、睫状肌、睫状上皮细胞等构成。

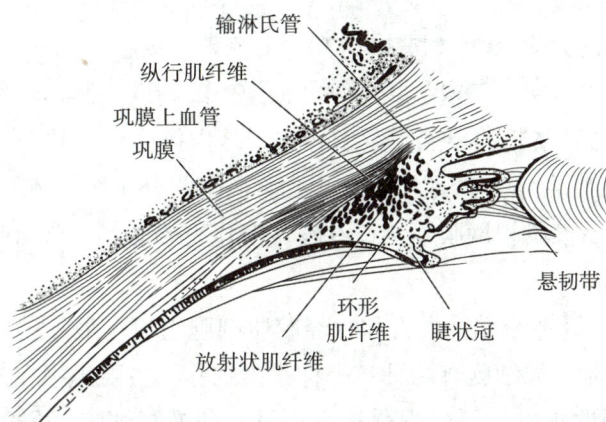

图1-1-5　睫状体矢状面示意图

睫状体的生理特点是：①睫状突的上皮细胞分泌房水，与眼压及眼球内部组织营养代谢有关。②调节晶状体的屈光力。当睫状肌收缩时，悬韧带松弛，晶体变凸，屈光力增加，可看清近处的物体。③睫状体富含三叉神经末梢，炎症时眼疼痛明显。④睫状上皮细胞间的紧密连接是构成血-房水屏障的重要部分。

3. 脉络膜　脉络膜是葡萄膜的最后部分，脉络膜包围整个眼球的后部，前起于锯齿缘，和睫状体扁平部相连，后止于视盘周围。脉络膜介于视网膜和巩膜之间，其与巩膜粘着紧密，二者之间存有潜在性间隙，称为脉络膜上腔，其与视网膜色素上皮层连接紧密。

脉络膜组织结构由外向内主要分脉络膜上组织（构成脉络膜上腔）、血管层（包括大血管层、中血管层和毛细血管层）、玻璃膜（Bruch膜）。脉络膜血液供应极为丰富，血容量约占眼球血液总量的65%，主要来源于睫状后动脉，在脉络内大血管逐渐变为小血管和毛细血管。

脉络膜生理特点：①血管丰富，营养视网膜外层、晶状体和玻璃体等，并能调节眼部温度，由于流量大、流速较慢、病原体在此处易滞留，易造成脉络膜疾病。②富含色素，有遮光作用。③不含感觉神经纤维，炎症时无疼痛感。

（三）内层（视网膜）

中医称为视衣。视网膜是一层透明的薄膜，位于脉络膜和玻璃体之间，前部止于锯齿缘，后部到视盘。视网膜上重要组织有视盘、黄斑和视网膜血管。

视盘也称视乳头，位于眼球后极稍偏鼻侧，直径约1.5mm，呈橙红色，为视神经纤维汇集穿出眼球的部位，视盘中央的漏斗状生理凹陷，其形状、大小、位置、深度因人而异，该处无感光细胞，故无视觉，称为生理盲点。视网膜后极部，离视盘颞侧约3mm处，有一无血管椭圆形凹陷区称为黄斑，直径为1~3mm，为锥细胞在视网膜内面正对视轴集中处，其中央有一凹陷，称为黄斑中心凹，此处视网膜最薄，只有锥细胞，视网膜的其他各层均向旁侧散开，呈斜坡状，使光线到达中心凹时能直接照射到锥细胞上，是中心视力最敏锐之处。黄斑区没有视网膜血管，此区营养主要依靠脉络膜毛细血管层供应。黄斑区以外的视网膜司周边视力。黄斑至视盘的神经纤维称盘斑束，呈弧形分布，约为视神经所含全部纤维一半，保证了黄斑的生理功能需求。视网膜血管为视网膜中央动脉和中央静脉，分为颞上支、颞下支、鼻上支和鼻下支（图1-1-6）。视网膜表面的神经纤维层由视网膜中央动脉来的毛细血管供给，筛板和筛板前由睫状后短动脉分支供给。视网膜由色素上皮层和视网膜感觉层组成，两层间在病理情况下可分开，称为视网膜脱离。

视网膜组织学上由外向内分为10层（图1-1-7）：①色素上皮层。②视杆及视锥细胞层。③外界膜。④外核层。⑤外丛状层。⑥内核层。⑦内丛状层。⑧神经节细胞层。⑨神经纤维层。⑩内界膜。

1. 色素上皮层　此层与脉络膜的玻璃膜紧密相连，是由排列整齐的单层六角形柱状色素上皮细胞组成。相邻的细胞间有连接复合体紧密连接，构成血-视网膜外屏障。本层具有支持视细胞，吸收光能，从脉络膜毛细血管输送营养给视网膜外层，吞噬、消化光感受器外节盘膜以及视网膜代谢产生的一些物质等作用。

2. 感觉部视网膜　由三级神经元、血管和神经胶质细胞组成。最外层为第一神经元，称光感受器细胞，能够接受、转变光刺激。视细胞有两种：一种是锥细胞，主要集中在黄斑区，有辨色作用，能感受强光，有精细辨别力，司明视觉，形成中心视力；另一种是杆细胞，分布在黄斑区外的视网膜，无辨色功能，感受弱光，司暗视觉，形成周边视力，即视野。第二级神经元为双极细胞，位于第一、第三级神经元之间，起联络作用。居于内层的为第三级神经元，能够传导神经冲动，其轴突汇集一起形成视神经。

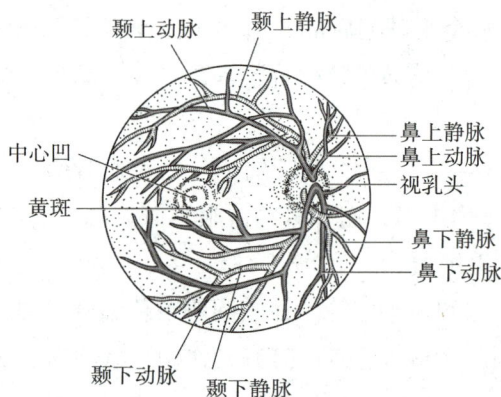

图1-1-6　正常眼底

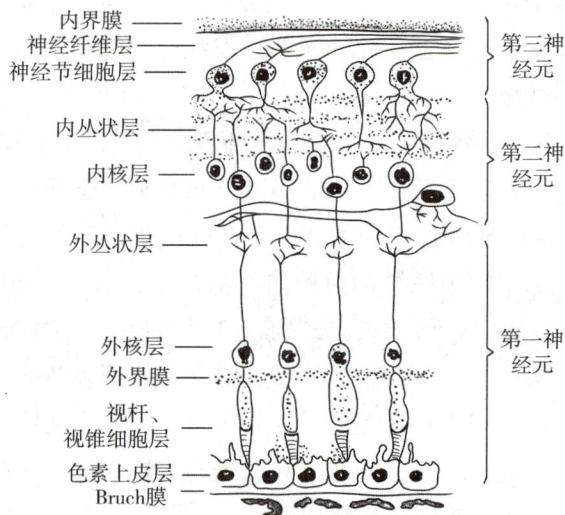

图1-1-7　视网膜组织示意图

光感受器细胞接受刺激后，其中的视色素发生化学变化从而产生膜电位改变，形成神经冲动，通过双极细胞传到神经节细胞，最后通过视神经沿视路到达大脑枕叶视觉中枢产生视觉。锥细胞中含有视紫蓝质、视紫质、视青质，视杆细胞外节中含有视紫红质，二者均由维生素A醛和视蛋白相结合而成。如果缺乏维生素A等，会导致视紫红质再合成发生障碍，引起暗适应功能降低或消失，于是在弱光线下如夜晚，看不见东西，称为夜盲症。

二、眼球内容物

眼球内容物包括房水、晶状体和玻璃体3种透明物质，与角膜一起组成眼的屈光间质，具有透明、无血管、有一定的屈光指数的特点，保证光线通过。

1. 房水 中医称为神水。房水为充满于前、后房的无色透明液体。前房为角膜后面与虹膜和瞳孔区晶状体前面之间的空隙，中央部深2.5~3mm，周围部渐浅。后房为虹膜后面，睫状体和晶状体赤道部之间的环形间隙。房水总量为0.25~0.3ml，约占眼球内容物的4%，处于动态循环中。其主要功能为营养角膜、晶状体和玻璃体，屈光，维持眼内压。

房水循环的主要途径为：睫状突上皮细胞（产生房水）→后房→瞳孔→前房→前房角→小梁网→巩膜静脉窦（Schlemm管）→集液管和房水静脉→巩膜表层的睫状前静脉→血循环。

🖋 **知识拓展**

房水循环次要途径：有少部分房水从房角的睫状带，经葡萄膜巩膜途径引流及通过虹膜表面隐窝吸收。如抗青光眼药物、前列腺素衍生物和肾上腺素激动剂均能增加房水经葡萄膜巩膜外流通道排出。

---

2. 晶状体 中医称为晶珠。为双凸透明体，富于弹性，位于虹膜与玻璃体之间，借晶状体悬韧带与睫状体联系并固定位置。晶状体直径为9~10mm，厚4~5mm，凸度后大于前。后表面中央称后极，前表面中央称前极，前、后两面交界处称赤道。

晶状体由囊膜和晶状体纤维组成。囊膜是一层富于弹性的透明薄膜，完整地包绕在晶体周围。前面称前囊，后面称后囊，后囊较前囊薄，周边部比中央区厚。晶状体纤维是构成晶状体的主要成分，较新的纤维称晶状体皮质，居于外层，质软。较旧的纤维被挤向中心，密度增高，形成晶状体核，随年龄增长，晶状体核逐渐浓缩、硬化、增大，弹性减退而发生老视。

晶状体的生理特点：①无血管，其营养代谢主要来自房水，当晶状体受损或房水代谢发生变化时，晶状体将发生混浊，形成白内障。②屈光，屈光力约为+19D，借助于睫状肌、悬韧带完成眼的调节作用，随年龄的增加，晶体变硬、弹性减弱，出现老视。③滤去部分紫外线。

3. 玻璃体 中医称为神膏。为透明的无血管、无神经的胶质体，充满于眼球后部4/5的空间，约4.5ml。前面有一凹面称玻璃体凹，容纳晶体，其他部分与视网膜和睫状体相贴，以视盘周围和锯齿缘前2mm处结合最紧密。玻璃体中央可见密度较低的狭长漏斗状管，称玻璃体管（Cloquet管），在胚胎时有玻璃体动脉通过，出生后消失。

玻璃体生理特点：①无血管、神经，透明，具有屈光作用。②支撑视网膜和维持眼内压。③营养来自脉络膜和房水，本身代谢极低，无再生能力，玻璃体代谢障碍时，可发生液化、变性和混浊。

第二节 视 路

视路指视觉信息从视网膜到大脑枕叶视中枢的传导通路。从视神经开始，经视交叉、视束、外侧膝状体、视放射至大脑皮层视觉中枢（图1-1-8）。

一、视神经

视神经是从视盘起至视交叉的这段神经，总长度约40mm，分为眼内段、眶内段、管内段及颅内段4部分。

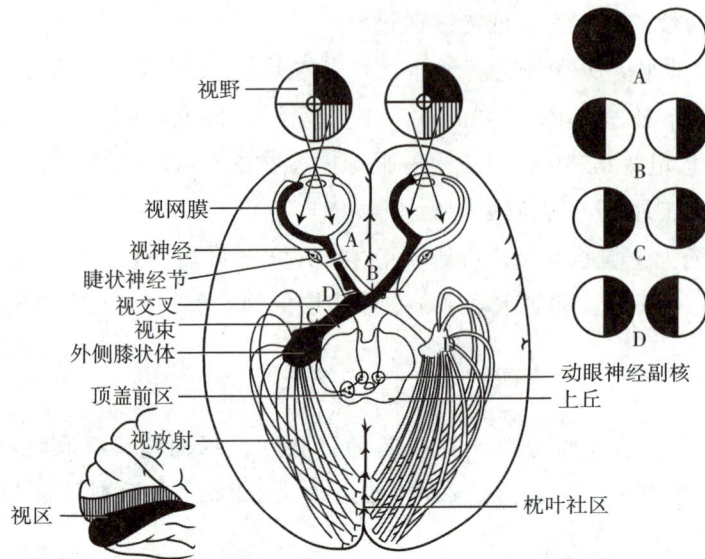

图1-1-8　视路及其损害示意图

1. 眼内段　从视盘开始，视神经纤维成束穿过巩膜筛板形成，长约1mm。筛板前神经纤维无髓鞘，故质地透明，筛板后神经纤维有髓鞘包裹。由视网膜动脉分支和睫状后短动脉分支供给营养。

2. 眶内段　从巩膜后孔到骨性神经管（孔）前端，长约30mm，呈S形弯曲，以便眼球自由转动。在视神经孔处，视神经被眼外肌包围，上直肌和内直肌与神经鞘膜紧密粘连，当发生球后视神经炎时，眼球转动可引起球后牵引痛。血供来自眼动脉分支和视网膜中央动脉分支。

3. 管内段　通过颅骨视神经管的部分，长4~9mm。鞘膜与骨膜紧密相连，固定视神经。管内段如外伤或骨折时，可导致视神经损伤。其血液供应主要来自眼动脉。

4. 颅内段　为视神经出视神经骨管后，进入颅内到视交叉前脚的部分，长约10mm，位于蝶鞍之上。视神经外由视神经髓鞘包裹，此鞘膜是3层脑膜的延续，髓鞘间隙均与颅内同名间隙连通，向前终止于眼球形成盲管，腔内充满脑脊液，当颅内压增高时，可出现视盘水肿。眼眶深部组织感染，亦能沿神经周围的脑膜间隙扩散至颅内。视神经髓鞘上感觉神经纤维丰富，故炎症时球后常有疼痛感。其血液供应主要来自颈内动脉和眼动脉。

二、视交叉

视交叉位于颅内蝶鞍上方，为两眼视神经纤维交叉处，呈长方体，横径约12mm，前后径约8mm，厚约4mm。来自视网膜鼻侧的纤维在此处交叉到对侧，来自两眼视网膜颞侧的纤维在此处不交叉。若邻近组织病变时，可见两眼颞侧偏盲。

三、视束

在视交叉后位置重新排列的左、右两束的神经称为视束。由一眼颞侧神经纤维与另一眼鼻侧神经纤维组成，绕大脑脚至外侧膝状体。如一侧视束发生病变时，可见两眼同侧偏盲。

四、外侧膝状体

位于大脑脚外侧，为视分析器的低级视中枢。视网膜神经节细胞发出的神经纤维约70%在此同外侧膝状体的神经节组成突触，换神经元后再进入视放射。

五、视放射

视放射是联系外侧膝状体和大脑枕叶皮质的神经纤维结构。外侧膝状体换神经元后发出的神经纤维，向下呈扇形散开，分成背侧、外侧和腹侧3束到达枕叶。

六、视皮质

视皮质是人类视觉的最高中枢，位于大脑枕叶皮质的距状裂上、下唇和枕叶纹状区，全部视觉纤维在此终止，是大脑皮质中最薄的区域。

视觉纤维在视路各段排列不一，当神经系统受损或发生病变时，对视觉纤维损害不同，表现出特定的视野异常，对病变及损伤定位诊断具有十分重要的意义。

第三节　眼附属器的解剖与生理功能

眼附属器包括眼睑、结膜、泪器、眼外肌和眼眶。其主要功能为保护和运动眼球。

一、眼睑

眼睑，中医称为胞睑。眼睑是覆盖在眼球表面的帘状组织，位于眼眶前方，分为上睑和下睑，上、下睑缘之间的裂隙为睑裂，其内外联结处分别称内眦和外眦。正常平视时，睑裂高度约8mm，上睑可遮盖角膜上缘1~2mm。内眦部有一肉状隆起，称泪阜，是变态的皮肤组织。上、下睑缘近内眦部各有一乳头状隆起，其上有一小孔称上、下泪点。眼睑游离缘称睑缘，有睫毛、皮脂腺、汗腺和睑板腺开口。眼睑的主要生理功能是保护眼球，瞬目运动则可使泪液均匀地分布于眼表，清除眼球表面的灰尘及细菌，反射性闭睑可防止各种损伤。

1. **眼睑的组织学结构**　从外向内分为皮肤、皮下组织、肌肉、睑板和睑结膜5层。

（1）皮肤层　是人体最薄柔的皮肤之一，血管丰富，易形成皱褶。

（2）皮下组织层　为疏松结缔组织和少量的脂肪，易引起皮下淤血和水肿。

（3）肌肉层　包含上睑提肌、眼轮匝肌、Müller肌。上睑提肌由动眼神经支配，司开启眼睑；眼轮匝肌呈环形，由面神经支配，司眼睑闭合；Müller肌受交感神经支配，兴奋时睑裂开大。

（4）睑板层　由致密结缔组织构成的半月状结构的软骨样板，是眼睑的支架。其内含有与睑缘垂直排列的睑板腺，开口于睑缘，分泌类脂质，参与构成泪膜的最表层，阻止泪液蒸发，对眼表起润滑作用。

（5）睑结膜层　是紧贴于睑板后面的透明黏膜组织，不能移动，有清晰的微细血管分布。上睑结膜距睑缘约2mm处，有一与睑缘平行的浅沟，称睑板下沟，常为细小异物存留之处。

2. **眼睑的血管**　有深、浅两个动脉血管丛，分别来自颈外动脉的面动脉支的浅部动脉血管丛和颈内动脉的眼动脉分支的深部动脉血管丛。浅部静脉回流到颈内、外静脉，深部静脉最后汇入海绵窦。

3. **眼睑的感觉**　由三叉神经第一支和第二支分别司上、下睑的感觉。

4. **眼睑的淋巴**　与静脉回流平行，眼睑外侧引流到耳前、腮腺淋巴结，眼睑内侧引流到颌下淋巴结。

二、结膜

结膜为一层菲薄而半透明的黏膜，表面光滑、柔软且富弹性，覆盖在眼睑后面、前部巩膜表面和眼睑与眼球的反折部分。按所在部位分为3部分：睑结膜、球结膜和穹窿结膜。三种结膜形成的囊状间隙称为结膜囊，开口于睑裂。

1. **睑结膜**　紧贴于睑板内面的为睑结膜，和睑板紧密相连，不能推动。

2. **球结膜**　覆盖于眼球前部巩膜表面的为球结膜，易推动，与巩膜表面的球筋膜疏松相附，球结膜下注射即在此部位进行。角膜缘外宽约3mm范围的球结膜与其下的筋膜和巩膜组织紧密粘连。

3. **穹窿结膜**　球结膜和睑结膜的移行部分为穹窿结膜，松弛多皱，便于眼球转动。

结膜上有副泪腺分泌浆液，有杯状细胞分泌黏液，共同参与构成泪膜。睑结膜和穹窿结膜的上皮细胞层的杯状细胞分泌黏液；穹窿结膜的副泪腺分泌泪液。泪液为弱碱性透明液体，其中约98%为水，还含有少量无机盐和蛋白，另含有溶菌酶、免疫球蛋白A、β-溶素、补体系统和乳铁蛋白。黏液和泪液具有滋润结膜、角膜，减少摩擦的作用。此外，泪液还具有杀菌和预防感染的作用。

结膜供血系统来自眼睑动脉弓和睫状前动脉。眼睑动脉弓分布在睑结膜、穹窿结膜，走向角膜缘4mm外的球结膜，充血时以靠穹窿部更显著，若充血称为结膜充血。睫状前动脉在角巩膜缘3~5mm处分出细支，分布在角膜缘周围，组成角膜缘血管网，充血以角巩膜缘为甚，若充血称为睫状充血。结膜充血与睫状充血同时出现时，称为混合充血。不同的充血对眼部病变部位的诊断有极其重要的意义。

结膜的感觉由三叉神经支配。

三、泪器

泪器包括泪腺和泪道两部分（图1-1-9）。

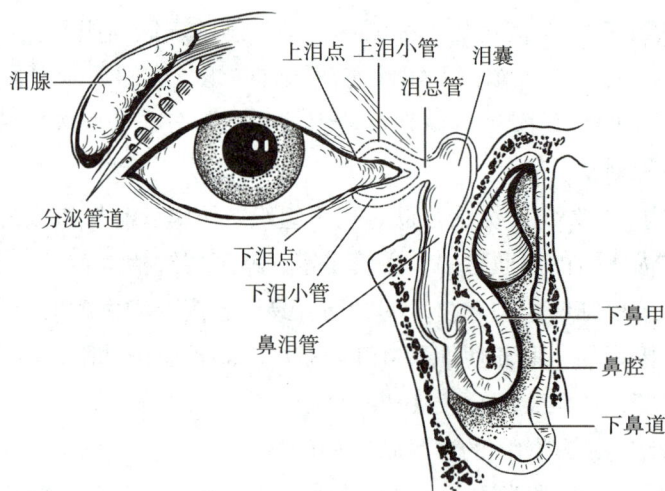

图1-1-9　泪器

1. **泪腺**　中医称为泪泉。泪腺位于眼眶外上方的泪腺窝内，长约20mm，宽约12mm，由结缔组织固定在眶骨膜上。泪腺分泌泪液，通过10~12根排泄导管，开口于外上穹窿部结膜。大量泪液具有冲洗和排出微小异物的作用。

2. **泪道**　中医称为泪窍。泪道是泪液排出的通道，包括泪点、泪小管、泪囊和鼻泪管。

（1）泪点　上、下睑缘近内眦部各有一乳头状隆起，其上有一小孔分别称上、下泪点，是泪液排出的起点。

（2）泪小管　先垂直于睑缘行走约1~2mm，然后再转水平向鼻侧走行，全长约8mm，上、下泪小管可汇合成总泪管，亦可分别注入泪囊。

（3）泪囊　泪囊位于泪骨的泪囊窝内，在内眦韧带的后面。泪囊上方为圆形的盲端，下方与鼻泪管相连接。泪囊长约12mm，前后宽4~7mm，左右宽2~3mm。

（4）鼻泪管　上接泪囊，向下开口于下鼻道的前部，长约18mm。鼻泪管下端开口处有一半月形瓣膜，系胚胎期的残留物，出生后若未能开放可发生新生儿泪囊炎。

泪液经排泄管进入结膜囊，靠瞬目运动分布于眼球前表面，大部分被蒸发，多余部分通过泪小管虹吸作用进入泪道，排向鼻腔。泪液为透明弱碱性液体，含有溶菌酶、免疫球蛋白A（IgA）、β–溶素、补体系统和乳铁蛋白、电解质等成分。泪液除具有湿润眼球作用外，还具有清洁和杀菌作用。

四、眼外肌

眼外肌是负责眼球运动的横纹肌，每眼有上、下、内、外4条直肌和上、下2条斜肌。4条直肌和上斜肌均起自总腱环，分别止于距角膜缘不同距离的前部巩膜上，各直肌止点距角膜缘位置不同，按照内、下、外、上为序，分别约5mm、6mm、7mm、8mm。下斜肌起自眶壁的前内侧，止于眼球赤道部后外方巩膜上。除上斜肌受滑车神经支配、外直肌受外展神经支配外，其余4条眼外肌均由动眼神经支配。眼外肌的主要功能如下（表1-1-1）。

表1-1-1　眼外肌的主要功能

眼外肌	主要动作	次要动作
内直肌	内转	—
外直肌	外转	—
上直肌	上转	内转，内旋
下直肌	下转	内转，外旋
上斜肌	内旋	下转，外转
下斜肌	外旋	上转，外转

各眼外肌相互协调与配合，共同完成正常眼位和眼球运动，实现双眼单视功能。

五、眼眶

眼眶为四边锥形的骨性空腔，尖向后，底朝前。成人眶深4~5cm，容积为25~28ml，由额骨、筛骨、蝶骨、腭骨、泪骨、上颌骨和颧骨共7块骨组成。眼眶有内、外、上、下4个壁，外侧壁较厚，前缘偏后，利于开阔视野，但眼球暴露较多，增加外伤机会；内、上、下壁较薄，上方有颅腔和额窦，内侧有筛窦和鼻腔，下方有上颌窦，易外伤骨折。眼眶内侧壁前下方为泪囊窝，眶外上角有泪腺窝。

眼眶容纳眼球、视神经、眼外肌、泪腺、血管、神经、筋膜和眶脂肪。筋膜与脂肪共同形成软垫，起到减震保护的作用。

眼眶骨壁的主要结构如下。

1. **视神经孔及视神经管**　视神经孔位于眶尖，直径4~6mm，呈圆形，视神经管由此孔进入颅腔，长4~9mm，管内有视神经、眼动脉和交感神经通过。

2. **眶上裂**　眼眶上壁与外壁之间的长行裂孔，与颅中窝相通。第Ⅲ、Ⅳ、Ⅵ脑神经和第Ⅴ脑神经第一支、眼上静脉及交感神经纤维等由此裂通过。此处受损可出现眶上裂综合征。

3. **眶下裂**　位于眶外壁与眶下壁之间，有三叉神经第二支、眶下神经、眶下动脉及眶下静脉等通过。

4. **眶上切迹（眶上孔）**　在眶上缘内1/3处，眶上神经、三叉脑神经第一支和眶上静脉等通过，是眶上神经痛的压痛点。

5. 眶下孔 位于眶下缘内1/3，距眶缘约4mm处，有三叉神经第二支、眶下神经通过。

眼眶深部距眶尖约10mm处的视神经与外直肌之间，有一睫状神经节，由运动根、感觉根和交感根组成，是眼球手术球后阻滞麻醉的关键部位，有镇痛和略降眼压的作用。

第四节　眼球的血循环与神经分布

一、血液循环

眼球的血液供应来自眼动脉。

（一）动脉系统

眼球的血液来自眼动脉分出的视网膜中央动脉和睫状动脉。

1. 视网膜中央动脉 视网膜中央动脉是眼动脉眶内段的分支，在眼球后9~12mm处进入视神经中央，前行至视盘穿出，分为鼻上、鼻下、颞上、颞下4支动脉，然后又分成若干小支，分布于视网膜直至锯齿缘，营养视网膜内5层组织。视网膜中央动脉属终末动脉，视网膜动脉阻塞即造成相应区域的视网膜缺血，以致视功能障碍。视网膜静脉与动脉分布一致，动脉颜色较红，管径较细，静脉颜色较暗，管径较粗，二者管径之比约为2∶3。

黄斑中心凹无血管分布，该处由脉络膜毛细血管网供应营养。视网膜血管是人体唯一可用检眼镜直视观察到的血管。

2. 睫状动脉 营养除视网膜内5层和部分视神经以外的整个眼球，包括以下分支。

（1）睫状后短动脉 是眼动脉的分支，分鼻侧和颞侧两支，自视神经周围穿入巩膜，在脉络膜内逐级分支，营养脉络膜和视网膜的外5层组织。

（2）睫状后长动脉 又称为虹膜动脉。由眼动脉分出2支，在视神经的鼻侧与颞侧穿入巩膜，在巩膜上与脉络膜之间到达睫状体，与睫状前动脉吻合，形成虹膜大环，营养虹膜和睫状体，并与后短动脉吻合，营养脉络膜的前部。

（3）睫状前动脉 由眼直肌动脉在肌腱止端处分支而来，分为以下主要分支。①较小的巩膜上支，前行至角膜缘，组成角膜缘血管网，并发出小支至前部球结膜，称为结膜前动脉。②小的巩膜内支，穿过巩膜，终止在Schlemm管周围。③大的穿通支，距角膜缘3~5mm处垂直穿过巩膜的脉络膜上腔，到达睫状体，参与组成虹膜大环。

（二）静脉系统

1. 视网膜中央静脉 与视网膜动脉伴行，收集视网膜内5层的静脉血液，直接或经眼上静脉回流至海绵窦。黄斑中心凹无血管分布，该处由脉络膜毛细血管网供应营养。视网膜血管是人体唯一可用检眼镜直视观察到的血管。

2. 涡静脉 于眼球赤道部后方穿出巩膜，4~6条，收集部分虹膜、睫状体和全部脉络膜血液，经眼上、下静脉进入海绵窦。

3. 睫状前静脉 收集虹膜、睫状体和巩膜的血液，经眼上、下静脉注入海绵窦，部分注入面神经和翼静脉丛，注入颈外静脉。

二、神经分布

眼部神经分布丰富，有6对颅神经与眼有关，分别是第Ⅱ对颅神经——视神经；第Ⅲ对颅神经——动眼神经，支配睫状肌、上睑提肌、瞳孔括约肌、上直肌、内直肌、下斜肌和下直肌；第Ⅳ对颅神经——滑车神经，支配上斜肌；第Ⅴ对颅神经——三叉神经，司眼部感觉；第Ⅵ对颅神经——外展神经，支配外直肌；第Ⅶ对脑神经——面神经，支配眼轮匝肌。第Ⅲ和第Ⅴ对颅神经与自主神经在眼眶内形成特殊的神经结构。眼内手术时常施行球后麻醉，阻断睫状神经节。

1. 睫状神经节 位于视神经外侧，距视神经孔前10mm处。分为节前纤维和节后纤维。

（1）节前纤维 由长根、短根和交感根3个根组成。长根为感觉根，由鼻睫状神经发出，分布于角膜、虹膜和睫状体等组织。短根为运动根，由动眼神经发出，含副交感神经纤维，分布在瞳孔括约肌和睫状肌。交感根由颈内动脉周围的交感神经丛发出，分布于眼的血管，支配眼血管的舒缩。

（2）节后纤维 即睫状短神经。内眼手术时行球后麻醉时阻断此神经节，达到镇痛作用。

2. 鼻睫状神经 为三叉神经眼支的分支，司眼部感觉。在眶内又分出睫状长神经、睫状节长根、筛后神经和滑车下神经等。

（1）睫状长神经 在眼球后视神经周围分2支，分别在视神经两侧穿过巩膜进入眼内，经脉络膜上腔，司角膜感觉。其中交感神经纤维分布于睫状肌和瞳孔开大肌，司肌肉运动。

（2）睫状短神经 共6~10支，为混合纤维，在视神经周围及眼球后极部穿入巩膜，经脉络膜上腔前行至睫状体组成神经丛，该神经丛发出分支，司角膜、巩膜、虹膜和睫状体的感觉，其副交感纤维分布于瞳孔括约肌和睫状肌，司肌肉的运动，交感神经纤维分布至眼球内血管，司血管舒缩。

附：中西医眼部部分解剖名称对照

表1-1-2   中西医眼部部分解剖名称对照表

中医解剖名称	西医解剖名称
眼珠（目珠、睛珠等）	眼球
白睛（白眼、白仁、白珠，五轮之气轮）	球结膜、球筋膜及前部巩膜
黑睛（黑眼、乌睛、青睛、黑仁、黑珠等，五轮之风轮）	角膜
黄仁（眼帘、睛帘、虹彩）	虹膜
神水	房水
瞳神（瞳子、瞳仁、瞳人、金井，五轮之水轮）	（狭义）瞳孔；（广义）瞳孔及其后之眼内组织
晶珠（睛珠、黄精）	晶状体
神膏（护睛水）	玻璃体
视衣	脉络膜、视网膜
目系（眼系、目本）	视路
胞睑（约束、眼胞、目胞、睥）	眼睑
睑弦（眼弦、睥沿）	睑缘
大眦	内眦
锐眦、小眦	外眦
泪泉	泪腺
泪窍（泪堂、泪孔）	（狭义）泪点；（广义）泪道
眼带（睛带）	眼外肌
目眶	眼眶

目标检测

答案解析

单项选择题

1．成人眼轴长度平均为（ ）

　　A．21mm 　　　　　B．22mm 　　　　　C．24mm 　　　　　D．25mm 　　　　　E．30mm

2．下列不是房水功能的是（ ）

　　A．维持眼内压 　　B．营养角膜 　　　C．营养晶状体 　　　D．营养视网膜 　　　E．营养玻璃体

3．屈光介质不包括（ ）

　　A．房水 　　　　　B．角膜 　　　　　C．睫状体 　　　　　D．晶状体 　　　　　E．玻璃体

4．眼球壁是指（ ）

　　A．纤维膜、虹膜、葡萄膜 　　　　　B．纤维膜、结膜、视网膜 　　　　　C．纤维膜、角膜、视网膜

　　D．纤维膜、葡萄膜、视网膜 　　　　E．纤维膜、角膜、葡萄膜

5．眼带是指（ ）

　　A．睑缘 　　　　　B．悬韧带 　　　　C．眼外肌 　　　　　D．视神经 　　　　　E．睫状体

6．关于房水的描述不正确的是（ ）

　　A．为眼内容物之一 　　　　　　　B．无色透明 　　　　　　　　C．有营养作用

　　D．维持眼内压 　　　　　　　　　E．中医学称为神膏

7．下列中西医解剖名词对照中，错误的是（ ）

　　A．泪泉与泪腺 　　B．神水与房水 　　C．神膏与玻璃体 　　D．眼带与虹膜 　　E．视系与视神经

8．下列不属于房水生理功能的是（ ）

　　A．营养角膜 　　　B．营养结膜 　　　C．营养晶状体 　　　D．营养玻璃体 　　　E．维持眼内压

9．可滤去部分紫外线，对视网膜有保护作用的组织是（ ）

　　A．房水 　　　　　B．视盘 　　　　　C．玻璃体 　　　　　D．晶状体 　　　　　E．脉络膜

10．不属于眼球内容物的组织是（ ）

　　A．房水 　　　　　B．虹膜 　　　　　C．晶状体 　　　　　D．玻璃体 　　　　　E．以上都是

（张　岳）

书网融合······

知识回顾　　　　习题

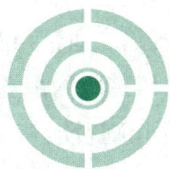

学习目标

知识要求：

1. 掌握眼与五脏在生理方面的密切关系；眼与足厥阴肝经的关系。

2. 熟悉眼与胆的生理关系；眼与手少阴心经和手足三阳经脉的关系。

3. 了解眼与小肠、胃、大肠、膀胱及三焦在生理方面的关系；眼与督脉、任脉、阴跷脉、阳跷脉、阳维脉、手少阴经别及足少阳经别等的关系。

技能要求：

熟练掌握眼与脏腑经络的关系，为临床诊治眼病奠定基础。

眼为五官之一，主司视觉。《灵枢·大惑论》云："五脏六腑之精气，皆上注于目而为之精。"《灵枢·邪气脏腑病形》云："十二经脉，三百六十五络，其血气皆上于面而走空窍，其精阳气上走于目而为睛。"可见眼与脏腑经络有着密切的内在联系。脏腑经络功能正常，则眼能视万物，察秋毫，辨形状，别颜色。若脏腑经络功能失调，可致使目失所养而影响视觉功能。眼部疾病亦能影响相应的脏腑，引起全身性反应。研究眼的生理、病理，临床诊治眼病时，要根据眼与脏腑经络的关系，全面分析。

第一节　眼与脏腑的关系

眼能够明视万物，辨别颜色，是依赖五脏六腑精气的滋养。《灵枢·大惑论》云："五脏六腑之精气，皆上注于目而为之精。精之窠为眼，骨之精为瞳子，筋之精为黑眼，血之精为络，其窠气之精为白眼，肌肉之精为约束，裹撷筋骨血气之精而与脉并为系，上属于脑，后出于项中。"眼司视觉，需五脏六腑精气的充养，若脏腑功能失调，致使目失精气的充养而影响视觉功能。《太平圣惠方·眼论》云："明孔遍通五脏，脏气若乱，目患即生；诸脏既安，何辄有损。"如果脏腑功能失调，精气不足，不能上注入目，眼的正常功能受到影响，易于发生眼病。

一、眼与五脏的关系

（一）眼与心的关系

1. 心主血脉，诸脉属目　《素问·五脏生成篇》云："诸脉者，皆属于目……诸血者，皆属于心。"

《灵枢·口问》云：“目者，宗脉之所聚也，上液之道也。”由此可知，心主全身之血脉，脉中血液受心气推动，循环全身，上输于目，目受血养，才能维持视觉功能。

2. 心主藏神，目为心使 《灵枢·大惑论》云：“目者，心之使也，心者，神之舍也。”这里的“神”，指人之精神、意识、思维活动，均由心主宰。因神藏于心，外在于目，故眼之能视，受心主使。《素问·解精微论篇》云：“夫心者，五脏之专精也，目者，其窍也。”心为五脏六腑之主，目赖脏腑精气所养，视物受心神支配。目为心之外窍，人体脏腑精气的盛衰、精神活动的状态，均能反映于目，为中医望诊的“望目察神”提供重要依据。

（二）眼与肝的关系

1. 肝开窍于目 《素问·金匮真言论篇》云：“东方青色，入通于肝，开窍于目，藏精于肝。”指出目为肝与外界联系的窍道。肝所藏的精微物质，输送至眼，使眼受滋养，维持其视觉功能。

2. 肝受血能视 肝藏血，五脏六腑之精气皆上注于目。目为肝之窍，尤以肝血的濡养为重要。《素问·五脏生成篇》云：“肝受血而能视。”《审视瑶函·目为至宝论》云：“肝中升运于目，轻清之血，乃滋目经络之血也”，指出血与眼内神水、神膏、瞳神等关系密切，血养水，水养膏，膏护瞳神，维持眼的视觉。

3. 肝气通于目 肝主疏泄，调畅人体气机。《灵枢·脉度》云：“肝气通于目，肝和则目能辨五色矣。”肝气条达，气能生血行血、生津行津，供给眼部血液、津液。肝气调和，气机舒畅，眼才能够辨色视物。

4. 肝主疏泄调泪 《素问·宣明五气篇》云：“五脏化液……肝为泪。”泪液对眼珠具有濡润和保护作用。泪液的分泌和排泄受肝气的制约，肝失疏泄，泪不能收则泪下如泣。

5. 肝脉连目系 《灵枢·经脉》云足厥阴肝脉“连目系”。十二经脉中唯有肝脉本经直接上连目系。肝脉在眼与肝之间沟通表里，运行气血，保证眼与肝在物质上和功能上的密切联系。

（三）眼与脾的关系

1. 脾输精气，上贯于目 脾主运化水谷，为气血生化之源，为后天之本。《兰室秘藏·眼耳鼻门》云：“夫五脏六腑之精气，皆禀受于脾，上贯于目……故脾虚则五脏之精气皆失所司，不能归明于目矣。”眼赖脾之精气供养，脾虚则目窍不通。

2. 脾主统血，血养目窍 《景岳全书·杂证谟·血证》云：“盖脾统血，脾气虚则不能收摄。”血液运行于眼络之中而不外溢，有赖于脾气的统摄，若脾气虚衰，统摄无力，则易引起眼部出血。

3. 脾主肌肉，睑能开合 《素问·痿论篇》云：“脾主身之肌肉。”脾运水谷之精，以生养肌肉，胞睑肌肉受养则开合自如，目珠转动灵活。

（四）眼与肺的关系

1. 肺为气主，气和目明 《类经·藏象类》云：“肺主气，气调则营卫脏腑无所不治。”肺主一身之气，肺气调和，则脏腑功能正常，五脏六腑精阳之气充足，源源不断地输注入目，故目视精明。《灵枢·决气》云：“气脱者，目不明。”若肺气不足，目失所养，则昏暗不明。

2. 肺主宣降，眼络通畅 肺气宣发，使气血和津液敷布全身；肺气肃降，使水液下输膀胱。肺之宣降正常，相互制约，则血脉通利，目得卫气和津液的温煦濡养，卫外有权，则不易病。

（五）眼与肾的关系

1. 肾精充足，目视精明 《素问·脉要精微论篇》谓：“夫精明者，所以视万物，别黑白，审长短；

以长为短，以白为黑，如是则精衰矣。"眼之能视，有赖于充足的精气濡养。《素问·上古天真论篇》云："肾者主水，受五脏六腑之精而藏之。"眼的视觉正常，与肾所收藏脏腑的精气充足密切相关。

2. **肾生脑髓，目系属脑**　《内经》云："肾生骨髓，脑为髓海，目系上属于脑。"脑和髓异名同类，都由肾所收藏之精化生，目系上连于脑。肾精充沛，髓海丰满，则目光敏锐。若肾精亏虚，髓海不足，则目无所见。《医林改错·脑髓说》云："精汁之清者，化而为髓……两目即脑汁所生，两目系如线，长于脑，所见之物归于脑。"表明眼之视觉归结于肾精所生之脑。

3. **肾主津液，上润目珠**　《素问·逆调论篇》云："肾者水脏，主津液。"《灵枢·五癃津液别》又说："五脏六腑之津液，尽上渗于目。"津液在目外化为泪，在目内化为神水，充养润泽目窍。

二、眼与六腑的关系

五脏六腑互为表里，在生理上，脏行气于腑，腑输精于脏；病理上，脏病及腑，腑病及脏，或脏腑同病。六腑主受纳腐熟，传化精微，排泄糟粕，将消化吸收的精微物质传送到周身，供养包括眼在内的全身组织器官。六腑功能正常，目得所养，方能维持正常的视觉功能。

1. **眼与小肠的关系**　《素问·灵兰秘典论篇》曰："小肠者，受盛之官，化物出焉。"饮食水谷，由胃腐熟后，传入小肠，小肠分清别浊，其清者，由脾转输全身，目受所养，其浊者下注大肠与膀胱。若小肠功能失调，则清不升浊不降，浊阴可上泛目窍而致病。心与小肠相表里，经脉相互络属，经气相互流通，故小肠功能是否正常，既关系到心，也影响到眼。心火上炎所致目病，可移热于小肠。

2. **眼与胆的关系**　肝与胆互为表里。肝之余气溢入胆，聚而成精，乃为胆汁。胆汁的分泌和排泄，受肝的疏泄功能制约。《灵枢·天年》云："五十岁，肝气始衰，肝叶始薄，胆汁始减，目始不明。"《审视瑶函·目为至宝论》云："神膏者，目内包涵之膏液……由胆中渗润精汁，升发于上，积而成者，方能涵养瞳神。此膏一衰，则瞳神有损。"胆汁在神膏生成与瞳神养护方面发挥重要作用。

3. **眼与胃的关系**　脾胃互为表里，为"后天之本"。胃为水谷之海，主受纳、腐熟水谷，下传小肠，其精微通过脾的运化，以供养周身。《脾胃论·脾胃虚实传变论》云："九窍者，五脏主之，五脏皆得胃气乃能通利。"并指出："胃气一虚，耳、目、口、鼻，俱为之病。"脾胃为机体升降出入之枢纽，脾主升清，胃主降浊，二者升降正常，清阳之气升运于目则视物清明，浊阴出下窍则不致上犯清窍。

4. **眼与大肠的关系**　肺与大肠互为表里。肺失肃降，大肠传导失司，热结于下，熏蒸于上而发眼病；若大肠积热，腑气不通，导致肺失肃降，则气壅于上亦可发眼病。

5. **眼与膀胱的关系**　肾与膀胱脏腑互为表里。《银海指南·膀胱主病》曰："目珠上属太阳，见症甚多……故凡治目，不可不细究膀胱。"膀胱贮藏津液，化气行水，排泄尿液。膀胱的气化作用主要取决于肾气的盛衰。肾与膀胱的功能失常，水液停潴，上泛于目易变生目疾。

6. **眼与三焦的关系**　三焦为孤腑，主持诸气，通行水道。《难经·三十一难》云："三焦者，水谷之道路，气之所终始也。"《难经·六十六难》云："三焦者，原气之别使也，主通行三气，经历五脏六腑。"人体之气通过三焦而敷布全身，目得滋养。若三焦功能失常，水谷精微的消化、吸收、输布和排泄发生障碍，气血不能上濡于目，则目失濡养。《证治准绳·杂病·七窍门》指出，目内所涵神水，是由"三焦而发源"，因此三焦功能失常可致神水衰竭而发生目病。

三、五轮学说

中医眼科将眼局部由外至内划分为胞睑、两眦、白睛、黑睛和瞳神等5部分，分别内应于脾、心、肺、肝、肾五脏，命名为肉轮、血轮、气轮、风轮、水轮，总称五轮。在我国现存医籍中，以《太平圣惠方·眼论》的记载为早。五轮学说源于《内经》。《灵枢·大惑论》云："五脏六腑之精气，皆上注于目而为之精。精之窠为眼，骨之精为瞳子，筋之精为黑眼，血之精为络，其窠气之精为白眼，肌肉之精为约束，裹撷筋骨血气之精而与脉并为系，上属于脑，后出于项中。"后代医家在此论述基础上，将眼局部划分为五轮，分属于五脏，借以说明眼的解剖与生理、病理，并用于指导临床辨证论治，即五轮学说。

1. **肉轮**　指胞睑，包括眼睑皮肤、皮下组织、肌肉、睑板和睑结膜等。胞睑在脏属脾，脾主肌肉，故称肉轮。因脾与胃相表里，肉轮疾病常与脾胃有关。

2. **血轮**　指两眦，包括眦部皮肤、血管、结膜、泪阜和泪点等。两眦在脏属心，心主血，故称血轮。因心与小肠相表里，血轮疾病常与心和小肠有关。

3. **气轮**　指白睛，包括球结膜和前部巩膜。白睛在脏属肺，肺主气，故称气轮。因肺与大肠相表里，气轮疾病常与肺和大肠有关。白睛环绕黑睛周围，一旦发生病变，易相互影响。

4. **风轮**　指黑睛，主要指角膜。黑睛在脏属肝，肝主风，故称风轮。因肝胆相表里，风轮疾病常与肝胆有关。黑睛与黄仁之间充满神水，瞳神位于黄仁中央，当黑睛疾病病邪深入时，易影响黄仁、神水，波及瞳神。

5. **水轮**　指瞳神，狭义的瞳神专指瞳孔；广义的瞳神包括瞳孔、虹膜、葡萄膜、视网膜、视神经以及房水、晶状体、玻璃状体等。水轮一般多指广义的瞳神，是视觉发生的主要部位。

> ✎ **知识拓展**
>
> 　　五轮学说主张瞳神在脏属肾，肾主水，故称水轮。因肾与膀胱相表里，所以水轮疾病常与肾和膀胱有关。但瞳神结构复杂，其生理、病理不仅与肾和膀胱有关，与其他脏腑关系也同样密切。

第二节　眼与经络的关系

经络运行人体周身气血，沟通表里，贯穿上下，联络脏腑、器官。《灵枢·口问》云："目者，宗脉之所聚也。"《灵枢·邪气脏腑病形》云："十二经脉，三百六十五络，其血气皆上于面而走空窍，其精阳气上走于目而为睛。"眼依靠经络，与脏腑之间连接贯通，通过经络输送气、血、津、液从而濡养眼部，维持正常的视觉功能。

一、眼与十二经脉的关系

十二经脉是经络系统的主体，三阴三阳表里相合，正经首尾相贯，旁支别络纵横交错，始于手太阴，终于足厥阴，周而复始，运行不息。从经络循行的路径来看，可以说十二经脉都直接或间接地与眼发生着联系，其中循行于头面与眼部发生联系的主要有8条经脉。

1. **手阳明大肠经**　其支脉上行头面，左右相交于人中，之后上挟鼻孔，其支脉，从缺盆上颈，交于人中，经禾髎，止于目下鼻旁之迎香穴，与足阳明胃经相接，通过足阳明胃经，与眼发生间接联系。

2. **足阳明胃经**　起于目下鼻旁迎香穴，上行而左右相交于鼻根部，过睛明穴，与足太阳膀胱经交会，循鼻外侧，入上齿中。

3. **手少阴心经**　其支脉，从心系上挟咽，系目系。

4. **手太阳小肠经**　该经脉有两条支脉上行至目眦，都与眼直接发生联系。缺盆支脉循颈上颊，至目锐眦转入耳中，颊部支脉上行目眶下，至目内眦睛明。

5. **足太阳膀胱经**　起于目内眦之睛明穴，从颠入脑，连属目系。

6. **手少阳三焦经**　通过两条支脉与眼发生联系。胸中支脉至眶下，耳部支脉至目眦。

7. **足少阳胆经**　起于目锐眦，耳部支脉再行至目锐眦；另一支脉则从目锐眦下行到达眼眶之下。

8. **足厥阴肝经**　循喉咙之后，上入颃颡，连目系。

综上所述，足三阳经之本经均起于眼或眼的周围，手三阳经皆有支脉终止于眼或眼附近。足厥阴肝经、手少阴心经，以支脉或别出之正经连于目系。

二、眼与奇经八脉的关系

奇经八脉虽与脏腑无直接络属关系，但其交叉沟通于十二经脉之间，调节十二正经的气血。与眼直接有关的奇经，主要有督脉、任脉、阴跷脉、阳跷脉及阳维脉等。

1. **督脉**　总督一身之阳经，为"阳脉之海"。有一分支绕臀而上，与足太阳膀胱经交会于目内眦。另一支脉则从少腹直上，入喉上颐，上系两目下中央。

2. **任脉**　总任一身之阴经，为"阴脉之海"。起于中极之下会阴部，沿着腹里上行，循承浆，环口唇，分两支上行，系两目下中央，至承泣而终。

3. **阴跷脉、阳跷脉**　阴、阳跷脉分别主一身左右之阴阳。阴跷脉起于内踝下，上目内眦而入通于太阳、阳跷。阳跷脉起于外踝下，上目内眦而合于太阳、阴跷。足太阳经别络于阴跷、阳跷，阴、阳跷又相交于目内眦之睛明穴，其气并行回环，濡养眼目，且司眼睑之开合。若阳跷气盛而阴气虚，则目张不合；若阴跷气盛而阳气虚，则目闭不张。

4. **阳维脉**　阳维脉维系诸阳经，循经目上与督脉会合。

三、眼与十二经别的关系

十二经别是十二正经离入出合的别行部分，是正经别行深入体腔的支脉。经别从肘膝离正经入胸腹，于头项浅出体表。合于阳经经脉的循行分布，加强脏腑间的联系，使十二正经与人体各部分联系更加紧密。阴经经别在头项部合于其相表里的阳经经脉，加强了阴经经脉和头面部的联系。

1. **手少阴心经和手太阳小肠经**　手太阳、手少阴经别，从腋部别出，入心与小肠，上出目内眦，合于手太阳小肠经。

2. **足太阴脾经和足阳明胃经**　足阳明、足太阴经别，从髀部分出，入走脾胃，上出鼻颏，联系目系，合于足阳明胃经。《灵枢·经别》云："足阳明之正……还系目系，合于阳明也。"

3. **足厥阴肝经和足少阳胆经**　足少阳与足厥阴经别从下肢分出，入走肝胆，上连目系，至目外眦合于足少阳明胆经。《灵枢·经别》曰："足少阳之正……别者……系目系。"

四、眼与经筋的关系

十二经筋隶属于十二经脉，位置表浅，是经脉之气结聚维络于筋肉关节的系统。具有连缀百骸、连络周身的作用，主司人体正常运动。其中手足三阳之筋分布于眼及眼周。

1. **足太阳之筋**　为目上网，约束目睫，司眼睑开合者也。

2. **足阳明之筋**　为目下网，司胞睑运动。

3. **足少阳之筋**　为目之外维,司眼珠运动。

4. **手太阳之筋、手少阳之筋、手阳明之筋**　联属于目外眦,与足少阳之筋相合。

十二经筋结聚于眼及眼周,协同作用,支配胞睑开合和眼珠运动,同时维系头面其他筋肉的正常活动。此外,足厥阴之筋联络诸筋,对眼亦有着重要作用。

目标检测

答案解析

单项选择题

1.《灵枢·大惑论》认为,窠气之精形成（　　）

　　A. 约束　　　　　B. 黑眼　　　　　C. 白眼　　　　　D. 瞳子　　　　　E. 目络

2. 眼之能够明视万物,辨别颜色,有赖于（　　）

　　A. 肾精充养　　　　　　　B. 脾气温养　　　　　　　　　C. 肝气条达

　　D. 肝血升运　　　　　　　E. 五脏六腑精气的滋养

3. 眼与脏腑和全身其他组织器官保持密切联系依靠的是（　　）

　　A. 神经　　　　　B. 经络　　　　　C. 气血　　　　　D. 先天之精　　　　　E. 后天之精

4. 根据《黄帝内经》五脏化五液的理论,化液为泪的脏是（　　）

　　A. 心　　　　　B. 肝　　　　　C. 脾　　　　　D. 肺　　　　　E. 肾

5. 五轮学说中的"黑睛"对应西医解剖学的（　　）

　　A. 角膜　　　　　B. 结膜　　　　　C. 虹膜　　　　　D. 脉络膜　　　　　E. 视网膜

6. 足少阳胆经起于（　　）

　　A. 攒竹　　　　　B. 睛明　　　　　C. 瞳子髎　　　　　D. 阳白　　　　　E. 丝竹空

7. 主脉直接与目系相连的经脉是（　　）

　　A. 手少阴心经　　　B. 足厥阴肝经　　　C. 足少阳胆经　　　D. 足太阳膀胱经　　　E. 足少阴肾经

8. 通过两条支脉与目外眦发生联系的经脉是（　　）

　　A. 手阳明大肠经　　　B. 手太阳小肠经　　　C. 手少阳三焦经　　　D. 足少阳胆经　　　E. 足阳明胃经

9. 提出"目,肝之外候也"的医学著作是（　　）

　　A.《景岳全书》　　　B.《太平圣惠方》　　　C.《诸病源候论》　　　D.《兰室秘藏》　　　E. 以上都不是

10. 未与眼发生直接联系的经别是（　　）

　　A. 手少阴心经　　　B. 手太阳小肠经　　　C. 足太阴脾经　　　D. 手阳明大肠经　　　E. 足阳明胃经

（张　岳）

书网融合……

知识回顾　　　习题

第三章 眼病的病因病机

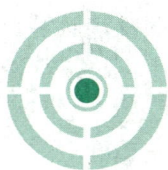

PPT

学习目标

知识要求：

1. 掌握六淫和疠气致病的常见眼部症状。

2. 熟悉七情、饮食失宜、劳伤、外伤、先天、衰老及其他因素致病的常见眼部症状。

3. 了解脏腑经络及气血津液功能紊乱发生眼病的病机。

技能要求：

掌握眼病的病因病机，为各论眼病的学习奠定理论基础。

眼居头面上方，内连脏腑、经络、气血，外受周围环境影响，鉴于其结构精细且脆弱，易遭受体内外各种致病因素的侵害而出现异常。《内经》云："邪之所凑，其气必虚。"眼病的所有证候皆因致病因素侵害机体所致，因病因不同，临床表现各异。将眼病的各种致病因素根据不同性质加以分类，对临床辨证求因，审因论治，意义深远。

第一节 眼病的病因

一、六淫

六淫皆能引起眼病，《银海指南·六气总论》云："寒、暑、燥、湿、风、火，是为六气。当其位则正，过则淫，人有犯其邪者，皆能为目患。风则流泪赤肿，寒则血凝紫胀，暑则红赤昏花，湿则沿烂成癣，燥则紧涩眵结，火则红肿壅痛。"六淫中以风、湿、火邪导致眼病居多，可单一淫邪致病，亦可由多种淫邪相兼为害。

（一）风

风为百病之长，为外感诸邪之首要病因。风邪除可单独引起眼病外，亦常为他邪入侵的先导，风邪常与火、寒、湿、燥等相兼，上犯头目。

1. **风为阳邪** 其性开泄，易袭阳位，出现如目痒、目涩、流泪症等。

2. **风性善行而数变** 风邪致病常具有发病急、变化快的特点，如暴风客热。

（二）湿

湿为长夏主气，人体常处于潮湿环境，易受外湿侵袭。外感湿邪进入体内后，亦可随脏腑功能、体质等情况寒化或热化。

1. 湿为阴邪，易阻滞气机　湿邪阻滞气机，气机不畅，水湿停留，出现如视物昏蒙、眼部水肿或渗出等。

2. 湿性重浊秽腻　湿邪重浊黏腻，故起病较缓，反复发作，缠绵难愈，出现如睑弦湿烂、眵泪胶黏、黑睛生翳糜烂等。

（三）火

火邪致病多见于夏季，但六淫皆可化火。热为火之渐，火为热之极，故火热常并称。

1. 火为阳邪，其性炎上　火邪易上冲头目，出现如目赤肿痛、灼热刺痒、碜涩羞明等。

2. 火性燔灼，易伤津腐肉　出现如眼部红肿、眵多黄稠、胞睑生疮、黄液上冲、眼珠灌脓等。

3. 火易生风动血，迫血妄行　出现如白睛出血、眼底出血等。

（四）寒

寒邪常在冬季或其他季节气温骤降时入侵体表，亦可由寒邪直中脏腑而发，所致眼病较少见。

1. 寒为阴邪，易伤阳气，目失温煦　出现如目昏冷泪等。

2. 寒性凝滞，易阻脉络，气血凝滞　出现如视物昏花、头疼目痛等。

3. 寒主收引，经脉拘急　出现如胞睑紧束、口眼歪斜等。

（五）燥

燥为秋之主气，所致目病，多在秋季。

燥胜则干，伤津耗液　出现如睑弦红赤干痒，或有鳞屑，眨目频频，眼眵干结，白睛红赤少津等。

（六）暑

暑是炎夏的主气。

1. 暑为阳邪，其性炎热，易伤津耗液　出现如目赤肿痛、眵泪黏腻、视物昏花等。

2. 暑多夹湿，脾失健运　出现如胞睑重坠等。

二、疬气

疬气是一种具有强烈传染性，能引起广泛流行的致病邪气，又称"疫疬""毒气""时气""天行"等。《银海精微》云："天地流行毒气，能传染于人，一人害眼传于一家，不拘大小皆传一遍"。其临床表现类似风火外袭所致的外障眼症。

疬气所致眼病虽一年四季皆可发生，但以夏天炎热时多见，性多温热，常侵袭白睛，如天行赤眼、天行赤眼暴翳。疬气所致眼病的严重程度，与感受疬邪之轻重、患者正气之虚实、是否内有积热等有关。

三、眼外伤

人眼位于头面部前上方，直接接触外界，易遭受意外损伤。其致病可使受伤部位皮肉筋骨受损，经络气血受阻，导致眼部视物障碍，损伤严重者可致失明。

1. **异物入目**　如沙尘、飞丝、小虫或金属碎屑、玻璃细渣、麦芒、谷壳等飞扑入眼，黏附于胞睑内面及白睛、黑睛表面，致涩痛流泪，无法睁眼。

2. **撞击、刺击伤目**　眼部受钝力、锐器损伤，常由球类、拳掌、棍棒等击伤或竹木签、刀剪之类穿通伤，亦可由锐小的物体弹射或爆炸之碎片飞溅入目所致。根据受损的部位和程度不同而表现各异。如目眶骨伤、胞睑瘀肿、白睛溢血、瞳神散大、血灌瞳仁、晶珠脱位、视衣脱落等。

3. **烧灼伤目**　包括烫伤和烧伤、辐射伤等。如高温的水、蒸气、油及溶化的金属物等造成烫伤；石灰、氨水、酸、碱等化学物质引起烧伤；紫外线、红外线等射线引起的辐射伤。

四、情志失调

喜、怒、忧、思、悲、恐、惊这七种情志活动，本是人的精神意识对外界事物的正常反应，一般情况下不会致病，当情志变化过激，如突然的、强烈的精神刺激或长期持久的精神抑制，导致人体气机紊乱，脏腑气血失调，才会变成致病因素为害于眼。

1. **情志失调，气机紊乱，脏腑失调**　《素问·举痛论篇》记载："怒则气上，喜则气缓，悲则气消，恐则气下，惊则气乱，思则气结。"如气机紊乱致气滞血瘀，或血随气逆，导致破络灌瞳暴盲，或瞳神散大，或绿风内障等；脏腑内损，精气不能上注于目，目失濡养，致视物昏花，不能久视，眼睑无力等；情志内伤，郁久还可化火，出现如瞳神散大或紧小、黑睛溃烂、视衣充血肿胀、神膏混浊、黄液上冲等。

2. **情志内伤，精血暗耗，脏腑内损**　精气不能上注于目，目失濡养，出现视物昏花，不能久视，眼睑无力，或致视瞻昏渺、云雾移睛、圆翳内障、暴盲、青盲等。

五、饮食失调

《素问·五脏别论篇》云："五味入口，藏于胃，以养五脏。"人体通过饮食摄取营养，维持人体各部正常功能。饮食失调，则脏腑功能失常。

1. **饮食不节**　规律饮食，适量为宜。饥而不食，气血生化无源，脏腑精气衰竭，不能养于目，发生眼病，如视瞻昏渺、青盲等。暴饮暴食，胃肠积滞，郁而化热，上攻于目，可见眼部红赤肿痛、生疮溃脓等。过食生冷，损伤脾阳，导致视衣水肿、胞生痰核等。小儿可因疳积上目，出现雀目、翳障等，严重者可致失明。

2. **饮食偏嗜**　过食膏粱厚味、辛辣炙煿、烟酒生冷之品，脾胃受损，蕴积热毒，阻滞经络，出现如胞睑疮疡、眼内灌脓等；择食偏嗜，营养不足，目失濡养，易致视瞻昏渺、暴盲、雀目等。

六、过劳

正常而有规律的劳动，并不致病。《素问·举痛论篇》云："劳则气耗。"过劳如劳力过度、劳心过度、劳目过度与房劳过度等皆可引发眼病。劳力过度，耗散真气；思虑过度，损伤心脾；劳目过度，亏耗阴血；房劳过度，损伤肾精。上述因素，使目失滋养，或由阴亏而致虚火上炎，出现如近视、视瞻昏渺、云雾移睛、视直如曲、圆翳内障、青风内障、暴盲、青盲等眼疾。

七、先天与衰老

1. **先天性眼病**　因先天禀赋不足或胎孕失常所致，与生俱有，如色盲、胎患内障、小儿青盲、高风雀目等。

2. **老年性眼病**　因年老体衰，脏腑功能衰退，精血不足，目窍失养所致，如老视、圆翳内障、视瞻昏渺等。

八、其他因素

1. **药物反应性眼病**　药物过敏引起的过敏性眼病，如风赤疮痍或眼丹；长期局部使用某些药物，如激素等，以致引起白内障、青光眼等。

2. **全身性疾病**　消渴病久，可致视瞻昏渺、云雾移睛、暴盲、圆翳内障等；维生素 A 缺乏可致雀目等；动脉硬化、高血压、肾炎等全身性疾病，可致视衣损伤等。

第二节　眼病的病机

病机是指疾病发生、发展和变化的机制。人体是一个有机整体，眼是人体的重要部分。《内经》云："正气存内，邪不可干。"当人体正气亏虚时，致病因素可使机体阴阳失衡，脏腑、经络、气血、津液功能紊乱，导致眼部发病，并影响其发展和变化。若眼部直接受邪或遭外伤，局部病变亦可引起经络气血运行失调，影响脏腑功能，从而影响眼病的发展。由于眼病的致病因素众多，患者的体质亦不同，因此眼病病机也较为复杂。

一、脏腑功能失调

（一）心与小肠

心主血脉，主神明，诸脉皆属于目，目得血而能视，且五轮中血轮内、外两眦属心。

1. **心阴亏虚**　多由失血过多或心神过耗，以致心阴亏虚，阴不制阳，虚火上炎。症见两眦淡红，血络不充或血行滞缓，萤星满目，视力缓降，甚至失明等。

2. **心火亢盛**　多由恣嗜炙煿厚味之品，或七情内郁化火，致心火亢盛，上炎于目。症见两眦红赤，胬肉壅肿；或睑眦生疮，痛痒并作；或热邪入络，迫血妄行，眼内出血；或热扰神明，目妄见，目不识人。

3. **小肠实热**　心与小肠相表里，心经实火下移小肠，小肠有热亦可上熏于心，故心火上炎于目，常心与小肠兼治。

（二）肝和胆

足厥阴肝经连目系；肝主藏血，开窍于目，肝受血而能视。风轮黑睛属肝。

1. **肝阴亏虚**　肝阴不足，阴血亏损，不能上荣于目，目失濡养，症见两目干涩不舒、视物昏花、视力减退等，小儿还可见肝虚雀目等。

2. **肝郁气滞**　情志不舒，或郁怒伤肝，导致肝气郁结，久郁化火，气火上逆。症见目赤肿痛、目珠胀痛、视物昏花、视力缓降或骤降、青风内障等。

3. **肝胆火炽**　肝火炽盛，灼伤黑睛、黄仁。症见黑睛生翳、瞳神紧小等。

4. **阴虚火旺**　暴怒伤肝，肝火上冲，且素体阴虚，致虚火上炎，损伤目络，迫血妄行，或阻滞血络引起暴盲。

5. **肝风内动**　肝肾阴虚，阴不制阳，阳亢动风，肝风上扰于目。症见绿风、青风内障、目偏视、口眼歪斜等。

6. **肝胆湿热**　因肝胆互为表里，肝之余气聚于胆，胆之精汁涵养瞳神，故发病时常相互影响。肝胆湿热上攻，可致黑睛生翳、瞳神紧小、聚星障及凝脂翳等。若肝阴不足，胆精无源，目亦失养，可致症见视远怯近或视物昏花等。

（三）脾和胃

脾胃为后天之本，饮食有节，脾输胃纳，上灌于目，则目得其养。肉轮胞睑属脾。

1. **胃火炽盛**　多由过食辛热炙煿之品或热邪犯胃，致阳明胃火炽盛，火毒上攻。症见针眼、头痛目赤、胞睑肿硬生疮、目珠胀痛、黄液上冲等。

2. **脾胃湿热**　多由外感湿热或恣食肥甘厚味，以致脾胃郁遏湿热，上壅胞睑。症见睑弦赤烂，神膏混浊，视衣水肿、渗出等。

3. **脾虚气弱**　脾胃运化失司，目失所养或津液不得敷布，聚湿成痰，壅聚胞睑或眼内。症见晶珠混浊、眼前黑花飘移、视物昏蒙、胞生痰核、神膏混浊及眼底渗出、增殖等。

4. **脾不统血**　脾气虚弱，失于统摄，致目中血不循经而溢于络外。症见视物不清、眼前黑花飘移，甚至暴盲等。

（四）肺和大肠

肺主气，具有宣发和肃降的功能，若肺失宣降，则易影响白睛而发病。肺与大肠相表里，大肠实热可致便秘，使肺气不得肃降。气轮白睛属肺。

1. **风热袭肺**　外邪袭肺，肺失宣降。症见白睛赤肿、涩痛羞明、暴赤肿痛等。

2. **肺火壅盛**　外感热邪，或风寒郁久化热，肺火壅盛，气血瘀滞，肺热上扰，则白睛红赤肿痛；肺火亢盛，迫血妄行，则白睛溢血；血热相搏，则白睛里层呈紫红色核状隆起；火热炽盛，则黑睛生翳。

3. **肺阴虚**　肺燥阴伤，虚火上炎，或久病气阴亏虚等。症见白睛干涩、金疳、白睛伤口久不愈合等。

4. **肺气虚**　久病亏耗，伤及肺气，肺气虚则视物不明；肺气不固则眼前白光闪烁，甚至视衣脱落。

（五）肾和膀胱

肾为先天之本，藏精之所，眼之所以能视万物，与肾精不断上承有密切关系。肾与膀胱相表里，膀胱气化功能正常则水不犯目，反之体内水液潴留，可见眼内外组织水肿等。水轮瞳神属肾。

1. **肾阴虚**　年老体衰，病久虚耗或热病伤阴，致肾阴不足，目失所养。症见眼干涩不适、晶珠与神膏混浊、视瞻昏渺、老视等。若肾阴亏虚，上灼瞳神，可见瞳神干缺及圆翳内障、高风内障、视瞻昏渺等。

2. **肾阳虚**　禀赋不足，素体阳虚，房劳伤肾或年老病久，肾阳亏虚，阳不胜阴。症见能近怯远、雀目、青盲等；阳虚不能温化水液，出现如视瞻昏渺、云雾移睛、视直如曲，甚至眼底水肿、渗出等。

3. **肾精虚**　过劳或年老久病，肾精亏耗，不能上注于目，瞳神、目系失养。症见晶珠与神膏混浊、视瞻昏渺、青盲等。

4. **热结膀胱**　热邪或湿热下注，蕴结膀胱，膀胱气化不利，见小便淋涩不爽；湿热上蒸清窍，见目赤头昏；水湿上泛见视衣水肿、渗出，甚至视衣脱落。

综上所述，眼病的发生、发展和变化，可由单一的脏腑功能失调引起，但临床以脏病及腑、脏病及脏或者多个脏腑同时发病较为多见，如脾胃湿热、肝胆火炽、肝火犯肺、肝肾阴虚、脾肾阳虚、心脾两虚等。

二、气血津液失调

气血津液既是脏腑功能活动的产物，又是维系人体生命活动的物质基础。气血津液充足与否，可以反映脏腑功能的盛衰。脏腑功能紊乱可导致气血津液失调，引起眼病的发生与发展。

（一）气失调

《太平圣惠方·眼内障论》云："眼通五脏，气贯五轮。"气与眼关系密切，按虚实归纳为气滞气逆、气虚气陷两大类。

1. 气滞气逆　多因食滞不化，痰湿停聚，情志不舒，跌仆外伤或感受外邪等，导致脏腑经络气机阻滞而出现眼病。如外邪犯肺，肺气郁遏，可致白睛红赤疼痛，或形成小疱或结节隆起；气滞血瘀，气逆于上，血随气逆，眼内血络阻塞，可致云雾移睛或暴盲等；情志不舒，肝气郁滞，可致头眼胀痛或发为绿风、青风内障等。

2. 气虚气陷　多因年老体衰，劳伤过度或久病失养所致。气机衰惫，不能敷布水谷精微，以致不能充养五脏以上荣于目。目失濡养，见上胞下垂、不耐久视、冷泪常流、黑睛陷翳久不平复、晶珠混浊、视衣脱落、眼病日久不愈等；若气不摄血，见眼内水肿、出血等。

（二）血失调

《审视瑶函》云："夫目之有血，为养目之源，充和则有生发长养之功。"《古今医统大全·眼科》云："目得血而能视……血病则目病，血凝则目胀，血少则目涩，血热则目肿。"目得血养方能明视万物，血之为病，可引起眼疾。眼部血证一般可分为血热、血瘀和血虚。

1. 血热　分虚证和实证两种。实证多由外感热邪或脏腑郁热侵入血分所致。热迫血涌，出现白睛赤热肿痛，或赤脉色红粗大；若血热妄行，溢于络外，则成白睛溢血或眼底出血。实火所致，则出血较急，量多、色鲜红。虚证多由肝肾阴亏，虚火上炎所致。虚火入血分，亦可出现目中血络红赤、充盈或血溢络外，赤脉较细，出血较缓，出血量较实火少。

2. 血瘀　多由气滞、气虚、寒凝、外伤、出血等所致，血行阻滞，甚至阻塞不通。在眼部常表现为疼痛剧烈，痛有定处，持续不解，或伴有血脉紫赤，迂曲怒张，或胬肉紫赤肥厚，或生瘤积包块，或见眼内外瘀血等。血瘀于胞睑，可见胞睑青紫肿痛；血瘀于白睛，可见血脉赤紫粗大，迂曲虬蟠；血瘀于黑睛，可见赤膜下垂，甚至血翳包睛；血瘀阻塞神水，可见眼珠胀痛，视力骤降；血瘀于视衣，可见视衣脉络闭塞，局部缺血或出血，视力下降或暴盲；血瘀积于眶内，可见眼珠外突等。

3. 血虚　主要是化生不足或失血过多，目失濡养所致。血虚不能上荣于目，可见眉骨酸痛、目睛干涩、视物不清或不耐久视、结膜苍白、眼部血络淡红等。血虚生风，上扰于目，可见目睛眴动、胞轮振跳等。

（三）津液失调

津液由水谷精微所化生，具有滋润、濡养眼部，维持眼珠圆润明澈、精明视物作用。津液在目内则为充养之液，如神水；在目外为润泽之水，如眼泪。津液有所不调，则可引起眼部发病。

1. 津液亏虚　多由大汗、失血、吐泻不止或燥热之邪耗伤津液所致。津液亏虚，目窍失养。在眼内，多致神水、神膏耗涩，不能涵养瞳神，导致视物昏蒙。在眼外，多致泪液减少，目中干涩，白睛不润，黑睛暗淡，甚至灰白混浊，眼珠涩滞。津液亏耗太甚，则目珠内陷。

2. 水液停滞　多由肺、脾、肾三脏功能失调，三焦水道不利，膀胱开阖失司所致。津液输布障碍，停聚为水。在眼内，可引起眼底水肿、黄斑水肿、视乳头及其附近视网膜水肿，甚者可导致视网膜脱离。在眼外，可导致胞睑浮肿、白睛浮肿，甚至胀起如鱼胞。

3. 痰湿积聚　多由水液停滞体内，遇寒则凝或火热灼津，变生痰邪，如胞生痰核、暴发绿风内障、黄斑或视网膜渗出。痰瘀互结，可导致眼底增殖性病变，眼珠突起，或眼部肿瘤。若风痰上攻眼带，可见眼珠偏斜、转动受限等。

三、经络功能失调

经络联系人体五脏六腑、四肢百骸、上下内外，是气血运行的通道。十二经脉和奇经八脉运行气血，上注于目，体内外各种致病因素直接或间接作用于经络，若其功能失调，脏腑气血功能紊乱，阴阳失衡，就会导致眼病的发生和发展。

1. 经络失调　人体经络气血皆上集于面而走空窍，经脉气血的盛衰及运行通利与否，直接关系到眼病的发生与发展。《医宗金鉴·眼科心法要诀》云："外邪乘虚而入，入项属太阳，入面属阳明，入颊属少阳，各随其经之系，上头入脑中，而为患于目焉。"可见外邪客于经脉，循经上犯于目，不仅可以引发眼部疾病，亦可随受邪经脉，在眼部引起不同的临床表现，如上胞下垂、胞轮振跳、白睛干涩、晶珠混浊、视物昏蒙、黑睛生翳等。

2. 经筋失调　经筋失调主要引起胞睑开合与眼珠转动障碍。《灵枢·经筋》云："经筋之病，寒则反折筋急，热则筋弛纵不收。"其中足阳明之筋，寒而拘急，胞睑不能闭，热而弛纵，胞睑不能开；足阳明与手太阳两筋拘急，导致口眼歪斜、眦部拘急等。

目标检测

答案解析

单项选择题

1. 下列与风邪无关的病症是（　　）
    A. 羞明流泪　　　　B. 目涩作痒　　　　C. 黑睛生翳　　　　D. 眵多黄稠　　　　E. 胞轮振跳

2. 胞睑肿胀青紫，白睛赤脉紫暗，眼珠紧涩疼痛，所致者多为（　　）
    A. 风　　　　　　　B. 火　　　　　　　C. 暑　　　　　　　D. 湿　　　　　　　E. 寒

3. 火邪导致眼病的特点有（　　）
    A. 其性开泄　　　　B. 善行数变　　　　C. 易于流行　　　　D. 易伤津液　　　　E. 阻遏气机

4. 下列眼病与脾胃积热无关的是（　　）
    A. 针眼　　　　　　　　　　B. 胞生痰核　　　　　　　　C. 疳积上目
    D. 天行赤眼暴翳　　　　　　E. 睑弦赤烂

5. 以下不是脾和胃引起眼病病机的是（　　）
    A. 脾气虚弱　　　　B. 胃气上逆　　　　C. 胃热炽盛　　　　D. 脾不统血　　　　E. 脾胃湿热

6. 下列疾病与劳倦无关的是（　　）
    A. 视瞻昏渺　　　　B. 暴盲　　　　　　C. 云雾移睛　　　　D. 能近怯远　　　　E. 聚星障

7. 疳积上目的主要病因是（　　）

　　A. 先天不足　　　B. 风热犯目　　　C. 七情过伤　　　D. 饮食失宜　　　E. 劳倦过度

8. 火邪致病常见的眼部症状有（　　）

　　A. 血灌瞳神　　　B. 眵泪胶黏　　　C. 眼膜干结　　　D. 白睛黄浊　　　E. 口眼㖞斜

9. 心阴亏虚引起的眼病症状有（　　）

　　A. 眦帷赤烂　　　B. 漏睛生疮　　　C. 白睛溢血　　　D. 两眦红赤　　　E. 胬肉肥厚

10. 脾胃积热，上攻于目可致（　　）

　　A. 胞生痰核　　　B. 针眼　　　　　C. 上胞下垂　　　D. 漏睛疮　　　　E. 火疳

（张　岳）

书网融合……

知识回顾　　　习题

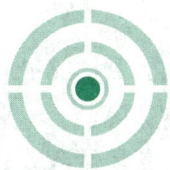

第四章

眼病的诊断概要

PPT

学习目标

知识要求：

1. 掌握眼科四诊中的问诊、望诊及五轮辨证的内容和方法。
2. 熟悉辨外障与内障及辨眼科常见症状与体征。
3. 了解眼科特殊检查及临床应用。

技能要求：

掌握眼病的检查和辨证方法，为眼病的检查和诊断奠定基础。

第一节　眼科诊法

眼科诊法，即望、闻、问、切四诊方法在诊察眼病时的具体运用，而其中尤重望诊与问诊。问诊主要是询问与眼病有关的病史及自觉症状，包括眼部与全身的临床症状。望诊的重点是望眼部，切诊亦以眼部触诊为主。结合现代医学仪器进行眼部检查，属于望诊与切诊在眼科的发展。在可能条件下，应做到系统而详细，使四诊的内容更加丰富、具体、确切。

一、眼科问诊

问诊在眼科四诊中占有重要的地位，必须按辨证要求，有目的、有次序地进行。首先应问有关眼病的病史，如发病时间、起病情况及治疗经过等；其次要问眼部的自觉症状，如目痛、眵泪、羞明及视觉情况等；再问全身的自觉症状，如头痛、饮食、二便、妇女经带胎产情况等。

（一）问病史

1. **发病的时间与情况**　问发病时间，单眼或双眼，初发或复发，是否有季节性，起病急骤或缓慢，病情发展快或慢。主要症状的性质以目痛眵泪为主，或以视觉变化为主，有何伴随症状。由此可以初步辨别其为外障或内障，是新感或旧病等。

2. **可能引起发病的各种因素**　有无烈日曝晒或迎风疾走，有无工作紧张或过用目力或熬夜，有无情志波动；有否饮食不节及小儿喂养不当；有无发热及眼部外伤史、手术史；是否被虫咬过或用过什么眼药及戴过什么眼镜等。对目赤眵多者，要问是否接触过红眼病患者。目的是了解发病的原因，是属外感六淫、内伤七情、劳倦饮食及外伤中的何种因素。如怀疑属遗传性眼病，则要问亲属的健康情况，是否有类似眼病。

3. 治疗经过　问是否经过治疗，曾用过什么药物，效果如何，目前是否还在继续使用等等。详细了解以往治疗情况，可以作为今后用药的参考。

（二）问眼部自觉症状

1. 目痛　是碜痛、胀痛或灼痛，是眼前部痛、眼后部痛或眼珠转动时痛，是白昼痛甚或夜痛难忍，是隐隐胀痛或胀痛如突，目痛持续不减或时作时止，或阅读后痛，痛时喜按或拒按，目痛是否伴有躁闷不安、恶寒肢冷或恶心呕吐，是否伴有头痛、眉棱骨痛。由此可初步了解是外障眼病，还是绿风内障，或其他内障眼病，其证属虚或属实。

2. 目痒　发作是否与季节有关；是否遇暖加重，遇冷减轻；是否迎风极痒，无风则减；是痒如虫行或微痒不舒，或痛痒兼作；是起病即痒或病减时痒；目痒与饮食、睡眠是否有关。问此可以了解是否具有时复的特点，目痒属风、属火，还是属血虚。

3. 目眵　问有否目眵，属骤起或常有；量多量少，眵多黏睫或仅限于眦头；是稠而黏结或稀而不结，或呈丝状；色黄或色白，如脓或似浆。由此可以了解肝热之虚实，以及是否兼夹湿邪等。

4. 目泪　是热泪如汤或冷泪长流；迎风泪出或无时泪下；胀痛泪下或目昏流泪。若情绪激动亦无眼泪溢出，问其是否伴有眼干、口干。了解这些，可初步考察属外感眼病的症状之一，还是因肝虚不能敛泪或不能生泪所致。

5. 视力　是突然视力下降，或是逐渐目昏；是看远模糊，或是看近不清，还是视远近皆昏蒙，或注视后才感不清；是白昼如常而入暮目暗，还是与此相反。结合是否伴黑睛生翳、是否戴过眼镜等情况，可了解此病属于外障或内障、近视或远视及是否为高风内障等，亦可作为辨虚、实证之参考。

6. 目妄见　问眼前有无暗影似蚊蝇飞舞，如烟雾缭绕，或如黑幕降落，阻挡视线；是否眼前正中某一方位有固定暗影；有无视一为二、视物变形、视物变色等情况。可结合内眼检查，四诊合参，测知病在何位，在气或在血。

（三）问全身症状

1. 头痛　头痛原因甚多，眼病也常伴有头痛，必须仔细询问头痛的时间、部位、性质及诱因。是暴痛或久痛，是持续不减或时作时止；头痛部位是在额部、颞部、头顶或后部，还是满头痛或偏头痛；是痛如锥刺、痛如包裹或痛如刀劈，还是胀痛或掣痛；是否伴有恶心、呕吐等。结合检查，可初步了解是否为黑睛疾患、瞳神紧小症、绿风内障或由其他内障眼病引起，是属外感，或属内伤，是否兼有经络病变等等。

2. 口干口渴与口味　问是否口渴欲饮，喜冷饮或热饮，或渴不喜饮，或夜间口干；是否兼有口苦、口腻等。借以了解其证属热、属湿，还是阴虚血少。

3. 食欲与二便　问食欲是否正常，食量有无增减，有无食后饱闷或嘈杂易饥。小便是否黄少或清长，大便干结或溏泄。由此可以了解脾胃的虚实，及是否有心经实热、阳明腑实、肾阳不足等。

4. 妇女经带胎产情况　问月经提前或延后，量多或量少，有否经前胁胀或经来腹痛。白带量多或量少，是否黏稠腥臭。分娩时是否出血过多。通过这些可以了解有无气滞血瘀。

二、眼科检查法

（一）视功能检查法

可分为视觉心理物理学检查（包括视力、视野、色觉、暗适应、立体视觉、对比敏感度）及视觉电生理检查两大类方法，以下简要介绍视觉心理物理学检查中的视力检查、视野检查和色觉检查。

1. 视力检查　检查黄斑部中心凹的功能，分远视力与近视力检查。

（1）远视力检查　采用国际标准视力表检查。将视力表挂在自然光线充足或日光灯照明的墙壁上，视力表与被检查者相距5m，表上第10行视标应与被检查眼向前平视时高度大致相等，也可在视力表对面2.5m处放一平面镜，患者坐于视力表下，自镜内进行观察。检查时两眼分别进行，遮盖一眼，先查右眼，后查左眼，如戴镜者，先查裸眼视力，再查戴镜视力。嘱被检查者辨别视标的缺口方向，自视标0.1顺序而下，至患者不能辨清为止，记录其能看清最下一行的视力结果。此行如有几个视标辨认不清，或再下一行能辨清几个，则用加减法表示，如1.0^{-2}（表明1.0视标还有2个辨认不清），1.0^{+2}（表明1.0视标可以看清2个）。正常视力为≥1.0，不足1.0者为非正常视力。

若被检查者在5m处不能辨明0.1视标时，则嘱患者逐渐向视力表移近，至刚能辨清0.1为止，测量其与视力表的距离，然后按下列公式计算。

$$视力 = 被检者与视力表距离（m）/ 5m × 0.1$$

如被检者在2m处看清0.1，则视力为$2/5 × 0.1 = 0.04$，余此类推。

若在1m处不能辨别0.1时，则嘱患者背窗而坐，医生撒开手指置被检眼前，由近至远，让患者辨认手指的数目，记录其能够辨认指数的最远距离。

若在最近处仍无法辨别指数，则改为检查眼前手动，记录其眼前手动的最远距离。若手动也不能辨别，则在暗室内以灯光照射（这时须用手掌将另一眼捂紧不让透光），检查患眼有无光感，如无光感则记录视力为无光感。如有光感，且又需要做光定位时，即可在暗室内用蜡烛光离眼1m处自正中、上、下、左、右、颞上、颞下、鼻上、鼻下方向进行检查，让患者辨认光源的方位。凡能辨认的方位以"+"表示，不能辨认的以"-"表示，分别填在"井"字图形或"米"字图形上。如光定位准确，说明该眼视网膜功能基本正常，否则为不正常。

（2）近视力检查　常用的有标准近视力表或Jaeger近视力表。检查时须在自然光线充足或灯光下进行，将标准近视力表置受检者眼前，距离30cm，两眼分别进行检查，自上而下，若能辨认1.0以下或J1视标缺口方向者，则该眼近视力正常。若不能辨别者，可以调整其距离，至看清为止，然后将视力与距离分别记录，如1.0/20cm、0.5/40cm等。

2. 视野检查　视野是当眼球向正前方直视不动时所见的空间范围，与中央视力相对而言，为周围视力。距注视点30°以内的范围称为中心视野，30°以外称为周边视野。视野狭小者不能驾驶交通工具或从事本身或周围物体有较大范围活动的劳动，甚至行走也有困难。

（1）周边视野检查

①对比法：方法简便，但不精确。医生与患者相对而坐，距离约1m，双方眼睛维持在同一高度。如检查右眼，则遮盖被检查者左眼和检查者右眼，另一眼互相注视，固定不动，检查者伸出手指于两人之间假定的平面上，从上、下、左、右各方位的周边逐渐向中心移动，嘱患者觉察到手指时立即告知，以比较患者与医生的视野（医生视野必须正常）。如双方同时察觉，则患者视野大致正常，如医生已经觉察而患者没有察觉到，则患者视野缩小。以同样方法检查左眼。

②视野计检查法：现常用的是投射式弧形视野计。其构造为一个半圆形金属板，底面为黑色或灰黑色，半径为33cm，中央固定，可以旋转，弧的中央为零度，置有固定视标，供受检眼固视用，两端为90°。弧形对面距固定视标33cm处设有一个颌托，可以调节。设有1mm、2mm、3mm、5mm、10mm不同直径红、黄、蓝、白四种不同颜色的光视标，后面有装纸表和打点针等记录装置。

检查者嘱患者下颌搁在下颌架上，调节下颌托，使受检眼与视野计中央在同一水平上，并注视固定点不动，另一眼严密遮盖。检查者将视标由周边向中央慢慢移动，当患者初见视标时即将弧度数记于视野图纸上。然后旋转弧板，以同样方法检查（正常每隔30°查1次，共12次）。如须结合做颜色视野，方法同上，但不能以看见或看不见视标为准，而应以正确辨认视标颜色为准。然后将视野图纸上所记录的各点以线连接，即得出该眼的视野范围。同时记录视标的大小、颜色及光线的强弱。下次复查时，各种条件均应相同，以便前后对照。同一被检眼用不同大小、不同颜色的视标检查，所得视野范围不同，正常视野以白色最大（3mm视标），其颞侧为90°，鼻侧为60°，下方为70°，上方为55°，蓝、红、绿依次递减10°左右。

其他的还有Goldmann半球形定量视野计，这种视野计对视标的大小和亮度，以及背景的亮度进行了比较精确的定量，既可查周边视野，也可查中心视野。自动化视野计是在上述视野计的基础上，配备计算机，自动按照程序在视野的各个位点显示由弱到强的光刺激，并根据被检者的应答在检查完毕后打印出报告。

（2）中心视野检查　用平面视野计检查。该视野计由一块1m或1.5m正方形的黑色厚绒布嵌在木架上制成。在背面用线条标出与视野记录纸相同的经线，即经线15°一条，纬线每5°一圈，并在两侧15°处标出其生理盲点范围，中央置5mm直径大小的白色圆盘，视野计前1m处置一颌架。检查时患者下颌搁在颌架上，受检眼固视白色圆盘，另眼遮盖，医生用视标（常用1~2mm白色视标）先查出生理盲点，即在颞侧10°~20°内，沿上、下、左、右方向将视标由外至内缓慢移动，嘱患者看不见视标时立即告诉医生，然后在视屏上用大头针做好标记。再在视野计各经线上由外至内依次检查，如发现有暗点存在，即在该处仔细检查，用大头针将暗点的轮廓标记好，最后将生理盲点及暗点记录在中心视野图纸上，并标明视标的大小、颜色及检查时间。在视野范围内除生理盲点外出现任何暗点都是病理性暗点。

3. 色觉检查　视网膜锥体细胞辨别颜色的能力称色觉。检查色觉最常用的方法是用假同色表（色盲检查图）检查，常在白昼日光下进行，但不能戴有色眼镜，色表距离被检查者眼前50~80cm，每个版面辨认时间不得超过10s，如发现辨色力不正常，可参照说明书进行确定。色觉障碍包括色盲和色弱，对颜色完全丧失辨别能力的称色盲；对颜色辨别能力减弱的称色弱。

（二）眼前部检查法

常规是先右后左，有时还要两眼对比。如一眼赤痛，则先查健眼。

被检者面对窗户而坐。利用自然光线，或用手电筒光。检查应有系统地按序进行，以免遗漏重要症状。眼的检查顺序是由前向后，先外后内，先察胞睑两眦，次看白睛、黑睛、神水、黄仁、瞳神、晶珠，现按次序介绍如下。

1. 胞睑　望胞睑是否开闭自如，有无目闭不开、目开不闭或上胞下垂；望皮肤有无红肿，是红肿如桃，还是肿而不红，虚起如球；有无硬结，硬结与皮肤有无粘连，是否拒按，有无脓头；望睑弦有无内翻、外翻、赤烂，睫毛根部有无鳞屑、脓疮与痂皮，睫毛有无乱生、倒入或脱落。如有外伤史，则望皮肤有无裂伤与皮下青紫，有无瘢痕。翻转胞睑，观察胞睑内面血脉是清晰或模糊不清，表面是否光滑，是否有红肿与脓点，有无椒疮、粟疮、结石、瘢痕及异物嵌顿等。

检查睑内表面，必须翻转眼睑，其方法如下。

（1）下眼睑翻转法　被检者眼向上看，医生用拇指将下睑轻轻往下拉，即可暴露下睑和下穹窿部结膜。

（2）上眼睑翻转法　嘱被检者眼向下看，医生用大拇指放在被检眼上睑中央部近睑弦处，食指放在上睑中央相当眉弓下凹陷处，两指同时夹住相应部位皮肤向前下方轻拉，然后用食指轻压睑板上缘，拇指同时将眼皮向上捻转，上睑即可翻转。此时，用拇指将上睑弦部皮肤固定于眶缘处，并嘱被检者尽量向下看，用右手食指放在下睑弦中央下方，将眼珠向后上方轻压，便能暴露上穹窿部结膜。

（3）婴幼儿眼睑翻转及眼珠检查法　医生与家长对坐，患儿平卧在家长两膝上，家长用两肘夹住患儿两腿，双手按住患儿两手，医生用两膝固定患儿头部使不乱动，然后用两手拇指轻轻拉开其上下睑，并稍加挤压，眼睑即可翻转。但如有黑睛穿孔的可能，则禁止使用本法，以免引起眼珠穿孔。

若须检查眼球时，则应改用眼睑拉钩轻轻牵开上下睑进行检查。

2. **两眦**　观察两眦有无红肿、干裂或糜烂；大眦处是否红肿，泪窍是否存在，是否紧贴眼珠，有无外翻或内卷；睛明穴下方有无红肿，是否摸到肿块，有无压痛，压之有无黏液或脓液自泪窍溢出。诉有流泪者可用泪道冲洗法。

3. **白睛**　检查者用拇指与食指将上、下眼睑轻轻分开，望白睛是否红赤，是赤丝漫布还是局限于一处，是红赤显著还是隐隐淡红，红赤远离黑睛还是围绕黑睛作抱轮状；白睛有无肿胀、结节隆起或小疱疹，是否拒按；白睛有无发黄，有无青蓝色斑或红色出血斑；白睛与眼睑有无粘连。如有外伤史，则要细心查看，白睛外层有无撕裂，内层有无穿通伤，是否有异物或眼内容物嵌顿等。

4. **黑睛**　检查者将上、下睑轻轻撑开，让黑睛充分暴露，用检眼灯或手电筒作照明，也可用裂隙灯显微镜检查黑睛的大小是否正常，有无光泽，是否透明。如黑睛生翳，灰白混浊，应察看其位置是在正中或偏旁，其形态是点状、片状、树枝状、地图状，或呈凝脂状，混浊的大小及深浅如何等，皆可画图表示。同时还要注意黑睛翳的表面是否光滑，境界是否清楚，是否伴有赤脉，有无血丝伸入。如发现黑睛翳，表面粗糙或有凹陷，可用2%荧光素钠液染色，若上皮脱落或溃陷，则可染成绿色。要注意混浊溃陷中间有无黑翳如珠或黄仁突出。

黑睛上如有膜状物，应察看其为白为红，厚薄如何，是自上方垂下，或自侧方伸入，或从周围而来。如有外伤史，须望黑睛上有无异物嵌顿，有无穿通伤的痕迹。若要观察黑睛上的细微病变，应在暗室内用裂隙灯显微镜检查。

5. **神水**　注意神水是否混浊，有无闪光现象，有无积血或积脓。

6. **黄仁**　望黄仁颜色是否正常，纹理是否清晰，有无颜色变淡、肿胀或纹理不清，黄仁有无白色萎缩、缺损、膨隆、新生血管与结节突起等。当眼珠转动时，黄仁有无震颤现象。黄仁前与黑睛、后与晶珠有无黏着，与黑睛的距离有无改变。

7. **瞳神**　望瞳神的大小、形态、位置与对光反应，要两侧对比。如瞳神是否为圆形、梨形、菊花形或其他不规则形状，位置在正中或偏斜于一方，两侧是否等大，有无瞳神散大或紧小现象，对光是否有缩小的反应或反应迟钝。

8. **晶珠**　要细察瞳神内，晶珠的前面有无色素沉着，晶珠是否混浊。若混浊，要注意形态与部位，看其形如点状、片状或楔状，是广泛散在性混浊或局限于某处，位于中央或周边部等等。此外，要注意晶珠有无脱位现象。如黑睛与黄仁距离增大，黄仁震颤，可能是晶珠全脱位或由晶珠缺如所引起；如黑睛与黄仁间距离不等，可由晶珠不全脱位所致，有时还可能于瞳神部位看到新月形的边缘，用检眼镜能看到两个眼底像。

9. **眼珠**　望眼珠的大小是否正常，有无突出或内陷，位置是否偏斜。令患者向上、下、左、右各个方向注视，以诊眼球是否转动自如或某个方位受限，观察眼珠有无忽左忽右或忽上忽下颤动不停的现象。

（三）内眼检查法

做完眼前部检查后，再查内眼。内眼检查须用检眼镜在暗室内进行。一般在瞳神正常大小情况下检查，必要时在排除绿风内障后，用1%盐酸去氧肾上腺素扩瞳，做比较详细的检查。

首先利用检眼镜检查一下屈光间质是否混浊，医生先将直接检眼镜之轮盘转至+8~+12屈光度处，嘱被检查者双眼直视前方，然后将检眼镜放在距被检眼20~30cm，使光线射到被检眼的瞳神区，检查者从检眼镜小孔窥视屈光间质情况。正常瞳孔区呈橘红色反应，如该区出现点状、线状或团状黑影时，嘱被检者向各个方向转动眼球后向前方注视。若混浊随眼珠转动而相应移动，则混浊在黑睛或晶珠上；若眼珠停止转动后，混浊仍在飘浮游动，则表示混浊在玻璃体内。

接着将检眼镜转到"0"屈光度，准备检查眼底各部。若检查右眼，医生应站在患者右侧，用右手持检眼镜，以右眼检查；检查左眼时，则要站在左侧，以左手持镜，以左眼观察。同时将检眼镜移至被检眼前2~3cm处。若被检眼或医生有屈光不正，应调整轮盘度数至能看清视神经乳头形态为止。

眼底检查顺序及注意点如下。

1. **视乳头**　注意视乳头的大小、形状、颜色，边缘是否清晰，有无水肿隆起，表面有无出血以及小血管的多少，生理凹陷是否加深扩大，凹陷与视乳头直径比值（简称杯盘比，可用杯/盘或C/D表示）是多少，正常为0.3，双侧比值相差多少，乳头上血管是否有屈膝现象和偏向鼻侧，以及动脉有无搏动等。

2. **视网膜血管**　视网膜中央血管进入眼底分为颞上、颞下、鼻上、鼻下4支，然后又分为很多小支，支配视网膜各部。动脉色鲜红较细，静脉色暗红而较粗，正常时动脉与静脉第1、2分支的管径之比约为2∶3。通过血管壁可以看到血柱。检查时，注意血管的粗细及其弯曲度，动、静脉管径的比例，血管壁反光情况，动、静脉有无交叉压迫征，是否有白鞘伴行，有无血管闭塞及侧支循环等。

3. **黄斑区**　位于视网膜后极，视神经乳头的颞侧略偏下方，距视神经乳头3~4mm，范围约略大于一个视乳头大小，颜色较其他部视网膜为深，无血管，其中央可见一针头大小的反光点，为中心凹光反射。检查时，注意黄斑区中心凹光反射是否存在，黄斑区有无水肿、出血、渗出物、色素紊乱、萎缩斑或裂孔等。

4. **视网膜**　正常视网膜是透明的，因脉络膜及色素上皮层的关系，使眼底呈均匀的橘红色。也有因脉络膜色素较多并充实于血管之间，使红色脉络膜血管透露出来呈豹纹状眼底的。检查时，应沿血管分布区域进行。注意眼底视网膜有无水肿、渗出、出血、萎缩斑、新生血管或色素沉着，有无肿物、视网膜脱离或裂孔等。

眼底检查结果须绘成简图并做记录。描述眼底病变时，通常以视神经乳头、视网膜血管、黄斑部为标志，注明病变的位置，如颞上、颞下、鼻上、鼻下，距离视神经乳头边缘有多少个视神经乳头直径等。病变的大小，也以若干视神经乳头直径表示。病灶如有隆起或凹陷，则以若干屈光度表示，每3个屈光度相当于1mm高度。

（四）眼压检查

眼球内容物对眼球壁产生的压力，叫眼内压，简称眼压。眼压检查对诊断青光眼类疾病有十分重要的意义。常用的检查方法有以下几种。

1. **指测法**　本法比较简便，但不准确。嘱患者闭眼往下注视，检查者将3、4指固定于患者的额部，再将双手食指置于上睑睑板上缘部，两食指交替一压一松，借食指的感觉以估计眼压的高低，并进行双侧对比。如眼压正常，则以Tn表示；若偏高则根据其程度分别以T+1、T+2、T+3表示；若偏低则分别以T-1、T-2、T-3表示。

2. 眼压计测量　眼压计测量是一种比较精确的方法，有压陷式与压平式两大类。常用的是Schiotz眼压计，这是一种压陷式眼压计。除此之外还有Goldmann压平式眼压计以及非接触眼压计。

Schiotz眼压计测量法：由一根带有砝码的圆柱足板及一指示眼球压陷程度的活动针构成（砝码有5.5g、7.5g、10g、15g 4种）。使用前将眼压计放在试板上检查，指针正好对着"0"时，方可使用。测量时用75%乙醇消毒圆柱足板，待干后备用。让患者仰卧，检查者位于患者头上方，先滴0.5%地卡因2~3次，左手分开上、下眼睑，嘱患者伸出食指，举于眼的上方以便固定眼球，右手持活动针的圆柱足板直立于角膜上的中央（切忌加压），观察指针所指刻度（先用5.5g测量，若读数小于3，则改用较重砝码），根据刻度和所用砝码重量，查对眼压换算表，即可得出眼压数值。检查完毕，立即滴抗生素滴眼液。记录时以砝码重量为分子，指针所指刻度为分母，查表所得的千帕值或毫米汞柱数列于等号之后，如5.5/4=2.74kPa（20.55mmHg）。本方法测眼压的正常值为1.33~2.80kPa（10~21mmHg）。

（五）裂隙灯检查

裂隙灯由照明系统（裂隙灯）和放大系统（显微镜）两大部分组成，使用时不仅能准确地观察眼前部各组织的细微病变，例如在虹睫炎时可观察角膜后的沉着物等，而且可以利用裂隙形成的光学切面，观察角膜、晶状体的分层变化及玻璃体前的情况。在安放适当的附件后，如前置镜、接触镜、前房角镜及三面镜等，还可以观察玻璃体后部和整个眼底以及前房角情况。因此，裂隙灯是眼科重要的检查仪器。

检查在暗室内进行，嘱患者下颌搁在托架上，前与托架上面的横挡紧贴，如检查晶状体周边部、玻璃体及眼底时，须先将瞳孔充分扩大。检查外眼时光线自颞侧射入，光源与显微镜约呈45°；检查前房、虹膜、晶状体及玻璃体前1/3时，以30°或更小角度为宜；检查玻璃体后部及眼底时，以5°~10°为宜。裂隙灯显微镜的操作方法很多，常用的是直接集点照射法，此外还有弥散光照射法、后部反光照射法等。

（六）前房角镜检查

前房角镜是专门检查前房角的一种接触镜，目前临床上普遍使用Goldman房角镜。借助裂隙灯显微镜照明并放大，使房角结构清晰可见。对于判断前房角的宽窄与是否关闭，以及对青光眼的诊断、分类、治疗及预防具有重要意义，所以前房角镜检查是青光眼防治工作中的常用方法。

检查方法如下。

（1）被检眼用0.5%地卡因行结膜囊表面麻醉。

（2）前房角镜用肥皂擦洗后再用清水冲洗干净并揩干，在房角镜的碟状凹里盛满1%甲基纤维素或抗生素滴眼液。

（3）患者端坐于裂隙灯前，头部固定于托架上，检查者用左手拇指、食指分开病眼上、下睑，嘱患者向下注视，然后把前房角镜迅速平稳地放入结膜囊内并固定，使镜面紧贴角膜，勿使甲基纤维素流失而产生气泡。

（4）用窄裂隙光线，与角膜成10°~15°方向投射在房角镜镜面上。检查时通常先将镜面置于上方，顺时针旋转一周，房角镜中看到的是对侧房角，但左右关系不变，旋转一周，整个房角情况可顺次看清。

正常房角：从解剖角度看，前房角由前壁、后壁及所夹的隐窝三部分组成。前房角结构在房角镜下由前向后依次为Schwalbe线、小梁网、巩膜突、睫状体带、虹膜根部。

（七）眼底荧光血管造影

眼底荧光血管造影是将荧光素钠从肘静脉注入人体后，利用装有滤光片的眼底照相机拍摄眼底片。观察荧光素在视网膜血管及脉络膜充盈的时间和形态，以及是否有渗漏及血管外潴留等现象，可以查明一般检眼镜检查所不能发现的微循环病变，常应用于视网膜血管性疾病、脉络膜肿瘤等眼科疾病以及糖尿病视网膜病变等全身性疾病眼部病变的检查。

（八）视觉电生理检查

视觉电生理检查是利用视器的电生理活动了解视觉功能，包括眼电图（EOG）、视网膜电图（ERG）及视觉诱发电位（VEP），是一种无损伤检查，在屈光间质混浊时了解眼底病变，对不能合作的患者进行客观检查视力具有重要的意义。对某些眼病该检查比眼底镜能更早地发现异常，例如视网膜色素变性。

第二节　眼科常用辨证法

眼科的辨证方法与内科大体相似，亦是在中医整体观念理论指导下，将四诊所收集的眼与全身的客观病情，以八纲、病因、脏腑、气血等辨证方法进行分析归纳，做出判断。至于眼科的独特之处，在于眼病的发生，局部症状比较突出，故《审视瑶函·识病辨证详明金玉赋》指出："宜先察部分形色，次辨虚实阴阳。"实际上，临床也大多先以分析局部症状为主，然后结合全身病情进行辨证。因此，眼科除运用中医一般辨证规律与方法外，还有一些本学科所特有的辨证方法。

一、五轮辨证

古人认为五轮的轮脏隶属关系中，轮属标，脏属本。轮之有病，多由脏腑功能失调所致。在临床上，根据五轮理论，通过观察眼部各轮所显症状，去推断相应脏腑内蕴病变的方法，即是眼科独特的五轮辨证。这实际上是一种从眼局部进行脏腑辨证的方法。由于五轮本身在辨证中主要是起确定病位的作用，故临证时尚须与八纲、病因、气血津液等若干辨证方法结合起来运用，才能得到全面正确的结论，以指导治疗。

（一）肉轮

1. **实证**　肉轮红肿，多脾胃积热；睑弦赤烂而痒，多脾经湿热，或外感风邪；眼睑皮下硬结，不红不痛，多痰湿结聚；眵泪胶黏，睑内颗粒累累，多脾胃湿热蕴结。

2. **虚证**　上睑下垂，多中气不足；睑内色泽较淡，多脾虚血少；两睑虚肿，多脾虚湿泛，或脾肾阳虚；胞轮振跳，多血虚生风；目劄，多脾虚肝旺。

（二）血轮

1. **实证**　血轮红赤，多心火上炎；血脉粗大且刺痛，多心经实火；眦头红肿溢脓，多心脾积热，兼有气血瘀滞。

2. **虚证**　血轮血丝淡红，干涩不舒，多心阴不足，虚火上炎。

（三）气轮

1. **实证**　气轮红赤，属肺经风热；赤丝鲜红满布，多肺经实热；白睛结节隆起，血脉紫暗，多火毒郁结，气血瘀滞；白睛水肿，多肺气不宣；红赤肿起，属肺热亢盛。

2. **虚证**　气轮血丝淡红、稀疏或局限，多肺经虚火；白睛青蓝，属气虚血滞；白睛干涩少津，属肺阴不足。

（四）风轮

1. **实证**　风轮星翳初起，多外感风邪；翳大浮嫩，或有溃陷，多肝火炽盛；黑睛混浊，或兼有血丝伸入，多肝胆湿热，兼有瘀滞。

2. **虚证**　翳久不敛，或时隐时现，多为肝阴不足，或气血不足。

（五）水轮

1. **实证**　瞳神紧小，眼珠坠痛拒按，多肝经风热，或肝胆实火；绿风内障，眼珠胀痛欲脱，多肝胆火炽。

2. **虚证**　瞳神干缺，多肾阴不足，或阴虚火旺；瞳神变色，多肝肾不足，或心脾两亏。

鉴于五轮辨证对临床具有一定指导意义，故由宋至今，眼科医家运用比较普遍。然而，五轮辨证也有其明显的局限性。如白睛发黄，病位虽在气轮，但其病因多不在肺，而是由脾胃湿热交蒸肝胆，胆汁外溢所致。再如瞳神疾患，不仅与肾有关，还常与其他脏腑失调有关。故临证时，既要详查五轮，又不可拘泥于五轮，而应从整体出发，四诊合参，全面辨证。

二、辨外障和内障

眼病分内、外障，是古代眼科应用较多的一种眼病分类方法。《医宗金鉴·眼科心法要诀》的具体解释是："障，遮蔽也。内障者，从内而蔽也；外障者，从外而遮也。"《秘传眼科龙木论》所记载的常见眼病七十二症，就是按外障、内障分述的。其中发生于胞睑、两眦、白睛与黑睛的睑生风粟、胬肉攀睛、暴风客热、花翳白陷之类外眼病统属外障，而发生于瞳神的圆翳、绿风与高风雀目之类内眼病则归属内障。可见内障是指内眼疾病，外障则泛指所有外眼疾病。

这两大类眼病虽是按病位划分，但其发病原因、证候特点，以及辨证论治方面都有明显的不同。因此，《审视瑶函·目不专重诊脉说》强调："如目病，必视其目为内障、为外障。内障有内障之症，外障有外障之症。必辨其为何症，所中所伤之浅深，果在何轮何廓，辨之明而后治之当。"由此可知，区别眼病属内障还是外障，具有一定的临床意义。初学者可以把辨内、外障视为进行其他各种眼科辨证的前提。

现分别将有关外、内障的辨证内容介绍如下。

1. **外障**　外障是指发生在胞睑、两眦、白睛、黑睛的眼病。多因六淫之邪外袭或外伤所致，亦可由痰湿积滞、脾虚气弱、肝肾阴虚、虚火上炎等引起。外障自觉症状多较突出，或痒涩不舒，或焮热疼痛，或羞明怕热，或视物模糊，或胞重难睁等。客观症状也明显易见，如红赤肿胀、潮湿糜烂、生眵流泪、溃脓结痂，以及赤脉胬肉、星点翳膜、胞睑下垂等。

2. **内障**　内障是指瞳神疾病。有广义与狭义之分：狭义的内障专指晶珠的病变；而广义的内障是泛指发生在黄仁、神水、晶珠、神膏、视衣、目系等眼内组织的病变。一般所说内障，为广义的内障，常见因脏腑内损，气血两亏，目失濡养，或阴虚火旺，虚火上炎，或忧思郁怒，七情过伤，肝失条达，气滞血瘀，玄府闭塞，或风火痰湿上扰清窍，或外障眼病之邪毒入里，以及外伤损及眼内组织等引起。内障眼病自觉症状多有视觉变化，如视力下降、视物昏蒙、眼前黑花飞舞、萤星满目，或视物变形、变色，视灯光周围有虹晕等。有的还可引起眼珠痛，甚至头眼俱痛。检查患眼，或外观完好，或伴见抱轮红赤，或见瞳神散大、缩小与变形、变色等；内眼可见晶珠、神膏混浊，或视衣出血、渗出、水肿，抑或视衣、目系的其他病理改变等。

三、辨内眼病变

（一）内眼病变常见体征

1. 炎症　组织表现为充血、水肿及渗出。炎症日久或反复发作，可致组织增生、渗出物机化及病灶组织萎缩等。

2. 血液循环障碍　组织表现为充血、瘀血、出血、缺血。充血主要出现于炎症早期，而瘀血最为多见，引起眼底静脉血管和毛细血管充盈，纡曲扩张，以至出血等。缺血可使血管变细，或血管内无血柱，呈白线状；如血管节段性缺血，则呈串珠状。眼底组织缺血，则色泽苍白；若因缺血引起组织营养障碍，则可导致组织变性、萎缩或坏死。若是血管炎，则出现出血、渗出，以及血管旁伴见白线等。

3. 组织变性与萎缩　常见如晶状体、玻璃体混浊，眼底色素沉着及组织萎缩等病变。

内眼病变常见的几种体征虽可概述如上，但还应考虑到内眼各组织之间是相互关联、相互影响的，如血液循环发生障碍，则常常影响到脉络膜、视网膜、视神经以及玻璃体等；反之，视神经病变，也会影响到视网膜及其血管等。

（二）内眼病变辨证

现将一般眼科检查常见之内眼病变的辨证分述如下。

1. 辨晶状体病变　晶状体混浊，老年人多为肝肾不足，脾虚气弱，或阴虚夹湿，目失所养引起；并发于其他眼病者，多为肝胆火炽，或湿热蕴蒸，邪气上犯所致。此外，头眼部外伤也可引起。

2. 辨玻璃体病变　玻璃体骤然混浊，多为肝胆热毒煎灼，或湿热熏蒸引起；玻璃体骤混至不能窥见眼底，多为火热上攻，眼底出血，溢入玻璃体所致；玻璃体呈絮网状、团块状混浊，多属痰湿、瘀血凝滞之证；玻璃体液化或呈雪花样、闪辉样点状混浊，多属肝肾亏损，或气阴不足。

3. 辨视神经乳头病变

（1）视神经乳头血瘀与充血　①瘀血，色泽暗红，多属血瘀。或由肝气郁结，气滞血瘀，脉络阻滞而致；或为心肝火旺，血热津伤致成瘀，阻滞脉道而为患。此外，也可由外伤或肿瘤压迫，血流瘀阻造成。②充血，其色鲜红，多与邪毒上壅有关。可因肝胆火炽，或心火亢盛，或阴虚火旺，循经上犯目系所致；或由风湿热邪熏蒸于上而成。

（2）视神经乳头水肿　其色暗红者，多属气血瘀滞，血行不利，发为水肿；其色淡红者，多属肾阳不足，水湿上泛所致。此外，外伤或肿瘤压迫，血行不利，亦可致肿。

（3）视神经萎缩　视神经乳头颜色苍白，边界清楚，血管正常或变细者，多为肝肾精亏，或肝血不足，或气血俱虚，目系失养所致。视神经乳头颜色蜡黄，边界不清，血管变细者，属继发于其他眼病，其中不少是由视神经乳头瘀血、充血或水肿演变而来，其证虚实兼杂，临证时须结合原发病全面辨证。

此外，对视神经乳头病变者，还必须排除颅内疾患和神经系统其他有关病变。

4. 辨视网膜血管病变　若脉管充盈、扩张、纡曲，或呈串珠状，或呈白线状，多属气滞血瘀，脉络阻塞，或心肝火炽、阴虚火旺致血热津伤成瘀，脉络阻滞。若见微血管瘤，色泽暗红，多为肝肾阴亏，虚火上炎，血络瘀滞所致。

5. 辨视网膜病变

（1）视网膜水肿　局限性水肿，可由气滞血瘀、阴虚火旺或脏腑邪热上攻，血行壅阻引起。弥漫性水肿，可由脾肾阳虚，水湿上犯，或风湿热邪，上蒸清窍，或气血瘀滞等所致。

（2）视网膜出血　一般新出血，量多而色鲜红者，多属实火上攻，邪热入络，迫血妄行引起；血色紫暗者，多属气滞血瘀，血行阻滞，泛溢络外。如反复出血者，常属阴虚火旺，虚火伤络，或脾气亏虚，统摄失权，血溢络外所致。此外，头眼部外伤，损伤目络，也可引起出血。至于离经瘀血，日久不消，机化物形成，则属痰瘀互结之证。

（3）视网膜渗出　一般新鲜渗出，常属邪热上攻，或阴虚火旺，煎熬津液所致；陈旧渗出，或机化物形成，多由气滞血瘀或痰瘀互结而成。

（4）视网膜退行性病变　多属肝肾不足，或气血两亏。色素沉着，多属肾阴亏虚，或命门火衰。

（5）视网膜黄斑区病变　①黄斑区水肿、渗出：水肿常由脾虚失运，或脾肾阳虚，湿浊上泛，或阴虚火旺，或肝郁脾湿，痰火上扰等引起。渗出多因湿浊聚敛成痰，郁热伤津致瘀，痰滞血瘀所致。②黄斑区出血：多为劳伤心脾，气不摄血，或瘀热灼伤脉络所致。此外，外伤也可引起黄斑区水肿和出血。③黄斑退行性病变：常见有色素紊乱、大小不等之黄白色斑点，或可见水肿、出血等。多由脾肾两亏，气虚血瘀，或脾肾阳虚，痰湿上泛等引起。

上述内眼病变辨证同其他眼局部辨证方法一样，既有其实用性，又有一定的局限性。所以，在临证应用时，还须结合整体情况，全面辨证。

四、辨眼部常见症状

（一）辨视觉

视物不清，伴白睛红赤，或翳膜遮睛者，属外感风热或肝胆火炽。外眼完好而自觉视物渐昏者，多为血少神劳、肝肾两亏、阴虚火旺或肝郁气滞。自觉眼前黑花飞舞，云雾移睛者，多为浊气上泛、阴虚火动或肝肾不足。其人动作稍过，坐起生花者，多属精亏血少。目无赤痛而视力骤降，如临黑夜者，多为头风痰火，血热妄行，或七情过伤，气机逆乱，气滞血瘀，血不循经等，也可为心脾两虚，气不摄血。内障日久，视力渐降而至失明者，多属气血两亏或肝肾不足。入夜目盲不见，伴视野缩小者，多属肝肾精亏或脾肾阳虚。能近怯远者，属阳气虚衰或久视伤睛；能远怯近者，多为阴精亏损。目妄见、视直如曲、视大为小、视物变色、视一为二者，多属肝肾阴亏，阴虚火旺，或郁怒伤肝，气滞血瘀，或脾虚湿滞，湿浊上泛，或心肾两虚，精血亏耗。

此外，在临床上应注意，凡有视觉变化者，首先应做眼内、外检查，明确诊断。若仅凭上述辨证而论治，谨防贻误病情。

（二）辨目痛

目痛为眼科常见症状，内、外障皆可有之。一般来说暴痛属实，久痛属虚；持续疼痛属实，时发时止属虚；肿胀疼痛属实，不肿微痛属虚；赤痛难忍为火邪实，隐隐作痛为精气虚；痛而燥闷为肝气实，痛而恶寒为阳气虚；痛而拒按为邪实，痛而喜按为正虚。午夜至午前作痛为阳盛，午后至午夜作痛为阴盛；外障眼病引起的目涩痛、灼痛、刺痛，多属阳；内障眼病引起的目胀痛、牵拽样痛、眼珠深部疼痛，多属阴。痛而喜冷属热，痛而喜温属寒；目赤碜痛、灼痛，伴眵多黏结，多为外感风热；胞睑赤痛肿硬，伴大便燥结，多属阳明实火；白睛微红微痛，干涩不舒，多属津亏血少；目珠胀痛如突，多为气火上逆，气血郁闭；隐隐胀痛，多为阴精不足，阳亢于上；稍加注视，即感眼胀痛，多为脾肾不足，精不上承，或为阳亢之象；眼珠深部疼痛，多为肝郁气滞，或阴虚火旺。痛连颠顶后项，属太阳经受邪；痛连颞颥，为少阳经受邪；痛连前额鼻齿，为阳明经受邪。

（三）辨目痒

目痒虽有因风、因火、因湿和因血虚等不同，但临床上仍以风邪引起居多。目赤而痒，迎风加重者，多为外感风热。睑弦赤烂，痒涩不已，或睑内颗粒肥大，痒如虫行者，多为脾胃湿热，兼感风邪。痛痒并作，红赤肿甚者，为风热邪毒炽盛。痒涩不舒，时作时止者，多为血虚生风。目病将愈而痒者，多为邪退火熄，气血渐复。

（四）辨目涩

目涩有干涩、沙涩之分。目干涩不爽者，多为津液亏耗，或水亏血少所致。目沙涩，又称目磣涩，指眼中有异物感。目沙涩常伴有红赤痒痛，羞明流泪，多为风热犯目，或肺肝火盛所致，亦常由异物入目所引起。

（五）辨羞明

羞明而伴赤肿痒痛流泪者，常由风热或肝火引起；羞明而伴干涩不适，无红肿痒痛者，多属阴亏血少所致。

（六）辨目劄

目劄，是指胞睑频频眨动而不能自主的症状，多见于小儿。目劄而喜揉拭，白睛不红，或微红羞明，而偏食体瘦者，多为脾虚肝热，将成疳积。目劄而眼干涩少津，白睛不红或淡红，口咽干燥者，属肺阴虚。此外，目劄也可见于其他风热外障眼病或近视眼等。

（七）辨红肿

红肿为外障眼病的常见症状，其部位多在胞睑和白睛。胞睑红肿如桃，灼热疼痛，或兼硬结、脓头而拒按者，多属脾胃热毒蕴积，或兼血分瘀热；胞睑肿胀骤起，微赤多泪者，多为外感风邪；胞睑虚肿如球，皮色光亮，不伴赤痛者，多属脾肾阳虚，水气上泛；胞睑赤肿糜烂，多为湿热熏蒸；胞睑青紫肿胀，为气血瘀滞。暴发白睛微赤，泪液清稀，多为外感风寒；白睛红赤，多泪或眵泪并作，多为外感风热；白睛红赤如火，为肺经实热或三焦热盛；白睛红赤隐隐，或兼干涩不爽，多为肺经虚热；白睛赤紫肿胀，多为热毒壅结；抱轮红赤，羞明流泪，多为肝胆实热；抱轮微红，目昏泪出，多为阴虚火旺。

（八）辨眵泪

1. 辨目眵　生眵属外障眼病的常见症状，多属热。眵多硬结，属肺经实热；眵稀不结，属肺经虚热；眵多黄稠似脓，属热毒炽盛；目眵胶黏，多属湿热。

2. 辨流泪　热泪如汤多属外感风热；冷泪长流或目昏流泪，多为肝肾不足不能敛泪，或排泪窍道阻塞所致。泪液减少，眼干涩昏花，多为肝肾阴亏，虚火上炎或脾失健运，气血生化不足，目失濡养所致，亦可因椒疮风热邪毒滞留，煎熬阴血引起。严重者，阴精耗竭，血络瘀阻，不能生泪，以致白睛、黑睛干燥失去光泽，甚至黑睛变混，又称神水将枯。

（九）辨翳与膜

眼生翳膜是外障眼病的常见症状，容易影响视力，历来医者都很重视，古代医籍论述也很多。

1. 辨翳　根据历代医籍的记载，"翳"是指黑睛和晶珠的混浊。黑睛混浊称翳，如花翳白陷、凝脂翳、冰瑕翳、云翳等。至于晶珠混浊名之为翳者，一般多含有"内障"二字，以便与黑睛翳相区别，如圆翳内障、枣花翳内障等。而现代中医眼科论翳，通常皆指黑睛，相当于西医学之角膜病变。本教材辨证即只辨黑睛翳。

黑睛上的混浊形状各异，如呈星点状、树枝状、地图状、虫蚀状、云雾状等。古人根据翳的形态，结合其色泽、病变深浅程度及有否溃陷等情况命名，名称繁多，但归纳起来，不外新翳、宿翳两大类。

（1）新翳　病变初起，黑睛某部位发生混浊，其色灰白，表面粗糙，边缘模糊，具有向周围与纵深发展的趋势，并伴有不同程度的目赤疼痛、畏光流泪等症。如聚星障、花翳白陷、凝脂翳等均属此列，类似于西医学中各种类型的角膜炎。

黑睛属肝，故新翳多从肝经辨证，如肝经风热、肝火上炎、肝经湿热或肝阴不足、阴虚火旺等，但也不可拘泥于此。因为外感六淫，尤其是风热湿邪，最易引起黑睛生翳；外伤也是引起黑睛生翳的一个常见的致病因素，不可不注意防护。

一般来说，外感诸邪的早期，抱轮微赤，星翳初起，可为一颗独见，亦可多星并发，稀疏色淡，浮于风轮，属聚星障之类。邪甚入里，或内外合邪者，白睛混赤，星翳可连缀成串、成树枝状或成片，大而浮嫩，或伴溃陷，此属花翳白陷之类。如发展迅速，翳厚且大，甚至翳满风轮，状如凝脂者，属凝脂翳之类。凝脂翳常伴有黄液上冲，且黑睛极易穿孔，以致毁坏眼珠，此为脏腑火毒炽盛之证。若生翳日久，不见进退者，为正虚邪留之象，多属肝肾阴亏、肝血不足或气血两虚之证。

此外，新翳还可由其他轮病变发展而来，如沙眼、天行赤眼、火疳等严重时，均可引起黑睛生翳。黑睛新翳则有向周围和纵深发展的趋势，容易发生传变，如黑睛病变深入可波及黄仁及瞳神，故临床上必须严密观察其动态，以便及时治疗，控制病情的变化。病变轻者，经治疗可以消散；病变重者，则会遗留宿翳。

（2）宿翳　凡黑睛混浊，表面光滑，边缘清晰，无发展趋势，不伴有赤痛流泪等症状者，为宿翳。如冰瑕翳、云翳、厚翳与斑脂翳等均属此列，相当于西医学之角膜瘢痕。

近代中医眼科根据宿翳的厚薄、浓淡程度，分为4种：宿翳菲薄如冰上之瑕，须在强光下才能查见者，称冰瑕翳（西医称云翳）；翳薄如蝉翅，似浮云，在自然光线下可以查见者，称云翳（西医称斑翳）；翳厚色白如瓷，一望即知者，称厚翳（西医称角膜白斑）；翳与黄仁粘着，瞳神倚侧不圆者，称斑脂翳（西医称粘连性角膜白斑）。

宿翳为黑睛生翳愈后遗留的瘢痕。若在新翳向宿翳转变的时期，抓紧时机，及时治疗，内服、外点药物，尚能消退些许；若日久气血已定，则药物难以奏效，尤以白斑为难。

宿翳对视力的影响程度如何，主要看翳的部位，大小厚薄均在其次。如翳痕虽小，但位于瞳神正前方，则障碍视力明显；翳在黑睛边缘，虽略大而厚，对视力也无太严重的影响。正如《审视瑶函·诊视》所说："翳怕光滑，星怕在瞳神。"

2. 辨膜　自白睛或黑白睛交界之际起障一片，或白或赤，或为肉样高起，或渐渐向黑睛中央方向蔓延者，称之为膜。如赤膜下垂、白膜侵睛等即是。若膜上有赤丝密布，其色红赤者，称为赤膜；赤丝细疏，红赤不显，甚至色淡白者，称为白膜。凡膜薄色淡，尚未掩及瞳神者为轻证；膜厚色赤，掩及瞳神者危害较重。膜生宽大，赤厚如血积肉堆，掩没整个黑睛者，则更为严重。

白睛、黑睛生膜皆由肺肝火盛而起。一般膜赤而厚，发展较快者，多属实火，且血分瘀热；膜白而薄，发展不明显者，多属气阴虚。

目标检测

答案解析

单项选择题

1. 外障与内障区分的主要依据是（　　）

    A. 病情轻重   B. 发病原因   C. 病情虚实   D. 病变部位   E. 病情寒热

2. 下列不属于内障疾病的是（　　）

    A. 绿风内障   B. 胬肉攀睛   C. 云雾移睛   D. 视瞻昏渺   E. 瞳神紧小

3. 根据五轮学说，白睛属于（　　）

    A. 肉轮   B. 血轮   C. 水轮   D. 风轮   E. 气轮

4. 胞睑红肿热痛，伴大便干结，多为（　　）

    A. 阳明实火   B. 外感风寒   C. 脾胃湿热   D. 心火下移   E. 肝胆湿热

5. 冷泪长流，多为（　　）

    A. 外感寒湿   B. 外感风热   C. 肺经热盛   D. 肝肾不足   E. 脾肾亏虚

6. 以检眼镜检查患者右眼时，应（　　）

    A. 医生站在患者左侧，以右手持检眼镜，以右眼观察

    B. 医生站在患者左侧，以左手持检眼镜，以右眼观察

    C. 医生站在患者右侧，以左手持检眼镜，以左眼观察

    D. 医生站在患者右侧，以右手持检眼镜，以右眼观察

    E. 医生站在患者右侧，以右手持检眼镜，以左眼观察

7. 下列不属于新翳的是（　　）

    A. 聚星障   B. 气翳   C. 斑脂翳   D. 花翳白陷   E. 凝脂翳

8. 眼底病检查应使用（　　）

    A. 裂隙灯   B. 视野计   C. 检眼镜   D. 三面镜检查   E. 眼压计

9. 患者上睑下垂，不能抬起，劳累后尤甚，辨证为（　　）

    A. 肺阳不足   B. 脾虚气陷   C. 肝阴不足   D. 痰湿阻络   E. 肝肾亏虚

10. 患者外眦突发红肿高起，疼痛拒按，多为（　　）

    A. 脾胃湿热   B. 肝胆湿热   C. 心火上炎   D. 肺火亢盛   E. 阴虚阳亢

（余小波）

书网融合……

知识回顾　　　微课　　　习题

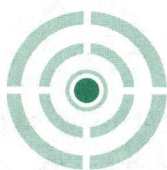

第五章 眼病的治疗概要

PPT

学习目标

知识要求：

1. 掌握眼科常用内治法。
2. 熟悉眼科常用外治法。
3. 了解常用眼科针灸穴位的主治。

技能要求：

掌握眼病的诊治方法，为眼病的治疗奠定技能基础。

第一节 眼科常用内治法

眼是整体的一个组成部分，与脏腑经络有着密切关系。不论外感或内伤眼病，皆可根据眼部表现，结合全身情况进行辨证，审因论治，用内治法来调整脏腑功能或祛除病邪。即使某些外伤眼病，内治法同样具有重要的治疗意义。眼科的内治法基本原则类似内科，但也有其特殊性。现将常用的内治法介绍如下。

一、疏风清热法

本法主要是用具有辛凉解表作用的药物组成的方剂，通过疏风散热来解除风热所致眼病的治法。主要用于外感风热眼病。如起病突然，胞睑浮肿，白睛红赤或黑睛起翳，伴有眼痒眼痛，眵泪并作，羞明怕光，眼闭不开等，间或伴有恶寒、发热、头痛、脉浮数等全身症状。

在外感眼病中以外感风热最为多见，故眼科疏风清热法应用范围较广。如风重于热，流泪症状较重，或星翳浮起，可配伍适量的辛温解表药使用，以加强祛风止痛、祛风止泪、祛风退翳之功。间有风邪不夹热而夹寒、夹湿的，证中少见，但不可不注意辨证而灵活变化。

二、祛风散寒法

祛风散寒法是用具有辛温解表作用的药物组成的方剂，通过祛风散寒来解除风寒所致眼病的治法。主要用于外感风寒之眼病。如目睛疼痛，羞明流泪，或目睛生翳，伴有鼻流清涕、头痛、恶寒发热、苔薄白、脉浮紧等。

三、泻火解毒法

本法是用性质寒凉的方药，通过泻火解毒以清除邪毒的治法。主要适用于外感火热之邪，或脏腑积热上攻之眼病，如胞睑红肿如桃、疮疡疖肿、白睛混赤、黑睛溃陷、黄液上冲、瞳神紧小等，常伴有疼痛拒按、羞明怕热、热泪如汤，或眵多黏结等眼部症状及口渴、便秘、舌红、苔黄等全身症状。

眼病热证较多，故眼科泻火解毒法为常用之治法。在具体应用时，必须根据脏腑辨证，灵活掌握。如邪传阳明，胞肿赤痛，口渴喜饮，大便秘结之腑实证，则用泻火通腑法；抱轮红赤，黑睛生翳，目珠疼痛，苔黄脉弦之肝火上攻证，则用清泻肝火法等。

本法为寒凉直折之法，容易损伤脾胃阳气，故不能久用，并要根据病情轻重和体质强弱，慎重选药。又因药性寒凉，久用可致气血凝滞，翳障难退，故对黑睛疾病，应用本法必须掌握尺度，以免流弊。属虚火者，则禁用此法。

四、滋阴降火法

本法是用滋养阴液、清降虚火的方药，解除阴虚火旺的证候，从而达到明目效果的治法。主要适用于阴虚火旺的眼病。临床表现多有起病较缓、症状时轻时重、病程长且易反复发作的特点，如目珠干涩、白睛微赤、黑睛星翳乍隐乍现、瞳神干缺、视瞻昏渺等，常伴有头晕、口干、潮热、颧红、心烦失眠、手足心热、舌质红、苔少、脉细数等全身症状。

本法在具体应用时，尚须进一步辨证，例如黑睛生翳，抱轮微赤，烦躁易怒，属肝经虚火；两眦血脉稀疏，心烦失眠，属心经虚火；白睛淡红，鼻干咽燥，属肺经虚火；瞳神干缺，眼底少量出血，耳鸣腰酸，五心烦热，属肾经虚火等。宜结合脏腑所属，选方用药。

五、祛湿法

本法是用具有祛湿作用的方药，通过祛除湿邪以治疗眼病的方法。适用于湿邪外侵或湿浊内蕴所致的一切眼病，如胞睑水肿、睑弦湿烂、胞内粟疮、白睛污黄、翳如虫蚀、混睛障、云雾移睛、视瞻昏渺等，常兼有头重如裹、口不渴或渴不欲饮、胸闷食少、腹胀便溏、四肢乏力或咳吐痰涎等，皆可用本法治疗。

湿邪侵袭的部位和兼邪各有不同，故所用具体治法也有区别。如风湿犯眼，胞睑湿痒，则用祛风胜湿法；湿热上攻，黑睛溃烂，则用清热祛湿法；痰湿阻络，胞生痰核，则用化湿祛痰法；湿浊上泛，视网膜水肿，则用利水渗湿法等等。

湿证眼病比较顽固，祛湿法久用又易耗阴伤津，故要根据病情轻重与患者脏腑阴阳气血的情况而慎重用药。阴虚血少与津液亏损者，尤宜注意。

六、止血法

本法是应用具有止血作用的方药，以中止眼部出血的治法。适用于各种出血证的早期，诸如白睛溢血、血灌瞳神、视网膜出血、脉络膜出血及外伤出血等。根据不同的出血原因，止血的具体治法也有所不同。如血热妄行者，宜清热凉血止血；虚火伤络者，宜滋阴凉血止血；气不摄血者，宜益气摄血；眼外伤者，宜祛瘀止血等。

本法属急则治标之法，仅用于出血阶段，若出血已止，而无再出血趋向者，当逐渐转向活血化瘀治法，以促进瘀血的吸收。

七、活血化瘀法

本法是用具有活血化瘀作用的方药，改善血行，消散瘀滞，促进眼部瘀血吸收的方法。主要适用于有血流不畅，或瘀血停聚的眼病及眼外伤，如胞睑青紫肿硬、白睛溢血、白睛紫胀肿起、眼内各个部位的瘀血、视网膜血管血流瘀滞或阻塞、眼部固定性疼痛及舌有瘀斑等。气为血帅，气行则血行，故临床上应用时，常配伍行气导滞药物，以提高疗效。本法不宜久用，以免耗伤正气，对眼部既有瘀滞，又见气虚证候者，用活血祛瘀力量峻猛的方药应该慎重，必要时可配伍补气药物同用。孕妇忌用本法。

八、疏肝理气法

本法是用具有疏肝解郁、调理气机作用的方药，以改善肝气郁滞的病理情况，从而达到明目作用的治法。广泛适用于因肝气郁结而致气机不调的一切内外障眼病。肝开窍于目，由于郁怒伤肝，疏泄失职，肝气郁结使眼部气机失调而导致目疾者，颇为常见，其中尤以青风内障、绿风内障、视瞻昏渺等内障眼病为多。故无论内外障眼病，兼有胁胀、胸闷、嗳气、咽部似有物阻、急躁易怒、脉弦等症者，皆可用疏肝理气法治之。

郁久化火者，宜酌加清火之品，以清肝解郁；肝郁兼有血虚与脾气虚弱者，宜与养血健脾药同用。由于理气药物多辛燥，故对阴亏之人须慎用或注意配伍。

九、益气养血法

本法是用具有补养气血作用的方药，消除气血虚弱的证候，从而达到明目作用的治法。主要适用于各种原因造成的气血不足的眼病，多为慢性内外障眼病且兼有气血不足全身症状的患者，如眼胞重坠、久视眼胀、黑睛陷翳日久不愈，或外观端好，目无神彩，视物渐昏等。

因气血相依，关系密切，故益气与养血往往同用，但根据气血偏虚程度上的不同，又有所侧重。如睁眼乏力，常欲闭垂，舌淡脉弱者，偏于气虚，应以益气为主；若因失血或久病，头晕眼花，不耐久视，心悸失眠，多梦易醒，舌淡脉细者，偏于血虚，应以养血为先。

由于脾胃为后天之本，气血生化之源，故补气养血时，常要兼顾脾胃。如属虚实夹杂，则可攻补兼施或先攻后补、先补后攻。邪气亢盛而无虚候者，忌用本法。

十、补益肝肾法

本法是用具有补益肝肾作用的方药，以消除肝肾亏虚证候而达到明目作用的治法。适用于肝肾不足的眼病，以成年人居多。凡见眼干涩不舒，哭而无泪或冷泪长流，白睛微赤，黑睛边缘陷翳或星点云翳时隐时显，外眼端好而视物昏蒙或夜视不见，而兼有头晕耳鸣、健忘、腰膝酸软、夜间口干、男子遗精、女子月经不调、舌红少苔、脉细无力等，皆可用本法治疗。至于肾阳偏虚，腰膝酸冷，夜间尿多，畏冷脉沉者，则当重在温补肾阳。凡实证忌用本法，湿邪未尽者不宜早用。

十一、软坚散结法

本法是用具有祛痰软坚、消滞散结作用的方药来治疗眼病的方法。主要适用于眼科疾病出现痰湿互结、气血凝滞的证候。如胞睑肿核、白睛结节隆起、眼内陈旧渗出及机化物形成等，可用本法消散之。如为气血凝聚者，必须与理气活血药物同用；痰湿互结者，则应加强祛湿化痰药作用。

十二、退翳明目法

本法是用具有退翳作用的方药，以消除黑睛翳障，从而达到明目作用的眼科独特治法。仅适用于黑睛生翳者。退翳之法，须有层次，如病初起，星翳点点，红赤流泪，风热正盛，当以疏风清热为主，配伍少量退翳药；若风热渐减，则应逐渐过渡至以退翳明目为主。病至后期，邪气已退，遗留翳障而正气已虚者，则须兼顾扶正，结合全身证情，酌加益气养血或补养肝肾之品。黑睛属肝，不少清肝、平肝、疏肝药物亦有退翳作用，故可配伍应用。黑睛生翳后期，以退翳为主，用药不可过于寒凉，以免邪气冰伏，气血凝滞，翳不易退。若白翳光滑如瓷，为气血已定，用药难以消散，故退翳必须及时。

第二节　眼科常用外治法

眼科外治法是运用具有祛风、清热、除湿、活血通络、祛瘀散结及退翳明目等各种不同作用的药物或手法，从外部直接施治于眼部的方法。在临床应用甚为广泛，常与内治法密切配合，外障眼病尤其如此。

外治法种类很多，除冷敷、热敷等纯物理疗法外，还有药物配合的外治法，如用滴眼液、眼药粉点眼，眼药膏涂眼，药物熏洗、外敷等，还有用器械配合的外治法，如钩割、针拨、熨烙等。现代中医眼科积极改进传统的外治法。现将常用的外治法介绍如下。

一、点眼药法

本法是将药物直接点于眼部，多用以消红肿、去眵泪、止痛痒、除翳膜，适用于外障眼病及部分内障眼病。常用的有滴眼液、眼药粉与眼药膏3种。

1. **点滴眼液**　将药物配成水剂应用。如患者为坐位，令头部稍微仰起，先在其下眼睑下方放置一块棉球；如患者为卧位，则令头微偏向患眼侧，先置棉球于小眦侧。令患者双目上视，医生用左手轻轻向下拉开下睑，右手持滴管或滴瓶，将药水滴入大眦角或白睛下方1~2滴，然后轻轻将上睑提起，并同时放松下睑，使药物充分均匀地分布于眼内，轻轻闭目数分钟即可。一般每日3~4次。遇急重眼病，次数可增加。

注意滴眼前要细心查对眼药瓶上的药名标签与所滴的眼别，滴管头部勿触及胞睑的皮肤与睫毛，以免污染滴管与药液；如滴入毒性药物，则滴后须用手指压迫睛明穴下方1~2分钟，以防药液通过泪窍流入鼻腔，引起中毒。

2. **点眼药粉**　将药物制成极为细腻的粉末后应用。用时以小玻璃棒头部沾湿生理盐水，再蘸药粉约半粒到一粒芝麻大小，医生用手指轻轻分开胞睑，一般将药物轻轻放置于大眦角处，令患者闭目，以有凉爽感为度。点毕，患者以手按鱼尾穴数次，以助气血流行，闭目数分钟后，渐渐放开。每日3次。注意一次用药不可太多，否则容易引起刺激而带来不适，甚至可致红肿刺痛等反应。同时注意玻璃棒头部要光滑，点时不能触及黑睛，尤其是黑睛生翳者，更应慎重。

3. **涂眼药膏**　将药物配成膏剂应用。现一般皆用软管药膏，用时将药膏挤出少许，置于胞睑皮肤患处或眼内白睛下方，轻轻拉提下睑后，令患者闭眼，用棉球轻轻按揉胞睑2~3分钟即可。如用玻璃棒取药，则当患者闭眼时，将玻璃棒横向徐徐自眦角方向抽出。每日3次或临睡前用一次。当抽出玻璃棒时，切勿于黑睛表面擦过，以防擦伤黑睛。

二、熏洗法

熏法是利用药液煮沸后的热气蒸腾上熏眼部；洗法是将煎剂滤清后淋洗患眼。一般多是先熏后洗，合称熏洗法。这种方法除由于药物的温热作用，使眼部气血流畅，能疏邪导滞外，尚可通过不同的药物，直接作用于眼部，达到疏通经络、退红消肿、收泪止痒等效果。适用于胞睑红肿、羞明涩痛、眵泪较多的外障眼病。

临床上可根据不同病情选择适当的药物煎成药汁，也可将内服药渣再度水煎成熏洗剂。使用前，在煎药锅或盛药的器皿上放一盖板（硬纸板或薄木板均可），盖上开一个洞，洞口大小与眼眶范围大小一样，双眼熏时可开两个相同的洞。药物煎成，用盖板覆盖在药锅或盛药的器皿口上，将患眼置于洞口熏之。如属胞睑疾患，闭目即可；如属眼珠上的疾患，则要频频瞬目，使药力达于病所。

洗眼时，可用消毒纱布或棉球渍水，不断淋洗眼部；亦可用消毒眼杯盛药液半杯，先俯首，使眼杯与眼窝缘紧紧相贴，然后仰首，并频频瞬目，进行眼浴。每日2~3次，每次1~2分钟。

熏眼煎剂蒸气温度不宜过高，以免烫伤，但也不宜过冷而失却治疗作用。洗剂必须过滤，以免药渣入眼。同时，一切器皿、纱布、棉球及手指必须消毒，尤其是黑睛有陷翳者，用洗法时更须慎重。

眼部有新鲜出血或患有恶疮者，忌用本法。

三、敷法

敷法分热敷、冷敷、药物敷3种。

1. **热敷**　热敷能疏通经络，宣通气血，有散瘀消肿止痛之功。适用于外障眼病伴有目赤肿痛者，亦可用于眼外伤24小时后的胞睑赤紫肿痛及较陈旧的白睛溢血、血灌瞳神者。

一般分湿热敷和干热敷两种。

湿热敷法：先用凡士林或抗生素眼膏涂于胞睑皮肤面上，呈薄薄一层，然后用消毒毛巾或纱布数层，放于沸水内浸湿，取出后拧干，候温度适中时，即置于胞睑上，时时更换以保持温热。每次20分钟，每日3次。注意不可太热，以免烫伤皮肤。

干热敷法：用热水袋或玻璃瓶装以热水，外裹薄毛巾，置于胞睑上即可。

脓成已局限的病灶和新出血的眼病，忌用此法。

2. **冷敷**　冷敷具有散热凉血、止血定痛之功。适用于胞睑外伤后24小时内的皮下出血肿胀，亦可用于眼部之赤肿痛甚者。一般用冷水毛巾或冰块橡皮袋敷之。

3. **药物敷**　药物敷是选用具有清热凉血、舒经活络、散瘀定痛、化痰软坚、收敛除湿、祛风止痒等各种作用不同的药物，直接敷于胞睑及其附近皮肤上的方法。适用于各种外障眼病。胞睑疾患与外伤用之为多。

敷药时先将药物研成细末，根据需要，选用水或茶水、蜜、人乳、姜汁、醋、胆汁、麻油、鸡蛋清、鸡蛋油等，将药末调成糊状，敷于胞睑之上，或敷于太阳穴、额部等处。如为新鲜带汁的药物，则洗净后捣烂，用纱布包后敷之，亦有用药物煎剂或盐水做湿热敷者。

如用干药粉调成糊状敷眼，则干了就再涂，以保持局部湿润为度。如为新鲜药物，则以做到清洁无变质、无刺激性、无毒性为要。药物敷眼还必须注意防止药物进入眼内，以免损伤眼珠。

四、冲洗法

1. **结膜囊冲洗法**　是用水或药液直接冲洗眼部的方法。冲洗的目的是除去结膜囊内的眼眵、异物或化学物质等，适用于眵泪较多的白睛疾患、结膜囊异物、手术前准备及眼化学伤的急救措施等。

方法：一般是用盛以生理盐水或药液的洗眼壶或吊瓶的胶管来冲洗。冲洗时，如患者取坐位，则令头稍向后仰，将受水器紧贴颊部，如患者取卧位，则令头稍偏向患眼侧，将受水器紧贴耳前皮肤，然后轻轻拉开胞睑，冲洗液渐渐由下睑皮肤移到眼内，并令患者睁眼及转动眼珠，以扩大冲洗范围。眼眵较多或结膜囊异物多者，应翻转上下胞睑，暴露上睑内面及上穹窿部结膜，彻底冲洗之。冲洗毕，用消毒纱布揩干眼外部，然后除去受水器。

冲洗时应注意，如为卧位冲洗，受水器一定要紧贴耳前皮肤，以免水液流入耳内，或预先于耳内塞一小棉球亦可。如一眼为传染性眼病，应先冲洗健眼，后冲洗患眼，并注意防止污染之冲洗液溅入健眼。

2.　**泪道冲洗法**　是用水液冲洗泪道的方法。多用来探测泪道是否畅通及清除结膜囊中积存的分泌物，适用于冷泪症及漏睛症患者，或作为眼内手术前的常规准备。

方法：用0.5%~1%地卡因溶液点眼2次，或用蘸有地卡因溶液的短棉签，夹在大眦头上下泪点之间。2~3分钟后，令患者头向后仰，冲洗者以左手食指将下睑往下拉，固定于眼眶缘部，暴露下泪点。若泪点过小，可先用泪点扩张器扩张之。继而右手持装有5~10ml生理盐水的注射器，将磨成钝头并弯成近直角的6号针头垂直插入下泪点17~20mm，然后向内转90°，呈水平位，沿泪小管缓慢向鼻侧推进，待进针3~5mm时，缓缓注入冲洗液。若遇阻力，不可用力强行通过。

如泪道通畅者，冲洗液可从泪道流入鼻内，水从同侧鼻孔流出；如鼻泪管狭窄，冲洗时有一定的阻力，大部分冲洗液从上泪点反流，仅少量冲洗液通过，鼻孔流出水液呈滴状；如鼻泪管阻塞，则冲洗时阻力很大，鼻咽部无水，冲洗液主要从上泪点反流；若从泪小点反流出黏液脓性分泌物，则为漏睛症；如鼻咽部无水，冲洗液自原泪点或上泪点射出，或觉有坚韧的抵抗感，进水阻力很大，则可能为泪小管阻塞。

五、刮洗法

刮法是以锋针或表面粗糙之器物轻刺或轻刮患处的治法。刮后用水洗去毒血瘀血，故合称刮洗法。本法具有直接对病变处祛瘀消滞、散邪泄毒、疏通局部气血的作用。如器物经药物浸泡后用之（如乌贼骨浸泡于黄连水后），则药物能直接深达病变组织内部，起协同治疗作用。本法适用于胞睑内面有瘀积或有粗糙颗粒的疾患，如胞睑肿硬、椒疮、粟疮、胞肉胶凝、睑停瘀血等。

操作方法：先滴1%地卡因溶液行表面麻醉后，翻转胞睑，以消毒后之锋针（或注射针头）或特制的海螵蛸棒之类粗糙器物，于粗大颗粒或瘀积处，轻刺或轻轻来回刮之，以微微出血为度。刮毕用生理盐水或消炎滴眼液点眼冲洗瘀血。某些眼病可结合现代医学的自血疗法作用，用针刺两眦微有出血后不予冲洗，即以纱布盖眼。此法可2~3天施行一次。但要注意，如为白睛暴赤、眵多稠结、黑睛新翳者，不用此法。

六、钩割法

本法是以钩针挽起病变组织，用刀或铍针割除的治法。主要用于切除胬肉及其他眼部赘生物。钩割时必须避免损伤正常组织，尤其不能损伤黑睛。清晨空腹及过劳时不宜手术，以防晕倒。此法已被现代有关翼状胬肉单纯切除或切除后结膜瓣转移修补术等术式取代。

七、熨烙法

本法是以特制之烙器或火针熨烙患部的治法。常于钩割后继用火烙，其目的在于预防病变复发，且有止血作用。此法类似目前临床习用的热灼止血法。

八、其他外治法

1. 球结膜下注射　本法是将药物注射入结膜下的方法。多用来治疗黑睛深层病变及其他眼内病变，起到滴剂较难达到目的的治疗作用。此外，还常用于手术前的麻醉。

方法：用0.5%~1%地卡因溶液行表面麻醉。注射时，患者的头应固定不动，注射者用一手的拇指或食指牵开下睑，另一手持盛有药液的注射器，嘱患者向上注视，充分暴露下方球结膜，然后将注射针头（常用皮内针头）针孔向上，在角膜缘与穹窿部之间，使针头与角膜缘平行，避开血管，约呈45°角，刺入球结膜下，勿刺伤巩膜（若为散大瞳孔药物，应尽量靠近角膜缘进针）。缓缓注入药液，一般用量为0.2~0.5ml。如需在上方球结膜下注射者，则嘱患者向下注视，并牵拉上睑，方法同上。注射后闭目2~3分钟，再涂入抗生素眼膏，加眼垫包眼。

结膜下注射可多次反复进行，但注射部位须经常更换，以免造成粘连。对患眼有较多眼眵者，不可用此法。

2. 球后注射　本法是将药物注入眼球后部的方法。多用来治疗眼底病变，或用于内眼手术的麻醉。

方法：常规消毒患眼下睑及近下睑的眶缘皮肤。嘱患者眼球尽量向内上方注视，在眶下缘外、中1/3交界处，将盛有药液的注射器，用齿科5号针头（长35~40mm）垂直刺入皮肤（亦可从外下方穹窿部进针）10~15mm，然后将针尖倾斜向鼻上方，指向眶尖部，缓缓推进，深达25~30mm，针尖恰好在肌椎内睫状神经节与球壁之间（当针进入肌椎时，有轻微抵触感），抽吸无回血后，即可缓缓注入药液，一般注射量为1.5~2.5ml。出针后稍压针孔，并轻轻按摩眼球，促进药液迅速扩散。若出现眼球突出，转动受限，则为球后出血现象，应迅速以绷带加压包扎1~2天，并给用止血药。

📖 **知识拓展**

准分子激光在眼科的临床应用

准分子激光（excimer laser）中应用于眼科临床的主要为氟化氩（ArF）激光，是输出波为193nm的远紫外光。它具有精确去除角膜组织的能力，能使角膜切削表面非常光滑。用准分子激光按照预先设置的程序，切削角膜组织，改变角膜曲率，减弱或增强屈光力，从而矫正近视、远视或散光。目前手术方式包括：准分子激光屈光性角膜切削术（PRK）、准分子激光原位角膜磨镶术（ASIK）、准分子激光上皮下角膜磨镶术（LASEK）和Epi-LISIK、前弹力层下激光角膜磨镶术（SBK）。

第三节　眼科常用针灸疗法

针灸疗法实用有效，无毒副作用，是眼科临床应用十分广泛的治疗手段，对许多眼病疗效佳，见效快，一些疑难眼病使用针灸疗法常可获得意想不到的效果。针刺具有显著改善眼部各组织的血液循环状况、调节眼肌功能、促进泪液分泌、调节眼压、增强视神经视网膜功能、保护高眼压状态下的视功能、提高大部分眼病患者的视力、止痛等作用。

针刺治疗眼病时取穴应根据眼病诊断和辨证结果，采取辨证取穴与眼局部取穴相结合的原则。在眶周穴位针刺操作时定要认穴准确，手法轻巧熟练，一般不施捻转提插手法；出针时要按压针孔数分钟以防出血。一旦出现皮下或眶内出血，应冷敷后加压包扎。因眼涵神水、神膏，精血充盈，为体阴用阳之窍，易为热邪所伤，故古人有眼部禁灸之说，且如在眼周施灸，操作不慎极易伤眼，所以如非必须，眼周不宜施灸。

一、体针

体针是最常用的针刺疗法，指选取经穴或经外奇穴进行针刺，以达治疗目的。针刺治疗眼科疾病的常用穴位如下。

1. 面部常用穴位

承泣：主治目赤肿痛、流泪、夜盲、青盲、口眼歪斜、眼睑眴动及诸多内障。不宜捻转提插。

睛明：主治迎风流泪、目眦痒痛、目赤肿痛、目生翳障、胬肉攀睛、能近怯远、夜盲、色盲、小儿雀目、疳眼及诸多内障。不宜捻转提插。

攒竹：主治眉棱骨跳痛、上胞下垂、迎风流泪、白睛红赤、眼珠疼痛、视物模糊、能近怯远等。

鱼腰：主治眉棱骨痛、眼睑眴动下垂、目珠偏斜、口眼歪斜、目赤肿痛、黑睛星翳等。

球后：主治高风内障、青盲、视瞻昏渺等内障眼病，不宜捻转提插。

阳白：主治胞睑振跳、上睑下垂、开睑无力、目外眦痛、多眵、雀目等。

丝竹空：主治眼睑眴动、倒睫、目眩头痛、视物昏花。

四白：主治目赤痒痛、流泪、黑睛生翳，以及口眼歪斜、眼睑眴动、头痛目眩、能近怯远、视物无力等。

瞳子髎：主治目赤、目痛、目痒、迎风流泪、多眵、目生翳膜、青盲、远视不明。

印堂：主治上睑下垂、斜视、目赤肿痛、头眼疼痛等。

太阳：主治风牵斜视、口眼歪斜、目赤肿痛、目眩目涩、青盲、夜盲等诸内外障眼病。

颧髎：主治口眼歪斜、胞睑振跳、迎风流泪等。

巨髎：主治口眼歪斜、眼睑抽动、青盲、远视不明等。

地仓：主治昏夜不见、胞轮振跳、口眼歪斜、目不得闭等。

颊车：主治口眼歪斜、胞睑振跳。

迎香：主治口眼歪斜、白睛红赤、怕日畏光、鼻塞流泪等。

听会：主治口眼歪斜、目眩泪出、目视不明。

2. 躯干四肢部常用穴位

翳风：主治口眼歪斜、赤白翳膜、畏光流泪、头痛目眩、目昏视渺、视一为二及诸多内障。

完骨：主治目泣泪出、目视不明及诸多内障眼病，本穴可与风池穴交替应用。

天牖：主治目视不明、视一为二、青风内障、暴盲等。

头临泣：主治头眼疼痛、目赤多眵、流冷泪等。

目窗：主治外眦赤痛、目生白翳、青盲、远视不明等。

风池：主治头痛目眩、流泪、目内眦痛、目珠斜视、上睑下垂、视一为二、视物变形变色、暴盲、青盲、夜盲、圆翳障内障、视物昏花、绿风内障、青风内障等。

曲鬓：主治目外眦痛、目赤肿痛。

风府：主治头眼疼痛、目赤肿痛、黑睛星翳、视一为二。

百会：主治头痛、目暴赤肿、涩痛难开及各种内障视力下降者。

上星：主治迎风流泪、目赤肿痛、视物昏蒙。可灸。

神庭：主治头痛目眩、目赤肿痛、黑睛生翳、畏光流泪、小儿雀目。

四神聪：主治脑瘫失明、眼睑抽搐。

翳明：主治圆翳内障初起、高风内障、青盲、暴盲、近视、远视、复视。

商阳：主治青盲。可灸。

二间：主治目昏不见、口眼㖞斜、睑缘赤烂、畏光。

合谷：主治偏正头风、口眼㖞斜、迎风流泪、暴赤肿痛、眼生翳膜、小儿雀目、诸多内外障眼病。

曲池：主治目赤肿痛、视物昏花。可灸。

臂臑：主治青盲、目涩不适、外障生翳。

神门：主治头晕目眩、视物昏花、视无为有、电光夜照诸症。

天柱：主治目赤肿痛、视一为二及诸多内障，本穴可与风池穴交替应用。不可向上方深刺，以免伤及延髓。

内关：主治神光自现、目视不明、云雾移睛、偏头痛、目偏视、青风内障、绿风内障等。

外关：主治迎风冷泪、风弦赤烂、暴赤肿痛、能近怯远、目生翳膜、隐涩难开、复视等。

膈俞：主治高风内障及各类慢性内障眼病。

肝俞：主治目赤生翳、眦赤痛痒、泪出多眵、目睛上视、雀目、视物昏暗及诸多内障眼病。

肾俞：主治目昏头眩、视物昏蒙、青盲、能近怯远、能远怯近、色盲及诸多内障眼病。

足三里：主治胞轮振跳、上睑下垂、视物无力、复视、眼睑疖、青盲等诸多内障眼病。

三阴交：主治肝、脾、肾三阴不足，上胞睑启举乏力、视物昏蒙及多种内障眼疾。

解溪：主治面目浮肿、头痛目眩、目赤生翳。

申脉：主治口眼㖞斜、目内眦痒痛、目赤肿痛、目偏视。

太溪：主治视物昏蒙、目干涩。

照海：主治目赤肿痛。

光明：主治目痒目痛、目生翳膜、高风雀目、青盲及各类内障。

阳辅：主治外眦赤痛、偏侧头目痛、畏光流泪。

丘墟：主治目赤肿痛、目生翳膜、目视不明。

足窍阴：主治目赤肿痛、目眩。

大敦：主治暴盲、眼内血证、绿风内障等。

行间：主治流泪畏光、目暝不欲视、口眼㖞斜、肝虚雀目、青盲等。

太冲：主治口眼㖞斜、目赤肿痛、目翳等。

关元：主治各类虚性内障、视物昏花、目干涩、高风内障等。灸之具有眼部保健作用。

气海：主治气虚视物昏花诸症。

命门：主治视瞻昏渺、高风内障、青盲、雀目、目睛直视等。

大椎：主治眼睑抽搐、胞轮振跳、目赤流泪、风赤疮痍、青盲、诸风内障、视瞻昏渺、劳伤虚损目昏等。

二、头皮针

头皮针是中医针灸疗法与西医学关于大脑皮质层功能定位理论相结合的治疗方法。

针刺部位为视区，在枕外粗隆突水平线上，旁开枕外粗隆1cm，向上平行于前后正中线之4cm的带状区域。主治视神经萎缩、视网膜色素变性、癔症性黑蒙、中枢性视觉损害等。

操作方法：取坐位或侧卧位均可，选好针刺区，常规消毒，以（0.25~0.3）mm×（40~60）mm毫针平刺于头皮下，捻转进针，勿刺至骨膜。达到该深度后快速捻转，不做提插。使有明显麻胀痛针感后，留针15~30分钟，其间再捻转2次。起针后用棉球压迫针孔数分钟，以防出血。

三、耳针

耳针疗法是在耳廓穴位或病理性压痛点用毫针或环针进行针刺，或以王不留行籽按压刺激以治疗眼病的方法。此法操作方便，治疗范围较广，对疾病的诊断也有一定的参考意义。常用耳穴如下。

眼：在耳垂5区的正中。主治眼睑、两眦、结膜、角膜、虹膜的急性炎症，青光眼，眼底病及青少年近视、远视、弱视等。

眼底动脉：在耳垂3区下方中点。主治眼底血管栓塞及炎性病变等。

眼底：在耳垂2区上方中点。主治眼底急慢性及陈旧性病变等。

目1：在屏间切迹前下。主治外眼的急性炎症、青光眼、屈光不正及弱视等。

目2：在屏间切迹后下。主治外眼的急性炎症、青光眼、屈光不正及弱视等。

内分泌：在耳屏切迹内，耳甲腔的前下部。主治滤泡性结膜炎、过敏性眼睑皮肤炎、结膜炎、青光眼、眼底病等。

脑：在对耳屏的内侧面。主治麻痹性睑外翻、上睑下垂、视路及视神经病变等。

肺：在心穴的上、下及后方，呈马蹄形。主治结膜、巩膜的急慢性炎症，眼底视网膜，黄斑部水肿等。

皮质下：在对耳屏的内侧面。主治同脑穴。

肾上腺：在耳屏游离缘下部尖端。主治眼底病、屈光不正及弱视等。

心：在耳甲腔中央。主治缺血性视神经病变、视网膜血管病变、近视、弱视等。

胃：在耳轮脚消失处。主治上睑下垂、麦粒肿、前房积脓等。

脾：在肝穴的下方，紧靠对耳轮缘。主治上睑下垂、麦粒肿、睑腺炎、眼底病、近视等。

眼睑：在屏上切迹同水平的对耳轮上，耳轮穴内侧，主治上睑下垂、麦粒肿、睑腺炎、睑缘炎、眼睑痉挛、麻痹性睑外翻等。

肝：在胃与十二指肠穴的后方。主治角膜、虹膜、视神经的急慢性炎症及近视、弱视等。

肾：在对耳轮下脚下方后部，小肠穴直上。主治老年性白内障、眼底病、近视等。

交感：在对耳轮下脚端。主治葡萄膜炎、青光眼、眼底病、近视等。

角膜：在三角窝，近对耳轮上脚中点。主治角膜病变。

视神经：在对耳轮上脚末端。主治视神经病变等。

目内眦：在耳轮结节上方的耳舟部，指穴旁。主治急慢性泪囊炎、泪道狭窄、翼状胬肉、内斜视等。

晶状体：在对耳轮上脚与对耳轮下脚之间。主治白内障等。

泪囊：在耳轮上，靠近对耳轮上脚末端，主治急慢性泪囊炎、泪道狭窄等。

耳尖：即耳轮向耳屏对折时，耳廓上面的顶端处。主治红眼，及外感风热、肝阳上亢引起的目赤肿痛等，常点刺放血。

目标检测

答案解析

单项选择题

1. 主要用于治疗火热毒邪或脏腑热毒上攻所致眼病的内治法是（　　）
　　A. 清热凉血法　　　B. 活血化瘀法　　　C. 疏风清热法　　　D. 明目退翳法　　　E. 泻火解毒法

2. 血流不畅或瘀血停聚所致眼病的内治法是（　　）
　　A. 疏肝解郁法　　　B. 活血化瘀法　　　C. 补气养血法　　　D. 软坚散结法　　　E. 利湿法

3. 泻火解毒法主要用于治疗（　　）
　　A. 外感风寒之邪所致的眼病　　　　　　　B. 外感火热之邪所致的眼病
　　C. 阴虚火旺所致的眼病　　　　　　　　　D. 气滞血瘀所致的眼病
　　E. 肝气郁结所致的眼病

4. 退翳明目法主要用于（　　）
　　A. 清除眼内出血　　　　　B. 消退黑睛翳障　　　　　C. 消散眼内渗出
　　D. 祛除湿邪　　　　　　　E. 消除湿热所致眼病

5. 眼周穴针刺后出针时应按压针孔，目的是（　　）
　　A. 施以泻法　　　B. 防止出血　　　C. 加强疗效　　　D. 止痛　　　E. 心理疗法

6. 眼部针刺后出现皮下或眶内出血，应该（　　）
　　A. 口服止血药　　　　　　B. 热敷、加压包扎　　　　　C. 冷敷、加压包扎
　　D. 立即平卧　　　　　　　E. 转外科处理

7. 内外障眼病，兼有胁胀、胸闷、嗳气、咽部似有物阻、急躁易怒、脉弦等症者，皆可用（　　）
　　A. 清热利湿法　　　B. 泻火解毒法　　　C. 补气活血法　　　D. 疏肝理气法　　　E. 补气养血法

8. 患者病起突然，双眼睑肿胀，白睛红赤，黑睛生翳，眼痒眼痛，羞明流泪，脉浮数，当用（　　）
　　A. 泻火解毒法　　　B. 祛风散寒法　　　C. 疏风清热法　　　D. 温化寒痰法　　　E. 活血化瘀法

9. 祛风散寒法所治之眼病全身常可伴有（　　）
　　A. 鼻流黄涕、咳嗽、头痛、苔薄黄、脉浮数等　　B. 恶寒发热、头痛、苔薄白、脉浮紧等
　　C. 胁胀、胸闷、口苦、嗳气、易怒、脉弦等　　　D. 头眩、耳鸣、腰膝酸软、脉数无力等
　　E. 头重如裹、口渴不欲饮、胸闷纳少、便溏、苔白腻等

10. 患者双眼外观端好，视物昏蒙，眼前如有云雾飘移，兼有胸闷，食少，渴不欲饮，腹胀便溏，四肢乏力，苔腻，脉濡，当治以（　　）
　　A. 清热祛湿法　　　B. 健脾利湿法　　　C. 祛风胜湿法　　　D. 利水渗湿法　　　E. 明目退翳法

（余小波）

书网融合……

知识回顾　　　　习题

第六章　胞睑疾病

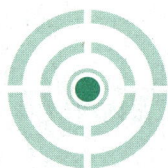

PPT

学习目标

知识要求:

1. 掌握本章各眼病的概念、病变位置；针眼和睑弦赤烂的病因病机、临床表现、诊断依据、辨证论治内容和椒疮的诊断、外治等。

2. 熟悉椒疮、上胞下垂的内治和胞生痰核的外治。

3. 了解风赤疮痍的特点与外治，各病的预防调摄、转归预后等。

技能要求:

1. 熟练掌握点滴眼液法、点眼药膏法及沙眼乳头摩擦法、滤泡挤压法等。

2. 学会应用中医临床思维，指导治疗临床常见胞睑疾病。

胞睑又称眼睑、眼胞和脾。胞睑覆盖于眼珠前方，司眼之开合，分上胞和下胞两部分。胞睑具有保护眼珠，濡润白睛、黑睛以及清除眼珠表面灰尘和毒邪等功能。胞睑的边缘称睑弦，睑弦有排列整齐的睫毛，可以遮挡灰尘以及减弱强光对黑睛的刺激。胞睑相当于西医学的眼睑。

胞睑属五轮学说中的肉轮，内应于脾，脾与胃相表里，故胞睑有病时，首责于脾胃。由于胞睑位于眼珠前部，故胞睑外易受六淫之邪侵袭及理化因素损伤，内可因脾胃功能失调而发生病症，内外合邪则更易发病。胞睑疾病亦可由邻近组织病变波及而发病。

胞睑疾病属临床常见病、多发病，其主要临床表现为胞睑红肿热痛，生疮溃脓，睑弦红赤、痒、烂，倒睫，睑内面血脉红赤模糊，条缕不清，颗粒丛生，或肿核如豆等。

胞睑疾病属外障眼病范畴，虽发病较急，但因证候外显易见，多能在早期治疗，一般预后较好，但若失治、误治，也可变生危重之证。临床辨证时应局部结合整体，辨明外感内伤、脾胃虚实等，然后施治。如风热毒邪直袭胞睑者，治宜祛风清热解毒；属脾胃火热上攻胞睑者，治宜清脾泻火解毒；属脾胃湿热上犯胞睑者，治宜清热燥湿或利湿；属风湿热合而为病上攻胞睑者，治宜疏风清热利湿；属脾胃虚弱胞睑失养者，治宜补中益气。临证时多配合外治，必要时亦可采用手术治疗及中西医结合治疗。

胞睑疾病中某些疾病具有一定的传染性，如椒疮等，故应注重预防，避免传播。

第一节　针　眼

本病是指胞睑近睑边缘生小疖肿，形似麦粒，红肿痒痛，易于溃脓的眼病。又名土疳（《证治准绳·杂病·七窍门》)、土疡（《目经大成·五色疡》），俗名偷针（《诸病源候论·目病诸候》）。相当于西医学之麦粒肿，通常由细菌感染所引起。本病为眼科常见病、多发病，青少年多见。

【病因病机】

（1）风邪外袭，客于胞睑而化热，风热壅阻于胞睑皮肤肌腠之间，灼烁津液，变生疮疡，发为本病。

（2）过食辛辣炙煿之品，脾胃积热，循经上攻胞睑，致营卫失调，气血凝滞，局部化热酿脓。

（3）余邪未尽，热毒蕴伏，或素体虚弱，卫外不固，易感风邪者，常反复发作。

【临床表现】

1. 自觉症状　以胞睑局部肿胀、痒痛为主。早期胞睑多以微痛微痒为主，中期胞睑肿痛明显，脓成溃破后诸症减轻，红肿渐消。病情严重时可伴恶寒、发热、头痛等全身症状。

2. 眼部检查　本病轻者可于数日内自行消散，重者3~5日后，于睑弦近睫毛处出现黄白色脓头，形如麦粒。初起胞睑局部微红肿胀，按压疼痛，且可见或可扪及形似麦粒的硬结与皮肤相连，甚者红肿焮热，胞睑硬结压痛拒按，继而红肿局限，硬结软化成脓，随之脓点溃破，脓出则痛减肿消。发于睑内面者，赤痛较重，常见睑内局部充血，并露出黄色脓点，可以自行溃破。若病变靠近外眦部，则红肿焮痛明显，可见患侧白睛红赤，甚至白睛赤肿嵌于睑裂，同侧耳前可扪及肿核。

3. 实验室及特殊检查　血常规检查可见白细胞总数及中性粒细胞比例升高。

【诊断依据与鉴别诊断】

（一）诊断依据

（1）胞睑局部红肿疼痛。

（2）睑弦部位出现局限性麦粒样红肿硬结，压痛明显。

（二）鉴别诊断

本病应与胞生痰核相鉴别（表1-6-1）。

表1-6-1　针眼与胞生痰核的鉴别

病名	针眼	胞生痰核
发病部位	在睑弦	睑深部
主症	胞睑红肿焮痛，有压痛，粘连，可化脓，溃后可自愈	睑皮肤正常，硬核突起，压之不痛，与皮肤无粘连，睑内局限性紫红色或灰蓝色，或见肉芽突起
病势	急	缓
病程	短，一般3~5天	长，数周或数月
对白睛影响	病变近外眦者可导致白睛红肿	无影响

【治疗】

本病的治疗在未成脓时，内外兼治，退赤消肿，促其消散；已成脓者，切开排脓，促其愈合。

（一）辨证论治

1. 风热外袭

[主症] 疾病初起，胞睑局部微有红肿痒痛，可扪及硬结，并伴有头痛、发热、全身不适等，舌苔薄白，脉浮数。

[证候分析] 风与热邪皆能作痒，风胜、热胜皆能致肿。风热之邪客于胞睑，故胞睑红肿痒痛。所见全身症，均为风热袭表之征。

[治法] 疏风清热，消肿散结。

[方药] 银翘散加减。本方以薄荷、豆豉、荆芥、桔梗、牛蒡子疏风解表，金银花、连翘清热解毒，配竹叶、芦根、甘草以助清热。本病初起证偏风重痒甚者，可加桑叶、菊花；证偏热重者可去荆芥、豆豉，加黄连、黄芩、赤芍、牡丹皮以助清热解毒，凉血活血，消肿散结。

2. 热毒壅盛

[主症] 胞睑局部红肿，硬结较大，灼热疼痛，或见白睛红赤肿胀嵌于睑裂，伴有口渴喜饮，便秘溲赤，舌红苔黄脉数等。

[证候分析] 脾胃蕴热，积久热毒上攻胞睑，阻滞脉络，营卫失调，故疖肿红赤焮痛。内热壅盛，故伴口渴喜饮、便秘溲赤、苔黄脉数等症。

[治法] 清热解毒，消肿止痛。

[方药] 仙方活命饮加减。方中金银花清热解毒，当归尾、赤芍、乳香、没药、陈皮行气活血、消肿止痛，浙贝母、天花粉、穿山甲、皂角刺清热化痰，透脓溃坚，共奏清热解毒、消肿溃坚、活血止痛之功。临证若意在消散硬结，可去方中攻破药物穿山甲、皂角刺；若胞睑红、肿、热、痛甚者，可与五味消毒饮合用以增清热解毒之功；若大便秘结者，可加大黄以泻火通腑；若发热、恶寒、头痛，为热重毒深或热入营血，可与犀角地黄汤合用，以助清热解毒，凉血散瘀。

3. 脾虚夹实

[主症] 针眼反复发作，但诸症不重，或可见面色无华，神倦乏力，舌淡，苔薄白，脉细数。

[证候分析] 原患针眼，余邪未清，脾胃伏热，时而上攻胞睑，阻滞脉络，或脾胃虚弱，气血不足，正气不固，时感外邪，致本病反复发作。由于正气虚，邪气不盛，故诸症不重。所见全身症状均为脾虚夹实之征。

[治法] 清解脾胃伏热，或扶正祛邪。

[方药] 属脾胃伏热者，宜选清脾散加减。方中以石膏、栀子、黄芩清脾胃积热，为主药；防风、薄荷、升麻助主药发散郁伏之火；赤芍凉血，散血分瘀热；枳壳、藿香、陈皮、甘草理气和中，振复脾胃气机。诸药合用，共收泻脾伏火、调理脾胃气机的作用。

属脾胃虚弱者，宜选四君子汤为基础，酌加当归、白芍、山楂、神曲、麦芽等，健脾益气、和血消滞、祛邪固表，配伍解毒排脓之品，使其标本兼顾，以收扶正祛邪之功。临证若硬结小且将溃者，加薏苡仁、桔梗、漏芦、紫花地丁以清热排脓。

（二）外治

1. 未酿脓者

（1）局部可用湿热敷以助消散　或用紫金锭磨汁频涂患部皮肤，消肿止痛；或清热解毒中药汤剂熏眼以助炎症消散。

（2）用清热解毒类眼药，或抗生素滴眼液及眼膏点眼。一般不需要全身使用抗生素。个别重症，可肌内注射青霉素或口服抗生素。

2. 已成脓者，当切开排脓　若脓头在眼睑皮肤面者，切口应与睑缘平行；脓头位于睑内面者，切

口应与睑缘垂直，不可伤及睑缘，但宜稍大，以利脓液排流。必要时可放置引流条，每日换药至痊愈。

（三）针灸疗法

1. **针刺法**　常用穴位如攒竹、睛明、丝竹空、瞳子髎、阳白、鱼腰、四白、承泣、合谷、列缺、外关等。一般针眼生于上睑近睑弦靠内眦部，可取攒竹、睛明穴；靠外眦部可取丝竹空、瞳子髎穴；在中间，可取阳白、鱼腰穴；在下睑可取四白、承泣穴。同时配合远端取穴，如合谷（必用）、列缺、外关等。脾虚者可加足三里、脾俞、胃俞。眼部取穴应在小疖红肿区以外，手法用中刺激或重刺激。

2. **针挑法**　适用于针眼反复发作者。在肺俞或膏肓穴附近皮肤面，找出红点一个或数个，若不明显，可轻刮之后再找。常规消毒后，用三棱针挑破，挤出黏液或血水。

3. **放血法**　耳尖或合谷、太阳穴，三棱针点刺放血，以泄热止痛消肿。

【预防调摄】

（1）平时应注意眼部卫生，增强体质，有屈光不正者应及时矫治。

（2）合理饮食，避免偏食，少食辛辣、炙煿、肥甘之品。

（3）发病后切忌对局部用力挤压，要及时治疗。

（4）见脓头后及时切开排脓，以免自溃后疮口不齐，留下明显瘢痕。

【转归预后】

本病一般预后良好。只要治疗及时，避免对患部用力挤压，并发症较少。若能在酿脓后及时切开排脓，愈后可不留明显瘢痕，但严重者，有少数可发展为眼丹。

> 🔖 **知识拓展**
>
> 　　由于眼睑静脉与面部静脉相互交通，且没有静脉瓣，如妄加挤压，或感染的致病菌毒性强烈时，睑腺炎可在眼睑皮下组织扩散，发展为眼睑蜂窝织炎，甚至可能引起败血症。眼睑的化脓性感染通过静脉回流进入海绵窦，导致海绵窦血栓形成。睑腺炎虽看似小病，但亦可导致如败血症、海绵窦血栓形成等十分严重的并发症，甚则危及生命。
>
> 　　中医眼科认为，针眼未成脓时挤压或失治，可变生眼丹或胞肿如桃，甚至变生疔疮走黄之凶证。疔疮走黄，疔毒入血，内攻脏腑，治当清热解毒凉血，治以五味消毒饮、黄连解毒汤、犀角地黄汤三方合并加减，同时中西医结合急救治疗。

第二节　胞生痰核

本病是指胞睑内生核状硬结，逐渐长大，而又不红不痛的眼病，称为胞生痰核（《眼科易知》）。由于睑内核状硬结主要因痰湿阻结胞睑脉络而起，故得此名。本病又名疣病（《原机启微·血气不分混而遂结之病》）、脾生痰核（《证治准绳·杂病·七窍门》）、眼胞痰核（《医宗金鉴·外科心法要诀》）等。相当于西医学之霰粒肿，即睑板腺囊肿，多是在睑板腺排出管道阻塞或分泌物潴留的基础上而形成的睑板腺慢性炎症。

【病因病机】

（1）脾失健运，湿痰内聚，上阻胞睑脉络，与气血混结于睑内而成。

（2）恣食辛辣炙煿厚味，脾胃蕴热生痰，痰热相结，阻滞经络，致气血与痰热混结于睑内，逐渐隐起而发为本病。

【临床表现】

1. **自觉症状** 硬核小者自觉症状不显；硬核较大者胞睑可有重坠感；若硬核自睑内破溃可有摩擦感。

2. **眼部检查** 胞睑皮肤正常，可见硬核突起，以手触摸有米粒或小豆大的硬核，按之无痛，与皮肤无粘连。睑内可见紫红色或灰蓝色隆起，若自行溃破见睑内肉芽突起。若感受外邪也可化脓。

3. **实验室及特殊检查** 对于术后反复发作者可做病理检查以排除恶性病变。

【诊断依据与鉴别诊断】

（一）诊断依据

（1）胞睑内硬核较小，存在日久，无压痛，与皮肤不粘连，推之移动。

（2）翻转眼睑，可见睑内呈局限性紫红色或灰蓝色突起。

（二）鉴别诊断

本病应与针眼鉴别（见针眼）。

【治疗】

本病肿核小且静止者，可不做治疗，任其自消，不能自消者也无碍。若形态较大，影响外观，或有眼睑重坠感，或有溃破趋势者，当手术治疗。也可以内服中药，以化痰清热散结为主。

（一）辨证论治

1. 痰湿阻结

[主症] 较小者无任何自觉症状，较大者可有眼睑重坠感。查局部，小者望诊无异常，触诊可于胞睑中扪到坚硬而可推动、与皮肤不粘连的硬结。若渐长而较大者，除扪到圆形硬结外，相对应处睑皮肤可见隆起，或可见相对应的睑内呈青灰或紫红色，舌淡，苔薄白，脉缓。

[证候分析] 痰湿阻滞胞睑脉络，气血不循常道畅行而瘀阻于胞睑内，气血凝结，逐渐隐起而成硬结。日久阻滞越重，硬结渐长大，有碍胞睑开合而感重坠。舌脉亦皆痰湿内蕴之征。

[治法] 化痰散结。

[方药] 化坚二陈丸加减。方中陈皮、半夏、白茯苓、生甘草为二陈汤，有燥湿化痰之功，白僵蚕软坚散结，黄连、荷叶清热兼祛湿，共奏化痰散结之功，现常改用汤剂。

2. 痰热阻结

[主症] 胞睑胀痛而痒，眼有沙涩感或睑肿难睁。查局部，轻者胞睑皮色微红，重者红肿，睑内红赤或紫红，甚则溃脓，舌红，苔黄白，脉滑数。

[证候分析] 痰热相结，阻滞脉络，热邪偏重，郁久化火，或复受外邪，客于受阻脉络，致病情较重而显火热之象，胞睑红赤，重者红肿，睑内红赤，重则紫红。火灼津液也可酿脓。舌脉亦属痰热之征。

［治法］清热散结。

［方药］清胃汤加减。方中炒栀子、生石膏、黄连、连翘、黄芩、生甘草清热泻火；炒枳壳、炒苏子、陈皮行气散结；当归尾活血消滞散结；荆芥穗、防风助散郁火。诸药组方，具有清热祛痰、消滞散结的作用。

（二）外治

（1）初起可局部按摩或做湿热敷，促其气血畅行，以利散结。

（2）生南星末加冰片少许，调糊，频涂患处，以行气通络，化痰散结。

（3）痰核大者，宜手术治疗，现代多行霰粒肿切开刮除术。

手术方法：术眼按常规消毒，行表面麻醉及局部浸润麻醉后，用霰粒肿夹夹住肿核部位，翻转眼睑，暴露睑结膜。取与睑缘垂直方向，用尖刀在肿核中央切开，再用小刮匙将肿核囊内容物刮净。如囊壁较厚，则可剪除部分已软化的囊壁。术毕除去霰粒肿夹，压迫止血后，涂消炎眼膏，加眼垫包扎术眼，翌日换药即可除去眼垫。

手术注意事项：若有红肿现象，须待红肿消除后再手术。若已在睑结膜自溃而生肉芽者，先剪除肉芽后，按上法手术。若肿核部位过于靠近眦部，不便翻转眼睑，或已在眼睑皮肤面自溃者，可从睑皮肤面作切口按上法手术，但切口宜稍大且必须与睑缘平行，术毕用"0"号丝线缝合两针。切开时避免切断睑缘动脉弓，以免去除夹子后出血不止。若出现出血不止，压迫无效时，当行缝合止血加压包扎。

【预防调摄】

（1）注意饮食调护，不宜过食辛辣煎炸之品。

（2）若发于老年人，且术后复发并迅速长大者，须注意排除癌症。

【转归预后】

较小者有的可以自消；较大者除影响外观及有轻度不适感外，一般无甚妨碍。经手术治疗后，预后亦良好。

第三节　风赤疮痍

本病是指胞睑皮肤红赤如朱，并见水疱、脓疱，甚至局部溃烂之眼病。见于《秘传眼科龙木论》。一般认为本病与西医学之病毒性睑皮炎类似，多由单纯疱疹病毒、带状疱疹病毒感染所致；眼睑湿疹等也可参考本病辨证论治。

【病因病机】

（1）脾胃蕴热，外受风邪，风热循经上冲，结于胞睑。

（2）心经伏火，外受风邪，风火上冲胞睑。

（3）脾胃湿热内盛，复感风邪，风湿热邪循经上犯，蒸灼胞睑。

【临床表现】

1. 自觉症状　发病前可有额、颞、腮等部灼痛不适，继之眼睑皮肤瘙痒、灼热肿痛或出现水疱。

2. **眼部检查** 胞睑皮肤红赤微肿，并见水疱及黏液渗出，结痂。单纯疱疹病毒所致者可见胞睑额部皮肤出现团簇状水疱，数日后转为脓疱，可破溃糜烂，结痂；带状疱疹病毒所致者患侧胞睑、额部皮肤及头皮出现成簇水疱，分布不过鼻中线，或伴有同侧耳前瘰核。病重者可侵及黑睛，形成黑睛翳障，变生星点云翳等症。

【诊断依据与鉴别诊断】

（一）诊断依据

（1）胞睑皮肤刺痒灼痛。
（2）胞睑皮肤红赤，有水疱，破溃糜烂流水。

（二）鉴别诊断

本病应与睑弦赤烂相鉴别。两病虽然均在眼睑部红赤湿烂，但睑弦赤烂的病变局限于睑弦或眦部睑弦，一般不波及胞睑皮肤面；风赤疮痍则是以眼睑及额部皮肤的病变为主，一般不波及睑弦，并可出现黑睛生翳等。

【治疗】

本病虽由风邪引动，然病发之后，风邪化热化火，故治疗不以祛风为主，而以清热泻火除湿为主。

（一）辨证论治

1. 脾经风热
[主症] 胞睑皮色红赤，痒痛灼热，有水疱，渗出黏液，或伴发热恶寒，舌苔薄黄，脉浮数。
[证候分析] 脾土蕴热，复受风邪引动，上攻胞睑。肿痒为风，热盛则睑皮肤红赤，热郁而起丘疹。风热灼烁津液，则变生黏液渗出于外。
[治法] 清脾除风。
[方药] 除风清脾饮加减。方中黄连、黄芩、连翘、玄参、知母清脾胃，泄热毒；元明粉、大黄通腑，泻脾胃积热；荆芥、防风疏散风邪；桔梗、陈皮理气和胃祛湿；生地配合大黄凉血活血消滞。诸药合用，具有泄热清脾、疏风散邪之效。若无便秘去大黄、元明粉，加赤芍、牡丹皮以清热凉血退赤，散瘀止痛；皮肤痒甚者加蝉蜕、薄荷、木贼以疏风散邪止痒。

2. 风火上攻
[主症] 胞睑红赤如朱，焮热疼痛难忍，水疱簇生，甚至溃烂，或伴发热，舌质红，苔黄燥，脉数有力。
[证候分析] 风热引动心火，风火上攻，搏结于胞睑，病急而重，风胜而肿，火盛而红赤焮痛，风火燔灼而胞睑溃烂。
[治法] 清热泻火解毒。
[方药] 普济消毒饮加减。方中炒牛蒡子、薄荷、炒僵蚕、柴胡疏风；黄芩、升麻、连翘、甘草、马勃、板蓝根有清热泻火解毒之效。临证可加赤芍、牡丹皮、生地等以加强清热凉血、散瘀止痛之力。

3. 风热湿毒壅盛
[主症] 胞肿红赤焮痛，水疱簇生或生脓疱，甚至溃破糜烂，渗出黏液，或伴胸闷纳呆，口中黏腻，饮不解渴，舌质红，苔腻，脉滑数。

[证候分析] 脾胃蕴湿，被风热蒸灼，风湿热毒上攻胞睑，以致红肿焮痛。湿毒盛而致水疱簇生，或生脓疱。邪毒化火则溃烂，渗出黏液。

[治法] 祛风除湿，泻火解毒。

[方药] 除湿汤加减。临床可加土茯苓、金银花、蒲公英、紫花地丁等，加强清热解毒之力。

（二）外治

1. **涂药**　用擦药方外擦局部，以清热解毒，除湿止痛。或敷布滑石粉或精制炉甘石粉，以除湿清热。

2. **穴位注射**　维生素B穴位注射（第4颈椎旁开5分处）。

【预防调摄】

对本病的预防，平素应注意增强体质，精神舒畅，避免过劳、睡眠不足、眼睑外伤等。发病后的护理也特别重要，尽量保持局部清洁干燥，及时清除渗液脓液，不宜用水制剂或中药煎剂直接熏洗。避免用手揉搓患部。

【转归预后】

本病包括的西医眼科病种甚多，预后各类型差异很大。如属眼睑带状疱疹，无角膜并发症者，一般做好处理，一周左右可以自愈。一旦侵及角膜则严重影响视力，预后不良。如属眼睑湿疹者，病情缠绵难愈。但若不继发感染，也不会使眼睑溃烂。护理不好，侵及结膜、角膜者，病情加重，治疗更增加困难。如属丹毒，则发展迅速，失治可使局部产生坏疽，一般预后不良。属眼皮肤炎者，失治也可化脓，或侵及睑深层而成睑脓肿。总之，无论哪一种，护理好并及时治疗，是决定预后好坏之关键。

第四节　睑弦赤烂

本病是以睑弦红赤、溃烂、刺痒为特征的眼病，俗称烂弦风、烂眼边。病名见于《银海精微》。本病常为双眼发病，病程长，病情顽固，时轻时重，缠绵难愈，相当于西医学的睑缘炎，临床分为鳞屑性、溃疡性、眦性睑缘炎3类，多由感染、屈光不正、营养不良、睡眠不足或卫生习惯不良等因素引起。

【病因病机】

（1）脾胃蕴热，复受风邪，风热合邪结于睑弦，伤津化燥而成。

（2）脾胃湿热，外受风邪，风、湿、热三邪循经上攻睑弦。

（3）心火内盛，风邪外袭，引动心火，风火上炎，灼伤睑眦。

【临床表现】

1. **自觉症状**　患眼睑弦或眦部睑弦灼热疼痛，刺痒难忍，伴有干涩羞明。

2. **眼部检查**　以病变部位、程度不同，临床有不同类型。如有睑弦部潮红刺痒，睫毛根部有糠皮样白屑，频喜揉擦者；有睑弦溃烂，生脓结痂，睫毛乱生或脱落，痛痒并作，羞明流泪，眵泪胶黏者；有红赤糜烂限于两眦，且灼热奇痒者。

【诊断依据与鉴别诊断】

（一）诊断依据

（1）自觉睑弦或眦部痒、痛、灼热不适。

（2）睑弦红赤、溃烂、脱屑或变形；睫毛成束或脱落或稀疏，甚则成秃睫。

（二）鉴别诊断

本病与风赤疮痍相鉴别（见风赤疮痍）。

【治疗】

本病病势缠绵，需坚持综合治疗才能治愈，并且宜内外兼治。

（一）辨证论治

1. 风热偏重

[主症] 睑弦红赤，睫毛根部有糠皮样脱屑，自觉灼热刺痒，干涩不适，舌红，苔薄，脉浮数。

[证候分析] 风盛则痒，风热客于睑弦不散，则灼热刺痒。风热耗伤津液，故睑弦红赤干燥而起皮屑。

[治法] 祛风止痒，凉血清热。

[方药] 银翘散加减。银翘散以疏风清热为主，临证可加赤芍清热凉血，加蝉蜕、薏仁、乌梢蛇等祛风止痒，加天花粉生津润燥，共成疏风止痒、凉血清热之剂。

2. 湿热偏重

[主症] 睑弦红赤溃烂，痛痒并作，眵泪胶黏，睫毛成束，或倒睫，睫毛脱落，舌红，苔黄腻，脉濡数。

[证候分析] 风湿热邪上攻睑弦，内热盛则红赤痒痛，湿热盛则赤痛溃烂，眵泪胶黏。眵泪黏睫则睫毛成束。睑弦溃烂，睑皮损伤，故倒睫或秃睫。

[治法] 祛风清热除湿。

[方药] 除湿汤加减。方中用荆芥、防风祛风邪；滑石、车前子、木通、茯苓除湿清热；黄芩、黄连、连翘、甘草清热解毒；枳壳、陈皮调理脾胃气机，以助化湿。临证可加金银花、蒲公英、黄柏等以助清热利湿之力。

3. 心火上炎

[主症] 眦部睑弦红赤糜烂，灼热刺痒，甚者眦部睑弦破裂出血出脓，舌尖红，苔薄，脉数。

[证候分析] 心火素盛，复受风邪引动，风火上炎，灼伤睑眦，故眦部红赤，灼热糜烂。若风火炽盛，津液受灼，还可致眦部皮肤破裂出血。

[治法] 清心泻火。

[方药] 导赤散合黄连解毒汤加减。用导赤散以清心导热下行，用黄连解毒汤以泻火解毒，合为清心泻火解毒之剂。临证若红赤较甚可加赤芍、牡丹皮以凉血退赤；痒极难忍可加地肤子、白鲜皮、菊花、防风等以祛风止痒。

（二）外治

1. 熏洗法

内服中药，药渣煎水洗眼，偏风重者，可用二圣散；偏湿重者，可用疏风散湿汤；偏热重者，可用万金膏等。煎水去渣外洗。

2. **外敷**　可用鸡蛋黄油膏或铜绿膏外擦，或选用熊胆眼液，也可选择抗生素滴眼液或眼膏。

【预防调摄】

本病有一定传染性。素有屈光不正，过用目力，眼睛疲劳，身体过劳，抵抗力低者，以及不注意眼部卫生者易患。因此，应排除诱因，增强身体素质，注意卫生以预防本病。已患病者，避免因眼痒不适而揉搓，应及早治疗，以免病情加重。

【转归预后】

随着卫生条件的改善，目前该病已非常见病。若已发病，则应积极治疗，以防产生后遗症。因本病不仅影响外貌仪容，而且痒痛之苦又可影响工作与休息，严重者，还可产生秃睫、倒睫等后遗症，给患者造成痛苦。

第五节　上胞下垂

本病是指上胞提举无力或不能自行提起，以致睑裂变窄，甚至掩盖部分或全部瞳神而影响视物的眼病。《诸病源候论·目病诸侯》称为"睢目""睑废"，单眼或双眼发病。本病相当于西医学之上睑下垂，分为先天性和后天性。先天性上睑下垂多与提上睑肌发育不良等有关；后天性上睑下垂多为重症肌无力或交感神经疾病等有关。

【病因病机】

（1）先天禀赋不足，命门火衰，脾阳不足，眼带发育不良，上胞无力提举。
（2）脾虚中气不足，阳气下陷，眼带失养，上胞无力升提。
（3）脾失健运，湿痰内生，加之风邪外袭，风痰互结，眼带受阻，升提无力。

【临床表现】

1. **自觉症状**　上睑垂下，影响视物。属先天性者，患者自幼即双眼上胞下垂，视物时需仰首皱额张口，甚至须以手提起上胞方能视物。属后天性者，双胞下垂，上午轻下午重，或休息后减轻，劳累后重，重者可伴有视一为二、身疲无力、吞咽困难、眩晕、恶心呕吐等症。

2. **眼部检查**　两眼向前平视时，上胞遮盖黑睛上缘超过2mm，或遮盖部分瞳神，可伴有睑裂变窄或扬眉张口；用手指压紧眉弓部则上胞上举困难。

3. **实验室及特殊检查**　对于重症肌无力眼睑型者用甲基硫酸新斯的明0.5g，皮下或肌内注射后15~30分钟后可见上胞下垂减轻或消失。

【诊断依据与鉴别诊断】

（一）诊断依据

（1）睁眼向前平视时，上胞遮盖黑睛上缘超过2mm，甚至遮盖瞳神。
（2）单眼上胞下垂者，患眼睑裂宽度小于健眼。

（3）双眼上胞下垂者，具有额部皮肤皱褶、眉毛高耸的特殊面容和仰头视物的特殊姿态。

（二）鉴别诊断

本病应注意鉴别先天性上胞下垂还是重症肌无力眼睑型之上睑下垂。若上睑下垂伴有斜视则应与风牵偏视相鉴别，风牵偏视以眼珠突然偏斜、视一为二、转动受限为主要特征。

【治疗】

对先天性者，目前多采用手术治疗，然而对轻症或不宜手术者，可采用中药治疗。对后天性者，除辨证用药内服外，应重视针灸疗法的应用。

（一）辨证论治

1. 命门火衰，脾阳不足

[主症] 自幼双眼上垂，无力抬举，视物时仰首举额张口，或以手提睑。

[证候分析] 命门乃五脏六腑之本，十二经脉之根，元气之所系，先天禀赋不足，命门火衰，则脏腑、经络阳气不足，脾阳不足，约束失养，睑肌无力，则胞睑垂缓难睁，是故命门火衰，导致脾阳不足，可引起上胞下垂。

[治法] 温肾健脾。

[方药] 右归饮加减。方中熟地、山药、山萸肉、枸杞子培补肾阴；肉桂、附子温肾阳，补命门之火，且助脾之阳；杜仲强肾益精，炙甘草补中益气。临证若疲乏无力、面色无华者，可加人参、白术、黄芪以增益气升阳、补精益髓之功。

2. 脾虚失运，中气不足

[主症] 上胞下垂，晨起病轻，午后加重。症重者，眼珠转动不灵，视一为二，并有周身乏力，甚至吞咽困难等，舌淡苔白，脉弱。

[证候分析]"约束"为肌肉之精，脾主肌肉，今脾虚中气不足，脾阳不升，睑肌无力故上胞下垂，眼带失养则眼球转动不灵，因脾不转输精气于四肢，故身疲乏力。咽主通利水谷，脾胃阳气虚，故吞咽无力。午后阳气衰，故症状较午前加重。舌淡、苔白、脉弱是脾虚之象。

[治法] 升阳益气。

[方药] 补中益气汤加减。方中黄芪、人参、白术、甘草益气健脾补中；当归补血，陈皮健脾行气，升麻、柴胡升阳举陷，共奏升阳益气之功。临证若神疲乏力，食欲不振者，可加山药、扁豆、砂仁以益气温中健脾。

3. 风痰阻络

[主症] 上胞下垂，眼球转动失灵，目偏视，视一为二，舌苔厚腻，脉弦滑。

[证候分析] 脾失健运，湿痰内生，风邪侵入，风痰阻络，眼带失养，弛缓不用故上胞下垂，眼球转动失灵，目偏视，视一为二；舌苔厚腻，脉弦滑乃痰浊内蕴之象。

[治法] 祛风化痰通络。

[方药] 正容汤加减。临证可加络石藤、海风藤、石菖蒲以疏风通络；若有眼珠转动失灵、目偏视者可加川芎、当归、丹参等以祛瘀通络；若头晕吐痰涎者加全蝎、竹沥以祛风化痰。

（二）针灸疗法

取穴：攒竹透睛明，鱼腰透丝竹空，太阳透瞳子髎，并配用足三里、三阴交等，每日或隔日1次，

10次为1个疗程。

（三）其他治法

1. **神经干电刺激疗法**　取眶上神经与神经刺激点（位于耳上与眼外角连线中点，即面神经的分布点），眶上神经接负极，面神经接正极。每次20分钟左右，隔日1次，10次为1个疗程，间隔5天，再行第2个疗程。

2. **手术疗法**　先天性上睑下垂，可考虑手术治疗。

【预防调护】

平时注意调养脾胃，避风邪。优生优育，做好孕期保健，减少或避免引起遗传性疾病的发生。

【转归预后】

本病两种类型皆病程漫长。先天性者，除造成视物困难及影响仪容外，其他危害不大。但后天重症肌无力引起者，病情逐渐发展，若全身症情得不到控制，严重时可危及生命。

第六节　椒　疮

本病是指睑内颗粒累累，色红而坚，状如花椒的眼病。该病名见于《证治准绳·杂病·七窍门》，《审视瑶函》描述了病症和病位："此症生于睥内，红而坚者是。有则沙擦难开，多泪而痛。"本病多双眼发病，病程长，可迁延数年或十数年，若误治失治容易产生并发症或后遗症而导致失明。椒疮曾在我国广泛流行，成为致盲性眼病的第一位，经过几十年来大规模的沙眼防治工作，目前其发病率已明显下降，并发症和后遗症也显著减少，但部分卫生医疗条件较差的地区，发病率并不低。本病的发病与环境卫生、个人卫生、生活条件等有关。本病相当于西医学的沙眼，是由沙眼衣原体引起的一种慢性传染性的结膜角膜炎。

> 🍎 **思政课堂**
>
>
>
> **沙眼病毒分离成功——致敬中国科学家**
>
>
>
> 沙眼作为严重肆虐人类健康的古老眼病，历史悠久，且在世界范围流行，曾被列为人类三大疾病之一。目前沙眼仍是全球第二位致盲性眼病，并且是感染性可预防盲的首位眼病。
>
> 20世纪初、中期，我国沙眼流行猖獗，平均患病率约为55%，农村远高于城市，致盲率约为5%。沙眼防治问题长期不能解决的主要原因就是病因不明。我国微生物学家、国内第一代病毒学家汤飞凡早在20世纪30年代就开始了沙眼病原的研究工作。面对沙眼给人类带来巨大的危害和严重的经济损失，汤飞凡决心为探讨沙眼病因再次组织力量攻克难关。1954年，汤飞凡和张晓楼协商，共同探讨沙眼病因的研究方法。1955年，汤飞凡、张晓楼等人用鸡胚培养的方法在世界上首次分离出沙眼病毒，时称"汤氏病毒（TE8）"，随后他们又分离出TE55株，作为沙眼病毒标准株在全世界范围使用。1957年由汤飞凡、张晓楼、黄元桐等署名的沙眼病毒分离成功论文在我国《微生物学报》发表后，震动了国际微生物学界和眼科学界。

明确沙眼病因是微生物学史上一个重大发现。沙眼病原体分离成功是我国基础研究和临床紧密结合，微生物学家和眼科学家密切合作取得成功的典范。汤飞凡、张晓楼等科学家以人类疾苦为本，矢志不渝地以科学的思维、渊博的专业知识，锐意进取，探索沙眼的病因，通过数百次试验，解决了一系列困难问题，最后取得成功。他们严谨求实、循序严密的科研作风和为科学献身的崇高品德，深深地教育了医学及微生物学界的年轻一代。中国科学家为医学发展做出了卓越贡献，为人类防治沙眼和衣原体病奠定了基础。沙眼病原体分离培养成功受到世界学者的崇敬和赞扬，为我国赢得了荣誉。

【病因病机】

脾胃积热，复感风热邪毒，内热与外邪相结，壅阻于胞睑，脉络受阻，气血失和，易发本病。

【临床表现】

1. **自觉症状** 睑内微痒，干涩，少量眵泪，或无明显异常感觉；病情重者睑内赤痒灼热，羞明流泪，眼眵黏稠，沙涩难睁，视物模糊。

2. **眼部检查** 初起上睑内可见红赤，脉络模糊，有少量细小色红而坚的颗粒，大小不等，融合成片，污浊不清；重者上胞睑内脉络红赤，颗粒累累，白睛混赤，赤脉下垂，黑睛星翳。日久颗粒溃破，形成白色线状、星状、网状瘢痕，甚至完全形成灰白色瘢痕。

椒疮病变过程中常见的并发症与后遗症：①倒睫拳毛：沙眼后期，睑内结瘢，瘢痕牵扯，内急外弛，睑弦内翻，拳毛触刺睛珠，羞明流泪，沙涩疼痛，甚至白睛红赤，黑睛生翳，视物昏蒙。②血翳包睛：邪毒侵及黑睛，轻者赤脉如帘，由上垂下，称为赤膜下垂；重者由黑睛四周侵入，致黑睛混赤，称为血翳包睛。睛珠涩痛，羞明流泪，视物昏蒙。③黑睛星翳：赤脉下垂者，在赤丝尽头出现星点云翳，重者可变生花翳白陷或凝脂翳。④脾肉粘轮：毒邪损及胞睑内面与白睛表层，致使睑内面与白睛粘着。牵引胞睑时，可见睑内与白睛相连；重者阻碍眼珠转动。⑤流泪症与漏睛症：邪毒侵及泪窍，使窍道受阻，泪液不得下渗则可溢于睑外。若排泪窍道邪毒煎熬，日久又可腐败成脓，变生漏睛。⑥睛珠干燥：邪毒久郁，阴液耗损，目失濡养，白睛少津，故干涩不舒，频频眨目。严重者，可干燥变厚似皮肤，黑睛干燥生翳，视物昏蒙，甚至盲不见物。⑦上胞下垂：邪毒壅盛，脉络瘀阻，胞睑肿硬变厚，致上胞重坠难举，或病变累及提睑筋肉而无力提举。

3. **实验室及特殊检查** 分泌物涂片或结膜刮片染色检查有沙眼包涵体。荧光抗体染色、酶联免疫测定等可检测到沙眼衣原体。

【诊断依据与鉴别诊断】

（一）诊断依据

（1）上睑内面红赤，脉络模糊，兼有细小颗粒，色红而坚。
（2）风轮上方可见赤膜下垂，赤脉末端生星点翳障，或见睑内瘢痕形成。

（二）鉴别诊断

本病应与粟疮鉴别（表1-6-2）。

表1-6-2　椒疮与粟疮的鉴别

病名	椒疮	粟疮	
		结膜滤泡症	滤泡性结膜炎
自觉症状	痒涩羞明，异物感	无症状或微感痒涩	眼痒，羞明，异物感
分泌物	生眵流泪	无	少量眵泪
血管	睑内血管模糊	清楚，无充血	睑内充血
乳头	增生肥大	无	无
滤泡	分布以上睑、上穹窿部为主，大小不等，排列不整齐，或融合成片，内容混浊，愈后有白色瘢痕	分布以下睑为主，大小均匀，排列整齐，界线分明，呈半透明状，愈后不留瘢痕	同结膜滤泡症
角膜血管翳	有	无	无

【治疗】

对本病的治疗，当内外兼施。轻者可局部点眼药治疗，重者则配合内治，必要时可配合手术治疗。对其并发症与后遗症，轻者可在治疗本病时兼顾之，重者则须酌情另行处理。

（一）辨证论治

1. 风热客睑

[主症] 患眼痒涩不适，羞明流泪，睑内微红，有少量红赤颗粒。

[证候分析] 痒涩不适、羞明流泪为风邪所致，睑内之红赤颗粒为风热壅滞睑络而发。因风热客睑尚轻，故睑内微红，所生颗粒较少，自觉症状亦轻。

[治法] 疏风清热。

[方药] 银翘散加减。原方疏散风热之邪，临证酌加赤芍、当归可通络消滞退赤。

2. 脾胃湿热

[主症] 眼涩痒痛，眵泪胶黏，睑内红赤，颗粒较多，病情缠绵不愈，舌红苔黄，脉濡数。

[证候分析] 脾胃湿热，复感风邪，内外合邪，上攻胞睑。风盛则涩痒，热盛则红赤而痛，湿热盛则眵泪胶黏，颗粒较多。湿邪难除，病情缠绵。舌脉皆属湿热内盛之象。

[治法] 清热祛湿，除风消滞。

[方药] 清胃散或除风清脾饮加减。前方中黄连苦寒泻火，生地、牡丹皮凉血清热，当归活血消瘀滞，升麻清热解毒，引经入阳明，全方共奏清胃凉血消瘀之效。后方中黄连、黄芩、连翘、玄参、知母清脾胃，泄热毒；元明粉、大黄通腑，泻脾胃积热；荆芥、防风疏散风邪；桔梗、陈皮理气和胃祛湿；生地配合大黄凉血活血消滞。诸药合用，具有泄热清脾、疏风散邪之效。用于本证，两方均须酌加苦参、地肤子、苍术等清热燥湿止痒药物。

3. 血热壅滞

[主症] 胞睑厚硬，睑内颗粒累累，疙瘩不平，红赤显著，眼睑重坠难开，眼内刺痛灼热，沙涩羞明，生眵流泪，黑睛赤膜下垂，舌红苔黄，脉数。

[证候分析] 脾胃热盛，热入血分，循经上攻，壅滞胞睑，则睑内红赤，颗粒累累，疙瘩不平，且胞睑厚硬而致重坠难开。热盛则灼热刺痛羞明。热瘀血分，侵犯黑睛，故见赤膜下垂，且涩痛、羞明、流泪等症加重。

[治法] 凉血散瘀。

[方药] 归芍红花散。方中当归、赤芍、红花、大黄凉血散瘀，连翘、栀子、黄芩、甘草清热解毒，

防风、白芷疏风散邪。全方共奏凉血散瘀之功。

（二）外治

1. **滴眼** 局部点黄连西瓜霜滴眼液或化铁丹滴眼液、犀黄散等眼药。或用磺胺醋酰钠、金霉素、利福平等滴眼。眼部干燥者可滴人工泪液或生理盐水。

2. **海螵蛸棒摩擦法** 若颗粒累累者，可用海螵蛸棒摩擦。将海螵蛸磨制成棒状，用黄连水煮沸消毒，取出待干备用。术眼先滴1%地卡因液作表面麻醉，后用生理盐水冲洗结膜囊。术者以左手翻开上、下睑，充分暴露穹窿部。右手持制海螵蛸棒，以轻快手法上下左右来回多次摩擦睑内面颗粒密集处约1分钟，至见点状渗血为宜。摩擦后，用生理盐水冲洗，并涂抗生素眼膏。一般间隔5天治疗一次。根据病情，可多次重复进行。操作时应注意消毒，用力不可太重，且不可损伤黑睛。病变严重而且广泛时，可分期分段进行摩擦。

【预防调摄】

（1）大力开展卫生宣传教育，把本病的危害性、传染途径、诊断与治疗方法，向群众宣传，进行群众性的普查与防治。

（2）改善环境卫生和个人卫生，提倡一人一巾，提倡流水洗脸。患者的洗脸用具要与健康人分开使用，尤其是服务性行业的洗脸用具，必须严格消毒后使用，以免引起交叉感染。

【转归预后】

一般轻度沙眼自觉症状不严重，易被忽视，但若长期失治，病情逐渐发展时，其产生的并发症与后遗症都会造成严重后果。因此，对该病的防治工作不容忽视。

附：沙眼的病因、诊断

沙眼是由沙眼衣原体引起的传染性眼病。此病原体在1955年由我国首先分离培养成功，解决了长期悬而未解的沙眼病因问题。这种沙眼衣原体不耐高温，在70℃温度下，可在1分钟内被杀死。75%乙醇、0.1%福尔马林、0.1%石碳酸等皆可迅速杀灭它，而紫外线、肥皂液却无作用。药物方面，磺胺醋酰钠有一定抑制作用。抗生素中，除链霉素、新霉素等外，其他大多数品种都有不同程度的抑制作用。

诊断要点如下。

（1）上睑结膜及上穹窿部有乳头增生肥厚。

（2）在放大镜或裂隙灯下检查可见早期角膜上缘血管翳。

（3）上穹窿和上睑结膜出现条状或网状瘢痕。

（4）睑结膜上皮细胞刮片发现包涵体，鸡胚或组织培养分离出衣原体。

目标检测

答案解析

单项选择题

1. 胞睑疾病所引起的因素多为（   ）

A. 肺与大肠功能失调   B. 脾与胃功能失调   C. 肝与胆功能失调

    D．心与小肠功能失调   E．肾与膀胱功能失调

2．针眼初起，胞睑肿胀，痒甚，微红，局部可扪及硬结，有压痛，舌苔薄黄，脉浮数。内治法宜（　　）

    A．清热解毒，消肿止痛   B．健脾益气，扶正祛邪   C．清热化痰，消肿散结

    D．疏风清热，消肿散结   E．以上都不是

3．针眼与胞生痰核的鉴别要点是（　　）

    A．发生时间不同   B．有无红肿压痛   C．局部是否肿胀

    D．睑弦有无赤烂   E．以上均不对

4．针眼的治疗，原则上对未成脓者，应该（　　）

    A．退赤消肿，促其消散   B．切开排脓，促其早愈   C．清肝利胆，退翳明目

    D．健脾益气，利湿消肿   E．祛风清热，利水渗湿

5．针眼初起，胞睑肿胀，痒甚，微红，局部可扪及硬结，伴压痛，舌苔薄黄，脉浮数。内治宜（　　）

    A．清热解毒，消肿止痛   B．健脾益气，扶正祛邪   C．清热化痰，消肿散结

    D．疏风清热，消肿散结   E．以上都不是

6．胞生痰核，痰热蕴结证的主方是（　　）

    A．化坚二陈汤   B．清胃汤   C．除湿汤   D．龙胆泻肝汤   E．除风清脾饮

7．风赤疮痍之风湿热毒证的内治法是（　　）

    A．清热除湿，散邪退翳   B．祛风除湿，泻火解毒   C．清热解毒，疏风散邪

    D．除风清脾   E．清热除湿，祛风止痒

8．湿热偏重型的睑弦赤烂，其治疗常用方剂是（　　）

    A．除湿汤   B．导赤散   C．三仁汤   D．黄连解毒汤   E．银翘散

9．睑内颗粒累累，色红而坚，状如花椒的眼病是（　　）

    A．针眼   B．胞生痰核   C．椒疮   D．上胞下垂   E．风赤疮痍

10．上胞下垂晨轻暮重，伴神疲乏力、吞咽困难，舌淡，苔白，脉弱，其证型及治疗为（　　）

    A．先天不足，治宜固肾健脾，方用右归饮

    B．肝肾两虚，治宜补益肝肾，方用六味地黄汤

    C．风痰阻络，治宜化痰通络，方用正容汤

    D．脾虚气弱，治宜升阳益气，方用补中益气汤

    E．肝气郁结，治宜疏肝解郁，方用丹栀逍遥散

（迟立萍）

书网融合……

知识回顾   微课1   微课2   微课3

微课4   微课5   微课6   习题

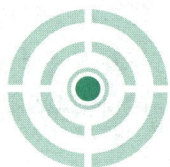

第七章 | 两眦疾病

学习目标

知识要求：

1. 掌握流泪症和漏睛的病因病机、临床表现、诊断依据与鉴别、辨证论治、外治等。

2. 熟悉漏睛疮的特点、诊断依据和外治。

3. 了解各病的预防调摄、转归预后。

技能要求：

1. 掌握点滴眼液法、点眼药膏法及泪道冲洗法等操作与注意事项。

2. 学会应用中医临床思维，解决眼科临床常见问题。

　　两眦即大、小二眦，为上、下胞睑的内外侧联合处，大眦又名内眦，小眦又名外眦、锐眦。两眦内应于心，属五轮中的血轮。由于心与小肠相表里，故两眦疾病常与心和小肠的病机有关，属常见的外障眼病，一般不影响视力。

　　心主火，主血脉，心火上炎则血脉逆行，经络壅滞，郁于眦部，故表现两眦红赤刺痛，眵黏干结；心移热于小肠，可兼小溲黄赤；如心阴不足，虚火上炎，可表现眦部微赤，痒涩不舒，虚烦失眠。由于两眦暴露于外，故外邪火毒亦常搏结于此而病红赤痒痛，或迎风赤烂。如内有心火，内外合邪则病情加重。

　　上、下睑弦紧靠内眦处，各有一泪窍，为排泄泪液的孔窍，故有关泪液泪窍方面的疾病，也归入两眦疾病的范畴。泪为肝液，故冷泪长流多与肝血不足或肝肾亏虚有关。

　　在治疗方面，如属外邪火毒者，当以辛凉疏解，邪毒自平；如为心火内炽，灼津耗液，当以苦寒泻心，则内火自消；如属心经虚火，当滋阴降火，阴液足则虚火降；如心脾、心肺、肝肾同病，则可根据局部与整体辨证，灵活掌握补泻治法。此外，两眦疾病还要结合点眼、洗眼等外治法，内外合治，易于奏效。

第一节　流泪症

　　流泪症是泪液不循常道而溢出睑弦的眼病。有冷泪和热泪之分。热泪是泪出有热感，多由外伤、暴风客热、天行赤眼、黑睛生翳等引起，参见各疾病。冷泪是泪液清稀，经常外溢，泪无热感及目无赤痛的眼病，为本节讨论范围。在历代文献中，有目风泪出、目泪出不止（《诸病源候论》），充风泪出、迎风洒泪症（《银海精微》）等论述。冷泪症与西医学的泪点位置异常、泪道阻塞或排泄功能不全引起的泪溢症相类似。多见于老年人。

【病因病机】

（1）肝血不足，泪窍不密，风邪外引而致迎风泪出。

（2）气血不足，或肝肾两虚，不能约束其液，而致冷泪常流。

【临床表现】

1. **自觉症状**　患眼无红、赤、肿、痛，不分春夏秋冬、无风有风，不时泪下；或迎风流泪无风则止，或在冬季、初春寒风刺激时加重。

2. **眼部检查**　内眦下方皮肤潮湿，或泪窍外翻，按压睛明穴下方无黏液溢出。

3. **实验室及特殊检查**　泪道冲洗显示泪道通畅，或不通，或不畅，但无黏液自泪窍溢出。X线造影可显示泪道阻塞部位及程度。

【诊断依据与鉴别诊断】

（一）诊断依据

（1）流泪。

（2）冲洗泪道时泪道畅通或狭窄，或有阻塞，但无黏液溢出。

（二）鉴别诊断

本病应与漏睛鉴别。流泪症以手指按压或冲洗泪道内眦部无黏液或脓液流出，而漏睛在按压或冲洗泪道时有黏液或脓液自泪窍溢出。

【治疗】

对于泪道通畅或不畅者可应用药物及针灸治疗；泪道不通者应选择手术治疗。

（一）辨证论治

1. 肝血不足，复感外邪

[主症] 患眼无赤痛，迎风流泪，兼头晕目眩，面色少华，脉细无力。

[证候分析] 肝开窍于目，肝血不足，泪窍虚损，感受风邪，故迎风泪出。肝血不足故头晕，面色少华。脉细无力属里虚之候。

[治法] 养血祛风。

[方药] 四物汤加防风、白芷、羌活。四物汤乃养血主方，防风、白芷、羌活能祛风止泪。临证流泪迎风更甚者可加白薇、菊花、石榴皮以祛风止泪。本证也可用止泪补肝散或枸杞子酒（枸杞子泡酒）治疗。

2. 气血不足，收摄失司

[主症] 患眼不红不痛，流泪频频，泪水清冷稀薄，兼面色少华，神疲体倦，健忘怔忡，舌淡苔薄，脉细弱。

[证候分析] 津液通于目者为泪，脏腑虚弱，气血不足，则不能收摄其液，故眼泪频下。脏虚无火，故泪液清冷稀薄。脾虚不运，生化乏源，气血衰少，故出现神疲倦怠，面色少华，舌淡苔薄，脉细弱。心血不足，不能养心，心神不宁，故出现健忘、怔忡。

[治法] 益气养血，收摄止泪。

[方药] 八珍汤加减。八珍汤由四君子汤与四物汤组成。四君子汤中党参、白术、茯苓、甘草补气健脾；四物汤中熟地、白芍、当归、川芎补血活血。二者合用为气血双补良方。临证若迎风泪多者，加防风、白芷以祛风止泪，则能扶正祛邪，收标本同治之功。如冬月泪多，有畏寒、肢冷、苔白腻者，酌加细辛、桂枝，以温经祛寒。

3. 肝肾两虚，约束无权

[主症] 眼泪常流，拭之又生，清冷而稀薄，兼头昏耳鸣，腰膝酸软，脉细弱。

[证候分析] 泪为肝液，肾主五液，肝肾不足，泪失约束，自然流出，平素头昏耳鸣，腰膝酸软，属肝肾不足之象。

[治法] 养肝益肾，固摄止泪。

[方药] 左归饮加减。方中熟地滋补肝肾，养血益精，为左归饮之主药；山萸肉、枸杞子助主药补肝肾，山药补脾肾，茯苓健脾渗湿，甘草调和诸药。临证肾阳虚者，可加巴戟天、肉苁蓉、桑螵蛸，以加强补阳作用；迎风尤甚者，加防风、白芷祛风止泪。

（二）外治

1. 滴眼药　点用八宝眼药或红眼药，或用止泪散点眼。

2. 手术疗法　对于泪道高度狭窄或阻塞者，可先行泪道探查术，注意不可造成假道。仍不通者，可根据具体情况，考虑手术治疗，如泪道扩张术、泪小管吻合术和泪囊鼻腔吻合术等。

（三）针灸疗法

泪窍未受阻而冷泪者，用针刺疗法效果甚佳。方法是取同侧睛明穴，进针5~8分深，轻度捻转，以出现酸麻胀感为度，留针10~15分钟。每日或隔日1次，如泪液较多，可将针用火烧热，待温后再针。

【预防调摄】

（1）增强体质，按摩眼部，改善流泪症状。

（2）户外工作时，佩戴防护眼镜，减少风沙对泪道的刺激。

【转归预后】

流泪症患者长期流泪浸渍下睑，皮肤可出现湿疮；反复揉擦泪液可导致睑外翻，加重流泪。

第二节　漏睛和漏睛疮

漏睛和漏睛疮都是邪热侵入泪窍的疾病，但二者发病有缓急、临床表现不同，辨证论治也不相同，故分别加以论述。

📖 **知识拓展**

KTP倍频激光在泪道疾病中的应用

泪道阻塞引起的溢泪症是一种常见的眼病，患者无论在室内或室外，无论春夏秋冬，总是泪眼汪汪。由于不断擦泪，导致下眼睑皮肤粗糙、糜烂、疼痛，甚至外翻，非常痛苦。

对泪道阻塞常规治疗方法有泪道冲洗、扩张、穿线或手术，但均存在不同程度的弊端。非手术方法简便，但效果差，如泪道探通虽可使泪道扩张，但对阻塞部位仅为穿破而非穿通，且损伤正常黏膜组织，形成瘢痕，加重阻塞。手术治疗，如鼻腔泪囊吻合术效果肯定，但手术复杂，组织损伤大，改道后的鼻腔引流不符合人体的生理要求，且颜面留有瘢痕。泪道插管术则义管不易固定，常有滑脱感，并长期刺激黏膜产生炎性增生，或再度阻塞。随着激光技术在眼科领域的不断深入与完善，近年来已逐步将激光技术引入到泪道疾病的治疗，使过去无法治疗和常规治疗难以治愈的泪道阻塞得以成功治疗。

KTP激光是近年来开展的一项新技术，通过光导纤维将倍频绿激光传输进入"缝隙"组织，利用激光对组织的汽化作用，快速而有效地去除、疏通病变组织。KTP倍频激光泪道阻塞治疗技术是目前国内外全新的、也是最有效的治疗方法，其汽化明显，对周围组织热损伤小，时间短，不出血，不住院，不开刀，不需在泪道内留置支撑物，是理想的泪道重造门诊手术。

目前激光泪道成形术的主要适应证有泪小管及泪总管阻塞、泪管阻塞及慢性泪囊炎、泪囊鼻腔吻合术失败的病例、生理性骨性鼻泪管阻塞。对于泪小点闭塞、化学性泪道灼伤、严重沙眼继发泪道阻塞、眼眶外伤骨结构基本正常的鼻泪管阻塞、泪囊较小的鼻泪管阻塞、新生儿鼻泪管堵塞等情况也可以选择应用。

漏　睛

本病是指以大眦部常有涎水或脓汁自泪窍外漏为特征的眼病，又名目脓漏（《诸病源候论·目病诸候》）、漏睛脓出外障（《秘传眼科龙木论》）。本病是一种常见病，成人或老年人最多，青年及儿童则较少，女性多于男性；有一眼独病者，也有两眼俱病者，但以一眼独病为多；多为椒疮的常见合并症之一，并有可能演变为漏睛疮。另外，邪毒长期伏于内眦，脓汁不尽，若行眼部手术或目珠外伤，尤其黑睛破损，邪毒乘隙而入，可继发凝脂翳、黄液上冲等严重变证。漏睛相当于西医学之慢性泪囊炎，多由鼻泪管狭窄或堵塞，继发细菌感染所致。

【病因病机】

（1）外感风热，停留泪窍，泪道不畅，泪液受灼，使变稠浊，满溢而出。

（2）心经伏火，脾蕴湿热，流注经络，上攻泪窍，热伏日久，积聚成脓，浸渍于大眦之间。

【临床表现】

1. 自觉症状　患眼隐涩不适，无痛感，不时流泪，拭之又生；内眦部常有黏液或脓液自泪窍溢出。

2. 眼部检查　内眦部皮色如常，内眦部白睛微红；或可见睛明穴下方微突，触之柔软，手指按压则有黏液或脓液溢出。

3. **实验室及特殊检查**　冲洗泪道可见泪道不通，有黏液或脓液自泪窍反流溢出。

【诊断依据与鉴别诊断】

（一）诊断依据

（1）除流泪外，大眦角常有黏液或脓液积聚。
（2）按压睛明穴下方部位，可见黏液或脓汁自泪窍溢出。
（3）冲洗泪道，有黏液或脓液反流。

（二）鉴别诊断

本病常表现为流泪，故应与流泪症相鉴别（见流泪症）。

【治疗】

本病为邪深久伏所致的顽固眼病，辨证主要是以局部症状为主，结合参考全身情况。同时要重视用滴眼剂、泪道冲洗等外治法。对日久不愈者，可考虑手术治疗。

（一）辨证论治

1. 风热停留

[主症]　大眦头皮色如常，或睛明穴下方稍显隆起，按之不痛，但见有少量浊黏泪液自泪窍溢出，或按之而出。自觉隐涩不舒，时而泪出，或时觉有涎水粘睛。舌尖红，苔薄白，脉浮数。

[证候分析]　脏腑津液上注于目而为泪。外感风热伏于大眦，泪液受灼，渐变稠浊，积久而满，故见睛明穴下方稍显隆起，浊液自泪窍沁沁而出。泪窍闭塞，故常自泪流。稠浊黏液外溢，泪自常流，目窍不洁，故时觉涎水粘睛，隐涩不舒。内热不盛，故大眦皮色如常，按之不痛。

[治法]　疏风清热。

[方药]　白薇丸加蒲公英。方中防风、羌活、白蒺藜祛风散邪；白薇、蒲公英清热解毒；石榴皮收敛止泪。全方祛风清热，但清热之力较弱。临证若热势偏盛，可加入金银花、连翘；如眦部稍有隆起，压之不痛，头昏眼花，腰膝酸软者，为肝肾不足之象，可加菊花、枸杞子、补骨脂等。

2. 心脾湿热

[主症]　大眦头微红，黏稠脓液常自泪窍溢出，浸渍睑眦，拭之又生，尿赤，舌红，苔黄腻，脉濡数。

[证候分析]　大眦属心，胞睑属脾。今心有伏火，脾有湿热，流注经络，上攻睑眦，故大眦头微红，闭塞泪窍，积聚成脓，满溢而出，故黏稠脓液常自泪窍流出，浸渍睑眦，拭之又生。心火移热于小肠，脾经湿热上蒸，故尿赤，舌红，苔黄腻，脉濡数。

[治法]　清心利湿。

[方药]　竹叶泻经汤加减。方中竹叶、黄连清心火，大黄、栀子、黄芩、升麻清脾泄热，泽泻、车前子助竹叶清热利湿，茯苓、甘草配升麻理脾渗湿，用柴胡、决明子以加强清火之力，羌活能除膀胱经之风湿，赤芍祛瘀滞，全方总以泻积热、祛湿滞为主。临证如脓多黏稠，则可去羌活，选加天花粉、漏芦、乳香、没药，以加强清热排脓、祛瘀消滞的作用。大便不硬，实热不盛者，亦可用蜜剂解毒丸缓调之。

（二）外治

1. 滴眼药　外用八宝眼药点眼，每日3次。

2. 泪道冲洗或探通　用黄连水或抗生素类药液冲洗泪道，每日1次，以清热排脓。经泪道冲洗和药物治疗，脓性分泌物已消失一段时间后，可试行泪道探通术，探通时必须小心，力戒粗暴，以防损伤泪窍，形成假道，若探通数次无效者，即不必继续。

3. 手术　久治不愈者可考虑手术，根据情况选用泪囊摘除术、泪囊鼻腔吻合术或泪小管手术等。

（三）针灸疗法

针刺少泽、迎香、临泣、后溪、阳谷等穴位，每天或隔天1次。

【预防调摄】

（1）对椒疮重症、鼻齇或流泪症患者，应及时治疗，防止并发漏睛。

（2）凡施行眼部手术前，均应排除本病，以免威胁目珠安全。若患有本病者，须经治疗后，方可手术。

（3）本病治疗时间较长，必须坚持经常用药。

（4）忌食辛辣炙煿等食物，以防脾胃积热，转发漏睛疮。

【转归预后】

漏睛病程长，经合理治疗可以彻底痊愈。若邪毒蕴伏，内眦脓液不尽，遇有目珠外伤，或内眼手术，尤其黑睛破损时，则邪毒乘虚而入，可发生漏睛疮、凝脂翳、黄液上冲等严重病症，故药物治疗效果不佳时应行手术治疗。

漏睛疮

漏睛疮是以大眦睛明穴下方突发赤肿疼痛高起，继之溃破出脓为特征的眼病。病名最早见于《圣济总录》，《医宗金鉴》对本病有较为全面的论述。本病中年女性多见，多单眼发病，可由漏睛转化而来，也可突然发生。本病相当于西医学之急性泪囊炎，为细菌穿过泪囊壁而引起泪囊及其周围组织的急性化脓性炎症。

【病因病机】

（1）心经蕴热，或素有漏睛，热毒内蕴，复为风邪所袭，引动内火，内外合邪，壅塞络脉，风热搏结于内眦，酿脓成疮。

（2）素嗜辛辣炙煿，心脾热毒壅盛，循经上攻泪窍，致气血凝滞，营卫不和，经络阻塞，结聚成疮，热胜肉腐，肉腐为脓为疮。

（3）素体虚弱，气血不足，营卫失调，正气祛邪无力，生疮流脓，日久不愈。

【临床表现】

1. 自觉症状　内眦睛明穴下方突发红肿热痛，热泪频流。重者可有恶寒发热、头痛等症状。

2. 眼部检查　内眦睛明穴下方皮肤红肿高起，肿核隆起渐大，焮痛拒按，重者连及患侧鼻梁及面颊皆现红肿，胞睑亦红肿难开，或兼寒热头痛，泪道冲洗不通。脓成则疮形局限。溃后脓汁流出，红肿消退。亦常见疮口难收，脓汁常流而成漏者。部分患者耳前及颌下可触及肿核，并有压痛。

3. 实验室及特殊检查　血常规检查可见白细胞总数及中性粒细胞比例升高。

【诊断依据与鉴别诊断】

（一）诊断依据

（1）发病较急，有漏睛病史。

（2）睛明穴下方皮肤红肿高起，疼痛剧烈，数日后红肿局限，局部破溃脓出，病情缓解，也可形成漏管久不收口。

（二）鉴别诊断

本病红肿热痛皆具而又波及胞睑时，常易与胞睑疾病，如生于大眦附近的针眼及胞肿如桃相混淆。其主要鉴别点在于漏睛疮时同侧泪道冲洗不通，而其他疾患一般通畅无阻；漏睛疮红肿压痛的部位中心是在目内眦睛明穴下方而非胞睑之上。

【治疗】

本病起病急骤，来势较猛，必须及时防治。原则上未成脓时宜内治，以消散为主。如已成脓，则配合外治，及时切开排脓。成漏者则宜手术切除为宜。一般初发不甚坚硬而速溃者易治，成漏者难敛；若溃后排出黏白或黄白色脓汁者为顺，流青黑腥秽脓水者为逆。

（一）辨证论治

1. 风热上攻

[主症] 患处红肿疼痛高起，泪多，头痛，恶寒发热，苔薄黄，脉浮数。

[证候分析] 风热相搏，客于泪窍，气血凝滞，络脉失和，故红肿疼痛高起。泪窍闭塞故泪多。风热袭表，营卫不和，故恶寒发热，苔薄黄，脉浮而数。

[治法] 疏风清热，消肿散结。

[方药] 驱风散热饮子加黄连，去大黄。方中连翘、黄连、山栀清心泄热，羌活、薄荷、防风、牛蒡子疏风散邪，当归和血明目，川芎、赤芍通络消滞，甘草调和诸药。临证大便通畅者可去大黄，加黄连。

2. 热毒炽盛

[主症] 患处红肿高起，坚硬拒按，疼痛难忍，红肿漫及面颊胞睑，身热心烦，口渴思饮，大便燥结，舌质红，苔黄燥，脉洪数。

[证候分析] 大眦属心，面颊胞睑属阳明。心脾热毒上攻，故该处红肿热痛。热毒蕴结，瘀塞络脉，气血不行，故坚硬拒按。阳明热盛，心火内扰，故身热心烦。消灼津液，故口渴思饮。大便燥结，舌质红，苔黄燥，脉洪数，更是一派火热炽盛之势。

[治法] 清热解毒，消疮散结。

[方药] 黄连解毒汤加减。原方中黄连、黄芩、黄柏、栀子苦寒清热。临证可加金银花、蒲公英清热解毒，大黄通腑泄热，穿山甲、皂角刺通络祛瘀，消肿止痛，增强清热毒、消疮肿的作用。

3. 正虚邪留

[主症] 患处时有小发作，微红微肿，稍有压痛，但不溃破，或溃后漏口难敛，脓汁少而不绝，面色白，神疲乏力，舌淡苔薄，脉弱无力。

[证候分析] 热毒上攻，闭塞泪窍，气血壅滞，结聚成疮，久延不愈，损伤气血，邪毒留恋，稍食辛辣炙煿，则常有小发作，微红微肿，稍有压痛。正虚不能托邪外出，故不易溃破，溃后漏口难敛，脓

汁少而不绝。气血两亏，不能荣润肌肤，故面色白，神疲乏力，舌质淡，苔薄，脉弱无力。

[治法] 托里排毒。

[方药] 千金托里散加减。方中党参、黄芪、茯苓、甘草、当归、芍药等补气养血，金银花、连翘、黄芩、竹叶、龙胆草、防风清热祛风，桔梗、白芷合当归、川芎和血排脓，麦冬养阴。全方补而不腻，有扶正祛邪之功。

（二）外治

（1）未成脓者，可用紫金锭调和外敷，或选用新鲜芙蓉叶、野菊花、马齿苋、白花蛇舌草等一二味洗净捣烂外敷，以清热解毒，促其消散。亦可用湿热敷。

（2）已成脓者，应切开排脓，并放置引流条。亦可掺用九一丹药捻。每日换药，待脓尽，除去引流条，使切口愈合。

（3）若已成漏者，可考虑手术治疗，如泪囊摘除并切除瘘管等。

【预防调摄】

（1）忌食辛辣炙煿之类刺激性食物，以防引发漏睛疮或使其急性发作。

（2）本病发病迅猛，应及早治疗以求消散，以免溃后成漏，终不免手术，失去排泪功能，而终身溢泪。

（3）病处危险三角区，急性发作时不可挤压患处，以免脓毒扩散，造成走黄，毒陷心包而成危证。

【转归预后】

漏睛疮未化脓者经治疗可彻底痊愈而不留瘢痕；若溃脓后引流不畅则可形成漏管，不时有脓液排出；若漏管外口暂时封闭则可暂时愈合；若经手术彻底切除病灶也可痊愈，但留有面部瘢痕，伴终身流泪。

目标检测

答案解析

单项选择题

1. 两眦疾病的发生与下列关系最密切的是（　　）

    A. 脾与胃功能失调　　　　　　B. 肺与大肠功能失调　　　　　　C. 肝与胆功能失调

    D. 心与小肠功能失调　　　　　E. 肾与膀胱功能失调

2. 泪液不循常道而溢出睑弦的眼病是（　　）

    A. 流泪症　　　　B. 漏睛　　　　C. 睑弦赤烂　　　　D. 针眼　　　　E. 上胞下垂

3. 治疗流泪症，属肝血不足、复感外邪型的代表方剂是（　　）

    A. 四物汤加防风、白芷、羌活　　　　B. 八珍汤　　　　　　C. 左归饮

    D. 龙胆泻肝汤　　　　E. 补中益气汤

4. 治疗气血不足、收摄失司型流泪症的代表方剂是（　　）

    A. 四物汤加防风、白芷、羌活　　　　B. 八珍汤　　　　　　C. 左归饮

    D. 龙胆泻肝汤　　　　E. 补中益气汤

5. 流泪症，属肝肾两虚约束无权型的代表方剂是（　　）

　　A. 四物汤加防风、白芷、羌活　　　B. 八珍汤　　　　　　　　C. 左归饮

　　D. 龙胆泻肝汤　　　　　　E. 补中益气汤

6. 临床以大眦部常有涎水或脓汁自泪窍外漏为特征的眼病是（　　）

　　A. 流泪症　　　　B. 漏睛　　　　C. 睑弦赤烂　　　D. 针眼　　　　E. 上胞下垂

7. 治疗心脾湿热型漏睛的方剂是（　　）

　　A. 白薇丸　　　　B. 竹叶泻经汤　　　C. 龙胆泻肝汤　　　D. 黄连解毒汤　　　E. 五味消毒饮

8. 治疗风热停留型漏睛的方剂是（　　）

　　A. 白薇丸　　　　B. 竹叶泻经汤　　　C. 龙胆泻肝汤　　　D. 黄连解毒汤　　　E. 五味消毒饮

9. 眼科疾病内眼术前均应排除或彻底治疗的眼病是（　　）

　　A. 针眼　　　　B. 上胞下垂　　　C. 漏睛　　　D. 流泪症　　　E. 睑弦赤烂

10. 流泪症与漏睛的主要鉴别点是（　　）

　　A. 流泪　　　　　　　　　　B. 眼痛

　　C. 冲洗泪道泪道不通　　　　D. 鼻泪管狭窄

　　E. 按压内眦部或冲洗泪道有黏液或脓液溢出

（迟立萍）

书网融合……

| 知识回顾 | 微课1 | 微课2 | 习题 |

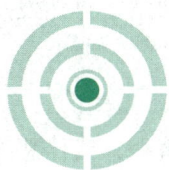

PPT

学习目标

知识要求：

1. 掌握暴风客热、天行赤眼和白涩症的概念、病变部位及病因病机、临床表现、诊断依据、辨证论治内容。

2. 熟悉金疳的临床表现、诊断依据、辨证论治内容。

3. 了解金疳的病因病机。

技能要求：

1. 能根据所学知识正确诊断暴风客热、天行赤眼、金疳和白涩症等白睛疾病。

2. 能运用所学知识对暴风客热、天行赤眼、金疳和白涩症进行正确辨证施治。

白睛又称白眼、白仁和白珠，为眼珠的最外层，其表层光滑透明，赤脉丰富，相当于西医学的球结膜；其里层色白而坚韧，相当于西医学的前部巩膜。白睛疾病包括了西医学部分结膜疾病和巩膜疾病。

白睛属五轮学说中的气轮，内应于肺，肺与大肠相表里，故其发病多与肺和大肠相关。肺主气，宜宣发肃降；大肠主传导，宜通畅。若肺失治节，不能宣发肃降，则气血滞涩，轻者白睛红赤肿胀，重者白睛溢血、白睛青紫及结节高隆。肺主皮毛，外邪侵袭，首先犯肺，使其宣降失职，亦可致白睛发病。若大肠结热，便秘不通，上犯肺经，可致白睛患病。故白睛患病，首当宣肺解表，调其治节，或泻肺通腑。

白睛疾病属常见多发的外障眼病，大多起病急，发展快，主要表现为患眼眼痒，或干涩不适，或流泪生眵，白睛红赤肿胀，可见小疱样、结节状隆起或膜状物等。若迁延失治或治疗不当，可累及黑睛和瞳神，使病情增剧，故白睛疾病应及时治疗。

白睛疾病的治疗应局部与全身治疗相结合。局部治疗白天以滴用眼液为主，晚上睡觉前涂用相应眼膏。全身治疗，实证多采用疏风清热、清热凉血、泻火通腑、祛湿止痒等，虚证多采用润燥清热、滋养肺阴等。

对具有传染性的白睛疾病，如暴风客热、天行赤眼等，除积极治疗外，还应注重预防，避免传播。

第一节　暴风客热

暴风客热是指外感风热而突发的以胞睑红肿、白睛红赤、痛痒交作、眵多黏稠为主要临床特征的传染性外障眼病，俗称暴发火眼、红眼病。在《龙树菩萨眼论》称为暴风，在《秘传眼科龙木论》称为暴风客热外障，在《证治准绳》中称为暴风客热，暴风客热病名沿用至今。本病好发于春秋季节，可散发感染，亦可流行于学校、工厂等集体生活场所。起病急，潜伏期1~3天，两眼同时或先后发病。发病3~4天病情达到高峰，以后逐渐减轻，病程在3周以内，预后良好。

本病类似于西医学的急性或亚急性细菌性结膜炎。

【病因病机】

风热毒邪直犯白睛，或风热之邪外袭，客于素有肺经蕴热之人，风热相搏，上攻白睛，猝然发病。

【临床表现】

1. **自觉症状**　突然发病，患眼痒痛交作，灼热流泪，初起无眵或眵少，渐眵多黄稠，或伴恶寒发热、头疼鼻塞、口苦口干、尿黄便秘等全身症状。

2. **眼部检查**　胞睑肿胀，白睛红赤，轻者血丝呈网状，以白睛四周显著，重者一片深红，甚至肿胀高起，或胞睑内表面有灰白色膜样物覆盖，易拭去，或因失于调治，病情迁延，并发黑睛星翳，甚至发生黑睛溃陷。

3. **实验室及特殊检查**　眼部分泌物涂片及细菌培养可发现病原菌；结膜上皮刮片可见多形核白细胞增多。

【诊断依据】

（1）双眼先后或同时突然发病，邻里相传，易于流行。

（2）患眼沙涩灼热，羞明流泪，眵多黄稠，甚者灼痛。

（3）胞睑肿胀，白睛红赤，轻者血丝呈网状，以白睛四周显著，重者一片深红。

【治疗】

本病治疗以祛风清热为基本治法，内外兼治。局部点清热解毒眼液或抗生素眼液。

（一）辨证论治

1. 风热外袭

[主症]白睛骤然红赤，碜涩疼痛，羞明泪热，眵多黏稠，胞睑肿胀，或伴头疼，恶风，鼻塞，舌质红，苔薄白或薄黄，脉浮数。

[证候分析]外感风热易伤肺经，肺受风热，气滞血瘀，则白睛红赤，碜涩疼痛，眵多黏稠，胞睑肿胀。肺热袭肝经，则羞明泪热。肺受风热，卫气被郁，故头痛发热，恶风。肺开窍于鼻，故鼻塞。舌质红，苔薄白或薄黄，脉浮数，均为风热在表而未入里之征。

[治法]疏风清热。

[方药] 桑菊饮或银翘散加减。桑菊饮为辛凉解表轻剂，用于白睛红赤不甚并兼咳嗽的患者，方中桑叶、菊花、薄荷发散风热，连翘清热解毒，杏仁、桔梗调理肺气，芦根清热生津，甘草调和诸药。银翘散解表及清热作用强于桑菊饮，适用于白睛红赤较重者。方中金银花、连翘清热解毒，消肿散结，竹叶、芦根、甘草以助清热，薄荷、淡豆豉、荆芥、桔梗、牛蒡子疏风解表。若眵多黄稠，口苦，心烦者，加黄芩、栀子，以清上焦之热；若白睛深红呈点或片状，加野菊花、蒲公英、生地、赤芍、红花以清热解毒，凉血散血，退赤明目。

2. 风热并重，表里俱实

[主症] 白睛红赤肿胀，碜涩疼痛，羞明泪热，眵多黄稠，胞睑红肿。全身兼见头痛鼻塞，恶寒发热，便秘尿赤，心烦口渴，舌红苔黄，脉数有力等。

[证候分析] 风热外袭壅盛于表，则见白睛红赤肿胀，碜涩疼痛，羞明泪热，眵多黄稠，胞睑红肿，头痛鼻塞，恶寒发热；热盛于里，则见便秘尿赤，心烦口渴，舌红苔黄；脉数有力则为正盛邪实之象。

[治法] 疏风清热，表里双解。

[方药] 防风通圣散加减。方中麻黄、防风、荆芥、薄荷疏风解表，大黄、芒硝、滑石、甘草通二便，泻里热；黄芩、栀子、连翘、石膏、桔梗清热泻火，当归、川芎、白芍、白术活血理脾，使全方祛风不伤表，泄热不损里，收到表里双解之功。

（二）外治

1. 点眼液 0.5%熊胆滴眼液、10%~15%千里光滴眼液、黄连西瓜霜滴眼液或抗生素滴眼液点眼，每天4~6次。

2. 涂眼膏 胆汁二连膏或抗生素眼膏，每晚睡前涂用。

3. 洗眼 1%双黄连液、3%硼酸溶液或0.9%生理盐水冲洗患眼，每天2次，洗眼时注意保护健眼。

（三）针灸疗法

1. 针刺法 可选合谷、曲池、攒竹、丝竹空、瞳子髎等。

2. 放血法 可选眉弓、眉尖、耳尖、太阳等穴，三棱针点刺放血，泄热止痛消肿。

【预防调摄】

（1）养成良好卫生习惯，不用脏手或不洁手帕擦眼，应做到一人一巾。

（2）若感染患病，对患者的手帕、毛巾、脸盆等生活用品及使用过的眼液和眼膏，应避免接触，其用具要严格消毒。

（3）严禁包扎患眼，以保证分泌物引流通畅。

（4）注意保护健眼，防止患眼分泌物及眼液、眼膏进入健眼。

（5）医生在诊疗前后要洗手消毒，以防交叉感染。

（6）对急性期患者应消毒隔离，防止传染流行。

（7）患者饮食宜清淡而富有营养，忌食辛辣、炙煿、肥甘之品和吸烟饮酒。

【转归预后】

本病一般预后良好。只要治疗及时，一般无并发症和后遗症。

第二节 天行赤眼

天行赤眼是指感受疫疠之气，白睛急剧红赤，点、片状出血，泪多眵少，能迅速传染并引起广泛流行的外障眼病。本病在历代多种眼科专著中皆有论述，病名首见于《银海精微》，并强调其传染性，在《医世得效方》中称为天行赤目，在《证治准绳》中称为天行赤热。本病多发于夏秋两季，双眼同时或双眼先后发病，可相互传染，造成暴发流行。

本病类似于西医学的流行性出血性结膜炎。

【病因病机】

（1）暑气亢盛之年，久旱无雨，疫疠流行时，肺胃积热者，易感染暑燥疫疠之气致病。

（2）长夏初秋，天气炎热，地气蒸腾，湿热绸缊，疫疠流行，素体湿热内盛者，易受湿热疫疠之气致病。

【临床表现】

1. 自觉症状 患者常在感染疫疠之气后24小时内发病。患眼灼热，碜涩不适，畏光怕热，泪多眵少，可伴头疼发热、全身酸痛等。

2. 眼部检查 胞睑、白睛红赤肿胀，高峰时白睛点或片状溢血，甚者溢血遍及整个白睛，常伴黑睛星翳致视力轻度减退。多数患者耳前可扪及肿核和出现压痛。

3. 实验室及特殊检查 结膜刮片或分泌物涂片检查可见单核细胞增多。

【诊断依据与鉴别诊断】

（一）诊断依据

（1）起病急，感染疫疠之气后常在24小时内发病，邻里相传，易于流行。

（2）患眼灼热，碜涩不适，畏光怕热，泪多眵少。

（3）胞睑红肿，白睛红赤，高峰时白睛点或片状溢血，甚者溢血遍及整个白睛。黑睛可见星翳，耳前可扪及肿核。

（二）鉴别诊断

本病须与绿风内障、瞳神紧小相鉴别（表1-8-1）。

表1-8-1 三种白睛暴赤眼病的鉴别

要点	天行赤眼	绿风内障	瞳神紧小
视觉	视力正常，眵泪多时偶有虹视	视力骤降，有虹视	视力减退
疼痛	患眼灼热疼痛或痛痒交作	患侧头痛如劈，眼珠胀痛欲脱	患眼坠痛，痛连眉骨、颞颥
眵泪	热泪频流，眵多胶结	一般较少	流泪
白睛	白睛红赤	抱轮深红或白睛混赤	抱轮红赤
黑睛	透明，或浅层有星点样混浊	云雾状混浊	一般透明，但内壁下方有点状物附着
瞳神	正常	散大，呈纵卵圆形，收缩失灵，瞳内呈淡绿色增高	紧小，开大失灵，常干缺不圆，甚至闭锁或为白膜封闭

续表

要点	天行赤眼	绿风内障	瞳神紧小
眼珠硬度	正常	增高	正常或稍低
呕恶	无	多有	无

【治疗】

（一）辨证论治

1. 暑燥侵袭肺胃

[主症] 患眼碜涩不适，畏光怕热，泪多眵少，胞睑红肿，白睛红赤，或见点、片状溢血，可伴头疼发热，全身酸痛，鼻塞涕稠，咽喉肿痛，耳前可扪及肿核，舌红，苔黄，脉数。

[证候分析] 暑燥疫毒侵袭眼部，先犯白睛和胞睑，气血阻滞，故白睛红赤，胞睑红肿；疫热深入血分，迫血妄行，则见白睛溢血；疫热致白睛血脉粗大而出现患眼碜涩不适；疫热闭塞目中玄府，则畏光怕热；壅塞泪窍，则泪多眵少；疫毒自眼目内传肺胃，则见鼻塞涕稠，咽喉肿痛；疫热侵犯阳明经气，则头疼发热，全身酸痛；侵犯少阳经，则现耳前肿核；舌红，苔黄，脉数，均为暑燥之征。

[治法] 清热解毒，凉血散血。

[方药] 银翘散加减。本方以薄荷、豆豉、荆芥、桔梗、牛蒡子疏风解表，金银花、连翘清热解毒，配竹叶、芦根、甘草以助清热。加生石膏清热生津；加生地、赤芍、牡丹皮、红花以凉血散血，退赤消肿。

2. 暑燥侵犯肺肝

[主症] 患眼碜涩不适，畏光怕热，泪多眵少，白睛红赤，或见点、片状溢血，黑睛生翳，视物模糊，舌红，苔黄，脉弦数。

[证候分析] 本证主要是因白睛红赤或溢血，黑睛生翳，脉弦数认定为暑燥侵犯肺肝。其他主症分析同暑燥侵袭肺胃型。

[治法] 清热解毒，润肺平肝。

[方药] 石决明散加减。方中石决明、草决明、青葙子清热平肝、明目退翳，木贼疏风热、退翳膜，山栀以助清肝泻火，赤芍凉血散滞，大黄泻火导热，且活血消瘀以助退翳，佐以荆芥、羌活助疏风散邪，麦冬养阴清热，以防热邪伤阴。因本证为暑燥疫毒所致，忌辛温助热，故原方去羌活；若腑实未成，去大黄；加生地以助赤芍凉血；加桃仁、红花助赤芍消瘀退赤。

3. 湿热疫毒侵目

[主症] 患眼突发碜涩不适，眵稀而黏，白睛红赤，胸闷腹胀，泄泻或便溏，小便短赤，舌红，苔黄腻，脉滑。

[证候分析] 本证全身表现出的胸闷腹胀，泄泻或便溏，小便短赤，舌红，苔黄腻，脉滑等全身症状及患眼局部突发碜涩不适，眵稀而黏，白睛红赤的发病过程，结合本病的流行情况，判断其为湿热疫毒侵目所致。

[治法] 宣畅气机，清热除湿。

[方药] 三仁汤加减。方中以杏仁宣降肺气，解上焦之郁而治胸闷，白蔻芳香化浊以醒胃气，配合半夏下气燥湿、厚朴行气宽胸，以开中焦之痞塞，薏苡仁、竹叶、滑石、通草甘淡渗湿清热，行下焦之滞。诸药合用，达三焦和畅，气化湿行，湿热分利。本证白睛红赤为湿热疫毒入营血引起，故在上方中加生地、红花凉血散血，以解营血中疫毒。

（二）外治

1. 点眼液　0.5%熊胆滴眼液、10%~15%千里光滴眼液、黄连西瓜霜滴眼液或抗病毒滴眼液点眼，每天4~6次。

2. 洗眼法　可选用菊花15g、金银花15g、蒲公英30g、大青叶20g、鱼腥草20g等煎水熏洗患眼，每日2~3次，洗眼时注意保护健眼。

3. 涂眼膏　胆汁二连膏或抗病毒眼膏，每晚睡前涂用。

4. 超声雾化熏眼法　选用鱼腥草30g、菊花30g煎液行超声雾化，每日2次，每次15分钟。

（三）针灸疗法

1. 针刺法　可选合谷、曲池、攒竹、丝竹空、瞳子髎等。

2. 放血法　耳尖或合谷、太阳穴，三棱针点刺放血，以泄热止痛消肿。

【预防调摄】

（1）养成良好卫生习惯，不用脏手或不洁手帕擦眼，应做到一人一巾。

（2）若感染患病，对患者的手帕、毛巾、脸盆等生活用品及使用过的眼液和眼膏，应避免接触，其用具要严格消毒。

（3）严禁包扎患眼，以保证分泌物引流通畅。

（4）注意保护健眼，防止患眼分泌物及眼液、眼膏进入健眼。

（5）医生在诊疗前后要洗手消毒，以防交叉感染。

（6）对急性期患者应消毒隔离，防止传染流行。

（7）患者饮食宜清淡而富有营养，忌食辛辣、炙煿、肥甘之品和吸烟饮酒。

【转归预后】

本病如无并发症，病程一般在2周左右，预后良好。如并发黑睛星翳，病程可达数月，甚者遗留点状云翳。

第三节　金　疳

本病是指以白睛表层生灰白色或淡红色小疱，周围绕以赤脉，易复发为主要特征的外障眼病。本病名见于《证治准绳·七窍门》。以单眼发病为多，亦有双眼同时或先后发病者。

本病类似于西医学的泡性结膜炎。

【病因病机】

（1）火邪灼金，气失宣降，上犯白睛，气血壅滞，郁而成疳。

（2）肺阴不足，虚火上炎，白睛受灼，脉络壅塞，瘀滞不畅，蕴结成疳。

（3）脾胃虚弱，肺失所养，气化不利，血脉郁结于白睛而致。

【临床表现】

1. 自觉症状　患眼自觉碜涩不适，微痛畏光。

2. **眼部检查**　白睛表层一处或数处突起灰白色或淡红色的小疱，周围绕有赤脉。小疱及其周围赤脉可随白睛表层推动。小疱可自行溃破而愈，愈后多不留痕迹。

3. **实验室及特殊检查**　部分患者结核菌素试验阳性。

【诊断依据】

（1）患眼碜涩不适，微痛畏光。

（2）白睛表层一处或多处见灰白色或淡红色隆起的小疱，周围赤脉环绕。

【治疗】

本病首当辨其虚实，一般初病者为实，多由肺经郁热所致，治宜清肺开郁散结。经久不消，或反复发作者多虚，又分肺阴不足与肺脾气虚，前者治以润肺开郁散结，后者治以补脾益肺散结。

（一）辨证论治

1. 火邪灼金

[主症]　患眼涩痛不适，泪热眵结，白睛表层见灰白色或淡红色小疱隆起，其周围脉络红赤怒张，全身可伴口渴、鼻干、便秘、尿黄、舌红苔黄、脉数有力等症。

[证候分析]　白睛小疱隆起，周围脉络红赤怒张是火邪灼金、气失宣降的表现；热盛伤津，故泪热眵结，口渴鼻干；肺为水之上源，与大肠相表里，肺被火灼，则便秘尿黄；因白睛表层赤脉粗大，患眼不胜摩擦，则发生涩痛；火邪闭塞目中玄府，则畏光；舌红苔黄、脉数有力是热在气分的表现。

[治法]　清肺开郁散结。

[方药]　泻肺汤加减。方中以桑白皮清热肃肺，利水散血，以黄芩、知母、地骨皮助其泻肺火，麦冬养阴清热复其已伤之津，桔梗宣肺助其肃降。本证宜加连翘助其清热散结，加赤芍以凉血退赤。

2. 肺阴不足

[主症]　患眼干涩微痛，眵泪不结，白睛小疱经久不消，或反复发生，周围血丝淡红，伴咽燥干咳，舌红少苔，脉细数。

[证候分析]　本证为肺阴不足、虚火上炎所致。肺阴不足，目乏阴津濡养，故干涩微疼；肺失清肃则干咳、咽燥，白睛生小疱；阴不制阳，虚火上炎，故眵泪不结；正虚不能胜邪，故白睛小疱经久不消，或反复发生；血丝淡红、舌红苔少、脉细数是阴虚内热之象。

[治法]　滋阴润肺，清热散结。

[方药]　养阴清肺汤加减。方中生地、玄参养阴清热润燥，麦冬、白芍助养阴清肺润燥之功，丹皮凉血活血、贝母清热润肺、止咳化痰，薄荷、甘草清热祛风逐邪。在原方基础上加夏枯草、连翘，以助清热散结之力。诸药合用共奏滋阴润肺、清热散结之功。

3. 脾肺两虚

[主症]　患眼干涩不适，白睛表层小疱反复难愈，周围赤脉隐隐，伴神疲乏力，食欲不振，腹胀便溏，舌淡，苔薄白，脉细弱。

[证候分析]　脾胃气虚运化不及，则食欲不振，腹胀便溏；化源匮乏，气血不足，则神疲乏力，脉象细弱；脾虚不能生养肺金则肺亦虚，肺虚治节不力，气化不利，则白睛气血郁结难散，故白睛结节性小疱反复难愈；本证因虚而瘀，内无大热，故白睛血丝淡红，舌淡，苔薄白；脾肺两虚，津液输布乏

力，故患眼干涩不适。

[治法] 培土生金，开郁散结。

[方药] 六君子汤加减。方中党参、白术、茯苓、甘草补气健脾，陈皮、半夏健脾燥湿化痰，生姜、大枣助补中健脾。全方具益气健脾养胃、化痰燥湿之功。肺为脾之子，故补土可生金。本证宜在原方基础上加赤芍活血祛瘀，以解血分之郁；加防风以疏风散邪，开气分之郁；加桑白皮清热利肺，降气行水，以解湿郁。

（二）外治

1. **点眼液**　黄连西瓜霜滴眼液或10%~50%千里光滴眼液滴眼，每天3~5次；或同时点滴抗生素和糖皮质激素类滴眼液。

2. **涂眼膏**　胆汁二连膏或抗生素与糖皮质激素复合制剂眼膏，每晚睡前涂用1次。

【预防调摄】

（1）合理饮食，忌肥甘厚味、辛辣炙煿之品，防生热伤阴。

（2）加强体育锻炼，增强体质，减少复发。

（3）在使用糖皮质激素类眼药、眼膏过程中，注意检测眼压，以防并发绿风内障或青风内障。

【转归预后】

本病一般预后良好，但易复发。

第四节　白涩症

本病是指以目无显著外眼证候而自觉眼内干涩不适为主要特征的外障眼病。本病名首见于《审视瑶函》，在《证治准绝·七窍门》亦称为干涩昏花症。

本病类似于西医学的干眼症、表层点状角膜炎和慢性结膜炎。

【病因病机】

（1）因阳光刺激、风沙尘埃侵袭或烟火熏灼，致卫气郁不宣，化燥伤津；或由过食辛辣厚味，脾胃湿热内生，清阳不升，浊阴不降，目失涵养所致。

（2）因熬夜，或失眠，或纵欲，或其他疾病损伤肝肾，虚火上炎，熏灼目珠，目失濡养而发病。

（3）因饥饱不匀，恣食生冷，损伤脾胃，脾胃气虚，不能运化水谷精微上营于目所致。

（4）暴风客热、天行赤眼或天行赤眼暴翳等治疗不彻底，余热未尽，隐伏于脾肺经络所致。

（5）劳瞻竭视，耗伤肝血，不能濡养目窍所致。

【临床表现】

1. **自觉症状**　患眼干涩不适，喜频频眨眼，或畏光、微痒、微疼、微热，不耐久视。

2. **眼部检查**　白睛不红不肿，或隐见少许赤脉，眦部有少量白色泡沫样眼眵；睑内如常，或微红，可有少许粟疮；黑睛清澈，或见浅层点状星翳。

【诊断依据】

（1）患眼干涩不适，喜频频眨眼，不耐久视。

（2）白睛如常，或隐见少许赤脉，眦部有少量白色泡沫样眼眵。

【治疗】

本病眼部病变虽较轻微，但治疗收效不易。因眼部证候不明显，临证时需结合患者全身状况仔细辨证，并注意询问病史及治疗经过。本病以阴血不足最为常见，治当滋阴养血，而滋阴养血之品多滞气碍脾，故不宜于脾胃虚弱之人。因此，辨证用药均应照顾脾胃。

（一）辨证论治

1. 肺阴不足

［主症］患眼干涩，不耐久视，或视物模糊，白睛不红不肿，或隐见少许赤脉。可见黑睛浅层细点星翳。全身症见鼻干咽燥，干咳少痰，舌红少苔，脉细数。

［证候分析］鼻干咽燥、干咳少痰、舌红少苔、脉细数，均是肺阴不足，虚火上炎的表现；视物不清是黑暗星翳遮蔽视力所致；黑睛星翳等通常应属肝经之病变。《审视瑶函》说："大约轮标也，脏本也。轮之有证，由脏之不平所致。未有标现证，而本不病者。"本证黑睛生翳不见肝经证候，所现皆为肺经证候，标本不相应，不能以五轮辨证。本证星翳生于黑睛浅表，而肺主一身之表，故属肺阴不足。

［治法］滋阴润燥，清热肃肺。

［方药］清燥救肺汤加减。方中以石膏、麦冬清肺热而生津，桑叶、杏仁、枇杷叶宣降肺气，人参、甘草益气，阿胶、麻仁滋阴润肠。诸药合用，滋阴润燥，清热肃肺。若伴黑睛星翳，宜加木贼、蝉蜕疏风退翳。

2. 肝肾阴虚

［主症］眼部症状与肺阴不足证相同，伴腰膝酸软，头昏耳鸣，少寐多梦，口干咽燥，舌红少津，脉细或细数。

［证候分析］此证口干咽燥，舌红少津，脉细或细数是阴虚火炎之象；腰膝酸软，头昏耳鸣，少寐多梦皆因肝肾亏虚，骨骼失养，髓海不足，血虚魂不归肝所致。

［治法］滋补肝肾。

［方药］杞菊地黄丸加减。方中以熟地、山茱萸、枸杞子滋补肝肾，山药、茯苓滋养脾阴，使土旺以养肺滋肾，牡丹皮、泽泻、菊花清降虚火。若伴口干咽燥者，加知母、玄参以助其养阴清热；伴少寐多梦者，加龙骨、牡蛎以重镇安神。

3. 脾胃气虚

［主症］眼部症状与肺阴不足证相同，伴有头昏倦怠，少气懒言，食少便溏，舌苔薄白，脉缓。

［证候分析］脾主运化，胃主受纳。胃虚则食少，脾虚则便溏；脾胃气虚，清阳不升，则头昏倦怠，少气懒言；不能运化水谷精微上达于目，则目干涩昏花，不耐久视。

［治法］健脾养胃，升清降浊。

［方药］升阳益胃汤加减。方中以黄芪升阳益气为主，人参、白术、茯苓、甘草共助黄芪健脾益气，羌活、独活、柴胡、防风共助黄芪升发清阳，半夏、黄连、泽泻清热燥湿而降浊，芍药理阴，陈皮利气。诸药合用，健脾养胃，升清降浊，散中有补，发中带收，补而不滞。

4. 余热未尽

［主症］在暴风客热、天行赤眼或天行赤眼暴翳之后期，白睛赤脉少但久不散尽，以眦部红赤较显著，睑内微红，眼干涩不适，羞明流泪，眵少，舌红少津，脉数。

[证候分析] 在暴风客热、天行赤眼或天行赤眼暴翳之后期，邪势已衰，故赤脉减少；余邪未尽，邪热隐伏于脾肺经络之间，故赤脉久而不散，睥内微红，羞明流泪；热伤阴津，故眼干涩不适，舌红少津；脉数为有热，眵少为热势不盛。

[治法] 滋阴润燥，理气散热。

[方药] 桑白皮汤加减。原方中以玄参、麦冬养阴清热润燥，桑白皮、地骨皮、旋覆花、桔梗理气散热，菊花、黄芩清热，泽泻、茯苓利尿除湿，甘草清热兼调和诸药。本证在原方基础上宜加沙参、生地以增滋阴润燥之力；若小便通利，无湿邪者，去泽泻、茯苓；若小便赤色，舌苔厚腻，有湿热壅滞者，加车前子、木通以清热利尿。

5. 劳伤肝血

[主症] 持续用眼出现眼内干涩不爽、视物昏花，注视时间越久症状越重，休息症状减轻，舌淡，苔薄白，脉细。

[证候分析] 在《素问》中说到："肝受血而目能视""久视伤血"。根据本证因久用目力而生病，用眼时间越久则症状越重，休息症状减轻，知其为劳伤肝血所致；舌淡、苔薄白、脉细为肝血不足之象。

[治法] 补益肝血。

[方药] 四物汤加减。方中熟地补血填精为主药，当归补血活血养肝，白芍合营养肝，川芎活血行滞。诸药合用，补中有通，补而不滞，共奏补益肝血之效。本证在原方基础上宜加枸杞子滋补肝阴；加山药、芡实培土荣木；加木瓜舒筋和络，缓肝筋之拘急。

（二）外治

本病因余热未尽所致者，可选用黄连西瓜霜滴眼液、千里光滴眼液或人工泪液点眼，每天4~6次。

【预防调摄】

（1）平时应注意眼部卫生，避免风少、尘埃刺激。
（2）合理饮食，忌食辛辣炙煿之品，防生热伤阴。
（3）患暴风客热、天行赤眼或天行赤眼暴翳者应积极治疗，以防传变。
（4）避免过度用眼或熬夜。

【转归预后】

本病一般不出现严重并发症和后遗症，但眼局部往往需长期用药。

🖉 知识拓展

白涩症类似于西医学的干眼症、表层点状角膜炎和慢性结膜炎等眼表疾病。眼表疾病是Nelson于1980提出的概念，是指损害角结膜眼表结构和功能的疾病，包括外眼疾病、结膜疾病、角膜疾病和泪膜异常类疾病。

从白涩症的临床表现来看，大多数属于西医学的干眼症。干眼症是因泪液的质或量或流体动力学异常引起泪膜异常和（或）眼表组织损害，导致出现眼部不适症状和视功能障碍的一种眼病，是目前最常见的眼表疾病。我国学者将干眼症分为分泌不足型、蒸发过强型、黏蛋白缺乏型和泪液动力学异常型等临床类型，其诊断主要以临床表现和泪液分泌试验等辅助检查为依据，治疗包括祛除引起干眼的病因、配戴湿房镜等非药物措施以及滴用人工泪液等药物治疗和手术治疗。

目标检测

答案解析

单项选择题

1. 外感风热，猝然发病，白睛明显红肿的眼病称为（　　）

　　A. 火疳　　　　　　B. 金疳　　　　　　C. 天行赤眼　　　　D. 天行赤眼暴翳　　E. 暴风客热

2. 不具有传染性的眼病是（　　）

　　A. 椒疮　　　　　　B. 白涩症　　　　　C. 暴风客热　　　　D. 天行赤眼　　　　E. 天行赤眼暴翳

3. 外感疫疠之气，白睛暴发红赤、点片溢血，常累及双眼，能迅速传染并引起广泛流行的眼病是（　　）

　　A. 脓漏眼　　　　　B. 暴风客热　　　　C. 天行赤眼　　　　D. 白涩症　　　　　E. 金疳

4. 金疳的临床表现为（　　）

　　A. 睛明穴下方结节状隆起，不时泪下　　　　B. 白睛表层灰白色小疱，其周围绕以赤脉

　　C. 白睛深层紫红色结节，明显压痛　　　　　D. 白睛上颗粒状小疱，小疱赤脉环绕

　　E. 白睛深层灰白色小疱，其周围绕以赤脉

5. 白睛疾病的常见症状为（　　）

　　A. 常出现红、肿、热、痛、羞明流泪、生眵　　B. 可有眼珠剧烈胀痛

　　C. 常见黑睛生翳、抱轮红赤　　　　　　　　　D. 常有眼前飞蚊、云雾移睛

　　E. 大多视力突然下降或视直为曲

6. 天行赤眼属湿热疫毒侵目之证者，宜选用的方剂是（　　）

　　A. 桑菊饮　　　　　B. 银翘散　　　　　C. 石决明散　　　　D. 三仁汤　　　　　E. 防风通圣散

7. 属火邪灼金之证的金疳患者，宜选用的方剂是（　　）

　　A. 白虎汤　　　　　B. 泻肺汤　　　　　C. 养阴清肺汤　　　D. 甘露消毒丹　　　E. 石决明散

8. 属余热未尽之证的白涩症患者，宜选用的方剂是（　　）

　　A. 泻肺汤　　　　　B. 养阴清肺汤　　　C. 清燥救肺汤　　　D. 升阳益胃汤　　　E. 桑白皮汤

9. 泡性结膜炎相当于中医学的（　　）

　　A. 白涩症　　　　　B. 暴风客热　　　　C. 火疳　　　　　　D. 金疳　　　　　　E. 天行赤眼

10. 白涩症的临床表现有（　　）

　　A. 干涩不爽，不耐久视　　　　B. 羞明泪多　　　　　　　　C. 眵多黄稠

　　D. 白睛混赤　　　　　　　　　E. 瞳神紧小

（何文清）

书网融合……

知识回顾　　　　微课　　　　习题

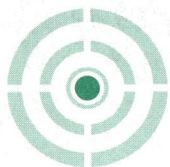

第九章 | 黑睛疾病

PPT

学习目标

知识要求：

1. 掌握本章各眼病的病名概念、病变位置，聚星障、花翳白陷、宿翳的病因病机、临床表现、诊断依据、辨证论治。

2. 熟悉混睛障的内治和外治。

3. 了解聚星障、花翳白陷等黑睛疾病的预防调摄，转归预后。

技能要求：

1. 熟练掌握点滴眼液法、点眼药膏法及外敷法等。

2. 学会应用中医临床思维，指导治疗临床常见黑睛疾病。

📖 知识拓展

中医眼科专家——国医大师唐由之

　　首届国医大师，中医眼科专家唐由之在继承和发扬中医眼科金针拨障术和睫状体平部手术切口方面的研究成果突出。在原北京医学院学习期间，唐由之便与同学组成眼科研究小组，经常研究中医眼科事业之兴衰，探讨金针拨障术之奥秘。到原中医研究院工作后，条件比较优越，唐老便于1958年开始用兔子做金针拨障术的动物实验，1959~1960年正式进行金针拨障术的临床研究，做白内障针拨术20余例，手术全部成功，并于1960年在上海召开的第一届中西医结合会议上发表其成果。

　　在临床手术学研究的同时，唐老运用现代科学方法和手段进行了多方面的研究。如用裂隙灯、三面镜进行临床远期观察眼球内部睫状体切口的形态变化，用病理组织学方法观察术后眼球组织学的改变，用荧光素眼底血管造影术观察术后可能发生的黄斑囊样水肿的变化，对睫状体部的性质和特点有了新认识，深化了行睫状体平部手术切口的科学性、严密性和实践性，为眼科学理论的发展作出了一定的贡献。

　　黑睛，又名黑珠、黑仁、乌珠、乌睛等。黑睛位于眼珠正中央，周边与白睛相连，近似圆形，质地清澈晶莹，是保证神光发越的重要组织之一，具有保护瞳神及眼内组织的作用。黑睛即西医学的角膜。

　　黑睛属五轮学说的风轮，内应于肝，肝与胆相表里，故黑睛疾病常与肝胆相关。其病多由外感六淫、肝胆风热所致；脏腑内损则多为肝胆实火、肝胆湿热、肝阴不足等；黑睛直接与外界接触，不仅易受邪毒的侵袭，而且容易遭受外伤等等。此外，还可以因其他病变迁延失治引起，白睛与黑睛紧密相连，白睛属肺，黑睛属肝，金可克木，故白睛疾病可导致黑睛病变的发生。黑睛疾病是眼科临床的常见病、多发病。

黑睛疾病的局部表现主要是翳障，分新翳和宿翳。本章节重点讲述新翳，其病变的特点是：有明显的滞涩、疼痛、畏光、流泪、视力下降等自觉症状；常伴抱轮红赤或白睛混赤，其翳障有形状、大小和部位之分，2%荧光液染色检查均为阳性；黑睛本身无血脉，营养供应较差，抵抗力较低，一旦发生病变则病程长，恢复慢；严重者可波及黄仁，出现黄液上冲、瞳神紧小、瞳神干缺等；病变侵蚀黑睛，致黑睛溃破，黄仁脱出，形成蟹睛；病愈后多遗留宿翳，如冰瑕翳、云翳、厚翳、斑脂翳，视力可受到不同程度的影响。

治疗黑睛疾病，早期多以祛风清热为主；中期常用清肝泄火、通腑泄热、清热利湿等法；病变后期常用退翳明目法以缩小和减薄瘢痕翳障。

第一节　聚星障

聚星障是黑睛上生多个细小星翳，伴涩痛、畏光流泪的眼病。病名见于《证治准绳·杂病·七窍门》。常在热病后，或慢性疾病，或月经不调等阴阳气血失调的情况下发病，多单眼为患，也可双眼同时或先后发生。本病病程较长，易反复发作。治不及时，可变生花翳白陷、凝脂翳等症，愈后遗留瘢痕翳障，影响视力。本病与西医学之单纯疱疹病毒性角膜炎相类似。

【病因病机】

（1）风热或风寒之邪外侵，上犯于目。

（2）外邪入里化热，或因肝经伏火，复受风邪，风火相搏，上攻黑睛。

（3）过食煎炒五辛，致脾胃蕴积湿热，熏蒸黑睛。

（4）肝肾阴虚，或热病后阴津亏耗，虚火上炎。

【临床表现】

病情初起，沙涩疼痛，畏光流泪，抱轮红赤或红赤不显；黑睛骤起翳障，如针尖或称星大小，色灰白或微黄，少则数颗，或齐起，或先后渐次而生，其排列形式不一，可散漫排列如云雾状，可联缀呈树枝状，一般不化脓，但病程较长。若星翳傍风轮边际而起，扩大连接，中间溃陷者，变为花翳白陷；若复感邪毒，团聚密集，融成一片，溃入黑睛深层者，变为凝脂翳。

【诊断依据与鉴别诊断】

（一）诊断依据

（1）自觉沙涩疼痛，怕光流泪，视力减退。

（2）黑睛病变早期有多个针尖或称星大小之星翳，继之相互融合如树枝状或地图状。荧光素钠染色阳性。伴有不同程度抱轮红赤。

（3）病变区知觉减退。

（4）多有感冒、发热、劳累或精神刺激等诱因。

（5）一般为单眼发病，少数可双眼同时或先后发病，有复发倾向。

（二）鉴别诊断

本病应与花翳白陷、凝脂翳等相鉴别。聚星障是指黑睛生多个星翳，或连缀或团聚，伴有羞明流泪、沙涩疼痛的病症，若失治可变生花翳白陷、凝脂翳等重症，严重影响视力，甚至失明。凝脂翳常有黑睛损伤病史，黑睛生翳初起为单个米粒样混浊，色灰白，边缘不清，表面污浊，如覆薄脂，常化脓，易穿孔，伴黄液上冲。

【治疗】

（一）辨证论治

本病之辨证要结合全身症状与局部症状综合分析。首当辨病因，审脏腑。若为外邪者，治当疏散外邪；为肝火者，治当清泻肝火；为湿热者，治当清热化湿。对于病情缠绵反复发作者，常为虚实夹杂，治须分辨虚实之孰轻孰重，采用扶正祛邪法，耐心调治，方能取效。

1. 风热上犯

[主症]黑睛骤生星翳，抱轮红赤，羞明隐涩，发热恶寒，热重寒轻，咽痛，舌苔薄黄，脉浮数。

[证候分析]风性轻扬，热性炎上，风热上犯于目，故症见黑睛骤生星翳、抱轮发红等；风邪入侵，卫气失宣，故发热恶寒；热为阳邪，故发热重，恶寒轻；风热上犯于咽，故咽痛。舌苔薄黄，脉浮数，为风热在表之征。

[治法]疏风散热。

[方药]银翘散加减。原方辛凉解表，清热解毒。若加板蓝根、大青叶、紫草可增强解毒之功。方中金银花、连翘辛凉轻宣，透泄散邪，清热解毒为君；薄荷、牛蒡子辛凉散风清热，荆芥穗、淡豆豉辛散透表，解肌散风为臣；桔梗、甘草以清热解毒而利咽喉为佐；竹叶、芦根清热除烦，生津止渴为使。诸药相合，共奏辛凉解肌、宣散风热、除烦利咽之功。

2. 风寒犯目

[主症]黑睛星翳，抱轮微红，流泪羞明，恶寒发热，寒重热轻，舌苔薄白，脉浮紧。

[证候分析]风寒外袭，上侵于目，故症见黑睛星翳、抱轮微红等；风寒束表，卫阳受遏，故见恶寒发热；寒为阴邪，故恶寒重，发热轻；舌苔薄白，脉浮紧，为风寒在表之征。

[治法]发散风寒。

[方药]荆防败毒散去枳壳。方中羌活、独活、荆芥、防风、川芎辛温发散风寒；前胡、柴胡、桔梗辛散风邪，还可载药上行，以利头目。诸药配合，以治风寒翳障。

3. 肝火炽盛

[主症]星翳渐次扩大加深，白睛混赤，胞睑红肿，羞明流泪，头痛溲赤，口苦，苔黄，脉弦数。

[证候分析]黑睛属风轮，内应于肝，今肝经素有伏热，又夹外邪，内外相搏，以致肝火炽盛，火性上炎，黑睛受灼，故病变扩大加深，症状剧烈。头痛溲赤，口苦苔黄，脉数，为肝火炽盛之候。

[治法]清肝泻火。

[方药]龙胆泻肝汤加减。方中龙胆草、栀子、黄芩、柴胡清泻肝胆实热；泽泻、木通、车前子清利小便；肝火炽盛易伤肝阴，又虑方中多苦寒之品，苦能化燥伤阴，故配生地、当归滋阴养血，使邪去而正不伤。若大便秘结者加大黄、芒硝；便通去大黄、芒硝，加金银花、蒲公英、千里光等清热解毒之品。

4. 湿热蕴蒸

[主症] 黑睛星翳，反复发作，缠绵不愈，头重胸闷，溲黄便溏，口黏，舌红，苔黄腻，脉濡。

[证候分析] 过食炙煿五辛，肥甘厚味，以致酿成脾胃湿热，湿性重浊黏腻，与热邪胶结，留恋不去，故病情缠绵，反复发作。清阳被阻，气机不利，故头重胸闷。脾为湿困，运化失职，故便溏。口黏，舌红苔黄腻，脉濡，是湿热之征。

[治法] 化湿清热。

[方药] 三仁汤加减。方中杏仁、薏苡仁、蔻仁开上宣中利下，芳香化湿浊，半夏、厚朴苦温燥湿，通草、竹叶、滑石清利湿热，诸药合为化湿清热之剂，服至舌苔退净，湿化热清，进而退翳明目。

5. 阴虚邪恋

[主症] 病情日久，迁延不愈，星翳疏散，抱轮微红，羞明较轻，眼内干涩不适，舌红少津，脉细或数。

[证候分析] 素体阴虚或热病伤阴，以致阴虚无力抗邪，邪气久留不解，黑睛星翳，迁延不愈。阴亏虚火上炎，故抱轮微红，羞明较轻。眼内干涩不适为阴津不足，目失濡养。舌红少津，脉细，为阴虚津乏之征。

[治法] 滋阴散邪。

[方药] 加减地黄丸去枳壳、杏仁。方中重用生地、熟地滋养肾水，当归柔润养血，牛膝性善下行，与二地合用，以降上炎虚火，羌活、防风祛风散邪退翳。诸药配合，则能滋阴散邪，退翳明目。若气阴不足者，可加党参、麦冬益气生津；虚火甚者，可加知母、黄柏滋阴降火。此外，还可加菊花、蝉蜕等以增退翳明目之功。

病至后期，遗留瘢痕翳障者，参照宿翳治疗。

（二）外治

外治以清热解毒、退翳明目为主，并可结合针刺、热敷等方法治疗。

（1）银黄注射液稀释一倍后滴眼，或用熊胆滴眼液滴眼，每日6次以上。病情重者，可用银黄注射液0.5ml作球结膜下注射，每日或隔日1次。

（2）1%无环鸟苷或0.1%碘苷滴眼液滴眼。在急性期1~2小时滴眼1次。眼眵多者加用抗生素滴眼液或眼膏。

（3）病变导致瞳神缩小者，必须滴用扩瞳剂，如1%阿托品滴眼液，次数视病情而定，防止瞳神干缺。

（4）用秦皮、金银花、黄芩、板蓝根、大青叶、紫草、竹叶、防风等煎水，做湿热敷。

（5）病至后期，遗留瘢痕翳障者，点用犀黄散以清热解毒，退翳明目。

（三）针灸疗法

针刺治疗可选用睛明、四白、丝竹空、攒竹、合谷、足三里、光明、肝俞等穴，每次取局部1~2穴，远端1~2穴，每日1次，视病情选用补泻手法。

【预防调摄】

（1）本病常在机体抵抗力下降的情况下发生，故增强体质、保持正气存内是防止本病的根本措施。平素要注意锻炼身体，保持七情和畅，饮食调理适宜，以使体内阴阳气血相对协调。

（2）如有感冒等热性病发生，在发热期或发热后，须注意眼部病情，做到早期发现、早期治疗。

（3）已病后，古人提出要善于保养，并要注意眼部清洁，切不可乱加揉擦。在强光下可戴防护眼镜。护理上劝患者思想开阔，及时服药、点药，饮食注意清淡，保持大便通畅，以利早日康复。

【转归预后】

本病如能早期治疗，效果尚好；若治不及时，常易反复发作，不仅难以速愈，且易变生花翳白陷、凝脂翳等，愈后常留瘢痕，影响视力。

第二节　花翳白陷

花翳白陷是以黑睛生翳，灰白混浊，四周高起，中间低陷，形如花瓣为主要特征的眼病。病名见于《秘传眼科龙木论》。多因风热毒邪引起。其病情严重者，可伴瞳神紧小，若黑睛溃破，黄仁自溃口突出，则变生蟹睛等恶候。本病愈后常留瘢痕，严重影响视力，类似西医学的某些角膜溃疡。

【病因病机】

多因外感风热毒邪，肺肝火炽于内，内外相搏，攻冲风轮所致。

【临床表现】

患眼刺痛或头目剧痛，胞睑肿胀，羞明流泪，抱轮红赤，或白睛混赤，黑睛骤起翳障，其色灰白或微黄，渐渐厚阔，四周高起，中间低陷，甚则深陷，状如花瓣或如碎米，或如鱼鳞。未遮满瞳神者，瞳神可见，症重则出现瞳神紧小，黑睛一般不溃破。亦有不从黑睛边际开始，而于黑睛上先发星翳，连续窜生，后渐长大，溃后牵连混合而成者。有的可溃破黑睛，变生蟹睛恶候，愈后遗留瘢痕，可严重影响视力。

【诊断依据与鉴别诊断】

（一）诊断依据

（1）自觉眼内碜涩，疼痛，流泪难睁。
（2）白睛抱轮红赤或白睛混赤。
（3）黑睛生翳溃陷，四周略高起，中心低陷，边缘不整齐，荧光素钠染色阳性。

（二）鉴别诊断

本病初起应与聚星障相鉴别。聚星障可见黑睛生星翳数颗，呈簇状，表面可溃陷，一般不溃穿，病变区知觉减退，病情易反复。

【治疗】

（一）辨证论治

本病急重，且以实证为多。初起多系肺肝风热，治宜疏风清热；若病邪入里，多系热炽腑实，治宜泄热通腑。外治以清热解毒和退翳明目为要，常结合热敷与扩瞳，以减轻症状，缩短病程，且扩瞳可以防止瞳神干缺。

1. 肺肝风热

[主症] 黑睛骤起白翳，中间低陷，状如花瓣，或如鱼鳞，但未扩展串连，羞明流泪，红赤疼痛，舌红苔薄黄，脉数。

[证候分析] 风热邪毒侵袭风轮，更兼肺火炽盛，肺热及肝，故从黑睛四周骤起白翳。因无便秘腑实，病势相对较缓，故病变尚未扩展串连。风热壅盛，局部气血壅滞，故红赤疼痛，羞明流泪。舌红苔薄黄，脉浮数，为风热之征。

[治法] 疏风清热。

[方药] 加味修肝散加减。原方以羌活、防风、麻黄、菊花、薄荷、木贼、白蒺藜、桑螵蛸辛散风邪，明目退翳；栀子、黄芩、连翘、大黄清热泻火解毒；当归、川芎、赤芍活血行滞。若火盛于风，酌减麻黄、羌活；若肺火偏盛，去麻黄、羌活，加桑白皮、生石膏。病情轻者，也可使用蝉花散。

2. 热炽腑实

[主症] 翳从四周蔓生，迅速扩展串连，漫掩瞳神，或翳厚色黄，中间低陷，瞳神紧小，黄液上冲，白睛混赤，胞睑红肿，泪热眵多，头目剧痛，发热口渴，溲赤便结，舌红，苔黄厚，脉数。

[证候分析] 风热毒邪未解，病邪入里，复加肺肝素有积热，以致脏腑热甚，腑实不通，邪无所泄，上攻于目，灼损风轮，蒸伤膏液，故花翳白陷症状剧烈，甚或瞳神紧小，黄液上冲。发热口渴，苔黄脉数，为里热甚之象。

[治法] 泄热通腑。

[方药] 泻肝散去桔梗。方中黄芩、龙胆草、知母苦寒清热，大黄、芒硝通腑泄热，车前子清热利尿，大便通，小便利，火从下泄，脏腑热减，局部症状减轻。羌活祛风止痛，玄参滋阴，当归活血。后期目赤痛不甚者，参照宿翳治疗。

（二）外治

（1）用熊胆滴眼液或高浓度抗生素滴眼液频滴眼，病情控制后逐渐减少滴眼次数。必要时用银黄注射液或庆大霉素2万U行球结膜下注射，每次0.5ml，每日或间日1次。晚上涂抗生素眼膏。

（2）滴用扩瞳剂，可用1%阿托品眼液或眼膏，视病情轻重，每天1~3次，以防瞳神干缺。

（3）用桑叶、菊花、金银花、防风、当归、黄连煎水过滤，做湿热敷。

【预防调摄】

（1）本病常在机体抵抗力下降的情况下发生，故增强体质、保持正气存内是防止本病的根本措施。平素要注意锻炼身体，保持七情和畅，饮食调理适宜，以使体内阴阳气血相对协调。

（2）如有感冒等热性病发生，在发热期或发热后，须注意眼部病情，做到早期发现、早期治疗。

（3）已病后，古人提出要善于保养，并要注意眼部清洁，切不可乱加揉擦。在强光下可戴防护眼镜。护理上劝患者思想开阔，及时服药、点药，饮食注意清淡，保持大便通畅，以利早日康复。

【转归预后】

因花翳白陷范围较广，其预后因病而定，病轻者，治疗后可痊愈；病重者，特别是延及整个黑睛者，预后较差，有的可毁坏整个黑睛而失明。

第三节　宿　翳

宿翳是指黑睛疾患痊愈后结成瘢痕翳障，表面光滑，边界清楚，无赤痛畏光的眼病。本病见于《目经大成》。历代眼科文献，根据其翳的形状、范围、程度、颜色等情况命名，名目繁多，然其要者不外冰瑕翳、云翳、厚翳、斑翳4种。宿翳治疗困难，一般翳薄而早治，可望减轻或消退；若年久翳老，用药多难奏效。本病相当于西医学的角膜瘢痕。

【病因病机】

系凝脂翳、花翳白陷、聚星障、混睛障等黑睛疾病或外伤痊愈后遗留的瘢痕翳障。

【临床表现】

黑睛上有白色翳障，形状不一，厚薄不等，部位不定，但表面光滑，边缘清楚，眼无赤痛。位于黑睛周边而未遮瞳神者，视力影响较小；位于黑睛中央而遮蔽瞳神者，可严重影响视力。若翳菲薄，如冰上之瑕，须在集光下方能察见者，为冰瑕翳；若翳稍厚，如蝉翅，似浮云，自然光线下可见者，为云翳；若翳较厚，色白如瓷，一望则知者，为厚翳；若翳与黄仁黏着，其色白中带黑，或有细小赤脉牵绊，瞳神倚侧不圆者，称斑脂翳。

【诊断依据】

（1）多有黑睛病变或外伤史。
（2）黑睛上有灰白色翳障，形状不一，厚薄不等，表面光滑，边界清楚，荧光素钠染色为阴性。

【治疗】

（一）辨证论治

辨证首宜分新久，新患日浅者，耐心调治，可望收效。治宜内外结合，用药总以补虚泻实、退翳明目为原则。年深日久者，多不治。

［主症］黑睛疾患初愈或近愈，红退痛止，留有形状不一、厚薄不等之瘢痕翳障，视物昏蒙，眼内干涩，可无全身症状。

［证候分析］黑睛疾患后期，邪退正复，病变修复，故红退痛止。遗留瘢痕翳障，致黑睛失去晶莹清澈，阻碍神光发越，故视物昏蒙，甚则视力严重下降。津液亏耗，阴津不足，故眼内干涩。病情基本痊愈，无邪正交争之象，故舌脉无特殊变化。

［治法］退翳明目。

［方药］清翳汤加减。方中木贼、密蒙花退翳明目，羌活、防风、荆芥发散退翳，当归尾、赤芍活血行滞，翳在风轮，内应于肝，疏肝、平肝亦可退翳，故用蔓荆子、柴胡祛风疏肝，还可加石决明以平肝，生地养阴，阴津亏损者，可再加玄参、麦冬养阴生津。若仍有轻微红赤，余热未尽者，可加黄芩；若赤脉伸入翳中，气血瘀滞者，加红花；舌淡脉弱，气阴不足者，可加太子参，血虚者合四物汤；肾阴不足者合杞菊地黄丸，亦可改用开明丸、拨云退翳散等丸散剂内服，逐渐调

理，缓以图功。

（二）外治

外治以磨障消翳为主，用退云散或八宝眼药、荸荠退翳散点眼。

（三）针刺疗法

采用眼周围与远端循经取穴方法。以睛明、承泣、健明为主穴，太阳、合谷、翳明为配穴，每次主、配穴各一，交替轮取。

（四）其他治法

以球结膜下埋线为主，先常规消毒、表面麻醉和局部麻醉后，用 0 号丝线或 0~1 号羊肠线埋入球结膜下，环绕角膜 1 周，离角膜 2~3mm 远，线头不结扎，也不可外露，紧贴结膜剪断，涂以消炎眼膏，眼垫封盖 1~2 天。多用于凝脂翳引起的宿翳。

🖊 知识拓展

　　宿翳相当于西医学的角膜瘢痕。角膜软化症、角膜炎和角膜外伤最终均可形成不透明的结缔组织瘢痕，根据其不同厚度而分如下几种情况：淡而界限欠清的、肉眼不易分辨的混浊称为云翳；浓密而界限较清楚的称为斑翳；更致密而呈瓷样不透明区者称为白斑；曾有过角膜穿孔史而形成虹膜粘连的白斑称为粘连性角膜白斑。这些瘢痕一般很稳定，不扩大，也不会消失，一般无浸润等炎症反应。少数白斑因营养障碍可发生不易愈合的"粥样溃疡"。因角膜瘢痕影响视力者，可行角膜移植治疗。

目标检测

答案解析

单项选择题

1. 黑睛上生多个细小星翳，伴涩痛、畏光流泪的眼病是（　　）

　　A. 聚星障　　　　　B. 瞳神紧小　　　　　C. 圆翳内障　　　　　D. 绿风内障　　　　　E. 青风内障

2. 黑睛骤生星翳，抱轮红赤，羞明隐涩，发热恶寒，热重寒轻，咽痛，舌苔薄黄，脉浮数。辨证是（　　）

　　A. 风热上犯　　　　B. 风寒犯目　　　　　C. 肝火炽盛　　　　　D. 湿热蕴蒸　　　　　E. 阴虚邪恋

3. 黑睛星翳，抱轮微红，流泪羞明，恶寒发热，寒重热轻，舌苔薄白，脉浮紧。辨证是（　　）

　　A. 风热上犯　　　　B. 风寒犯目　　　　　C. 肝火炽盛　　　　　D. 湿热蕴蒸　　　　　E. 阴虚邪恋

4. 风热上犯型聚星障的治法是（　　）

　　A. 疏风清热　　　　B. 发散风寒　　　　　C. 清肝泻火　　　　　D. 化湿清热　　　　　E. 滋阴散邪

5. 宿翳的特点是（　　）

　　A. 表面模糊　　　　B. 边缘不清　　　　　C. 伴有赤涩疼痛　　　　D. 有发展趋势　　　　E. 无发展趋势

6. 黑睛星翳，反复发作，缠绵不愈，头重胸闷，溲黄便溏，口黏，舌红苔黄腻，脉濡。辨证是（　　）

　　A. 风热上犯　　　　B. 风寒犯目　　　　　C. 肝火炽盛　　　　　D. 湿热蕴蒸　　　　　E. 阴虚邪恋

7. 临床见黑睛生翳，表面色白或黄，状如凝脂，多伴有黄液上冲的急重眼病是（　　）

  A. 聚星障　 B. 凝脂翳　 C. 瞳神紧小　 D. 白涩症　 E. 绿风内障

8. 治疗肝火炽盛型聚星障的方剂是（　　）

  A. 银翘散　 B. 荆防败毒散　 C. 龙胆泻肝汤　 D. 三仁汤　 E. 加减地黄汤

9. 治疗阴虚邪恋型聚星障的方剂是（　　）

  A. 银翘散　 B. 荆防败毒散　 C. 龙胆泻肝汤　 D. 三仁汤　 E. 加减地黄汤

10. 以黑睛生翳，灰白混浊，四周高起，中间低陷，形如花瓣为主要特征的眼病为（　　）

  A. 花翳白陷　 B. 宿翳　 C. 聚星障　 D. 绿风内障　 E. 以上都不是

（曹江山）

书网融合……

知识回顾　　习题

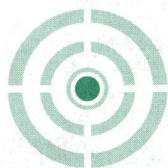

第十章　瞳神疾病

PPT

学习目标

知识要求：

1. 掌握本章各眼病的病名概念、病变位置，掌握瞳神紧小和绿风内障的病因病机、临床表现、诊断依据、辨证论治。

2. 熟悉绿风内障的内治和瞳神紧小、暴盲的外治。

3. 了解青风内障、云雾移睛、视瞻昏渺、青盲、消渴目病等瞳神疾病。

技能要求：

1. 熟练掌握点滴眼液法、点眼药膏法及结膜下注射、针刺疗法等。

2. 学会应用中医临床思维，治疗临床常见瞳神疾病。

瞳神又名瞳子、瞳人、瞳仁、金井，有狭义和广义之分。狭义的瞳神仅指位于黑睛后方、黄仁中央可以展缩之圆孔（即瞳孔），而广义者乃指瞳神以及其后之眼内组织。本章所述为广义瞳神的疾病。统归内障范畴，属于常见眼病。瞳神的结构复杂、精细，为眼产生视觉的重要部分。其病变多种多样，病后影响视力较一般外障眼疾严重。

根据发病的特点，瞳神疾病大体可以分为两类：一类在外可见到瞳神散大、缩小或变形、变色等改变；一类则眼外观无明显异常，患者仅感到视觉变化，如自觉视物模糊或变形、变色，或自觉眼前似有蚊蝇飞舞、云雾飘移，或出现视野改变等。严重者，可失明。临证时，需配合必要的仪器检查，以进一步明确眼内病变的具体部位和性质。

按五轮学说，瞳神为水轮，内应于肾。因为肝肾同源，故发病常责之于肝肾。不过瞳神疾病的病因病机十分复杂，除与肝肾有关外，和其他脏腑以及气血津液的关系也很密切，故需进一步结合眼内病变辨证。

瞳神病变在内常由脏腑失调所致，外则多因感受邪气而起，其证有虚有实。虚证主要由脏腑内损，气血不足，真元耗伤，精气不能上荣于目所致；实证多因风热攻目，痰湿内聚，气郁血瘀，目窍不利而起。至于临床常见之由阴虚火旺、肝阳化风、脾虚湿停、气虚血滞等引起的眼病，又属虚实夹杂证。此外，黑睛病变，邪气深入，及头眼部外伤以致气血失和等，也常引起瞳神疾病。

治疗方面，内治虚证一般多从补肝肾、养阴血、益精气方面着手；实证常用清热泻火、利湿祛痰、疏理肝气、凉血止血、活血化瘀等法；虚实兼杂之证则需补虚泻实，以滋阴降火、柔肝息风、健脾利湿、益气活血等法运用较多。此外，不少瞳神疾病，尚需根据病情配合局部用药、针灸、手术等法综合治疗。

第一节　瞳神紧小

瞳神紧小指瞳神失去正常之展缩功能，持续缩小，甚至缩小如针孔，并伴抱轮红赤，黑睛后壁有沉着物，神水混浊，视力下降的眼病。若瞳神失去正圆，边缘参差不齐，黄仁干枯不荣，则称瞳神干缺。古代文献最早在《秘传眼科龙木论》中仅有瞳神干缺的记载，至《证治准绳·杂病·七窍门》，才以瞳神紧小的发病特征命名，并做了比较全面的论述。两者瞳神见症虽有差别，实则同为黄仁病变，且瞳神干缺是由瞳神紧小失治而成。其病因复杂，变化较多，且易反复发作。若治疗失当，往往并发他症而导致失明。瞳神紧小、瞳神干缺相当于西医学之虹膜睫状体炎，而后者多见于慢性虹膜睫状体炎。通常由细菌感染引起。本病为眼科常见病、多发病，青少年多见。

【病因病机】

（1）肝经风热或肝胆火邪攻目。

（2）外感风湿，郁久化热，或素体阳盛，内蕴热邪，复感风湿，致风湿与热搏结于内，必犯清窍。

（3）劳伤肝肾或病久伤阴，虚火上炎。

以上诸种因素皆可导致邪热灼伤黄仁，使黄仁展而不缩，以致瞳神紧小。若火盛水衰，阴精耗涩，瞳神失于濡养则干缺不圆。

此外，可由火疳、花翳白陷、凝脂翳、混睛障、蟹睛症、眼外伤等以及邪毒内侵引起，亦可并发于某些全身性疾病。

【临床表现】

本病有急性、慢性之分。

（1）急性者，起病即有羞明流泪，眼珠坠痛而拒按，眉棱骨痛，或痛连额颞，视物模糊，或自觉眼前似有蚊蝇飞舞等症。检视眼部，可见抱轮红赤，黄仁色暗，纹理模糊，瞳神缩小，展缩失灵。黄仁之瞳神缘易与其后之晶珠黏着，以致瞳神偏缺不圆。若用集合光检查法或裂隙灯显微镜检查，可见黑睛内壁有白色尘状或点状物附着，神水变混。严重者，可见黑睛与黄仁之间黄液上冲，或血灌瞳神。

（2）慢性者，自觉眼前飘移之黑花较多，其余眼部见症与前者基本相似，但病势较轻。检眼镜下可见玻璃体混浊。此病情发展缓慢，容易反复发作，常致瞳神干缺。若瞳神一周边缘与晶珠完全粘连，则瞳神闭锁；看瞳神区晶珠表面结成灰白膜障，则可形成瞳神膜闭。瞳神闭锁或膜闭，皆能阻断神水由瞳神后方向前流出，以致神水瘀积于内，压迫黄仁向前膨隆，眼珠胀硬，继发绿风内障。由于神水的变化，尚可引起晶珠日渐混浊，以致盲不见物。

此外，病情严重或迁延日久者，还可导致神水枯竭，眼珠萎软而失明。

【诊断依据与鉴别诊断】

（一）诊断依据

（1）畏光流泪，目珠坠痛，视力下降，或见眼前似蚊蝇飞舞。

（2）抱轮红赤，黑睛后壁有灰白色点状或尘状沉着物，神水混浊，瞳神紧小，展缩失灵，黄仁纹理不清，甚或黄液上冲，血灌瞳神；或黄仁与晶珠粘连，形成瞳神干缺。

（3）可有目珠破损或黑睛疾病史，或有结核、梅毒、风湿等病史。

（二）鉴别诊断

本病须与天行赤眼、绿风内障鉴别（见天行赤眼）。

【治疗】

（一）辨证论治

本病初起，以实证及虚实夹杂证为常见。实证多因外感风、湿、热邪或内有肝胆郁热而起，发病比较急重。虚实夹杂证常由肝肾阴亏，火旺于上所致，抑或病久伤阴，邪热未除，转化而来，其病程常较缠绵。临证时，应结合全身症情进行辨证。内治，实证常用祛风、除湿、清热、解毒、凉血、散瘀等法；虚实夹杂，阴虚火旺之证，则予滋阴降火。至于病到后期，邪气虽退，肝肾亏虚，目暗不明者，又宜滋补肝肾，利窍明目。本病在开始内治的同时，必须重视局部用药，及时扩瞳，以防瞳神干缺。

1. 肝经风热

[主症] 起病较急，瞳神紧小，眼珠坠痛，视物模糊，羞明流泪，抱轮红赤，神水混浊，黄仁晦暗，纹理不清。全身症可见头痛发热，口干舌红，舌苔薄白或薄黄，脉浮数。

[证候分析] 风热交攻则发病急。邪循肝经上壅于目，故眼痛视昏，羞明流泪，抱轮红赤。热邪煎熬致神水变混。黄仁属肝，其色晦暗，纹理不清，瞳神紧小，皆因肝经风热上攻，血随邪壅，黄仁肿胀纵弛，展而不缩所致。全身症见头痛发热、口干舌红、苔薄白或薄黄及脉浮数等，均为风热之象。

[治法] 祛风清热。

[方药] 新制柴连汤加减。原方主要具有祛风散邪、清肝泄热的功效。若目珠赤痛较甚，可选加生地、丹皮、丹参、茺蔚子凉血活血，增强退赤止痛的作用。

2. 肝胆火炽

[主症] 瞳神甚小，珠痛拒按，痛连眉棱、颞颥，抱轮红甚，神水混浊，黑睛之后或见血液沉积，或有黄液上冲。全身症多有口苦咽干，烦躁易怒，舌红苔黄，脉弦数等。

[证候分析] 目为肝窍，眉棱、颞颥分属肝、胆，肝胆实火上攻，热盛血壅，故珠痛拒按，痛连眉棱、颞颥，抱轮红甚。神水受灼，遂变混浊，或为黄液上冲。若火入血络，逼血外溢，则黑睛之后可见血液沉积。口干苦，烦躁易怒，舌红苔黄，脉弦数等全身症，亦由肝胆火炽所致。

[治法] 清泻肝胆。

[方药] 龙胆泻肝汤加减。原方重在直折肝胆实火。若眼赤痛较甚，或黑睛之后有血液沉积，可选加牡丹皮、赤芍、蒲黄以凉血活血或止血。若见口渴便秘，黄液上冲，宜加生石膏、知母、大黄等清泻阳明之火。

3. 风湿夹热

[主症] 发病或急或缓，瞳神紧小或偏缺不圆，目赤痛，眉棱、颞颥闷痛，视物昏蒙，或黑花自见，神水混浊，黄仁纹理不清。常伴有头重胸闷，肢节酸痛，舌苔黄腻，脉弦数或濡数等症。

[证候分析] 风湿与热相搏，阻滞于中，清阳不升，湿浊上泛，故致目赤痛，头昏重，眉棱、颞颥闷痛，视物昏蒙，黑花自见。湿热上蒸神水，则神水黏浊；熏蒸黄仁，则黄仁肿胀，纹理不清，展而不缩；黄仁瞳神缘与晶珠黏着，则偏缺不圆。至于全身所见之胸脘满闷，肢节酸痛，舌红苔黄腻，脉弦数或濡数等，均由风湿热邪所致。虽同属风湿热邪为患，其风热偏重者，往往发病较急，眼症表现较剧；热邪不盛，风湿偏重者，一般发病迟缓，眼部赤痛诸症时轻时重，易反复发作，黄仁晦暗，瞳神多偏缺不圆。

[治法] 祛风除湿清热。

[方药] 抑阳酒连散加减。原方主要以独活、羌活、防己、白芷、防风、蔓荆子祛风除湿，黄连、黄芩、栀子、黄柏、寒水石清热泻火，生地、知母滋阴抑阳，甘草和中，调和诸药，共奏祛风除湿、清热抑阳之功。本方用于风热偏重，赤痛较甚者，宜酌减独活、羌活、白芷等辛温发散药物，加芜蔚子、赤芍清肝凉血，活血止痛。若用于风湿偏盛，热邪不重，脘闷苔腻者，宜减去知母、黄柏、寒水石等寒凉泻火药物，酌加厚朴、白蔻、茯苓、薏苡仁宽中利湿，或改用三仁汤加减。

4. 肝肾阴虚

[主症] 病势较缓和或病至后期，眼干涩不适，视物昏花，赤痛时轻时重，反复发作，瞳神多见干缺不圆。常兼见头晕失眠，五心烦热，口燥咽干，舌红少苔，脉细而数等。

[证候分析] 病势较缓和或病至后期，眼症时轻时重及反复发作等，属正虚而邪不盛，正邪相搏，互有进退的表现。因素体阴虚或病久肝肾阴亏，阴精不能上濡于目，以致眼干涩不适，视物昏花，瞳神干缺。火炎于上，故目赤头晕。火扰心神则失眠。阴虚水不制火，故五心烦热，口燥咽干，舌红少苔，脉细数。

[治法] 滋养肝肾。

[方药] 杞菊地黄丸加减。原方以六味地黄丸为基础，滋养肝肾之阴，壮水制火；枸杞子、菊花增强养阴补血、益精明目的作用。若用于阴虚火旺，眼部赤痛较重者，宜加苦寒泄热之知母、黄柏，共奏滋阴降火之功。

（二）外治

（1）局部使用扩瞳剂　发病之初即用药物迅速充分扩瞳，既可防止瞳神干缺以及由此而引起的一系列严重并发症，又有助于缓解眼部疼痛。常用药物为1%阿托品滴眼液或眼膏，每日点眼1~3次（每次滴阿托品滴眼液后，应压迫内眦部3~5分钟），或视病情而定。

（2）滴用清热解毒眼液　如黄芩、鱼腥草、熊胆等滴眼液。

（3）局部热敷　常用热水或内服药渣煎水滤液做湿热敷，以退赤止痛。

（4）用激素及抗生素类滴眼液滴眼　激素类药物一般选用0.5%醋酸可的松或0.1%地塞米松滴眼液滴眼，每日4~6次。重症患者可于球结膜下注射地塞米松2.5~5mg，每日或隔日1次。

（三）针灸疗法

（1）体针常用穴　睛明、攒竹、瞳子髎、丝竹空、肝俞、足三里、合谷。每次局部取2穴，远端配1~2穴。

（2）耳针可取耳尖、神门、眼等穴。

【预防调后】

（1）积极扩瞳，预防瞳神干缺及其并发症。

（2）应用糖皮质激素需注意局部或全身不良反应。

（3）饮食清淡，忌食辛辣炙煿、肥甘厚味。

（4）养成良好生活习惯，起居有常，劳逸结合，锻炼身体，增强体质，减少复发。

【转归预后】

本病一般预后良好。只要治疗及时，避免对患部用力挤压，并发症较少。若能在酿脓后及时切开排脓，愈后可不留明显瘢痕，但严重者，有少数可发展为眼丹。

第二节　绿风内障

绿风内障是以眼珠变硬，瞳神散大，瞳色淡绿，视力严重减退为主要特征，并伴有头痛眼胀、恶心呕吐的眼病。相当于西医学之闭角型青光眼急性发作期。在唐代，《外台秘要》所载"绿翳青盲"颇类本病，并认为是由"内肝管缺，眼孔不通"所致。至于绿风内障的病名，至《太平圣惠方》才有记载。本病患者多在40岁以上，女性尤多。可一眼先患，亦可双眼同病。发作有急有缓，不过无论病势缓急，其危害相同，故应尽早诊治。若迁延失治，盲无所见，则属不治之证。

【病因病机】

（1）肝胆火邪亢盛，热极生风，风火攻目。

（2）情志过伤，肝失疏泄，气机郁滞，化火上逆。

（3）脾湿生痰，痰郁化热生风，肝风痰火，流窜经络，上扰清窍。

（4）劳神过度，真阴暗耗，水不制火，火炎于目或水不涵木，肝阳失制，亢而生风，风阳上扰目窍。

（5）肝胃虚寒，饮邪上逆。

以上阴阳偏盛，气机失常诸种原因，均可导致气血失和，经脉不利，目中玄府闭塞，气滞血瘀，神水瘀积，酿成本病。

【临床表现】

发病前，常在情志刺激或劳神过度后，自觉眼珠微胀，同侧头额作痛，鼻根发酸，观灯火有虹晕，视物昏蒙，如隔云雾等，休息之后，诸症尚可缓解。若未及时就医，即可发病。

急性发作时，症状剧烈，头痛如劈，眼珠胀痛欲脱，痛连目眶、鼻、颊、额、颞，视力急降，甚至仅存光感或失明。全身常伴恶心呕吐或恶寒发热等症。检视眼部，胞睑微肿，抱轮深红，甚至白睛混赤，黑睛雾状混浊，瞳神散大，展缩失灵，瞳内气色略呈淡绿。指扪眼珠变硬，甚者胀硬如石，眼压多在6.67kPa（50mmHg）以上，高者可达10.67kPa（80mmHg）左右。此时及时救治，诸症可以消退，视力尚能恢复。如果延误失治，眼珠胀硬不减，则瞳神散大不收，黄仁部分变白，晶珠色呈灰黄，视觉完全丧失。

急性发作经治疗之后（亦偶有未经治疗者），还可转入慢性阶段，诸症减轻，但遇情志不舒，或过度劳累等，又可急性发作。若病情经常反复，眼珠时时胀硬，瞳神愈散愈大，视物更加昏蒙，最终亦失明。

【诊断依据与鉴别诊断】

（一）诊断依据

（1）发病急骤，眼珠胀痛欲脱，头痛如劈，常伴同侧头痛、虹视，全身有恶心呕吐或发热恶寒等症状。

（2）视力骤降，严重者仅能见数指远或仅有光感。

（3）白睛抱轮红赤或混赤，黑睛呈雾状混浊。

（4）瞳神散大呈竖椭圆形，展缩失灵，瞳色呈青绿色。

（5）眼珠胀硬，甚至胀硬如石。检测眼压，可升高至6.7~10.7kPa（50~80mmHg）。

（6）前房变浅，房角闭塞。

（二）鉴别诊断

本病须与天行赤眼、瞳神紧小相鉴别（见天行赤眼）。

【治疗】

本病主要由风、火、痰、郁及肝之阴阳失调，引起气血失和，经脉不利，目中玄府闭塞，珠内气血津液不行所致。一般病来势猛，临证施治，除消除病因，治其根本外，同时要注意缩瞳神、通血脉、开玄府、宣壅滞、消积液，尽快改善症状，以保存视力。如《证治准绳·杂病·七窍门》对瞳神散大就强调："病既急者，以收瞳神为先。瞳神但得收复，目即有生意。"常用治疗手段有内服药物、局部用药及针刺疗法等。为了抢救视力，更宜中西医结合治疗。

（一）辨证论治

1. 肝胆火炽，风火攻目

[主症] 发病急剧，头痛如劈，眼珠胀痛欲脱，连及目眶，视力急降，抱轮红赤或白睛混赤浮肿，黑睛呈雾状混浊，瞳神散大，瞳内呈淡绿色，眼珠变硬，甚至胀硬如石。全身症有恶心呕吐，或恶寒发热，溲赤便结，舌红苔黄，脉弦数等。

[证候分析] 肝胆火炽，热盛动风，风火相煽，交攻于上，故骤然发病，头目剧痛，痛连目眶，抱轮红赤，黑睛混浊。若肝火犯肺则白睛混赤肿胀。因火性升散，风性开泄，肝胆风火攻冲瞳神，故瞳神散大呈淡绿色。热气怫郁于目，玄府闭密，则珠内气血津液不得流行，致气滞血瘀，神水瘀积，故眼珠胀硬，视力急降。肝火犯胃，胃失和降则恶心呕吐。火邪亢盛，正气未衰，正邪交争，故恶寒发热。溲赤便结由火邪内盛所致。舌红苔黄，脉弦数亦皆肝胆实火之征。

[治法] 清热泻火，凉肝息风。

[方药] 绿风羚羊饮或羚羊钩藤汤加减。前方是以清热泻火为重，方中用羚羊角（可用山羊角代）清热明目、平肝息风，为主药；黄芩、玄参、知母重在清热泻火；大黄凉血活血，泄热通腑；车前子、茯苓清热利水，导热由小便出；防风助主药搜肝风，散伏火；桔梗清热利窍；细辛开窍明目，治头风痛。诸药组方，共奏清热泻火、凉肝息风、利窍明目之功。方中若加丹参、牡丹皮、赤芍、地龙等，则更增凉肝息风之力。呕吐甚者，酌加竹茹、法半夏之类降逆止呕。对于热极动风，阴血已伤之证，则宜以凉肝息风为主，用羚羊钩藤汤加减。方中羚羊角（可用山羊角代）、钩藤、桑叶、菊花清热平肝息风；生地、白芍滋阴凉血养肝；贝母、竹茹、甘草清热化痰；茯苓宁心安神。若加丹参、泽兰、泽泻、细辛，用于本证则更增通络行滞、利水开窍的作用。

2. 痰火动风，上阻清窍

[主症] 起病急骤，头眼剧痛诸症与肝胆火炽者同。常伴身热面赤，动辄眩晕，恶心呕吐，溲赤便结，舌红苔黄腻，脉弦滑数等症。

[证候分析] 脾湿生痰，肝郁化火，痰因火动，火盛风生，肝风夹痰火而流窜经络，上壅头目，阻塞清窍，以致气血津液郁滞不行，故暴发本病。由于痰火内盛，因而身热面赤，动辄眩晕，恶心呕吐。

大小肠积热，故溲赤便结。舌红苔黄而腻，脉弦滑而数，均属痰火之象。

[治法] 降火逐痰，平肝息风。

[方药] 将军定痛丸加减。方中重用大黄为主药，配黄芩、礞石、陈皮、半夏、桔梗等，大力降火逐痰；以白僵蚕、天麻合礞石平肝息风；白芷协助主药，定头风目痛；薄荷辛凉散邪，清利头目。此方用于本证，使上壅之痰火得降，肝风平息，诸症方能缓解。若加丹参、泽兰、茯苓、车前子更增活血通络、祛痰利水之功。

3. 肝郁气滞，气火上逆

[主症] 眼部主症具备，全身尚有情志不舒，胸闷嗳气，食少纳呆，呕吐泛恶，口苦，舌红苔黄，脉弦数等。

[证候分析] 胸闷嗳气，口苦，舌红苔黄，脉弦数等皆情志不舒，肝郁气滞，郁久化火之证，而头眼部症状乃气火上逆所致。肝失条达，气火横逆而犯脾胃，脾失健运，故食少纳呆；胃失和降，则呕吐泛恶。

[治法] 清热疏肝，降逆和胃。

[方药] 丹栀逍遥散合左金丸加减。前方以柴胡为主药疏肝解郁；牡丹皮、栀子清肝泻火；当归、白芍养血柔肝；白术、茯苓、甘草、生姜理脾渗湿，和胃止呕；薄荷辅助主药，疏散条达肝气。后方以黄连为主，清肝胃之火，以降其逆，少佐吴茱萸，辛温开郁，降气止呕。

两方合用，共奏清热疏肝、降逆和胃之功。若加龙胆草、郁金、地龙、木通等，则更增清肝解郁、通络消滞的作用。

4. 阴虚阳亢，风阳上扰

[主症] 头目胀痛，瞳神散大，视物昏蒙，观灯火有虹晕，眼珠变硬，心烦失眠，眩晕耳鸣，口燥咽干，舌红少苔，或舌绛少津，脉弦细而数或细数。

[证候分析] 肝肾阴虚，虚火上扰，清窍不利，故头目胀痛。神水瘀滞，故眼珠变硬。阴主敛，阳主散，阴虚阳亢则瞳神散大。阴虚血少，瞳神失养以致视物昏花。古人认为观灯火生虹晕乃阴虚阳盛，水不制火，阴阳相乖，水火相射所致。虚火上炎，扰动心神则心烦失眠。阴虚阳亢，水不涵木，风阳上旋，故眩晕耳鸣。口燥咽干，舌红少苔，脉弦细而数皆示阴虚火旺；若舌质红绛而少津液，脉细数，则阴血亏虚更甚。

[治法] 滋阴降火，平肝息风。

[方药] 知柏地黄丸或阿胶鸡子黄汤加减。知柏地黄丸重在滋阴降火，适用于肝肾阴虚，虚火上炎为重者。若兼风阳上扰，可酌加石决明、钩藤平肝息风。阿胶鸡子黄汤以阿胶、鸡子黄为主药，滋阴血而息肝风；辅以生地、白芍、茯苓滋阴养血，柔肝安神；石决明、牡蛎、钩藤平肝潜阳息风；络石藤凉血通络行滞；甘草清热和中。全方共奏滋阴养血、柔肝息风之效。适用于热邪耗灼真阴，阴亏血虚，肝风内动之证。若于上二方中酌加丹参、泽兰、地龙、泽泻，可增活血通络、利水消滞的功效。

5. 肝胃虚寒，饮邪上犯

[主症] 头痛上及颠顶，眼珠胀痛，瞳散视昏，干呕吐涎，食少神疲，四肢不温，舌淡苔白，脉弦。

[证候分析] 胃阳不足，痰饮内停，肝之寒邪犯胃，夹痰饮而上逆，并循厥阴经脉上冲头目，阻遏清窍，故致头痛眼胀，瞳散视昏，干呕吐涎。又，神乃水谷精气所化生，四肢皆禀气于胃，因胃阳不足，受纳消化水谷之功能低下，脏腑精气虚衰，故食少神疲，四肢不温。舌淡苔白，脉弦亦为肝胃虚寒之象。

[治法] 温肝暖胃，降逆止痛。

[方药] 吴茱萸汤加减。《审视瑶函》吴茱萸汤是以《伤寒论》方为基础加减而成。方中仍用吴茱萸为主药，温肝暖胃，降上逆之阴邪，止阳明之呕吐及厥阴之头痛。配生姜、法半夏、陈皮温脾胃，涤痰饮，降呕逆；川芎、白芷散寒邪，止头痛；人参、茯苓、炙甘草补脾胃。诸药合用，可收温肝暖胃、降逆止呕、散寒止痛的功效。若加延胡索、牛膝，可增消滞止痛之效。

此外，症状反复发作，视力锐减，全身兼有肝肾两亏、气血不足之证候者，可参照青风内障内治肝肾阴亏证治疗。

（二）外治

（1）局部宜及早频用缩瞳剂1%~2%毛果芸香碱滴眼液。重时每3~5分钟滴眼1次；症状缓解后，视病情改为1~2小时1次，或每日2~3次。

（2）使用缩瞳剂时，联合使用抑制房水生成的0.25%~0.5%马来酸噻吗洛尔滴眼液（噻吗心安），每日2次。

（三）针灸疗法

（1）体针　常用穴有睛明、攒竹、瞳子髎、阳白、四白、太阳、风池、翳明、合谷、外关等。恶心呕吐时可配内关、足三里。每次局部取2穴，远端取2穴。

（2）耳针　可取耳尖、目1、眼等穴。

（四）其他治法

（1）口服乙酰唑胺片（醋氮酰胺），首次服500mg，以后每6小时服250mg，同时服用10%氯化钾10ml，以防止不良反应。

（2）20%甘露醇250ml，静脉滴注，30~60分钟滴完。

（3）手术治疗。

【预防调摄】

本病病因虽比较复杂，但是摄生有方，生活起居有常，劳逸得当，并注意情志安和，饮食有节，避免进食辛燥刺激之品，保持二便通畅等，对于预防和护理都具有积极的意义。

此外，电影和电视光线较暗，不宜久看，患者应当忌看。

【转归预后】

本病病情经常反复，眼珠时时胀硬，瞳神愈散愈大，瞳色变黄者，终成黄风而失明。

第三节　青风内障

青风内障是指起病无明显不适，逐渐眼珠变硬，瞳色微混如青山笼雾之状，视野缩窄，终至失明的眼病。病名见于《太平圣惠方》。患者年龄主要分布于20~60岁，男性略多。由于本病进展缓慢，一般病状不明显，故早期常被忽视，待到晚期就诊，视力已难挽回，终将失明。因此，临床上必须注意对本病的早期诊断和早期治疗。

【病因病机】

（1）忧愁忿怒，肝郁气滞，气郁化火。

（2）脾湿生痰，痰郁化火，痰火升扰。

（3）竭思劳神，用意太过，真阴暗耗，阴虚火炎。

以上因素皆可导致气血失和，脉络不利，神水瘀滞，酿成本病。

【临床表现】

发病可无自觉症状，或于瞻视过久，劳神过度之后，一时微感头晕头痛，眼珠胀痛，观灯火有虹晕，视物昏花等。病初起视力尚好，检视眼内外可无异常。随病情进展，中心视力尚可，视野日渐缩窄，瞳神轻度散大，瞳色淡青，指扪眼珠稍硬，眼压偏高，24小时内眼压波动幅度增大。若用检眼镜观察眼底，可见视神经乳头生理凹陷稍深，颜色稍淡，中央血管略向鼻侧偏移，或呈轻度屈膝爬行状。有时在视神经乳头处可见动脉搏动。病情严重时，中心视力减退，视野高度缩窄，眼珠胀硬，眼压可达6.67kPa（50mmHg）左右。眼底可见视神经乳头凹陷深大呈杯状，颜色苍白，血管明显偏向鼻侧，呈屈膝状爬行而出。最终，致中心视力消失，盲无所见。

【诊断依据与鉴别诊断】

（一）诊断依据

（1）多见于40岁以上的中年人，男性居多。

（2）早期无明显症状，发展到一定程度时，可有轻度眼胀不适，头晕头痛，眉棱骨、前额、眼眶胀痛，视力疲劳。

（3）早期中心视力不受影响，但视野逐渐缩窄。早期视野表现为生理盲点扩大和视野缺损、中心外暗点等；晚期视野缩窄，甚至呈管状，最后中心视力完全丧失。

（4）眼前部多无改变，前房角为开角。

（5）眼底检查：视乳头具有典型青光眼杯改变，且逐渐加深加宽，血管向鼻侧移位，多呈屈膝状，晚期视乳头苍白、萎缩。

（6）眼压偏高，24小时眼压波动较大，激发试验阳性。

（二）鉴别诊断

绿风内障转入慢性者，其自觉症状不明显，易被误诊为青风内障。但前者常有典型小发作史，而青风内障无自觉症状；前者的视乳头凹陷常较青风内障浅；前者前房为窄角且有粘连，而后者多为宽角。主要的鉴别方法是在高眼压情况下检查房角，如房角敞开，则为青风内障。

【治疗】

（一）辨证论治

1. 气郁化火

[主症]情志不舒，头目胀痛，胸胁满闷，食少神疲，心烦口苦，舌红苔黄，脉弦细。

[证候分析]肝喜条达，情志不舒者，肝气失于条达，气郁则容易化火，气火上逆，故头目胀痛，心烦口苦。胁为肝脉之所过，气阻脉络，则胁胀不适。肝郁乘脾，脾失健运，故胸闷食少，神疲乏力。

舌红苔黄，脉细乃肝有余脾不足所致。

[治法] 清热疏肝。

[方药] 丹栀逍遥散加减。原方意在清热疏肝，若用于肝郁而阴血亏虚较甚者，可加熟地、女贞子、桑椹子以助当归、白芍滋阴养血。若用于肝郁而化火生风者，可去薄荷、生姜，选加夏枯草、菊花、钩藤、山羊角、赤芍、地龙等以增清肝息风、通络行滞之力。

2. 痰火上扰

[主症] 头眩目痛，心烦而悸，食少痰多，胸闷恶心，口苦舌红，苔黄而腻，脉弦滑或滑数。

[证候分析] 痰火上扰，流窜经络，上蒙清窍，则头眩目痛。痰火内扰，心神不安，胃失和降，故心烦而悸，食少痰多，胸闷恶心，且口苦，舌红苔黄腻，脉弦滑或滑数。

[治法] 清热祛痰，和胃降逆。

[方药] 黄连温胆汤加减。方中以陈皮、半夏、茯苓、甘草（二陈汤）为燥湿祛痰、理气和胃的基础；用竹茹、枳实入胆胃清热，降逆和胃；用黄连清热燥湿，除烦止呕。诸药共奏清热祛痰、和胃降逆之效。

3. 阴虚风动

[主症] 劳倦后眼症加重，头眩眼胀，瞳神略有散大，视物昏蒙，或观灯火有虹晕，失眠耳鸣，五心烦热，口燥咽干，舌绛少苔，脉细数。

[证候分析] 劳倦太过，阴血亏虚，水不涵木，肝风上旋，以致头眩耳鸣，眼珠胀痛，瞳神微散。阴虚血少，瞳神失养则视物昏蒙。观灯火有虹晕，夜卧失眠，五心烦热，口燥咽干，舌绛少苔，脉细数等皆由阴虚血少、水不制火所致。

[治法] 滋阴养血，柔肝息风。

[方药] 阿胶鸡子黄汤加减。原方重在滋阴养血，柔肝息风。虚火尚旺者，方中酌加知母、黄柏、地骨皮、牡丹皮、赤芍之类降虚火，化瘀消滞。

4. 肝肾阴亏

[主症] 病久瞳神渐散，中心视力日减，视野明显缩窄，眼珠胀硬，眼底视乳头生理凹陷加深扩大，甚至呈杯状，颜色苍白。全身症有头晕耳鸣，失眠健忘，腰膝酸软，舌淡脉细，或面白肢冷，精神倦怠，舌淡苔白，脉沉细无力。

[证候分析] 病久元气衰惫，肝肾精血亏损，目窍失养，神光衰微，故视力减退。视乳头颜色苍白无血色，中央凹陷如杯状，为失于精血濡养所致。既病之后，脉道阻塞，神水瘀滞，故眼珠胀硬不减。头晕耳鸣，失眠健忘，腰膝酸软，舌淡脉细等，尽皆肝肾精血不足的全身症。若还兼有面白肢冷，精神倦怠，夜间多尿，舌淡苔白，脉沉细，则偏肾阳不足。

[治法] 补益肝肾。

[方药] 杞菊地黄丸或肾气丸加减。杞菊地黄丸补益肝肾，用于肝肾精血不足者，若嫌力薄，酌加菟丝子、五味子、当归、白芍、川芎等。肾气丸是在六味地黄丸滋养肾阴的基础上再加肉桂、附子而成，于水中补火，鼓舞肾气，协调阴阳。适用于本证肝肾不足，肾阳偏虚者。若兼气血不足，可于方中酌加党参、黄芪、当归、白芍、川芎等。

（二）外治

（1）滴用抑制房水生成的0.25%~0.5%马来酸噻吗洛尔滴眼液（噻吗心安），每日2次。

（2）滴用缩瞳剂1%~2%毛果芸香碱液，每日3~4次，亦可视病情而定。

（3）其他疗法经上述治疗不效，宜结合西医手术治疗。

（三）针灸疗法

参见绿风内障。

【预防调摄】

本病病因比较复杂，目前尚难从根本上防止发病。一般是从早期诊断和早期治疗方面努力，力求减低对视功能的损害，避免致盲的严重后果。通常采用如下措施。

（1）开展对本病有关知识的宣传，在30岁以上成人中进行普查，以发现早期病例。

（2）临床上凡发现如下可疑本病的患者，应在眼科做进一步检查，明确诊断。

①出现一过性虹视、雾视现象，并伴有头痛，但不能用其他原因解释者。

②不能解释的视疲劳及不明原因的视力下降，特别是戴镜或频换眼镜仍感不适者。

③家族中有本病患者，而本人兼有不明原因的视力下降或其他可疑症状者。

④一眼已患本病者之"健眼"以及视神经乳头或视野出现可疑变化者。

⑤在24小时内眼压波动幅度大于1.07kPa（8mmHg），或眼压高于3.2kPa（24mmHg）者。

【转归预后】

本病治疗无效或治不及时，终将失明。

第四节　圆翳内障

本病是指晶珠混浊，视力缓降，渐至失明的慢性眼病。因最终在瞳神之中出现圆形银白色或棕褐色的翳障，故《秘传眼科龙木论》称之为圆翳内障。本病多见于老年人。常两眼发病，但有先后发生或轻重程度不同之别。历代眼科文献所载与本病类同者计十余种之多，如浮翳、沉翳、滑翳、枣花翳、黄心白翳、如银内障等。其名虽异，实则均为晶珠混浊，只是病变之阶段、程度、部位、颜色有所差别而已。本病翳定障老时，经手术治疗可以恢复一定视力。相当于西医学之老年性白内障。

【病因病机】

多由年老体衰，肝肾两亏，精血不足，或脾虚失运，精气不能上荣于目所致。此外，肝经郁热或阴虚夹湿热上攻，也能引起本病。

【临床表现】

本病初起，眼无红肿疼痛，仅自觉视物微昏，或眼前有位置固定之点状、条状或圆盘状阴影；或视近尚清，视远昏蒙；或明处视昏，暗处视清；或明处视清，暗处视昏；或视灯光、明月如有数个。昏蒙日进，则渐至不辨人物，只见手动，甚至仅存光感。

检视瞳神，圆整无缺，展缩自如。初起，若晶珠混浊出现于边缘，状如枣花、锯齿，视力多无明显影响。继则晶珠灰白肿胀，如油脂浮于水面，电筒侧照，可见黄仁之阴影呈新月形投射于晶珠表面。最终晶珠全混，色白圆整，电筒侧照，黄仁阴影消失。此时翳定障老，正宜手术治疗。否则，日久晶珠缩小，翳如冰棱而下沉。若晶珠混浊从核心开始，渐向周围扩散，其色多为棕黄、棕红或黑色。

【诊断依据】

（1）年龄在50岁以上，视力渐降。

（2）眼不红不痛，瞳神展缩如常。

（3）晶珠不同形态、程度的混浊，甚至晶珠全混；双眼先后或同时发病，发展缓慢。

老年性白内障一般分为以下4期。

初发期：周边部可见楔状混浊，逐渐向中央发展。

膨胀期：晶珠混浊加重，胀满，前房变浅。

成熟期：晶珠全部混浊，黄仁投影阴性，前房恢复正常。

过熟期：晶珠皮质混浊呈液化状乳白色，核下沉，前房加深。

老年性核性白内障混浊从核开始，呈棕色混浊，向周围发展，早期即明显影响视力。

【治疗】

本病病程较长，药物治疗适用于早期。若晶珠灰白混浊，已明显障碍瞳神，则药物难以奏效，宜待翳定障老之后，行手术治疗。

（一）辨证论治

1. 肝肾两亏

[主症] 视物模糊，头晕耳鸣，腰膝酸软，舌淡脉细，或面白畏冷，小便清长，脉沉弱。

[证候分析] 肝肾精血不足，目窍失养，晶珠渐混则视物模糊。脑髓、骨骼失养，故头晕耳鸣，腰膝酸软。血虚不充脉络，则舌淡脉细。若见面白畏冷，小便清长，脉沉弱，又属肾阳偏虚之象。

[治法] 补益肝肾。

[方药] 杞菊地黄丸或右归丸加减。杞菊地黄丸滋补肝肾，益精明目。用于精血亏甚者，宜加菟丝子、楮实子、当归、白芍。右归丸中肉桂、附子主温肾阳；熟地、山药、山萸肉、枸杞子、菟丝子、杜仲补养肝肾，益精明目，强壮腰膝；鹿角胶、当归温阳补血。十药组方，共奏温补肾阳、益精养血之功。

2. 脾虚气弱

[主症] 视物昏花，精神倦怠，肢体乏力，面色萎黄，食少便溏，舌淡苔白，脉缓或细弱。

[证候分析] 脾虚不运，脏腑精气不足，不能上贯于目，晶珠失养，渐变混浊，故视物昏花。脏腑精气不足以生神及充养周身，因而精神倦怠，面色萎黄，肢体乏力。脾虚运化不力，故食少便溏。舌淡苔白，脉缓或细弱皆脾虚气弱之征。

[治法] 补脾益气。

[方药] 补中益气汤加减。原方调补脾胃，升阳益气。若用于脾虚湿停，大便溏泻者，可去当归，加茯苓、扁豆、山药之类健脾渗湿。

3. 肝热上扰

[主症] 视物不清，视力缓降，晶珠混浊，头痛目涩，眵泪旺躁，口苦咽干，便结，舌红苔薄黄，脉弦或弦数。

[证候分析] 肝热上扰头目，热灼晶珠，晶珠逐渐混浊，视物不清，视力缓降。肝热循经上攻头目，故头痛目涩，眵泪旺躁。口苦咽干，脉弦亦由肝热所致。

[治法] 清热平肝。

[方药] 石决明散加减。原方以石决明、草决明为主药，清热平肝，明目退翳障；青葙子、栀子、大黄、赤芍清肝泄热；荆芥、木贼、羌活疏风散邪。诸药合用，共奏清热平肝、散邪明目之功。肝火不盛或脾胃不实者，酌去大黄、栀子。无郁邪者可去荆芥、羌活。

4. 阴虚夹湿热

[主症] 目涩视昏，烦热口臭，大便不畅，舌红，苔黄腻。

[证候分析] 素体阴虚，中湿化热，阴虚夹湿热上攻，目失濡养，更被湿热怫郁，故目涩视昏。热扰心神，则心中烦热。湿热郁遏胃肠，升降失常，浊气上升则口臭；浊气失降则大便不畅。舌红，苔黄腻，乃阴虚夹湿热之象。

[治法] 滋阴清热，宽中利湿。

[方药] 甘露饮加减。方中以生地、熟地滋阴补肾；天冬、麦冬、石斛滋阴清热；黄芩、茵陈清热利湿；枳壳、枇杷叶宽中降气以助化湿；甘草清热和中。诸药合用，重在滋阴清热，兼以利湿。

除上述分证论治外，临床上常根据病情选用成药配合治疗，以提高疗效。如目昏兼头晕耳鸣、心悸失眠等症，属肾阴虚，心肾失调，水火不交者，可常服磁朱丸，镇心明目；属肝肾精血两亏，可服杞菊地黄丸或障眼明片；若兼阳亢动风者，可选服石斛夜光丸以滋阴平肝明目。

（二）外治

早期可滴珍珠明目滴眼液或吡诺克辛钠滴眼液。

（三）针灸疗法

此法亦只适用于早期患者，且宜与内服药物配合使用。

常用穴：睛明、球后、攒竹、鱼腰、臂臑、合谷、足三里、三阴交。每日或隔日1次，每次2~3穴，8~10次为1个疗程。

（四）其他疗法

晶珠混浊，视力降至0.2以下，光定位、色觉良好，眼部无活动性炎症及眼底基本正常者可考虑手术治疗。

【预防调摄】

（1）发现本病应积极治疗，以控制或减缓晶珠混浊的发展。

（2）若患有糖尿病、高血压等全身疾病者，应积极治疗全身病，对控制或减缓晶珠混浊有一定意义，同时也有利于以后手术治疗。

（3）注意饮食调养，慎用辛燥煎炸食品。若为阴亏精血虚少者，可采用沙参、黄精、熟地等食疗。

📗 知识拓展

胎患内障

胎患内障是指因父母遗传，或先天禀赋不足，脾肾两虚，或孕妇将息失度，感受风毒，或服用某些药物，影响胎儿发育，以致晶珠混浊的眼病。相当于西医学之先天性白内障。多双眼患病，其晶珠混浊部位不一，形状多样，大多静止不变，但也可继续发展。若出生后营养不良，身体虚弱，每易加速发展，影响视力。可与目珠困动之类先天性疾患同时存在。

治疗多从脾肾着手。若饮食不节，脾胃功能失调，体质虚赢者，宜健脾益气，用参苓白术散加减。若肾阴不足，宜滋阴补肾，用杞菊地黄丸之类。若脾肾阳虚，宜健脾固肾，用四君子汤合肾气丸随证化裁。至于影响视力比较严重者，可考虑早期手术治疗。

第五节　云雾移睛

云雾移睛是指眼外观端好，唯自觉眼前似有蚊蝇或云雾样黑影飞舞飘移，甚至视物昏蒙的眼病。《银海精微》称之为蝇翅黑花，《证治准绳·杂病·七窍门》始称云雾移睛。其病变在神膏。相当于西医学之玻璃体混浊。常由葡萄膜、视网膜的炎症、出血、退变，以及玻璃体的退变等引起。

【病因病机】

（1）湿热郁蒸或痰湿内蕴，浊气上泛。
（2）阴虚火旺，灼伤目络，血溢络外。
（3）肝气郁结，气滞血瘀。
（4）肝肾亏损，精血不足，目窍失养。
以上因素皆可导致神膏不清，自觉眼前黑影飞舞飘移。

【临床表现】

有眼内炎症病史者，自觉眼前黑影茫茫，或如蛛丝飘浮，或似蚊蝇飞舞等，随眼珠转动而动荡。视力可有不同程度减退。眼底镜下可见玻璃体内有尘状、丝状或网状混浊物飘动。

有眼内出血病史者，常感眼前黑影如浮云移动，或如旌旗飘拂。眼底镜下可见玻璃体内呈厚薄不等的尘状、点状，或絮状、块状之弥漫性混浊，并可见到视网膜出血性病变。

玻璃体变性者，常见玻璃体内有白色雪花样点状物飘荡，或闪光样结晶体的沉积。若玻璃体液化，则动眼时可见其动荡加剧。

【诊断依据与鉴别诊断】

（一）诊断依据

（1）眼无赤痛等症，自觉眼前有似蚊蝇、云雾等形状各异的暗影飘动。
（2）轻者不影响视力，重者影响视力。
（3）检视神膏时可见不同程度、形态、色泽的混浊。

（二）鉴别诊断

云雾移睛症轻者，尚需与生理性飞蚊症相鉴别。生理性飞蚊症是由于玻璃体中胚胎残余细胞或血细胞行经视网膜血管时，投影在视细胞层所致，对视力无影响。由于残余细胞很小，用检眼镜不易查见混浊物，不属眼病。

【治疗】

（一）辨证论治

本病主要由痰湿上泛，瘀血停滞或肝肾亏损，精血不足所致，故祛邪常从除痰湿、消瘀滞着手，扶正多以补肝肾、养精血为主。至于引起本病之原发病尚未控制者，应着重治疗原发病。

1. 湿热蕴蒸

[主症] 自觉视物昏蒙，眼前黑影游动如蚊蝇飞舞。检视眼内，玻璃体有尘状或点状混浊。头重胸闷，心烦口苦，苔黄，脉濡数。

[证候分析] 眼症皆由湿浊上泛，神膏不清所致。湿邪阻滞中焦，清阳不升，则头重胸闷。湿郁化热，故心烦口苦，舌苔黄腻，脉濡而数。

[治法] 宣化畅中，清热利湿。

[方药] 三仁汤加减。方中杏仁宣肺气以化湿，白蔻仁芳香行气化湿，薏苡仁甘淡渗湿健脾，半夏、厚朴辛降，行气化湿，佐以滑石、通草、甘寒渗湿，清利下焦。诸药合用，宣上、畅中、渗下，使气机调畅，三焦分消。本方用于热邪较重者，酌加黄芩、栀子、车前子。

2. 脾虚湿困

[主症] 自觉视物昏蒙，黑花飞舞。检视玻璃体可见尘状或点状混浊。面白或萎黄，食少痰多，神倦乏力，舌质淡嫩，苔白脉濡。

[证候分析] 眼症皆由湿邪痰浊上泛，神膏变混所致。脾虚气弱，不荣头面及肢体，故面白或萎黄，神倦乏力。脾虚不运，聚湿生痰，故食少痰多，舌质淡嫩，苔白脉濡。

[治法] 健脾益气，渗湿化痰。

[方药] 六君子汤加减。原方以人参、茯苓、白术、甘草补脾益气；陈皮、半夏配茯苓、甘草，有燥湿化痰、理气和中的作用。脾虚甚者，再加山药、薏苡仁、白扁豆，更增补脾益气之力。

3. 虚火伤络

[主症] 自觉眼前黑花飞舞，视力缓降或急降。检视玻璃体，可见点状或絮状、团块状混浊，或见眼底有出血性病变。全身常见头晕耳鸣，心烦少寐，口燥咽干，舌红少苔，脉弦细数。

[证候分析] 阴虚火旺，热入血分，灼伤脉络，眼底出血，瘀血渗于玻璃体内，则玻璃体混浊，以致眼见黑花，视力下降。虚火内扰，故头晕耳鸣，心烦少寐，口燥咽干等。舌红少苔，脉弦细数，亦皆阴虚内热之象。

[治法] 滋阴凉血，止血化瘀。

[方药] 宁血汤或生蒲黄汤加减。宁血汤以墨旱莲、生地、阿胶、白芍滋阴凉血止血；栀子炭、侧柏叶、白茅根清热凉血止血；仙鹤草、白及、白蔹收敛止血。上药组方，用于本证之出血期，具有较强的滋阴清热、凉血止血的功效。为避免寒凉太过，止血留瘀，可于方中酌加化瘀止血之生蒲黄、三七。生蒲黄汤以生蒲黄、墨旱莲、生地、荆芥炭为主，滋阴凉血止血；牡丹皮、丹参、郁金凉血散血，川芎行气活血。诸药合用，共奏滋阴凉血、化瘀止血之功。本证在出血期，当先用前方止血，待出血趋于静止，即宜改用后方。如此，既能取得滋阴止血之效，又能促使眼内瘀血尽快吸收。

4. 气滞血瘀

[主症] 眼前自见黑花，视力下降，玻璃体混浊呈点状、絮状或团块状，或可见眼底静脉迂曲扩张，视网膜上有片状出血。其人情志不舒，胸闷胁胀，口苦，舌苔黄，或舌上有瘀斑，脉弦紧或涩。

[证候分析] 情志不舒，肝郁气滞，以致脉络瘀阻，血行不畅，泛溢络外。瘀血积聚于玻璃体内，

则眼见黑花，视力下降。由于气滞血瘀，瘀血内停，故胸闷胁胀，舌现瘀斑，脉弦或涩等，口苦苔黄为肝郁化热之象。

[治法] 疏肝理气，化瘀止血。

[方药] 丹栀逍遥散或血府逐瘀汤加减。本证出血不久者，宜以前方酌加生蒲黄、三七、郁金等清热疏肝，止血活血。出血已止而眼前黑花较多者，宜用血府逐瘀汤。方中柴胡、枳壳、桔梗疏肝行气；当归、川芎、赤芍、桃仁、红花、牛膝活血祛瘀；生地配当归，养血润燥；甘草和中。诸药相配，理气活血化瘀。若用于瘀久不散者，酌加三棱、莪术、牡蛎、鳖甲之类破血散结；用于瘀久化热者，宜加黄连、山栀以清肝热；用于久瘀伤正者，选加黄芪、党参或枸杞子、菟丝子之类扶正祛瘀。

5. 肝肾亏损

[主症] 视物昏蒙，或能近怯远，眼前黑花飞舞。检视眼内，玻璃体混浊，或眼动时玻璃体动荡明显。全身可见头晕耳鸣，腰酸遗泄，口燥咽干，脉细无力。

[证候分析] 肝肾两亏，精血虚衰，不荣目窍，神光衰微，故视物昏蒙，能近怯远。神膏失养，则变清稀或混浊，以致眼见黑花飞舞。由其他眼病引起而经久不愈者，多系病久正虚不能胜邪之故。全身伴见之脉症，亦皆肝肾精血不足所致。

[治法] 补益肝肾。

[方药] 明目地黄丸加减。原方以六味地黄丸为滋养肝肾之基础，更增熟地、当归、五味子益精养血；柴胡升散，疏肝解郁。全方补中有泻，升降得宜，共奏补养肝肾、益精明目之功。若玻璃体混浊较重，酌加牛膝、丹参，以祛瘀生新。若脾运不健，酌加陈皮、砂仁芳香醒脾。

（二）其他治法

局部可用丹参、三七、红花之类注射液行电离子导入。每日1次，10次为1个疗程。

【预防调摄】

（1）情志调畅，避免急躁、沮丧。并向患者说明病情。

（2）高度近视者，应避免过用目力和头部震动。

（3）出血引起者，饮食宜清淡，少食辛辣炙煿之品。

第六节　暴　盲

暴盲是指眼外观端好，猝然一眼或两眼视力急剧下降，甚至失明的严重内障眼病。患眼外观虽无明显异常，但瞳内病变却多种多样，病因病机则更为复杂。由于发病急剧，应及早救治。西医学有多种眼底病可以引起暴盲，最常见者如视网膜中央血管阻塞及急性视神经炎等。

【病因病机】

（1）暴怒惊恐，气机逆乱，血随气逆，或情志抑郁，肝失调达，气滞血瘀，以致脉络阻塞。

（2）嗜好烟酒，恣食肥甘，痰热内生，上壅目络。

（3）外感热邪，内传脏腑，致邪热内炽，上攻于目。

（4）肝肾阴亏，阳亢动风，风阳上旋，或阴虚火旺，上扰清窍。

【诊断依据】

1. 病史　可有外伤、周围组织疾病或全身疾病如高血压、糖尿病等病史。

2. 临床症状　发病前眼无不适，突然视力急剧下降，甚至失明，或伴有眼胀头痛，或目珠转动作痛，或初起自觉眼前有蚊蝇飞舞、云雾飘动，继而一眼或双眼视力骤然下降，至明暗不分。

3. 检查　外眼无异常，完全失明者可有瞳神散大不收。眼底检查见症不一。视网膜中央动脉阻塞者见视网膜动脉变细，呈线状、串珠状或白色线条状，静脉亦变细；视网膜后极部出现乳白色的混浊；黄斑呈樱桃红色，中心反光消失。视网膜中央静脉阻塞者见视神经乳头充血、水肿，边界模糊；视网膜静脉高度迂曲怒张呈紫红色，如节段状或腊肠状，时隐时现；动脉血管变细，动脉壁反光增强；视网膜出血呈放射状或火焰状，出血量多可进入玻璃体内；视网膜灰白水肿，有棉絮状渗出斑；反复发病者见黄斑囊样水肿、视网膜新生血管。急性视神经乳头炎者可见视乳头充血，轻度隆起，边界模糊，生理凹陷消失；视网膜静脉扩张；后极部视网膜水肿、出血或渗出；晚期视乳头呈灰白色萎缩，边缘不清，血管变细。急性球后视神经炎者视力骤降，早期眼底多正常；晚期多出现视神经乳头颞侧苍白萎缩。必要时可行眼底荧光血管造影、视野检查、视觉电生理等检查以明确诊断。

【治疗】

（一）辨证论治

1. 眼络阻塞

（1）气血瘀阻

[**主症**]　视力骤丧，视神经乳头苍白，动脉显著变细，视网膜灰白混浊，黄斑区呈樱桃红点；或视力于数日内迅速下降，视神经乳头充血、水肿，边界模糊，静脉高度迂曲、怒张，呈腊肠状，视网膜水肿、大量出血，呈放射状分布。其人情志不舒，或暴怒之后突然发病。全身症见头晕头痛，胸胁胀痛，脉弦或涩。

[**证候分析**]　情志不舒，肝郁气滞，或暴怒伤肝，气血逆乱，上壅窍道，致目中脉络阻塞。若视网膜中央动脉阻塞，输注入眼的气血骤断则暴盲。眼底缺血则见视神经乳头苍白，血管变细，视网膜灰白混浊。黄斑部网膜因供血途径不同，独能保持一点血红。若阻塞视网膜中央静脉致眼内气血不得回流，瘀郁眼底则见视神经乳头充血、水肿，静脉高度迂曲怒张，呈腊肠状。瘀血阻络，津液不行则视网膜水肿。血不循经，泛溢络外则视网膜上大量出血。气滞血瘀，头部血流不畅则头晕头痛。脉弦或涩皆肝郁气滞血瘀之故。

[**治法**]　活血通窍。

[**方药**]　通窍活血汤加减。方中桃仁、红花、赤芍、川芎活血化瘀；麝香活血，通络开窍；生姜、大枣调和营卫；黄酒、老葱散达升腾，通利血脉，且使活血化瘀之药力上达。本病初起，即宜以此方活血通窍。临证若肝郁气滞甚者加郁金、青皮；视网膜水肿甚者加琥珀、泽兰、益母草之类活血化瘀，利水消肿；眼底出血甚者加蒲黄、茜草、三七之类化瘀止血。

（2）痰热上壅

[**主症**]　眼症同前，全身症有头眩而重，胸闷烦躁，食少恶心，痰稠口苦，舌苔黄腻，脉弦滑。

[**证候分析**]　恣酒嗜燥，过食肥甘，脾失健运，聚湿生痰，痰郁生热，上壅清窍，脉络阻塞，清阳不升则视力骤丧或急剧下降，头重而眩。痰热阻滞中焦则胸闷烦躁，食少恶心。痰稠口苦，舌苔黄腻，脉弦滑，为痰热之象。

[**治法**] 涤痰开窍。

[**方药**] 涤痰汤加减。本方以半夏、橘红、枳实、茯苓燥湿祛痰，理气降逆；胆南星、竹茹清热化痰；人参、甘草、生姜、大枣益气健脾，治痰之源；菖蒲化湿开窍。诸药合用涤痰开窍。临证若加僵蚕、地龙、川芎、牛膝、麝香则增涤痰通络开窍之力。若热邪较盛，可去方中人参、生姜、大枣，酌加黄连、黄芩。

（3）肝风内动

[**主症**] 眼症同前，全身症见头晕耳鸣，面时潮红，烦躁易怒，少寐多梦，口苦，舌红，苔黄，脉弦，或有腰膝酸软，遗精神疲，舌绛，脉细。

[**证候分析**] 阴虚阳亢，肝风内动，气血逆乱，并走于上，脉道闭阻则视力骤降或失明。风阳上扰，清窍不利则头晕耳鸣，面时潮红；扰动心神则少寐多梦，烦躁不宁。口苦、舌红、苔黄脉弦为肝阳亢盛之象。若真阴大亏，脑髓、骨骼失养，且虚火扰动则头晕耳鸣较甚，腰膝酸软，遗精神疲，舌绛脉细。

[**治法**] 平肝潜阳，滋阴息风。

[**方药**] 天麻钩藤饮或大定风珠加减。前方以天麻、钩藤、石决明为主，平肝潜阳；黄芩、山栀清肝火；牛膝、益母草活血通络，引血下行；杜仲、桑寄生补肝肾；夜交藤、茯神安神宁心。全方重在平肝潜阳息风。后方以阿胶、鸡子黄为主，滋阴息风；芍药、五味子、甘草酸甘化阴，滋阴柔肝；地黄、麦冬、麻仁滋阴养血润燥；龟甲、鳖甲、牡蛎育阴潜阳。全方重在滋阴潜阳息风。证偏阳亢动风者，宜用前方；偏于阴虚动风者，宜用后方。由于肝风内动，气血逆乱，脉道被阻，而致暴盲，故方中可加丹参、红花、桃仁、川芎、地龙之类活血通络。

（4）虚火伤络

[**主症**] 初起眼无不适，或自觉眼前有蚊蝇飞舞、云雾飘动，或视物呈现红色，继而视力骤然下降，甚至失明。眼底见视网膜静脉迂曲扩张，静脉旁白鞘伴行，网膜上有点片状出血，甚至玻璃体积血，眼底不能窥清。全身症可伴有头晕耳鸣，烦热口干，舌红少苔，脉弦细数。

[**证候分析**] 肝肾阴亏，水不制火，虚火上炎，灼伤眼络，血溢络外则视网膜静脉病变、视网膜出血、玻璃体积血等。出血多则视力骤降。阴精亏虚，清窍失养，复受虚火扰动，故头晕耳鸣。烦热口干，舌红少苔，脉弦细数，均为阴虚火旺之象。

[**治法**] 滋阴凉血，止血化瘀。

[**方药**] 宁血汤或生蒲黄汤加减。本证在出血期先用前方止血，待出血趋于静止即改用后方。如此，既能取得滋阴止血功效，又能促使眼内瘀血尽快吸收。宁血汤以墨旱莲、生地、阿胶、白芍滋阴凉血止血；栀子炭、侧柏叶、白茅根清热凉血止血；仙鹤草、白及、白蔹收敛止血。上药组方，用于本证之出血期，具有较强的滋阴清热、凉血止血的功效。为避免寒凉太过，止血留瘀，可于方中酌加化瘀止血之生蒲黄、三七。生蒲黄汤以生蒲黄、墨旱莲、生地、荆芥炭为主，滋阴凉血止血；牡丹皮、丹参、郁金凉血散血，川芎行气活血。诸药合用，共呈滋阴凉血、化瘀止血之功。

2. 目系猝病

（1）肝火亢盛

[**主症**] 单眼或双眼视力急降，甚至失明。常伴眼珠压痛及转动时珠后作痛。眼底可见视神经乳头充血、水肿，生理凹陷消失，边界不清，视网膜静脉扩张，视乳头附近网膜有水肿、渗出、出血等，或发病时眼底无明显改变。全身症见头痛耳鸣，口苦咽干，舌红苔黄，脉弦数。

[**证候分析**] 目系乃厥阴肝经所主，包括视神经及球后血管。肝火上攻目系，窍道闭阻，遂致失明。因热盛血壅为红赤肿痛，热灼津液为渗出物，灼伤脉络为血溢，则见眼珠疼痛，视乳头充血、水肿，视

网膜静脉扩张，并波及附近网膜亦水肿、渗出、出血等。头痛耳鸣，口苦咽干，舌红苔黄，脉弦数，为肝胆火盛之症。

[治法] 清肝泻火。

[方药] 龙胆泻肝汤加减。本方清肝泻火，用于视乳头充血、水肿较重或附近视网膜渗出、出血较多者，临证可酌加牡丹皮、赤芍、毛冬青凉血活血。方中龙胆草善泻肝胆之实火，并能清下焦之湿热为君；黄芩、栀子、柴胡苦寒泻火，车前子、木通、泽泻清利湿热，使湿热从小便而解，均为臣药；肝为藏血之脏，肝经有热则易伤阴血，故佐以生地、当归养血益阴；甘草调和诸药为使。配合成方，共奏泻肝胆实火、清肝经湿热之功。

（2）气滞血郁

[主症] 眼症同前，其人神情抑郁，常胸胁胀痛，脘闷食少，苔白脉弦。

[证候分析] 情志不舒，肝失条达，气滞血郁，壅遏目窍则见视力骤降，头眼疼痛。气血不行，筋脉不利则转动眼珠时牵引作痛。眼底见症皆气滞血郁所致。厥阴肝经布于胸胁，肝郁气滞，血脉不和则胸胁胀痛。肝气乘脾胃则食少脘闷，苔白脉弦。

[治法] 疏肝解郁，行气活血。

[方药] 柴胡疏肝散加减。方中以柴胡、枳壳、香附疏肝行气解郁；川芎、芍药、甘草活血止痛。临证可加当归、郁金、丹参、山楂、神曲等增行气活血、消滞健脾之功；若口苦咽干，苔黄脉数为肝郁化热之象，酌加栀子、牡丹皮、黄芩以清肝热。

（3）阴虚火旺

[主症] 眼症同前，全身常见头晕耳鸣，颧赤唇红，五心烦热，口干舌红，脉弦细数。

[证候分析] 热病伤阴，水不制火，火性上炎，热盛血壅则眼珠疼痛，视神经乳头红肿，视力骤降。阴精亏虚，清窍失养，复受虚火扰动，故头晕耳鸣。颧赤唇红，五心烦热，口干舌红，脉弦细数为阴虚火旺之证。

[治法] 滋阴降火。

[方药] 知柏地黄丸加减。原方滋阴降火治其本，临证酌加丹参、郁金、琥珀、毛冬青等活血消肿兼治标；若阴虚火邪尚盛，方中可再加玄参、墨旱莲、女贞子、龟甲之类，增强滋阴降火之力。

（二）外治

本病急重，为及时抢救视力，宜配合使用必要的西药。

（1）视网膜中央动脉阻塞者，可配合应用血管扩张剂，如亚硝酸异戊酯吸入、硝酸甘油片舌下含化、球后注射阿托品等；或前房穿刺放出房水、吸氧等。视网膜静脉阻塞者以治疗原发病为主，如控制血压、血糖、血脂，避免动脉硬化等。

（2）视神经乳头充血水肿者，可配合应用皮质激素，如静脉滴注地塞米松、口服或球后注射地塞米松、强的松之类，也可配合应用维生素、抗生素、扩张血管药物、神经营养药物等，以保护视功能。

（三）针灸疗法

常用穴：睛明、攒竹、球后、承泣、瞳子髎、太阳、风池、翳明、合谷、外关等。每次局部取2穴，远端取2穴，中刺激，不留针。

【预防调摄】

（1）饮食清淡，富有营养，少食辛辣炙煿、肥甘厚味、生痰动火之品。

（2）避免不良情绪，保持心身健康，开朗豁达，避免因病而郁。

（3）中老年人定期检查血压、血糖、血脂，原有基础性疾病应坚持系统规范的治疗，注意并发症的防治。

（4）出血期间宜半坐卧位；哺乳期者宜停止哺乳；注意劳逸结合，勿过劳。

（5）反复发作者注意继发青光眼的治疗。

第七节　视瞻昏渺

视瞻昏渺是指外眼无异常，视力减退，以致视物模糊不清的眼病，类似于西医学之脉络膜、视网膜疾病，以及慢性球后视神经炎等。

【病因病机】

（1）湿热痰浊内蕴，上犯清窍。

（2）情志不舒，气滞血瘀，玄府不利。

（3）肝肾不足，精血亏耗；或心脾两虚，气血不足，目失所养，神光衰微。

【临床表现】

眼外观端好，视力逐渐下降，目昏日增，或眼前有黑花飞舞，或眼前有灰色或黄褐色阴影，视物变形、变色等。

【诊断依据】

眼底检查时可见下述变化：玻璃体混浊，视神经盘轻度充血，视网膜静脉略显充盈；视网膜有边界模糊的渗出病灶或见中央色白、边缘色素沉着的陈旧病变；视网膜黄斑区水肿模糊，色暗红，中心凹反光减弱或消失，或见不规则的色素沉着，甚至出现黄斑囊样变性。有条件者可做眼底造影、光学相干断层成像、视觉电生理检查等以明确病变部位、性质。

【治疗】

（一）辨证论治

1. 浊邪上犯

[主症] 自觉目昏，或见黑花飞舞，或视瞻有灰色或黑色阴影，视物变形，如视直如曲、视大为小等。眼底可见视网膜、脉络膜有边界模糊之黄白色渗出斑，或仅见黄斑区水肿、渗出，中心凹反光不清等。眼症常缠绵不愈。全身表现可见头重胸闷，食少口苦，小便黄少，舌苔黄腻，脉濡数，或脘闷多痰，口苦而腻，舌苔黄腻，脉滑数等。

[证候分析] 湿热内蕴，熏蒸清窍，或痰湿化热，上犯于目，致脉络膜视网膜水肿、渗出等病变，则视物不清，眼见黑花。若病变位于黄斑区，水肿、渗出较重，则眼前正中出现灰黑色阴影，视物变形，视力下降明显。湿热偏重者，水肿较甚；痰浊为重者，则渗出物多呈团状，且病变区比较污秽。湿邪致病，则病程缠绵；湿热郁遏，气机不畅，清阳不升，浊阴不降，则头重胸闷，食少口苦，小便黄少，舌苔黄腻，脉濡数。若见腹满痰多，口苦而腻，舌苔黄腻，脉滑数，则属痰热偏重之证。

［**治法**］利湿清热，祛痰化浊。

［**方药**］三仁汤或温胆汤加减。三仁汤功在运脾化痰，清热利湿，用于湿热痰浊上犯清窍，而以湿热偏重，眼底水肿比较明显者。临证时可加黄芩、栀子、茺蔚子、泽兰、车前子之类，则更增清热利湿消肿的作用。温胆汤以半夏、茯苓、陈皮、甘草燥湿祛痰，理气和胃；竹茹、枳实降上逆之痰浊。温胆汤适用于痰热偏重，眼底渗出物较多者。临证时可加黄连、胆南星、车前子、茺蔚子、泽兰之类，则清热除湿之力更强。

2. 气滞血郁

［**主症**］眼珠隐痛，视力渐降，或眼前有带色阴影，视物变形。检视眼底无明显异常，或有视神经盘轻度充血，或仅黄斑区暗红，有渗出物及色素沉着，中心凹反光不清等病变。全身表现可有情志不舒，头晕胁痛，口苦咽干，脉弦细数。

［**证候分析**］肝失条达，气滞血瘀，壅遏目窍，故致视神经盘充血，或致视网膜黄斑区呈暗红色，并致视物不明、眼珠作痛。肝郁不舒，气滞血瘀，且已化热，则见头晕胁痛，口苦咽干，脉弦细而数。

［**治法**］清热疏肝，行气活血。

［**方药**］丹栀逍遥散加减。原方可清热疏肝，理气和营。临证时加丹参、郁金、川芎、茺蔚子等，可增清热疏肝、行气活血之效。

3. 肝肾不足

［**主症**］眼内干涩，目昏，或视物变形。眼底可无明显异常，或见脉络膜视网膜病灶色素沉着，病变陈旧，可夹杂新的渗出斑；或黄斑区轻度水肿，有渗出物及色素沉着。全身表现为头晕耳鸣，夜眠多梦，腰膝酸软，脉细。

［**证候分析**］肝肾两亏，精血不足，目失濡养，则眼内干涩，目昏。肝肾精血不充，血脉不利，则眼内渗出物、色素沉着难以消退。全身兼见之脉症为肝肾精血亏虚所致。

［**治法**］补益肝肾。

［**方药**］杞菊地黄丸或加减驻景丸加减。杞菊地黄丸可补养肝肾，益精明目，临证用于眼底渗出物及色素较多者，可加当归、牛膝、丹参等以增养血活血、通络消滞的作用。加减驻景丸以菟丝子、楮实子、五味子、枸杞子、熟地、当归补益肝肾，滋养精血；川椒温阳以配阴，且能行气，使诸药补而不滞；车前子利水而泻肝肾邪热，既抑诸药之温燥，又防滋腻之碍湿。诸药合用，具有补肝益肾、填精养血的功效。临证时，若阳虚不显者，可去川椒，加山楂、鸡内金、茺蔚子、丹参等消积导滞，祛瘀生新；若阳气偏衰者，可去车前子，选加紫河车、鹿角胶、肉苁蓉、乳香、三七等以温肾益精，养血活血。

4. 心脾两虚

［**主症**］眼症同肝肾不足证。全身表现为面色无华，头晕心悸，食少神疲，舌淡，脉弱。

［**证候分析**］久病过劳或产后哺乳致心脾亏虚，气血不足，目失濡养，神光衰微，且血不荣脉，血流滞缓，眼底之渗出物及色素沉着难消，则视物不清。血不上荣，则面色无华而头晕；血不养心，则见心悸。脾虚失于健运，气血不足以养神，则食少神疲。血不充舌、脉，则见舌淡，脉弱。

［**治法**］养心益脾，补血行血。

［**方药**］人参养荣汤加减。原方以八珍汤去川芎，作为益气补血之基础，加五味子、远志养心宁神，陈皮理气健脾，使补而不滞。临证时，若加川芎、丹参，则更增祛瘀生新之效。产后哺乳而患本病者，当断奶，否则更耗气血，不利于治疗。

（二）外治

对于眼底造影确诊有渗漏者，可根据具体病情，结合患者全身状况，做视网膜激光光凝治疗封闭渗漏，以减少复发。

（三）针灸疗法

针刺常用睛明、球后、头临泣、太阳、风池、翳明、合谷、养老、光明、肝俞、肾俞、足三里等穴位。每次局部取2穴，远端配2穴，每日针1次，10次为1个疗程。偏阳虚者，可给予远端穴位施灸或针、灸并用，但应注意眼部穴位忌灸。

【预防调摄】

（1）避免情绪激动、精神紧张、过度劳累及用眼过度。
（2）注意饮食宜清淡，忌食辛辣及肥甘厚味之品。
（3）发现视觉障碍应及时就诊，做到早发现、早诊断、早治疗。

第八节　高风内障

高风内障是以夜盲和视野日渐缩窄为主症的眼病。本病具有遗传倾向，多于青少年时期发病，一般双眼罹患，病程漫长，日久则成青盲，或瞳内变生翳障。本病相当于西医学之视网膜色素变性。

【病因病机】

禀赋不足，命门火衰，或肝肾亏损，精血不足，或脾胃虚弱，清阳不升，均可使脉道不得充盈，血流滞涩，目失所养，以致神光衰微，夜不见物，视野缩窄。

【临床表现】

初起入暮或黑暗处视物不清，行动困难，至天明或光亮处视力复常；日久病情加重，视野日渐缩窄，甚至缩窄如管状，仅见眼前事物，不能看到周围空间，因而行动极为困难，最终可失明。

眼外观无异常；眼底检查可见视神经乳头颜色蜡黄，视网膜血管显著变细，周边部视网膜有星状、骨细胞样或不规则形状色素沉着，渐向后部中央发展；整个眼底颜色污秽，后期晶状体可变混浊。

【诊断依据与鉴别诊断】

（一）诊断依据

1. **病史**　患者多为双眼发病，或有家族史。

2. **临床表现**　初起即有入暮或黑暗处视物不清，行动困难，至天明或光亮处视力复常，日久病情加重，视野日渐缩窄，甚至缩窄如管状，仅见眼前事物，不能看到周围空间，因而行动极为困难，最终可致失明。

3. **检查**　眼外观无异常；眼底检查时可见视神经盘颜色蜡黄，视网膜血管显著变细，周边部视网膜有星状、骨细胞样或不规则形状色素沉着，渐向后部中央发展；整个眼底颜色污秽，后期晶状体可变混浊。视觉电生理检查有异常变化。

（二）鉴别诊断

本病应与肝虚雀目相鉴别。后者多发生于小儿，初期虽有夜盲，但视野不缩窄，眼底无异常。若肝虚雀目继续发展，则可出现白睛、黑睛干燥失泽，红赤畏光等症。严重者会因黑睛穿孔，晶珠、神膏脱出，眼珠塌陷而失明。

【治疗】

（一）辨证论治

1. 肾阳不足

[主症] 眼症如诊断所述。全身表现可见形寒肢冷，腰膝酸软，舌淡，脉沉。

[证候分析] 肾阳不足，命门火衰，温煦失职，生化不力，气虚血少，不荣于目，且阳衰不能抗阴，神光衰微，故夜盲而昼明，视野日窄。阳虚阴盛者，血凝脉涩，瘀阻不通，致目窍萎闭而失明。肾阳不足，不能温煦肢体，故形寒肢冷。腰为肾之府，命门火衰，下元衰惫，则腰膝酸软。舌淡、脉沉为阳虚阴盛之象。

[治法] 温补肾阳。

[方药] 右归丸加减。原方可温补肾阳、益精养血，临证时宜加川芎、牛膝，以助肉桂、当归温阳活血通络。方中除用肉桂、附子外，还增入鹿角胶、菟丝子、杜仲，以加强温阳补肾之功；又加当归、枸杞子，配合熟地、山药、山茱萸以增益滋阴养血之效。其配伍滋阴养血药的意义，即《景岳全书》所说"善补阳者，必于阴中求阳"之意。

2. 肝肾阴虚

[主症] 眼部主症俱备，且眼内干涩不适，头晕耳鸣，失眠多梦，舌红少苔，脉细数。

[证候分析] 肝肾阴虚，精亏血少，不濡目窍，目络枯涩，玄府渐闭，则眼罹本症。头晕耳鸣，失眠多梦，皆由肝肾阴亏，虚火上扰清窍及心神不宁所致。舌红少苔，脉细数，为阴虚内热之象。

[治法] 滋养肝肾。

[方药] 明目地黄丸加减。原方可滋养肝肾，益精明目，用于眼底血管变细或色素堆积、视网膜颜色污秽者，临证时宜加丹参、牛膝、夜明砂、毛冬青之类活血化瘀、通络消滞之品；虚热重者，可酌加知母、黄柏。

3. 脾气虚弱

[主症] 眼部主症俱备，面白神疲，食少乏力，舌淡苔白，脉弱。

[证候分析] 脾胃虚弱，受纳运化失职，脏腑精气不足，清阳不升，目失濡养，且气虚血滞，脉道不利，眼络枯涩，遂致眼部诸症。脾虚则气血生化不足，不荣于头面则面白，无以养神，故见神疲。脾胃失于健运，则食少，苔白。精气不足以充养四肢及肌肉，故见乏力。脉弱乃气虚血少所致。

[治法] 补脾益气。

[方药] 补中益气汤加减。本方主要作用为补中益气升阳。临证时，若气虚血滞，脉道不利，可加丹参、三七、川芎以活血通络。

（二）针灸疗法

1. 体针　常用穴如睛明、球后、上明、太阳、风池、养老、肝俞、脾俞、肾俞、足三里、光明、三阴交等。每次局部取1~2穴，远端配用2穴，每日针1次，10次为1个疗程。久病阳虚者，远端穴位

可施灸法，或针、灸并用。

2. 穴位注射　可用复方丹参注射液、灵芝注射液或维生素 D_1、维生素 B_{12} 等，取双侧肝俞、肾俞，交替注射，每穴注射 0.5ml，每日或隔日 1 次，10 次为 1 个疗程。

【预防调摄】

（1）本病是与遗传有关的慢性进行性疾病，应注意避免强光照射，外出时可戴有色眼镜。视力低下者可佩戴助视镜。

（2）应定期复诊，尽力稳定病情，以延缓发展。

（3）宣传优生优育，防患于未然。

第九节　青　盲

青盲是指眼外观端好，而视力渐降至盲无所见的眼病。病名首见于《神农本草经》，其后文献多有记载，但以《证治准绳·七窍门》为详，相当于西医学之视神经萎缩。本病可从青风内障、视瞻昏渺、高风内障等多种瞳神疾病演变而来，亦可由其他全身性疾病或头眼部外伤引起。

【病因病机】

（1）脾肾阳虚，精微不化，目失温养，神光渐失。

（2）肝肾两亏或禀赋不足，精血虚少，不得荣目，致目窍萎闭，神光遂没。

（3）心荣亏虚，目窍失养，神光衰竭。

（4）情志抑郁，肝气不舒，玄府郁闭，致神光不得发越。

此外，头眼部外伤，或肿瘤压迫，致脉道瘀阻，玄府闭塞，亦可导致青盲。

【临床表现】

（1）患眼外观如常，视力渐降，终至失明。

（2）检视眼底，可见如下视神经萎缩的表现。

①视神经乳头苍白，边界清楚，血管正常或变细，筛板明显可见。

②视神经乳头灰白或蜡黄，边界不清，血管变细，筛板不显；或视神经乳头灰白，生理凹陷深大如杯状，血管偏鼻侧边缘呈屈膝状。

【诊断依据】

（1）眼外观正常，视力逐渐下降，终至失明。

（2）视乳头色泽变淡或蜡黄，或苍白，血管变细。

（3）视野有异常改变。

（4）视觉电生理检查或头颅CT扫描有助于诊断。

【治疗】

本病按全身脉症分析归纳，虚证常属肝肾不足，心营亏损，脾肾阳虚；实证多为肝气郁结，气血瘀滞等。此外，热病伤阴、脾虚湿滞、气虚血瘀之类虚实错杂证亦不少见。一般治疗以针对病因为主，并适当配用通络开窍药物，以启闭郁之玄府，发灵明之神光，至于由头眼部外伤、肿瘤以及其他全身性疾病引起本病者，首先是病因治疗。

（一）辨证论治

1. 肝肾不足

[主症] 眼无外症，视力渐降，甚至失明。眼底可见视神经萎缩之改变。全身症见头晕耳鸣，腰膝酸软，脉细。

[证候分析] 久病过劳，或禀赋不足，致肝肾两亏，精血虚少，目失滋荣，故视物渐昏；日久则目系枯萎，玄府闭塞，神光熄灭而失明，眼底则见视神经萎缩的改变。全身脉症亦由肝肾精血亏虚所致。

[治法] 补益肝肾，开窍明目。

[方药] 明目地黄丸或加减驻景丸加减。前方滋养肝肾之阴，补益精血，适用于肝肾阴虚，精血亏少者；后方以菟丝子、楮实子、五味子、枸杞子、熟地、当归为主药，补益肝肾、填精养血之力较前方强，且有川椒温阳，其性偏温。临证选方，应该有所区别。本证选此二方，取其补虚治本。若加牛膝、麝香之类通络开窍，则有标本兼治之功。

2. 心营亏虚

[主症] 眼症同前，面白无华，头晕心悸，失眠健忘，舌淡脉细。

[证候分析] 心主血，目为血所养；心藏神，运光于目而能视。今久病过劳或失血过多，心营亏虚，以致目窍失养而萎闭，神光衰竭而失明。面白、头晕、健忘、心悸失眠、舌淡、脉细等，皆血虚失荣所致。

[治法] 养心补血，宁神开窍。

[方药] 人参养荣汤或天王补心丹加减。前方重在益气补血，养血宁神，适用于血虚气弱者；后方长于滋阴补血，养心宁神，适用于阴血亏虚者；如热病后阴血亏耗，视力渐降者，即宜此方加减。二方用于本证，均宜选加牛膝、川芎、麝香、石菖蒲之类药物，以增通络开窍的作用。

3. 脾肾阳虚

[主症] 眼症同前，面白形寒，腰膝酸冷，少气乏力，食少便溏，舌淡苔白，脉沉细。

[证候分析] 久病虚羸，或禀赋不足，脾肾阳虚，则不能运化水谷精微以上荣头目及温煦肢体。目失温养，玄府渐闭，阳虚火衰，神光遂没，故目无所见。眼底则见视神经萎缩的病变。因精气不能温养头面肢体和充养血脉，故面白形寒，腰膝酸冷，少气乏力，舌淡，脉沉细。阳虚内寒，不能腐熟运化水谷，则食少便溏，舌苔白滑。

[治法] 补脾益肾，温阳通窍。

[方药] 补中益气汤加味。原方重在补脾益气升阳，加附子、肉桂、补骨脂、熟地以温补肾阳，入川芎配肉桂、当归、熟地，则有养血活血、通脉利窍的作用，故诸药合用能奏补脾益肾、温阳通窍之功。

4. 肝气郁结

[主症] 目视不明，眼底有视神经萎缩之病变，患者情志不舒，头晕目胀，口苦胁痛，脉弦细数。

[证候分析] 郁怒伤肝，气机失调，气滞血瘀，脉道不利，玄府闭阻，神光不得发越，以致目视不明，眼底则见视神经萎缩之病变。肝气上逆，则头晕目胀。肝气失和，经脉不利，故胁痛脉弦。气郁化热则口苦，脉细数。

[治法] 清热疏肝，行气活血。

[方药] 丹栀逍遥散加减。原方清热疏肝，理脾和营，若加香附、郁金、川芎，则可增强行气活血通络的作用。郁热不重者，方中酌减牡丹皮、栀子。

5. 气血瘀滞

[主症] 外眼无异常，视物昏昧，或头眼部外伤后，视力渐丧。眼底有视神经萎缩的病变，视网膜血管明显变细。全身或见头痛健忘，舌色瘀暗，脉涩。

[证候分析] 由邪气或外伤致气滞血瘀，脉道阻塞，目失所荣，神光泯灭，终至失明，眼底则见视神经萎缩之病变。日久视网膜血管明显变细，血瘀于上，经脉不畅，髓海不充，故头晕健忘。舌色瘀暗、脉涩等皆为瘀血之象。

[治法] 行气活血，化瘀通络。

[方药] 血府逐瘀汤加减。原方行气活血、化瘀通络之力较强。病久正虚，不胜攻逐者，可去方中牛膝、枳壳、桔梗，酌加黄芪、党参、白术、陈皮益气扶正，取其攻补兼施。

（二）针灸疗法

1. 体针

睛明、球后、上明、太阳、风池、养老、肝俞、脾俞、肾俞、足三里、光明、三阴交等。每次局部取1~2穴，远端配用2穴，每日针1次，10次为1个疗程。久病阳虚者，远端穴位可施灸法，或针、灸并用。

2. 穴位注射

取上述体针腧穴，用复方丹参注射液行穴位注射。每次局部选1穴，远端配1~2穴，每穴注入药液0.5ml左右，每日或间日1次，一般5~10次为1个疗程，疗程之间休息3~5日。

【预防调摄】

（1）慎用对视神经有毒害作用的药物，如乙胺丁醇、奎宁等。

（2）调情志，慎起居，戒烟酒，做好劳动保护。

第十节 消渴目病

消渴目病是指由消渴病引起的内障眼病。本节主要针对消渴病中晚期引起的眼底出血性病变进行讨论，所致的其他眼病参见有关章节。本病多为双眼先后或同时发病，对视力造成严重影响。

消渴病所致的眼部并发症以及视功能障碍，在金元时期的《河间六书》《儒门事亲》等医籍中即有记载，对消渴病所造成的视力障碍多发生于消渴病后期已有认识，而且提出病因为神血亏虚日久变为内障的说法。又因本病具有外无见症，从内而蔽之的特点，故归属于中医学的内障眼病范畴。现代中医眼科学称之为"消渴目病"。

本节讨论的消渴目病相当于西医学的糖尿病性视网膜病，为糖尿病严重的并发症之一，是以视网膜血管闭塞性循环障碍为主要病理改变的致盲性眼病。

【病因病机】

中医认为由于糖尿病性视网膜病变为糖尿病的并发症，故其病因病机与糖尿病有相似之处；又因其多发生于糖尿病的中、后期，久病之伤，穷必及肾，故多责之于肾虚。然肝肾同源，同居下焦，故消渴日久，肝肾俱虚，阴损及阳，目窍失养，为导致本病的基本病机；因虚致瘀，瘀血内停，目络阻滞则是本病发生发展过程中的重要因素；本虚标实，虚实夹杂为其证候特点。

（1）病久伤阴或素体阴亏，虚火内生，火性炎上，灼伤目中血络，血溢络外。

（2）气阴两亏，目失所养，或因虚致瘀，血络不畅而成内障。

（3）饮食不节，脾胃受损，或情志伤肝，肝郁犯脾，致脾虚失运，痰湿内生，上蒙清窍。

（4）禀赋不足，脏腑柔弱，或劳伤过度，伤耗肾精，脾肾两虚，目失濡养。

【临床表现】

1. 眼部症状　糖尿病性视网膜病变表现除一般常见的糖尿病症状外，突出的临床特点是视力障碍。病变早期，损害未累及黄斑，仅限于微血管瘤，出血渗出，中心视力可正常或轻度下降，或有两目干涩，视物轻度模糊，有时无任何症状，而仅在眼底检查时被发现。但是，若病变累及黄斑区，且有明显的囊样水肿，则对视力损害较大。当视网膜前出血侵犯黄斑区，玻璃体出血或广泛增殖性病变时，视力损害则更严重，可在短时间视力明显下降，两眼前有云雾状或飞蚊征。若继发青光眼和视网膜脱离时，常促使视力完全丧失。

2. 眼底病变　眼底改变一般为双侧性，但发病可先后不等，病情可轻重不一。单纯型糖尿病性视网膜病变尚局限于视网膜内，眼底表现为视网膜微血管瘤，棉絮样白斑，出血斑，视网膜水肿，视网膜动脉病变和静脉病变，增生性糖尿病性视网膜病变，眼底表现为视网膜及玻璃体内有新生血管，纤维性增殖，玻璃体出血，引起视网膜脱离。

3. 特殊检查

（1）眼底荧光血管造影　在糖尿病性视网膜病变的临床诊治中，眼底荧光血管造影是不可缺少的辅助检查之一。它有助于糖尿病性视网膜病变的诊断分期，观察病程进展，指导治疗和评估疗效。早期，一般眼底镜检查未见糖尿病性视网膜病变时，眼底荧光血管造影就可能显出病变；当眼底已见糖尿病性视网膜病变时，荧光血管造影显示更较充分和准确。

（2）视野检查　主要了解视网膜功能受损害的范围和程度。一般糖尿病性视网膜病变的视野表现为不规则状缺损，当糖尿病性视网膜病变稳定、好转或恶化时，视野也有相应表现。

（3）视网膜电生理检查　视网膜电生理主要观察视网膜功能，对患者预后的判断有一定价值。

①视网膜震荡电位：是视网膜电图的亚成分，是叠加于 b 波上升相的一组高频节律小波，能客观而敏感地反映视网膜内层血液循环状态，特别对糖尿病性视网膜病变有临床意义。

②稳态图形视网膜电流图：主要反映黄斑区神经节细胞的电活动，糖尿病性视网膜病变黄斑损害时，早期出现振幅下降。

【诊断依据】

（1）符合糖尿病的诊断标准，确诊为糖尿病患者。

（2）眼底查见视网膜微血管瘤，新生血管形成，出血，渗出，或发生增殖性视网膜病变。按眼底所见可分为二型六期。

①单纯型

Ⅰ期：有微动脉瘤或合并有小出血点。（＋）：较少，易数；（＋＋）：较多，不易数。

Ⅱ期：有黄白色"硬性渗出"或合并有出血斑。（＋）：较少，易数；（＋＋）：较多，不易数。

Ⅲ期：有白色"软性渗出"或合并有出血斑。（＋）：较少，易数；（＋＋）：较多，不易数。

②增殖型

Ⅳ期：眼底有新生血管或合并有玻璃体出血。

Ⅴ期：眼底有新生血管和纤维增殖。

Ⅵ期：眼底有新生血管和纤维增殖，并发生视网膜脱离。

总之，本病的诊断主要根据糖尿病患者的眼底改变。对糖尿病患者应定期检查眼底，必要时做眼底荧光血管造影，可大大提高本病的诊断率。

【治疗】

（一）辨证论治

1. 燥热伤阴

[主症] 烦渴喜饮，消谷善饥，形体消瘦，便干溲赤，舌质红，苔黄，脉弦数。视网膜病变多为Ⅰ～Ⅱ期。

[证候分析] 本病病久见燥热益甚，进而阴伤益甚，出现烦渴、消瘦、便干、舌红、脉弦数等症状。

[治法] 滋阴补肾生津。

[方药] 知柏地黄丸（《医宗金鉴》）加减。由于糖尿病性视网膜病变眼底最为明显的病变为出血，原方中的熟地性质黏腻，恐碍出血吸收，故以生地易之。

2. 气阴两虚

[主症] 神疲乏力，气短懒言，多汗，咽干，口燥，大便干燥与便稀交替出现，五心烦热，舌淡或有齿印，少苔，脉细无力或细数。视网膜病变多为Ⅱ～Ⅳ期。

[证候分析] 本病病久气虚推动乏力，水停血瘀，故出现气短、乏力、五心烦热等症状。

[治法] 滋阴补肾，益气生津。

[方药] 驻景丸加减方（《中医眼科六经法要》）。方中菟丝子、楮实子、枸杞子既滋肾阴，亦补肾阳，益精明目而养肝；茺蔚子补肝肾，通血脉，养阴明目；三七粉活血而通利血脉；五味子益气生津，补虚明目；紫河车补益肝肾，填精补髓；寒冰石以抑紫河车之温性；用木瓜舒筋活络，通利玄府；车前子利水清热除湿，使补而不滞。全方合之共奏滋阴补肾之功。由于原方中的寒水石、紫河车性滞，木瓜、五味子酸收，有碍出血、渗出物的吸收，故去之，加黄芪、白术益气生津之品。大便干燥者，加火麻仁、肉苁蓉。

3. 阴阳两虚

[主症] 畏寒肢冷，神疲乏力，面足水肿，夜尿频多，咽干口燥，心烦，舌质淡，脉沉细无力。视网膜病变多为增殖期。

[证候分析] 由于素体阴虚，日久阴损及阳，最终出现阴阳两虚的症状。

[治法] 滋养肝肾，温阳益气。

[方药] 驻景丸加减方（《中医眼科六经法要》）加味。在上方基础上加巴戟天、淫羊藿、肉苁蓉等性质较为柔润之品，以补肾助阳，寓温阳于滋阴之中，使阴得阳助而泉源不竭。

4. 痰瘀阻滞

[主症] 形体丰腴，头身沉重，身体某部位固定刺痛，口唇或肢端紫暗，舌紫有瘀斑，苔厚腻，脉弦涩或弦滑。

[证候分析] 本病病久可见津血内停、生痰生瘀，痰邪为患可见形体丰腴、头身沉重、腻苔；瘀重可见刺痛、舌质瘀紫。

[治法] 健脾燥湿，化痰祛瘀。

[方药] 温胆汤（《备急千金要方》）。方中法半夏燥湿化痰；陈皮理气而祛痰湿；竹茹、枳实、茯苓清热化痰，行气消积滞而明目；甘草调和诸药。合之共奏清热祛痰、理气通络之功。用本方时常加丹参、郁金以祛痰解郁，活血养血。

以上各证，在整体辨证用药的基础上，还应根据眼底病变情况，加用以下各组药物：眼底有新鲜出血或新鲜玻璃体积血者（出血在10天以内），加用熟蒲黄、墨旱莲、牡丹皮、仙鹤草；眼底出血暗红，或伴见渗出物者，加用丹参、赤芍、郁金、怀牛膝；眼底见机化物、新生血管或陈旧性玻璃体积血（出血在4周以上）者，加用丹参、怀牛膝、穿山甲、浙贝、昆布、海藻；缺血型黄斑病变者，加用地龙、穿山甲、丹参、石菖蒲、生黄芪。

若视网膜水肿严重者，则在以上用药的基础上，再加茯苓、薏苡仁健脾利水。

（二）外治

可以根据病情选用激光光凝治疗以及玻璃体切割手术。

（三）其他治法

（1）气功疗法　气功可以增强新陈代谢，调整机体内分泌系统的功能，具有疏通经络、调节气血、平衡阴阳的作用。对糖尿病性视网膜病变具有一定的辅助治疗作用。常用功法有松静功、宣导功。

（2）药膳疗法　糖尿病性视网膜病变多以阴虚为本，故饮食宜选用寒凉滋润之品，忌食辛辣、火气过重之品，如蒜苗、辣椒、姜、胡椒、油炸食品，以防燥热助火伤津。①白果、荸荠及梨等，甘寒润肺，宜于本病。②山药、茯苓及扁豆等，健脾除湿，宜于本病患者出现视网膜水肿者。③丝瓜、冬瓜、芹菜及海带等，清凉泻火滋阴，宜于本病烦热兼视网膜水肿、玻璃体混浊者。

【预防调摄】

严格而合理控制血糖是防治糖尿病性视网膜病变发生发展的基础；定期做眼科检查是预防糖尿病性视网膜病变造成失明的重要措施；早期采取针对性治疗是保护糖尿病性视网膜病变患者视功能的必要手段。在临床中，应尽力避免可促使糖尿病性视网膜病变发生发展的因素，如降低血糖水平的速度过快、持续的高血糖状态、高血压或高血脂等。

糖尿病性视网膜病变患者在日常生活中要慎起居、调情志，应避免重体力劳动及较剧烈的体育运动，对视功能严重障碍者不宜单独行动，注意安全。

治疗消渴病的药物有口服药和胰岛素，常用的口服药有格列齐特、格列吡嗪、格列喹酮等，可以刺激胰岛B细胞分泌胰岛素，另外还有二甲双胍、噻唑烷二酮类和葡萄糖苷酶抑制剂，葡萄糖苷酶抑制剂如阿卡波糖、伏格列波糖。在服药的同时，需要在平常的时候多留意作息和饮食的规律性，注意饮食忌口。

目标检测

答案解析

单项选择题

1. 瞳神持续缩小，展缩不灵的眼病是（　　）

A. 聚星障　　　B. 瞳神紧小　　　C. 瞳神干缺　　　D. 绿风内障　　　E. 圆翳内障

2．瞳神失去正圆，边缘参差不齐的眼病是（　　）

　　A．聚星障　　　　　B．瞳神紧小　　　　C．瞳神干缺　　　　D．绿风内障　　　　E．圆翳内障

3．临床以眼珠变硬，瞳神散大，瞳色淡绿，视力严重减退为主要特征，并伴有头痛眼胀、恶心呕吐的眼病是（　　）

　　A．瞳神紧小　　　　B．瞳神干缺　　　　C．绿风内障　　　　D．圆翳内障　　　　E．青风内障

4．临床上晶珠混浊，视力缓降的慢性眼病称为（　　）

　　A．瞳神紧小　　　　B．瞳神干缺　　　　C．绿风内障　　　　D．圆翳内障　　　　E．暴盲

5．临床上眼外观端好，猝然一眼或两眼视力急剧下降，甚至失明的严重内障眼病是（　　）

　　A．瞳神紧小　　　　B．瞳神干缺　　　　C．绿风内障　　　　D．圆翳内障　　　　E．暴盲

6．外眼无异常，视力减退，以致视物模糊不清的眼病称为（　　）

　　A．视瞻昏渺　　　　B．高风内障　　　　C．青盲　　　　　　D．暴盲　　　　　　E．以上都不是

7．以夜盲和视野日渐缩窄为主症的眼病为（　　）

　　A．高风内障　　　　B．绿风内障　　　　C．圆翳内障　　　　D．暴盲　　　　　　E．以上都不是

8．眼外观端好，而视力渐降至盲无所见的眼病为（　　）

　　A．暴盲　　　　　　B．青盲　　　　　　C．绿风内障　　　　D．青风内障　　　　E．以上都不是

9．患者眼底有视神经萎缩的病变，视网膜血管明显变细，全身或见头痛健忘，舌色瘀暗，脉涩。辨证为（　　）

　　A．气血瘀滞　　　　B．肝气郁结　　　　C．心营亏虚　　　　D．肝肾亏虚　　　　E．以上都不是

10．命门火衰，温煦失职，生化不力，气虚血少，不荣于目，且阳衰不能抗阴，神光衰微，故夜盲而昼明，视野日窄。辨证为（　　）

　　A．肾阳不足　　　B．肝肾阴虚　　　C．脾气虚弱　　　D．肝阳上亢　　　E．以上都不是

（曹江山）

书网融合……

知识回顾　　习题

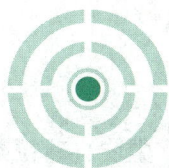

第十一章 眼外伤

PPT

学习目标

知识要求：

1. 掌握异物入目、化学性眼外伤和辐射性眼损伤的概念、临床特征、诊断依据和急救措施。

2. 熟悉异物入目、化学性眼外伤和辐射性眼损伤的病因病机、辨证论治内容。

技能要求：

1. 具备诊断异物入目、化学性眼外伤和辐射性眼损伤的能力。

2. 能正确处理异物入目、化学性眼外伤和辐射性眼损伤。

眼外伤是指机械性、物理性和化学性等因素作用于眼珠及其附属器所致的意外伤害性眼病。眼外伤分为机械性与非机械性两大类。机械性外伤根据损伤性质的不同而分为钝器伤与锐器伤；非机械性外伤根据致伤原因的不同分为化学伤、灼伤及辐射性眼外伤等。

眼外伤的临床特征及其预后，与损伤的原因、部位、程度等直接相关，其特点如下。

（1）眼珠结构精细，组织脆弱娇嫩，受伤后易造成形态和视功能的损害。如黑睛结瘢、晶珠混浊等，均影响其晶莹清澈，而造成视力障碍等。

（2）眼珠脉道幽深细微，经络分布密集，气血纵横贯目，如有损伤，既可伤血，又可伤气。伤血则易致瘀滞，伤气则易致气机失调，皆可致视功能障碍。

（3）致伤物大多污秽，受伤处易受污染，特别是无脉络分布的黑睛、晶珠及神膏，抗邪力弱，易受邪毒侵犯，出现严重证候。

（4）眼居高位，暴露于外，易受伤害，且眼珠各部分的组织性质差异大，对外物侵袭的抵抗力与敏感性各有不同，如黑睛边缘容易发生裂伤、黄仁根部易断裂、晶珠易脱位等。

（5）外伤不仅能让受伤眼的经络、气血组织受损，而且在某些情况下，若治疗不及时，可累及健眼，导致双眼失明。

眼外伤应根据受伤后出现的症状来辨证论治。如出现红肿疼痛、畏光流泪、生翳等症状，多为风热之邪所致，治以祛风清热，兼以活血；若胞睑紫肿、白睛溢血、血灌瞳神、神膏积血、视衣出血等，常按《血证论》中"离经之血，虽清血鲜血，亦是瘀血"来辨证，治以凉血止血、活血化瘀；若目赤肿痛、头眼疼痛、抱轮红赤或混赤、黑睛溃烂、黄液上冲等，多为热毒侵袭，治以清热解毒、凉血退赤；若视衣出现水肿、渗出、增殖等改变，可按外伤多瘀滞、瞳神属肾、肝肾同源来辨证，治以滋养肝肾、活血祛瘀为主；若头疼眼胀、口苦咽燥、胸闷纳少、嗳气胁痛等，则为七情郁结、气郁化火之征，在以上治法的基础上，适当加以疏肝理气之药。此外，眼外伤还应根据病情，配合局部用药、针灸、手术等采取综合治疗。

第一节　异物入目

异物入目是指细小异物进入眼内，附着或嵌顿于眼珠表层及胞睑内表面的眼病。本病名见于《中医临床备要》，在《圣济总录》中名"眯目"，在《原机启微》又名"飞丝尘垢入目"等。

本病相当于西医学的结膜异物、角膜异物。常因损伤的部位及程度不同，引起的证候有轻重之别。若能及时、恰当地取出异物，一般可恢复正常；若乱加揉擦挑拨，或拖延失治，可加重眼珠损伤，甚至发生严重并发症。

【病因病机】

在日常活动中多因防护不慎，以致细小异物如玻璃细渣、金属碎屑、麦芒、谷壳、尘埃、砂粒或昆虫等入目所致。

【临床表现】

1. 自觉症状　常因入目异物的形状、性质、致伤部位、致伤方式和时间长短而有轻重不同的症状。如异物附着在胞睑内表面或白睛表层者，则沙涩流泪、红赤疼痛等症状相对较轻；若胞睑内面正对黑睛或镶嵌在黑睛表面，则沙涩流泪、红赤疼痛、羞明难睁等症状较重。

2. 眼部检查　如异物附着在胞睑内表面或白睛、黑睛表层者，可见白睛红赤，在相应部位能查见异物；如异物镶嵌在黑睛可见白睛混赤或抱轮红赤，时间较长者，异物周围常有灰白色翳障，若为铁屑异物，则可见异物周围有棕色锈环。如治疗不及时，邪毒侵入，可变生凝脂翳、瞳神紧小等证。

【诊断依据】

（1）有明确的异物入目史。

（2）伤眼出现碜涩流泪、红赤疼痛、羞明难睁等症状。

（3）能查见在白睛、胞睑内表面或黑睛表层有细小异物。

【治疗】

首当辨入目异物的性质和部位，其治疗则以清除异物、预防感染为首要。

（一）辨证论治

本病一般不需内治，若出现外邪入侵的证候则需配合内治。

1. 风热侵袭

[主症]黑睛生翳，羞明流泪，抱轮红赤或白睛混赤，眼痛难睁，常见于黑睛异物剔除术后。

[证候分析]异物损伤黑睛，风热之邪乘伤侵入。风性轻扬，热性炎上，风热之邪上犯于目，故见黑睛生翳、羞明流泪、抱轮红赤或白睛混赤。

［治法］疏风清热。

［方药］石决明散加减。方中石决明、草决明、青葙子清热平肝，明目退翳；木贼疏风热，退翳膜；山栀清肝泻火；赤芍凉血散滞；大黄泻火荡热，且活血消瘀以助退翳；佐以荆芥、羌活助疏风散邪；麦冬养阴清热，以防热邪伤阴。若大便稀溏者，去大黄；若热毒较盛者，加蒲公英、野菊花等以增强清热解毒之力。

2. 睛伤毒盛

［主症］热泪频流，眵多黄稠，畏光眼痛，胞睑红肿，白睛混赤，黑睛星翳扩大加深，甚则溃烂，黄液上冲，或兼咽干口渴，溲黄便秘，舌红，苔黄，脉数有力。

［证候分析］黑睛浅层受伤，毒邪侵袭，入里化热，向纵深发展，故黑睛星翳扩大加深，甚则黑睛溃烂；热毒入里，神水受灼，故黄液上冲；热邪入血，气滞血瘀，故胞睑红肿，白睛混赤；热毒炽盛，故热泪频流，眵多黄稠，羞明眼痛；咽干口渴，溲黄便秘，舌红，苔黄，脉数有力，皆为热毒之征。

［治法］清热解毒，凉血退赤。

［方药］五味消毒饮加减。方中菊花、金银花、蒲公英、紫花地丁、紫背天葵清热解毒，加赤药、牡丹皮、紫草等以加强清热凉血之力；若目赤肿痛较重，加黄芩、黄连、栀子等，增强清热解毒之力；若溲黄便秘者，加生大黄、木通、淡竹叶等，导热下行外出。

（二）外治

（1）若异物黏附于胞睑内表面、白睛或黑睛表面者，可用消毒盐水棉签粘出，或用生理盐水冲洗，清除后点千里光等清热解毒类滴眼液或抗生素滴眼液，每天4~6次，睡前涂用抗生素眼膏。

（2）若异物嵌于黑睛表层，按无菌操作要求行角膜异物剔除术。如为麦芒、毛刺等刺入黑睛，则用小镊子夹住异物顺方向拨出，术后局部使用抗生素类滴眼液和眼膏。

【预防调摄】

（1）从事异物入目风险高的工作时，应佩戴防护眼镜，加强劳动保护。若有异物入目，应及时就医，正确处理，切勿乱揉和随意挑拨，以免加重病情或变生他症。

（2）饮食宜清淡而富有营养，忌辛辣、炙煿、肥甘之品。

【转归预后】

如异物附着在胞睑内面、白睛及黑睛表面者，经正确治疗后，预后较好。如异物嵌入黑睛较深，可遗留翳障。

第二节　化学性眼外伤

本病是化学物质引起的眼部损伤，多发生于建筑工地、实验室或化工厂等。

眼外伤的程度与预后，取决于化学物质的形态、性质、浓度、温度、压力、量的多少、接触时间的长短，以及现场紧急处理的措施是否得当等。临床上最多见的化学性眼外伤是酸和碱烧伤。

【病因病机】

1. 常见的酸性致伤物质有盐酸、硫酸、硝酸、有机酸等　酸性物质对蛋白质有凝固作用，低浓度的酸性物质对眼部仅有刺激作用，而高浓度者可使局部组织蛋白凝固坏死，形成一凝固膜，可阻止酸性物质向深层渗透损伤组织。但浓度过高，接触时间过长，仍会导致眼组织的严重损害。

2. **常见的碱性致伤物质为石灰、氢氧化钠、氢氧化钾等**　碱性物质接触眼部组织后，与脂类发生皂化反应，溶解蛋白质及脂肪，导致碱性物质继续向深层组织渗透，甚至进入眼内，使组织细胞分解坏死，故损伤程度比酸性烧伤要严重。

【临床表现】

1. **自觉症状**　当酸碱物质进入眼内后，轻者仅见灼热疼痛，畏光流泪；重者则伤眼疼痛剧烈，高度羞明，热泪频流，胞睑肿胀难睁。

2. **眼部检查**　轻度损伤一般由弱酸或浓度低的弱碱所致，可见胞睑及白睛轻度红赤肿胀，黑睛有点状星翳，几日后痊愈，无明显并发症，视物多不受影响；中度损伤多由强酸或浓度较低的碱性物质引起，可见胞睑表面有水泡或糜烂，胞睑内面及白睛红赤肿胀及组织坏死，黑睛表层组织脱落或有灰白色凝固层，治愈后常遗留黑睛斑翳；重度损伤多为强碱入目所致，胞睑内及白睛见灰白色膜样物，黑睛混浊不清，甚者溃陷或破溃，形成蟹睛、眼珠萎缩等严重后遗症。

【诊断依据】

（1）有明确的眼部与化学物质接触史。

（2）眼部刺痛，畏光流泪，视物不清。

（3）胞睑内面及白睛红赤肿胀，或见黑睛损伤。

【治疗】

本病以及时彻底清除眼部化学物质、减轻局部组织损伤、预防并发症及后遗症和提高视力为治疗原则。

（一）辨证论治

一般轻者不需内治，重者则需内外兼治。

1. **热毒侵目**

[主症] 伤眼灼热刺痛，流泪畏光，视物模糊，胞睑难睁，白睛混赤，黑睛生翳，或见瞳神紧小，或见异物附于眼珠表面，舌红，脉数。

[证候分析] 酸碱入眼，热毒侵袭，故见灼热刺痛、流泪畏光、白睛混赤等症；热毒引动肝火，上犯于目，则黑睛生翳或瞳神紧小；舌红、脉数为热邪之象。

[治法] 清热平肝，明目退翳。

[方药] 石决明散加减。方中石决明、草决明、青葙子清热平肝，明目退翳；木贼疏风热，退翳膜；山栀助清肝泻火；赤芍凉血散滞；大黄泻火荡热，且活血消瘀以助退翳；佐以荆芥、羌活助疏风散邪；麦冬养阴清热，以防热邪伤阴。方中生大黄勿久用，中病即止；平素脾胃虚弱，去大黄、草决明；目赤肿痛甚者，可选加生地、牡丹皮、紫草以凉血活血，增强退赤止痛的作用。

2. **阴亏成翳**

[主症] 损伤初愈，仍觉目内干涩，羞明不适，视物模糊，白睛正常，或白睛仍有少许赤脉，黑睛留有翳障。全身可伴口干便秘，舌质红，苔薄少津，脉细数。

[证候分析] 损伤初愈，邪退正复，故白睛红肿消退；若余邪未尽，或热邪伤阴，阴虚火炎，则白

睛仍有少许赤脉细丝；阴津亏损，目失阴津滋润，则目内干涩、羞明不适；邪虽退，但黑睛遗留翳障，神光发越受阻，故视物昏蒙。其余之症皆为热盛伤津之征。

[治法] 养阴退翳。

[方药] 消翳汤加减。方中密蒙花、木贼、谷精草退翳明目；防风、荆芥祛风退翳；当归、川芎活血祛瘀以助退翳；蔓荆子、柴胡祛风疏肝退翳；化学物质入目，易伤阴津，故用麦冬、天冬、生地养阴生津；甘草调和诸药。诸药合用，共奏养阴退翳之功。如口干咽燥明显者，去防风、荆芥、柴胡疏风之品，加花粉、葛根以增强清热生津之力；如大便干结，加火麻仁润肠通便。

（二）外治

1. **急救措施**　伤后立即就地用大量清水彻底冲洗眼部。最好的方法是将伤眼浸泡在水中，睁开或翻开胞睑，眼珠向各方向转动，将眼内残存的化学物质彻底清除后，迅速送医院救治。

2. **酸碱中和**　根据病史确定致伤物性质，若为酸性物质入目，用2%碳酸氢钠液冲洗中和；若为碱性物质入目，用3%硼溶液冲洗；石灰入目者，要加用依地酸二钠溶液冲洗；病情重者做结膜下中和注射，局部和全身大剂量使用维生素C。

3. **防止黑睛溃透**　可选用10%枸橼酸钠，或2.5%~5%半胱氨酸点眼。

4. **预防感染**　眼局部使用抗生素滴眼液和眼膏。

5. **散瞳**　如有发生瞳神紧小可能者，及时每天使用1%阿托品散瞳。

6. **手术治疗**　根据病情，必要时选择前房穿刺术、球结膜切开冲洗术、结膜囊成形术、睑外翻矫正术、角膜移植术、青光眼手术、白内障手术等。

（三）其他治法

每天用涂了抗生素眼膏的玻璃棒在胞睑内面与白睛之间分离2~3次，分离后涂抗生素眼膏，预防睑球粘连。

【预防调摄】

（1）增强防护意识，加强劳动保护，必要时佩戴防护眼镜。
（2）掌握急救基本方法，具备急救能力。

【转归预后】

局部损伤轻者，急救措施得当，预后一般良好。如损害作用大的化学物质入目，预后不良。

📖 知识拓展

如损害作用大的化学物质如强碱入目后可导致角膜溃疡或穿孔，并发葡萄膜炎、继发性青光眼和白内障等。如因角膜溃疡、瘢痕等原因导致视功能严重受损者，在病情相对稳定的情况下需行角膜移植术以改善视功能。角膜移植术是用健康透明的供体角膜，替换遮挡视轴的或即将导致丧失眼球完整性的病变角膜。供体角膜的来源有自体、同种和异种之分。临床上常用的手术方式有全层角膜移植术与板层角膜移植术两种。前者以全层透明角膜代替全层病变角膜组织；后者是将浅层角膜病变组织切除，留下一定厚度的角膜作移植床，用一块同样大小和厚度的板层移植片放在受眼角膜移植床上，间断缝合固定，植片和植床必须平整及互相吻合，才能得到良好的光学效果。

第三节　辐射性眼损伤

辐射性眼损伤是指各种辐射线所致的眼部组织损伤。古医籍中虽无本病名记载，但早在北魏高僧宋云的《行纪》里就记有因雪光盲眼之事，谓："雪有白光，照耀人眼，令人闭目，茫然无见。"常见致伤射线有红外线、紫外线、微波、X线、γ射线等。本节主要介绍紫外线所致的眼部外伤。

【病因病机】

（1）注视紫外线灭菌灯导致损伤。

（2）由电焊、气焊、熔化金属等产生的紫外线照射引起。

（3）在雪地、冰川、海洋、沙漠等环境工作，因受阳光照射所致紫外线反射入目所致。

【临床表现】

1. **自觉症状**　受紫外线照射后，一般经过3~8小时的潜伏期而出现症状。轻者，畏光流泪，灼热疼痛，碜涩不适；重者，睑肿难睁，热泪频流，眼内剧痛，视物昏蒙，虹视等。24小时后症状减轻或消失。

2. **眼部检查**　胞睑红肿或有水疱，或有小出血点，白睛混赤，黑睛星翳，可致睑弦赤烂、瞳神紧缩变小、黑睛宿翳等。

【诊断依据】

（1）伤眼有紫外线照射史，潜伏期一般为3~8小时。

（2）伤眼有畏光流泪、灼热疼痛等症状。

（3）局部见胞睑红肿或有水疱，或有小出血点，白睛混赤，黑睛星翳。

【治疗】

（一）辨证论治

一般轻者不需内治，重者则需内外兼治。

1. 风热侵目

[主症] 羞明流泪，疼痛较甚，胞睑红肿，白睛混赤，黑睛生翳，或伴瞳神紧缩变小，舌红，苔薄黄，脉数或弦数。

[证候分析] 目受紫外线照射，致卫气不固，风热之邪侵入，风盛则肿，热盛则痛，故见胞睑红肿，疼痛剧烈；风热侵袭黑睛及白睛，则羞明流泪，黑睛星翳突生，白睛混赤；若入侵之邪引动肝风，血随邪壅，黄仁展而不缩，则见瞳神紧缩变小；舌脉象皆为风热之征。

[治法] 发散风热，明目退翳。

[方药] 驱风散热饮子加减。方中栀子、连翘清热泻火；薄荷、牛蒡子、羌活、防风疏风散热止痛；当归尾、赤芍、川芎凉血祛风；生大黄泄热通便，引热下行；甘草清热而调和诸药。若无便结，去生大黄，常加石决明、草决明、青葙子、木贼、蝉蜕、谷精草等以增强祛风清热、明目退翳之力。

2. 津伤目昏

[主症] 赤痛消退，但仍有视物不清，白睛碜涩，黑睛留下翳障，或兼有口干咽燥，舌红少苔，脉细或细数。

[证候分析] 病至后期，风热之邪已退，但津液已损，不能上荣于目，故白睛碜涩；黑睛遗留翳障，阻碍神光发越，故视物昏蒙；口干咽燥、舌红少苔、脉细或细数均为津伤之征。

[治法] 养阴生津，祛风退翳。

[方药] 消翳汤加减。方中密蒙花、木贼、谷精草退翳明目；防风、荆芥祛风退翳；当归、川芎活血祛瘀以助退翳；蔓荆子、柴胡祛风疏肝退翳；射线损目，易伤阴津，故用麦冬、天冬、生地养阴生津；甘草调和诸药。诸药合用，共奏养阴生津、祛风退翳之功。如口干咽燥明显者，去防风、荆芥、柴胡疏风之品，加花粉、葛根以增强清热生津之力；如白睛红赤隐隐、余邪未尽者，可加菊花等清解余邪。

（二）外治

（1）疼痛较重者，可选用0.25~0.5%丁卡因滴眼液点眼，但不宜多用。

（2）可滴用鲜牛奶、鲜鸡蛋清、人乳或重组牛碱性成纤维细胞生长因子滴眼液（贝复舒）等，保护黑睛，缓解症状。

（3）伤眼滴用10%千里光滴眼液或抗生素滴眼液，睡前涂用抗生素眼膏；胞睑生水疱者，局部涂用抗生素眼膏。

（4）局部冷敷可减轻症状。

（三）针灸疗法

如疼痛症状出现后，可用拇指紧压四白穴按摩，或针刺双侧合谷、睛明、攒竹等穴，具有一定的止痛效果。

【预防调摄】

（1）增强防护意识，加强劳动保护，在从事有辐射线工作时必须正确佩戴防护眼镜或防护面罩。

（2）在电焊车间等有辐射线的场所，应采用具有吸收辐射线的涂料粉刷墙壁等保护措施。

（3）加强护眼宣传教育，让群众知晓辐射线对眼的危害，自觉加强防护。

【转归预后】

本病发生后以止痛为先，主要依靠自体组织修复，只要及时正确处理，一般在1~2天内痊愈。

目标检测

答案解析

单项选择题

1. 下列眼病不属于眼外伤的是（　　）
   A. 异物入目　　　　B. 撞击伤目　　　　C. 天行赤眼　　　　D. 真睛破损　　　　E. 惊震内障

2. 下列治法不适合治疗化学性眼外伤的是（　　）

　　　A．清水冲洗　　　　B．包扎伤眼　　　　C．中和液冲洗　　　D．结膜下注射　　　E．滴滴眼液

3．下列治法不适合辐射性眼外伤的是（　　）

　　　A．热敷　　　　　　　　　　B．伤眼滴用抗生素滴眼液　　　　　　C．配合针刺

　　　D．服祛风清热中药　　　　　E．少量滴用 0.5% 丁卡因滴眼液

4．异物入目后的自觉症状是（　　）

　　　A．胞睑红肿　　　　B．碜涩流泪　　　　C．角膜星翳　　　　D．瞳神散大　　　　E．白睛红赤

5．化学性眼外伤的治法是（　　）

　　　A．清热平肝、养阴生津、退翳明目　　　　　　B．祛风除湿、凉血散瘀、退翳明目

　　　C．疏风清热、凉血散瘀、退翳明目　　　　　　D．清热利湿、凉血散瘀、退翳明目

　　　E．补益脾胃、凉血散瘀、退翳明目

6．下列不是眼外伤特点的是（　　）

　　　A．受伤后易致伤眼形态和功能异常　　　　　　B．眼部外伤后既可伤血，亦可伤气

　　　C．眼部受伤处易受感染　　　　　　　　　　　D．眼部各部分对外物侵袭的抵抗力不完全相同

　　　E．所有眼外伤均不会累及健眼

7．属于睛伤毒盛之证的异物入目患者宜选用的方剂是（　　）

　　　A．石决明散　　　　B．五味消毒饮　　　　C．甘露饮　　　　D．退赤散　　　　E．知柏地黄丸

8．下列关于化学性眼外伤的描述，正确的是（　　）

　　　A．有明确的眼部与化学物质的接触史

　　　B．一般轻者不需内治，重者则需内外兼治

　　　C．伤后一般不需立即就地用大量清水彻底冲洗眼部

　　　D．伤后眼部出现刺痛、畏光流泪、视物不清等症状

　　　E．为热毒侵目的化学性眼外伤患者可选用石决明散加减

9．属于津伤目昏之证的辐射性眼外伤患者，宜选用的方剂是（　　）

　　　A．驱风散热饮子　　　B．消翳汤　　　　C．知柏地黄丸　　　D．生脉饮　　　　E．桑菊饮

10．下列物质一般对眼部的损伤较轻的是（　　）

　　　A．氢氧化钠　　　　B．硫酸　　　　　C．石灰　　　　　D．硝酸　　　　　E．醋酸

（何文清）

书网融合……

知识回顾　　　习题

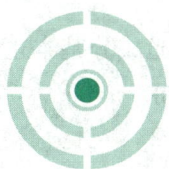

PPT

学习目标

知识要求：

1. 掌握近视、远视及视疲劳的临床表现、诊断和矫治方法。
2. 熟悉近视、远视及视疲劳的辨证论治。
3. 了解近视、远视及视疲劳的病因病机。

技能要求：

学会正确诊断和矫治近视、远视和视疲劳。

当人眼处于调节静息状态时，外界平行光线（一般认为来自5m以外）经眼的屈光系统聚焦于视网膜黄斑中央凹的屈光状态，称为正视，这种眼称为正视眼（图1-12-1），其屈光度在 -0.25D~+0.50D 内。若在调节静息状态下，外界平行光线不能聚焦于视网膜黄斑中央凹，不能产生清晰物象，则称为非正视或屈光不正。屈光不正分为近视、远视和散光。

近视、远视、散光、视疲劳等，多由劳瞻竭视，损伤肝血，目窍脉络涩滞，筋所濡养，调节无力所致。其治疗除补益肝肾、养血柔筋外，同时还应多户外活动，注意目力休息。

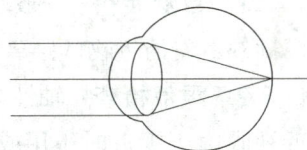

图1-12-1　正视

第一节　近　视

指眼睛在调节静息状态下，外界平行光线经眼屈光系统后聚焦在视网膜黄斑中央凹感光层之前，不能在感光层形成清晰物像所致的以视近清晰、视远模糊为主要临床特征的眼病。（图1-12-2）。本病名首见于《目经大成》。相当于西医学的近视眼。

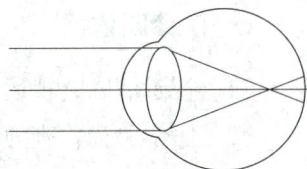

图1-12-2　近视

【病因病机】

（1）近视多由青少年学习、工作时不善使用目力，劳瞻竭视，损伤肝血，目窍脉络涩滞，筋失濡养，调节无力；或为肝肾亏虚，精血不足，水不涵目，肝筋柔弱致调节无力；或因禀赋不足，先天遗传引起。

（2）若患者心阳衰弱，不能温养目窍之筋，导致调节乏力，神光不能发越于远处。

【分类】

1. 按近视的程度分类

（1）轻度近视　–3.00D及以下。

（2）中度近视　–3.25D~–6.00D。

（3）高度近视　–6.25D及以上。

2. 按屈光成分分类

（1）屈光性近视　眼轴基本正常，由于眼各屈光成分异常（如角膜或晶状体曲率过大等）或各屈光介质组合异常，致眼屈光力增大，外界平行光线入眼后聚焦于黄斑中央凹前方。

（2）轴性近视　因眼轴变长，平行光线进入眼内聚焦于视网膜之前，而眼其他屈光成分基本正常。多见于病理性近视眼及大多数单纯性近视眼。眼轴长度每变化1mm，屈光度变化约3.00D。

3. 按病程进展和病理变化分类

（1）单纯性近视　指眼球在发育过程中发生的近视，屈光度一般在–6.00D之内，绝大多数患者眼底正常，用适当的光学镜片可将视力矫正到正常。

（2）病理性近视　多与遗传因素有关，在眼球发育停止后近视仍呈进行性发展，屈光度一般在–6.00D以上，并伴有眼部组织一系列病理性变化，如眼轴长、豹纹状眼底、视盘颞侧近视弧形斑、视网膜周边格子样变性或囊样变性、黄斑变性、黄斑出血、视网膜脱离等。

【临床表现】

1. 自觉症状

一般眼外观无明显异常，视近物清晰而视远物模糊。近视度数较高者，除视远更加模糊外，看清近物的距离也变短，常眯眼视物。可伴夜间视物更模糊、云雾移睛、闪光感等。

2. 眼部检查

轴性高度近视因眼轴变长，引起眼球前凸、前房变深、瞳孔偏大且对光反射迟钝。近视眼由于视近时不用或少用调节，集合功能相应减弱，易致外隐斜或外斜视。中度及以上的轴性近视，可见豹纹状眼底、视乳头颞侧弧形斑或视盘周围环形斑，眼轴进一步发展可致后巩膜葡萄肿。高度近视常伴有玻璃体液化、混浊和后脱离，可有黄斑出血、色素紊乱、变性或Fuchs斑，周边部视网膜变性、视网膜裂孔，严重者可发生视网膜脱离等。

【诊断依据与鉴别诊断】

（一）诊断依据

（1）视近清晰，视远模糊。

（2）医学验光检查为近视。

（二）鉴别诊断

假性近视：指在青少年近视患者中，由于过度持续近距离用眼，调节过度，使睫状肌持续性痉挛，表现为近视状态，用睫状肌麻痹药物滴眼后近视消失，变为正视或远视，称为假性近视。本病为使用睫状肌麻痹药物滴眼后，近视度数不降低，或降低度数小于0.50D。

【治疗】

（一）辨证论治

1. 肝肾亏虚

[主症] 自幼近视，或不合理用眼，劳瞻竭视，逐渐发展为近视，能近怯远，或伴眼前渐生黑花，甚则黑花飞舞，伴头晕耳鸣、腰膝酸软、舌淡脉细等全身症状。

[证候分析] 先天禀赋不足致自幼近视，劳瞻竭视必损肝血，因肾为先天之本，肝肾同源，故幼患近视或劳瞻竭视所致近视，皆为肝肾亏虚，精血不足，神光衰微不能发越远处导致能近怯远；眼前渐生黑花，或黑花飞舞是因肾虚失于封藏，精汁溢入神膏所致；脉细为阴虚；腰为肾之府，肾虚不强，则腰膝酸软；脑为髓海，肾虚不能上承，髓海不足，则头晕耳鸣；舌淡，脉细皆为肝肾亏虚之征。

[治法] 补益肝肾，养血填精。

[方药] 驻景丸加减方加减。方中枸杞子、菟丝子、楮实子补益肝肾，益精明目；紫河车填补精血，补养肝肾；寒水石抑紫河车之温燥；茺蔚子、生三七活血祛瘀，通利血脉；五味子益气生津，补虚明目；木瓜舒筋活络，通利玄府；车前利水渗湿，补而不滞。诸药合用，共奏补益肝肾、填精养血之功。本证宜加青皮疏肝理气，以助茺蔚子、三七消目中脉络之涩滞；如无眼前黑花且小便通利者，则去车前。

2. 心阳衰弱

[主症] 近视患者神倦乏力，面色㿠白，或心悸气短，舌淡脉弱。

[证候分析] 神倦乏力、面色㿠白、心悸气短、舌淡脉弱皆为心阳不足、气血亏虚之象；目窍神光的发越与收敛，皆依靠目中肝筋之调节，心阳不足，气血亏虚，不能温煦濡养肝筋，导致肝筋柔弱，调节乏力而形成近视。

[治法] 补益气血，振奋心阳。

[方药] 定志丸加减。方中以人参为主，大补元气，元气充沛则心阳振奋；菖蒲开窍，启心气上达于目而养筋；茯苓、远志化痰利湿；朱砂安神益志。诸药合用以补益气血，振奋心阳。本证宜加当归补血助阳，加酸枣仁宁心安神、养肝血，以增强养肝筋之力。

（二）外治

可选用托吡卡胺滴眼液，或托品酰胺滴眼液等滴眼，每晚1次，以预防近视或延缓青少年近视的发展。

（三）针灸疗法

针刺法　常选用四白、肩中俞，睛明、光明，承泣、翳明，头维、球后等4组穴位，每天针刺1组，轮换取穴，10次为1个疗程。

（四）其他治法

1. 验光配镜　通过规范验光获得准确的屈光不正度之后，合理选择配戴框架眼镜或角膜接触镜。佩戴框架眼镜是目前矫正近视最普遍的方法，其优点是安全、简便和经济，但对视野、视网膜成像及外观有一定影响。佩戴角膜接触镜与框架眼镜相比，其优点是视野更大，视轴始终与接触镜光学中心一致，像差小，能有效避免视物变形等光学缺陷，更利于使双眼高级视觉功能得到改善，有自然外观面貌，适合近视、屈光参差、不愿戴框架眼镜、职业要求不允许配戴框架眼镜者佩戴。由于角膜接触镜与

角膜直接接触，容易影响眼表正常生理，因此对眼部的检查、验配和护理的要求更高。

2. 角膜塑形镜　角膜塑形镜亦称OK镜，是一种反转几何设计的高透氧硬性角膜接触镜（多为夜戴型），通过机械压迫作用及泪液的液压作用改变角膜整体形态，使角膜光学区变平坦，降低屈光力，达到提高裸眼视力、控制近视发展的作用。

3. 屈光手术　分为角膜屈光手术和眼内屈光手术两类。角膜屈光手术是在角膜上施行手术以使角膜前表面变平，从而改变眼的屈光力。目前多采用准分子激光作为主流的角膜切削手段，主要有PRK、LASIK、SBK、LASEK、Epi-LASIK、ReLEx、ICR/ICRS等手术形式。眼内屈光手术是在晶状体和前房施行手术以改变眼的屈光力。

【预防调摄】

（1）改善视觉环境，学习和工作时光线要明亮，阅读物字迹清晰，对比度良好。

（2）养成良好用眼习惯，读书写字等近距离用眼时姿势要端正，切勿卧床、走路或乘车时阅读。多户外活动（儿童青少年每天户外活动至少2小时以上），避免长时间近距离用眼。

（3）加强锻炼，注意营养。

（4）对青少年儿童要定期检查视力。如有视力下降，及时查明原因，尽早予以矫治。

（5）预防近视眼的并发症，如视网膜病变、青光眼等，要求患者在注意视力变化的同时，还应重视其他异常视觉现象，如闪光感、飞蚊症等。

【转归预后】

近视眼致盲的主要原因是其并发症。轻、中度近视一般无严重并发症，高度近视可导致眼位偏斜、眼球突出及眼底较严重的器质性改变，导致视觉功能受损，除患者自己要注意视觉变化外，还应定期检查。

第二节　远　视

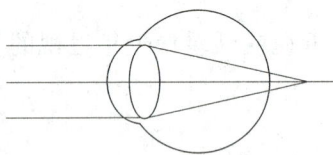

图1-12-3　远视

本病是指眼睛在调节静息状态时，外界平行光线经屈光系统后聚焦在视网膜黄斑中央凹感光层之后，在感光层上形成模糊物像的眼病（图1-12-3）。本病名见于《目经大成》，在《证治准绳·七窍门》称能远视不能近视，在《审视瑶函》称为能远怯近症。

相当于西医学的远视眼。

【病因病机】

远视常因先天禀赋不足，眼轴较短，肝肾两虚，不能上荣于目，筋失所养导致调节乏力，目中神光散漫，难以收敛视近。

【分类】

1. 按远视的程度分类

（1）轻度远视　>0.00D且≤+3.00D。

（2）中度远视　>+3.00D且≤+5.00D。

（3）高度远视　>+5.00D。

2. 按解剖特点分类

（1）轴性远视　指因眼轴相对缩短导致的远视。常见于儿童（生理性）或眼球发育不良（病理性）。

（2）屈光性远视　指因眼球屈光成分的屈光力下降所造成的远视。多为屈光介质的屈光指数下降或其表面的曲率半径增大，从而造成眼球的屈光力下降。

3. 按调节状态分类

（1）隐性远视　指在常规验光（无睫状肌麻痹）过程中没被发现的远视，这部分远视被调节所掩盖。

（2）显性远视　指在常规验光（无睫状肌麻痹）过程中表现出来的远视。

（3）全远视　指显性远视屈光度与隐性远视屈光度的总和量。

（4）绝对性远视　指调节不能代偿的远视，只能通过镜片矫正。

（5）随意性远视　指由调节掩盖的远视。

【临床表现】

1. 自觉症状　轻度远视表现为远、近视力都正常；中度远视可表现为远视力正常，近视力下降；高度远视可表现为远、近视力都下降。较长时间近距离用眼，因过度使用调节，患者常出现眼球、眼眶和眉弓部胀痛。

2. 眼部检查　远视眼因动用过多的调节，引起相应过多的集合，易产生内隐斜或内斜视。高度远视眼底视乳头小、色红，有时边缘欠清，稍隆起。常伴有小眼球、浅前房、窄房角，易引发闭角型青光眼。中、高度远视易发生弱视。

【诊断依据】

（1）远、近视力正常，或远视力正常，近视力下降，或远、近视力下降。

（2）医学验光为远视。

【治疗】

（一）辨证论治

肝肾不足

[主症] 视远、视近皆清楚，或视近模糊，视远清楚，或视远、视近皆模糊不清。全身无明显不适，或见头昏眼胀，眼内干涩，或见肝肾亏虚之脉象。

[证候分析] 视近模糊，视远清楚，或视远、视近皆模糊不清者，多由先天禀赋不足，发育不良，眼轴较短所致；如患儿肝肾亏虚，目中肝筋调节力弱，神光不能收敛视近，故视近模糊，视远清楚；若眼轴过短，肝筋调节力又弱，则神光既不能收敛视近，亦不能发越视远，故视远、视近皆模糊不清。患者多无全身明显症状，只能凭视力改变和验光辨证。

[治法] 补益肝肾，填精养血。

[方药] 驻景丸加减方加减。方中枸杞子、菟丝子、楮实子补益肝肾，益精明目；紫河车填补精血，补养肝肾；寒水石抑紫河车之温燥；茺蔚子、生三七活血祛瘀、通利血脉；五味子益气生津，补虚明

目；木瓜舒筋活络，通利玄府；车前利水渗湿，补而不滞。诸药合用，共奏补益肝肾、填精养血之功。本证在原方基础上宜加山药健脾，以补土营木，养后天以培补先天。

（二）外治

如因过度使用调节，伴有眼球、眼眶和眉弓部胀痛等症状者，可选用托品酰胺滴眼液等睫状肌麻痹剂滴眼。

（三）针灸疗法

同近视眼。

（四）其他治法

1. 验光配镜　远视可通过配戴框架眼镜或角膜接触镜矫正。采用合适的凸透镜，使平行光线汇聚，入眼经屈光系统后聚焦在视网膜黄斑中央凹，以达到矫正的目的。轻度远视没有视疲劳症状者可以不矫正，若伴有内斜视即使度数较低也要全矫正；中、高度远视患者应戴镜矫正以增进视力，消除视疲劳症状，防止眼位变化。

2. 屈光手术　如符合适应证，患者又愿意，可行屈光手术治疗。

【预防调摄】

（1）及时配戴合适焦度眼镜为首要措施。

（2）改善视觉环境，避免过度近距离用眼，以防视疲劳症状出现。

（3）如有发生弱视的可能，应根据病情合理进行弱视矫治训练。

（4）加强锻炼，增强体质，合理饮食。

【转归预后】

远视眼只要早确诊、早矫治，预后一般较好。

> 🖉 **知识拓展**
>
> 　　孩子刚出生时是远视眼，且裸眼视力差。随年龄增长，眼球逐步发育，主要表现在角膜、晶状体曲率逐渐降低，眼轴逐步变长，远视度数不断降低，整个屈光状态由远视向正视演变，最终在眼屈光系统各介质相互协调作用下，一般在6岁时发育为正视眼，这个过程叫做眼的正视化过程。在这个过程中，如眼受到正常视觉刺激，视力水平逐步提升，一般到4岁时能达到正常视力水平，即矫正视力可以达到1.0水平以上；如没有获得良好的视觉刺激就会发生弱视；如眼屈光介质没有协调发育就会出现屈光不正。

第三节　视疲劳

视疲劳是指持续较长时间用眼后出现眼累、眼胀、干涩、眼及眼眶酸痛等局部症状，全身可见头痛、恶心、乏力等不适的眼病。因目为肝窍，在《备急千金要方》中名为肝劳。

【病因病机】

本病多因素体虚弱，气血两亏，或肝肾不足，久视劳心伤神，损血耗气，或劳瞻竭视，肝肾精血亏损，不能上养目窍所致。

【临床表现】

1. **自觉症状** 持续较长时间近距离用眼后出现眼累、眼胀、干涩、眼及眼眶酸痛等局部症状，可伴头痛、恶心、乏力等全身不适症状。

2. **眼部检查** 验光及双眼视觉功能检测可见屈光不正、老视、调节异常、聚散功能异常、融像异常、眼位异常、双眼不等像差、瞳孔过大、眼表慢性炎症或配戴眼镜焦度不合理等。

【诊断依据】

（1）持续较长时间近距离用眼后出现眼累、眼胀、干涩、眼及眼眶酸痛等眼部症状。

（2）无青光眼、眼底及颅脑等器质性病变。

（3）无眼局部相关的用药史。

【治疗】

如症状轻微，只需注意休息即可。如病情较严重，影响近距离用眼时，则需治疗。

（一）辨证论治

精血不足，肝阳上亢

[主症] 视近物稍久，则出现眼累、眼胀、干涩、眼及眼眶酸痛等眼部症状，休息之后诸症缓解。

[证候分析] 持续注视近物时间过久导致目中肝筋调节过度，则出现眼累、眼胀、干涩、眼及眼眶酸痛等症状。若长期持续注视近物，伤耗阴血，目失濡养，则目干涩等。

[治法] 滋养精血，平肝潜阳。

[方药] 驻景石决各半方加减。方中枸杞子、菟丝子、楮实子、茺蔚子补肝肾，养精血以明目；木瓜舒筋通络；三七、赤芍养血活血，消脉络之滞涩；石决明、草决明、青葙子平肝潜阳。诸药合用，以达滋养精血、平肝潜阳之效。

（二）外治

可滴用珍珠明目滴眼液，或七叶洋地黄双苷滴眼液，每日3~4次；以眼干涩、眼累为主要症状者，选用人工泪液滴眼。

（三）针灸疗法

同近视眼。

（四）其他治法

验光配镜 对有屈光不正或老视患者，均应合理配戴眼镜矫正。

【预防调摄】

（1）积极消除引起视疲劳的各种可能因素。

（2）适度近距离用眼，注意休息。

（3）加强锻炼，增强体质，合理饮食。

【转归预后】

一般无较严重并发症和后遗症，预后较好。

目标检测

答案解析

单项选择题

1. 以下不是近视临床表现的是（　　）

    A. 裸眼远视力明显下降　　　　　B. 裸眼近视力明显下降

    C. 患者裸眼视物时有眯眼的现象　　D. 有时可出现眼痛、眼胀等症状

    E. 眼轴可能增长

2. 关于远视眼是否需矫正的说法错误的是（　　）

    A. 轻度远视患者，如无症状，可不矫正

    B. 中度远视以上则应矫正

    C. 视疲劳明显的患者哪怕是轻度远视也应矫正

    D. 伴有内斜的轻度远视眼可不矫正

    E. 高度远视患者需要及时矫正

3. 以下不属于常用近视矫正方法的是（　　）

    A. 框架眼镜矫正　　　　　B. 接触镜矫正　　　　　C. 屈光手术矫正

    D. 角膜塑形镜矫正　　　　E. 药物治疗矫正

4. 近视属肝肾不足的主方为（　　）

    A. 当归补血汤　　　　　B. 地芝丸或杞菊地黄丸　　　C. 天王补心丹

    D. 杞菊地黄丸合柴葛解肌汤　　E. 驻景丸加减方

5. 远视肝肾两亏的主方是（　　）

    A. 当归补血汤　　　　　B. 地芝丸或杞菊地黄丸　　　C. 天王补心丹

    D. 杞菊地黄丸合柴葛解肌汤　　E. 驻景丸加减方

6. 视疲劳属阴血不足、肝阳上亢的主方是（　　）

    A. 当归补血汤　　　　　B. 地芝丸或杞菊地黄丸　　　C. 天王补心丹

    D. 杞菊地黄丸合柴葛解肌汤　　E. 驻景石决各半方

7. 正确的近视预防与调护为（　　）

    A. 养成良好的用眼习惯，眼与书本保持20cm左右的距离

    B. 加强锻炼，增强体质，多食高能量饮食

    C. 可在走路、乘车或卧床情况下看书

    D. 可在暗光下阅读或写字

    E. 定期检查视力，视力下降应查明原因，积极矫治

8. 下列不是视疲劳临床表现的是（　　）

A．多在较长时间近距离用眼后出现症状

B．主要表现为眼累、眼胀、干涩、眼及眼眶酸痛等

C．不耐久视

D．高眼压

E．屈光不正没得到合理矫正可引起视疲劳

9．下列不是远视临床表现的是（　　）

A．轻度远视表现为远、近视力都正常

B．中度远视可表现为远视力正常，近视力下降

C．高度远视可表现为远、近视力都下降

D．较长时间近距离用眼后常出现眼球、眼眶和眉弓部胀痛

E．任何远视均不会引起弱视

10．下列属于正视眼屈光度范围的是（　　）

A．−0.25D~+0.5D　　　　B．−0.50D~+0.5D　　　　C．−0.50D~+0.75D

D．−0.75D~+0.75D　　　　E．−0.75D~+1.00D

（何文清）

书网融合……

知识回顾　　　微课　　　习题

中医耳鼻咽喉科学

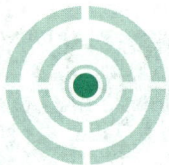

绪　论

学习目标

知识要求：

了解中医耳鼻咽喉科学发展简史。

一、中医耳鼻咽喉科学的定义和特点

中医耳鼻咽喉科学是运用中医基本理论和方法研究人体耳、鼻、咽、喉的生理、病理及其疾病防治规律的一门临床学科。

中医学认为，人体是一个有机的整体，耳、鼻、咽、喉虽位居人体头颈部，为外在的独立器官，但通过经络的沟通与内在的五脏六腑发生着密切的联系。耳、鼻、咽、喉俱为较深在的孔窍，必须借助于特殊的器械才能观察到，这一切决定了中医耳鼻咽喉科学既具有中医学的一般共同特点，又具有自己的专科特点。中医耳鼻咽喉科学以中医整体观念为指导思想，以脏腑经络学说为理论基础，吸取了现代先进的诊疗技术与方法，强调辨病与辨证相结合、局部辨证与整体辨证相结合、内治与外治相结合，因此，学习中医耳鼻咽喉科学，必须具备扎实的中医理论基础，同时，还必须具备中医内科学和中医外科学等相关学科的知识。

二、中医耳鼻咽喉科学发展简史

中医耳鼻咽喉科学是一门古老而新兴的学科。

夏商时代（公元前21世纪~前1066年） 我国从原始社会逐步进入奴隶社会，随着社会生产力的提高及经济文化的不断发展，人们对耳鼻咽喉的生理和疾病已有了初步的认识。如在殷墟甲骨卜辞中就有"疾耳""疾言""贞旨自疾"（"自"，即鼻之意）等记载，从文字结构及其意义上看，当时已知道耳具有听声音、鼻具有嗅气味的功能，并有鼻咽喉病证的初步记载。

西周时代（约公元前1066~前770年） 人们在长期与疾病做斗争的实践中，进一步认识到鼻病与自然环境和气候异常变化的密切关系。如《礼记·月令》记载："季秋行夏令，则其国大水，冬藏殃败，民多鼽嚏。"认为气候的异常变化是鼻鼽发病的重要原因。

春秋战国时代（公元前770~前221年） 我国从奴隶社会逐步进入封建社会，社会的变革促进了经济文化的巨大发展，出现了"诸子蜂起，百家争鸣"的局面。随着医疗活动的不断增多，防病治病的经验逐渐积累，中医药有了很大的发展，对于耳鼻咽喉疾病的认识亦逐步深入。如《山海经》中载有多种防治耳病、喉病的药物。《左传·僖公二十四年》提出："耳不听五声之和为聋"，这是关于耳聋的最早定义。1973年长沙马王堆出土的帛书《五十二病方》是我国现存最早的医籍之一（成书于公元前6~公元前4世纪），其中涉及耳鼻喉方面的内容有20余处，170余字。

这一时期产生了系统总结先秦时代医学经验的著作《黄帝内经》，奠定了中医学的理论基础，其中关于耳鼻喉方面的论述也极为丰富，认为五官是五脏的外候，五脏通过经络将五官与全身连为一个整体，如《灵枢·五阅五使》说："鼻者，肺之官也；目者，肝之官也；口唇者，脾之官也；舌者，心之官也；耳者，肾之官也。"《黄帝内经》对五官生理的论述也较为详细，如《灵枢·脉度》谓："肺气通于鼻，肺和则鼻能知香臭矣；心气通于舌，心和则舌能知五味矣……肾气通于耳，肾和则耳能闻五音矣。"提出脏腑的病理变化，可循经反映于五官，因此五官的功能活动在一定程度上反映了五脏的生理功能和病理变化，如《灵枢·本神》谓："肺气虚则鼻塞不利，少气。"《素问·气厥论篇》谓："胆移热于脑，则辛频鼻渊。鼻渊者，浊涕下不止也。"《黄帝内经》中所记载的有关耳鼻咽喉之病证约30多种，并总结了一系列重要的治疗原则，还记载了不少针刺治疗耳鼻咽喉部病证的方法。《灵枢·刺节真邪》谓："刺邪以手坚按其两鼻窍，而疾偃其声，必应于针也。"这是类似咽鼓管自行吹张法的最早记载。《黄帝内经》中的脏腑与官窍相关学说及有关耳鼻咽喉生理病理的论述为后世耳鼻咽喉科学的发展奠定了坚实的理论基础。

《难经》在《黄帝内经》的基础上又有所发展，尤其是对咽喉的解剖做了进一步的补充。如《难经·四十二难》曰："咽门重十两，广一寸半，至胃长一尺六寸"，喉咙"重十二两，广二寸，长一尺二寸，九节"。

《史记·扁鹊仓公列传》谓扁鹊："过雒阳，闻周人爱老人，即为耳目痹医。"因此，约生存于公元前5世纪的名医扁鹊可称为世界上最早的五官科医生。

秦汉时代（公元前221~公元220年）　我国医学进一步发展，医学分为九科，其中有口齿科，咽喉科也包括在内。《淮南子·氾论训》记载："喉中有病，无害于息，不可凿也。"说明当时已有手术方法治疗喉病，且有严格的适应证和禁忌证。《神农本草经》汇集了汉代以前的药物知识，载药365种，其中论及治疗耳鼻咽喉疾病的药物约50种，这些药物大多沿用至今。张仲景著《伤寒杂病论》，以六经论伤寒，以脏腑论杂病，创立了包括理、法、方、药在内的辨证论治原则，对耳鼻咽喉科疾病的治疗也有很大的影响。如《伤寒论》对少阴咽痛证进行辨证论治，运用猪肤汤、甘草汤、桔梗汤、苦酒汤、半夏散及汤等不同方治疗不同咽喉病，卓有成效，成为后人治疗咽喉诸病的常用方法。《金匮要略》最先描述"妇人咽中如有炙脔"一症，即后世所称"梅核气"，所创立的半夏厚朴汤一直沿用至今。又如《金匮要略》中记载用皂荚末吹入鼻内及用薤汁灌入鼻内或耳中以抢救危重患者的方法，可说是吹鼻法、滴鼻法及滴耳法的最早记载。

晋代（公元265~420年）　葛洪所著的《肘后备急方》，记载了百虫入耳及气管异物、食管异物之处理方法，例如用韭菜取食通鱼骨等，还提出了用药液（或药末）滴耳治耳部疾病。皇甫谧所著《针灸甲乙经》对耳鼻咽喉疾病的针灸治疗也有不少记载。

隋代（公元581~618年）　巢元方等人所著之《诸病源候论》设专卷论述鼻咽喉疾病之病因，并注意到小儿的生理特点，对小儿鼻咽喉疾病做了专卷论述。全书论及耳鼻咽喉疾病共130余候，特别提出了脓耳误治或失治所致之脓耳变证等危候。

唐代（公元618~907年）　随着社会经济的不断发展，医药也不断发展。公元624年，由政府设立太医署，这是世界上最早的高等医科学校，既是培养医学人才的机构，又是医疗单位。太医署设立五种医学专科，其中就有耳鼻咽喉科，当时能形成一个独立专科，说明耳鼻咽喉科的发展已初具规模，这在中医耳鼻咽喉科学的发展史上是一件大事。孙思邈在其所著的《备急千金要方》《千金翼方》中将鼻、口、舌、唇、齿、喉、耳病归为七窍病，收集治法甚多，列方291首，列通九窍药品、衄血药品、耳聋药品、口舌干燥药品、坚齿药品、口疮药品等。除内治外，广泛利用药物外治、手术、针灸、砭法、导引及食疗等，如提出用烧灼法治疗咽喉疾病。王焘所著的《外台秘要》中记载的治疗耳鼻咽喉疾病方药不下400首。

宋代（公元960~1279年） 宋代医学设十三科，其中有耳鼻咽喉科。由政府编撰的《太平圣惠方》《圣济总录》《太平惠民和剂局方》等对耳鼻咽喉疾病及治疗均有十分丰富的记载。其中《太平圣惠方》有耳鼻咽喉科内容四卷，《圣济总录》首次将咽与喉分属不同脏腑："咽门者，胃气之道路，喉咙者，肺气之往来，一身之中，气之升降出入，莫急乎是。"其耳鼻咽喉口齿内容达12卷，颇类一部耳鼻咽喉口齿专科书。陈无择《三因极一病证方论》对耳鼻咽喉病发生的内外因素也有详尽的论述。《苏沈良方》是继《难经》之后又一部详细记载了咽喉解剖的文献。沈括所著之《梦溪笔谈》记载："世人以竹木牙骨之类为叫子，置入喉中吹之，能作人言，谓之颡叫子。尝有病喑者，为人所苦，烦冤无以自言，所讼者试取叫子令颡之，作声如傀儡子，粗能辨其一二，其冤获申。"其颡叫子，颇类今之人工喉。严用和《济生方》中所载之苍耳子散，至今仍广泛用于治疗鼻科疾病。

金元时代（公元1115~1368年） 医学学术自由争鸣，医学理论及临床实践均有所发展。口齿科与咽喉科分开，说明其分科更精细。张从正《儒门事亲》对于咽、喉及会厌的功能做了生动的描述："咽与喉，会厌与舌，此四者同在一门……会厌与喉，上下以司开阖，食下则吸而掩，气上则呼而出，是以舌抵上腭，则会厌能闭其咽矣。四者相交为用，阙一则饮食废而死矣。"其记载用纸卷成筒，放入口内，再用筷子缚小钩取异物的方法，已具今之内腔镜下取异物之雏形。刘完素《素问玄机原病式》对鼻鼽之记载，与西医变应性鼻炎等病颇相似，认为："鼽者，鼻出清涕也。"同时刘氏在《素问病机气宜保命集》中还提出了"耳聋治肺"的观点，与今之咽鼓管不通所致之耳胀、耳闭、听力障碍等病十分相似，对后世认识该病有很深的影响。朱丹溪所著《丹溪心法》对眩晕的记述，与现代西医所称的内耳性眩晕十分相似："眩者，言其黑晕转旋，其状目闭眼暗，身转耳聋，如立舟船之上，起则欲倒。"对其病因病机则提出"无痰则不作眩"的观点，该书还首次提出用棉签清洗外耳道再用药之方法："绵缠竹签拭耳，换绵蘸药入耳。"李东垣提出的益气升阳法，为耳鼻咽喉疾病的内治法提供了一个广阔的途径。窦材所辑《扁鹊心书》及窦汉卿著《疮疡经验全书》有用切开排脓的方法治疗咽喉脓肿及牙痛的记载，《洪氏集验方》有应用压迫颈外动脉以止鼻衄的记载。《世医得效方》把过去有关口齿咽喉病的理论和效方做了一次删芜存精的大整理，并把《儒门事亲》首创的"喉风八证"补充为"喉风十八证"，对后世关于喉风的分类有很大影响。

明代（公元1368~1644年） 由于社会经济的发展，对外贸易发达，促进了中外医学的交流，在耳鼻咽喉病的防治方面也有不少新的成果。薛己编撰《口齿类要》，论述喉舌口齿诸病，并附有多则病案，是传至今日的咽喉口齿科专书中较早的一本。不少耳鼻咽喉疾病在此时期首次论及，如《解围元薮》中首次出现关于喉麻风的论述，《红炉点雪》首论喉结核，《景岳全书》首载咽喉的梅毒及瘟疫病。此时治病的经验不断丰富，治疗方法越来越多，如陈实功的《外科正宗》载有鼻息肉摘除方法："取鼻痔秘法，先用茴香草散连吹二次，次用细铜箸二根，箸头钻一小孔，用丝线穿孔内，二箸相离五分许，以二箸头直入鼻痔根上，将箸线绞紧，向下一拔，其痔自然拔落，置水中观其大小。预用胎发烧灰同象牙末等份吹鼻内，其血自止。戒口不发。"目前采用的鼻息肉手术方法实际上是在此基础上发展完善的。《景岳全书》卷二十七记载了鼓膜按摩法："凡耳窍或损或塞，或震伤，以致暴聋，或鸣不止者，即宜以手中指于耳窍中轻轻按捺，随捺随放，或轻轻摇动，以引其气，捺之数次，其气必至，气至则窍自通矣。"曹士珩《保生秘要》详细论述导引、运功治病之法，对于耳鼻咽喉疾病的导引法也搜集甚多，如治耳重

（即耳内胀塞）："定息以坐，塞兑，咬紧牙关，以脾肠二指捏紧鼻孔，睁二目，使气窜耳通窍内，觉哄哄然有声，行之二三日，窍通为度。"此即今之咽鼓管自行吹张法。王肯堂《证治准绳》中列有耳病、鼻病、咽喉病、口病、齿病、唇病等类，说明其分科辨证论治更为细致，并记载喉、耳、唇等外伤缝合术。李时珍《本草纲目》中载有800余味药用于治疗耳鼻咽喉疾病。

清代（公元1644~1911年）　清代的医事制度又分为九科，咽喉科再次与口齿科合并。至于民间的实际情况，则咽喉大多独立成科，称喉科。吴谦等人编著《医宗金鉴》，整理前人的医疗经验，内容丰富，其中载有耳鼻咽喉口齿唇的疾病约50余种，并附有绘图，便于明了患病的部位，还初次出现了耳痔、耳挺、耳覃等病的记载。在清代不少医书中，对于脓耳的分类及辨证也更为详细，说明当时对于耳部疾患有了更进一步的认识。

据不完全统计，从乾隆十二年（公元1747年）到光绪二十八年（公元1902年），白喉、烂喉痧等疫喉先后四次大流行，对人民生命危害极大，促进了医学家对喉病进行研究和防治，积累了不少经验。此时喉科的发展较快，专著陆续问世，如《喉科指掌》《咽喉经验秘传》《尤氏喉科秘书》《重楼玉钥》《经验喉科紫珍集》等不下40多种，其中《重楼玉钥》首先提出用养阴清肺汤治疗白喉，对于抢救白喉病患者，效果较好。此外还有《疫痧草》《白喉全生集》《痧喉正义》《白喉条辨》等30多种医籍问世。医家们经过临床反复验证，摸索出了治疗疫喉的比较完善的治法。

中华人民共和国成立后　在党的中医政策指引下，一批中医研究机构、中医院校及中医医院相继建立。1956年，在北京、广州、上海、成都成立第一批中医学院，此后全国大部分省市相继开办了中医学院，培养高级中医中药人才。1958年开始，部分中医学院（如广州、北京等）成立喉科教研室，其附属的中医院亦开设喉科，诊治咽喉、口齿疾病。随着临床的发展及中西医的相互渗透，中医喉科逐渐扩展为中医耳鼻喉科，而口齿疾病则由独立的口腔科诊治。为了教学的需要，1960年及1964年由广州中医学院主编了全国中医院校试用教材《中医喉科学讲义》（第1、2版）。1975年出版了第3版教材《五官科学》（其中分眼科学、耳鼻咽喉科学、口腔科学三个部分）。1980年出版的第4版教材《中医耳鼻喉科学》首次使用中医耳鼻喉科学作为学科名称，系统总结了中医学在耳、鼻、咽喉科学方面的理论以及中医对耳鼻咽喉科常见疾病的辨证施治原则，标志着中医耳鼻喉科学正式作为一门独立的临床学科诞生。1985年，在第4版教材的基础上又编写出版了第5版《中医耳鼻喉科学》教材。随着中医教育的深入发展，中医耳鼻咽喉科学的教材从无到有，初具规模。同时，有关专家先后撰写、出版了高等中医院校教学参考书《中医耳鼻喉科学》《中国医学百科全书·中医耳鼻咽喉口腔科学》《中医大辞典·外科骨伤五官科分册》等，对中医耳鼻咽喉科走向系统化、规范化起到了积极的作用。

随着中医耳鼻咽喉科的不断发展，为适应教学需求，1971~1988年，原卫生部先后委托广州中医学院、上海中医学院、南京中医学院举办了十期全国中医耳鼻咽喉科师资培训班，极大地提高了本学科的师资水平，培养了一批业务骨干，推动了全国各地中医耳鼻咽喉科的迅速发展。

1978年恢复研究生招生制度以来，先后有广州、上海、湖南、成都等中医学院招收中医耳鼻喉科专业硕士研究生，培养了一批高层次专业人才，有力地推动了本学科的科学研究。1982年，天津卫生干部进修学院在原卫生部直接领导下，开办了三年制的中医五官科专业班。1988年，原中华人民共和国国家教育委员会又批准广州、成都中医学院设立五官专业（眼耳鼻咽喉），首次招收五年制五官专业本科学生，以后又有湖南、河南等中医学院相继开设五官专业本科班，培养了大批专科人才，使学术队伍不断壮大。1998年后，相继有湖南、成都、广州等中医药院校开始招收中医耳鼻喉科专业博士研究生。

1978年，上海市成立了全国中医学会上海分会耳鼻咽喉科学组，这是中医耳鼻咽喉科有史以来第一次有自己的专门学术组织。1982年，广东省也成立了中医耳鼻咽喉科学组。1984年，两者都改学组为研究委员会，此后，四川、江西、山西、湖南等省也相继成立了同样的机构。1987年9月，中华全国中医学会耳鼻咽喉科学会在南京正式成立，随后各省、市、自治区也相继成立了中医耳鼻咽喉科分会，极大地推动了中医耳鼻咽喉科的学术交流和发展。

　　近30年来，中医耳鼻咽喉科学这门古老而新兴的学科在临床、教学、科研各方面都取得了前所未有的大发展，正以崭新的姿态跨入新时代。

目标检测

答案解析

单项选择题

1. 对咽喉的解剖做了进一步补充的是（　　）
   A.《难经》　　　　　　　　　　B.《内经》　　　　　　　　　　C.《灵枢·刺节真邪》
   D.《素问·气厥论篇》　　　　　E.以上都不是

2. 传至今日的咽喉口齿科专书中较早的著作是（　　）
   A.《红炉点雪》　　　　　　　　B.《口齿类要》　　　　　　　　C.《保生秘要》
   D.《证治准绳》　　　　　　　　E. 以上都不是

3. 首先提出用养阴清肺汤治疗白喉的专著是（　　）
   A.《重楼玉钥》　　　　　　　　B.《疫痧草》　　　　　　　　　C.《白喉全生集》
   D.《痧喉正义》　　　　　　　　E. 以上都不是

4. 记载了鼓膜按摩法："凡耳窍或损或塞，或震伤，以致暴聋，或鸣不止者。"的专著是（　　）
   A.《景岳全书》　　　　　　　　B.《保生秘要》　　　　　　　　C.《证治准绳》
   D.《本草纲目》　　　　　　　　E. 以上都不是

（曹江山）

书网融合……

习题

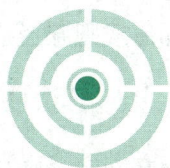

第一章 耳鼻咽喉的解剖与生理功能

学习目标

知识要求:

1. 掌握耳、鼻的应用解剖与生理,鼻腔、鼻窦、鼓室的结构特点。
2. 熟悉咽、喉的应用解剖与生理,声音的传导途径。
3. 了解气管、支气管及食管的应用解剖与生理。

技能要求:

1. 能在模型或挂图上指出相应的解剖位置。
2. 学会对鼻腔、咽部、喉腔、外耳道、鼓膜进行诊察。
3. 学会进行听力检查。

第一节 耳的应用解剖与生理功能

一、耳的应用解剖

耳分外耳、中耳和内耳3部分(图2-1-1)。

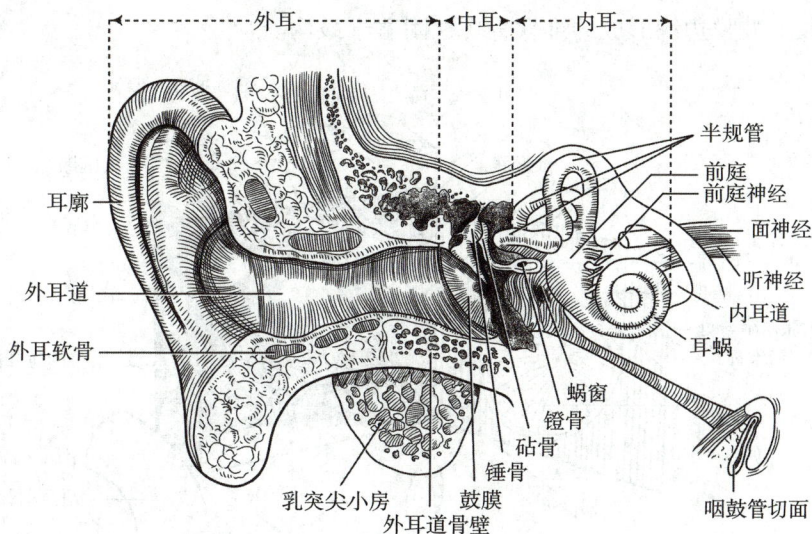

图2-1-1 耳的解剖

（一）外耳

外耳包括耳廓及外耳道。

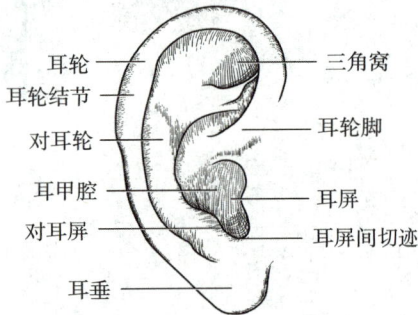

图2-1-2　耳廓表面标志

标注：耳轮、耳轮结节、对耳轮、耳甲腔、对耳屏、耳垂、三角窝、耳轮脚、耳屏、耳屏间切迹

1. 耳廓　耳廓突出于头面部两侧。除耳垂由脂肪与结缔组织构成外，其余均以软骨为支架，外覆皮肤（图2-1-2）。耳廓的皮下组织很少，皮肤与软骨结合较紧，故炎症时疼痛较甚。此处的血肿或渗出较难自然吸收。

2. 外耳道　外耳道起自耳甲腔底，向内直至鼓膜，长2.5~3.5cm，为一略呈弯曲的管道，其外1/3为软骨段，内2/3为骨段，两段交接处较狭窄，称外耳道峡部，较大异物常嵌于此。

软骨段皮肤有毛囊及皮脂腺，还有耵聍腺分泌耵聍。外耳道的皮肤较薄，与软骨膜和骨膜黏着较紧，故发炎时，疼痛较甚，且可因下颌关节的运动，改变外耳道软骨的形态，使疼痛加剧。

软骨部的前壁有2~3个裂隙，内含结缔组织，可借以增加耳廓及外耳道的活动度，外耳道或腮腺炎症也可经此裂隙互相感染。

骨段的后上壁由颞骨的鳞部组成，前壁和下壁由颞骨的鼓部组成。

外耳的动脉由颈外动脉的颞浅动脉和颌内动脉所供给，静脉流入颈外静脉、颌内静脉和翼静脉丛。

外耳的神经有下颌神经的耳颞支、来自颈丛的耳大神经和枕小神经、面神经的耳后支和迷走神经的耳支等。当刺激外耳道时，常引起反射性咳嗽，这是迷走神经受刺激的缘故。

外耳的淋巴流入耳前淋巴结、耳后淋巴结、耳下淋巴结，少数流入颈浅淋巴结和颈深淋巴结。

（二）中耳

中耳是一个含气空腔，包括鼓室、咽鼓管、鼓窦及乳突。

1. 鼓室　鼓室位于鼓膜和内耳外侧壁之间。鼓室如六面箱形，有上、下、内、外、前、后六个壁（图2-1-3）。

（1）外壁　大部分为鼓膜。鼓膜为一宽约8mm、高约9mm、厚约0.1mm的椭圆形半透明薄膜，其前下方朝内倾斜，与外耳道底成45°，婴儿鼓膜的倾斜度更为显著，与外耳道底约成35°，故外耳道的前下壁较后上壁为长。鼓膜边缘形成纤维软骨环，附着于鼓沟。

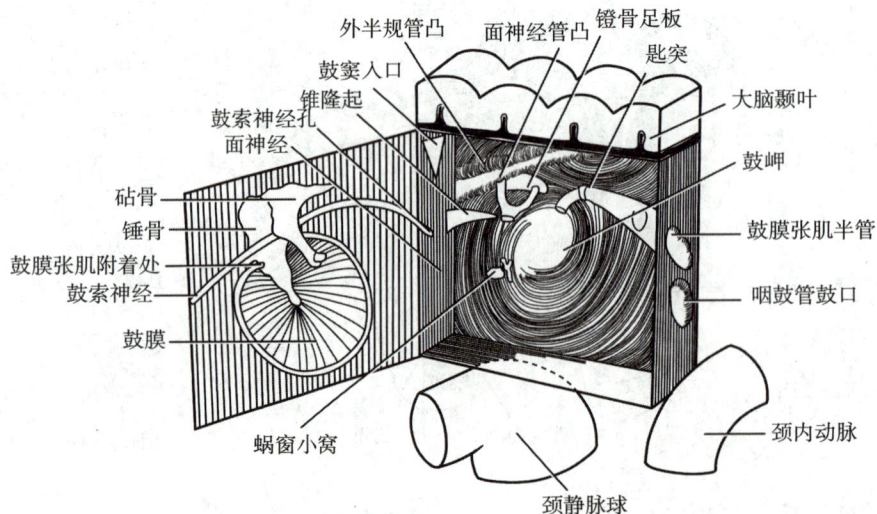

图2-1-3　鼓室的六壁示意图

标注：外半规管凸、面神经管凸、镫骨足板、匙突、鼓窦入口、锥隆起、鼓索神经孔、面神经、砧骨、锤骨、鼓膜张肌附着处、鼓索神经、鼓膜、蜗窗小窝、大脑颞叶、鼓岬、鼓膜张肌半管、咽鼓管鼓口、颈内动脉、颈静脉球

正常鼓膜借以下标志可以识别：在鼓膜的前上部有一灰白小突起，名锤骨短突；锤骨柄之影称锤纹，自锤骨短突向下，微向后到鼓膜中部，呈白色条纹状；在锤骨柄末端鼓膜成一浅凹，名鼓脐；自锤骨柄末端向下向前达鼓膜边缘有一个三角形反光区，名光锥；在锤骨短突前、后皱襞以上的部分为鼓膜松弛部，前、后皱襞以下为鼓膜紧张部（图2-1-4）。为了便于描述，将鼓膜分为四个象限（图2-1-5）。中耳有病变时，鼓膜的正常标志即消失。

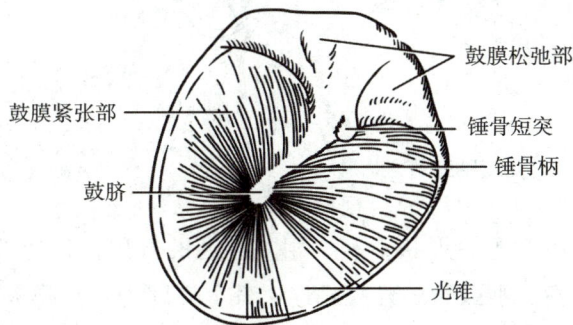

图2-1-4 鼓膜的正常标志

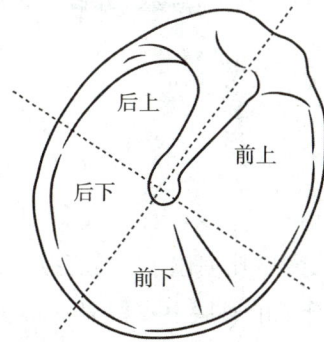

图2-1-5 鼓膜的四个象限

（2）内壁 即内耳的外壁。在内壁的中部有一隆起，名鼓岬。在鼓岬的后上方有前庭窗，镫骨底板借环状韧带与之相接，在前庭窗的上方有面神经管的水平段，面神经由此通过。鼓岬的后下方有圆窗，通入耳蜗的鼓阶，圆窗为一封闭膜，又称第二鼓膜。

（3）前壁 有咽鼓管的鼓室口，鼓室借咽鼓管和鼻咽部相通。

（4）后壁 有鼓窦开口，鼓室与鼓窦由此相通，化脓性中耳炎常由此波及鼓窦和乳突部。

（5）上壁 名鼓室盖，借骨板与颅中凹分隔。

（6）下壁 为一层薄骨板，将鼓室和颈静脉球相隔。鼓室腔内有锤骨、砧骨和镫骨相接而成的听骨链，使鼓膜和前庭窗联结（图2-1-6）。

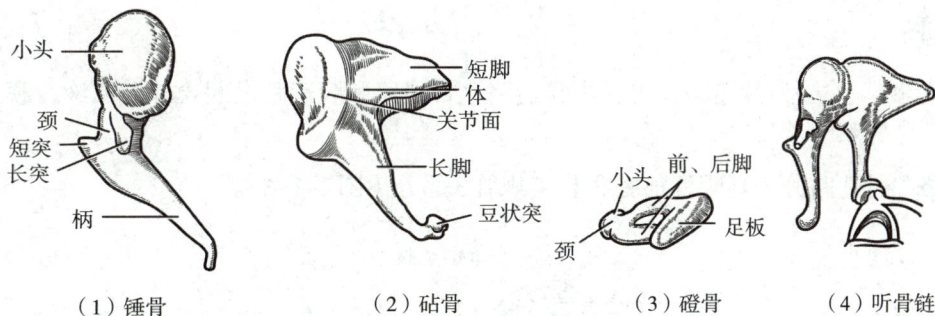

（1）锤骨　（2）砧骨　（3）镫骨　（4）听骨链

图2-1-6 听小骨

2. 咽鼓管 咽鼓管系沟通鼓室与鼻咽的管道。成人咽鼓管长约3.5cm，其外1/3为骨段，内2/3为软骨段。内侧端开口在鼻咽部的侧壁，适在下鼻甲后端的后下部。婴儿和儿童的咽鼓管较成人短、粗而平直，故中耳感染较成人为多见（图2-1-7）。咽鼓管有维持鼓室腔与外界的气压平衡及排出中耳分泌物的作用。

3. 鼓窦 鼓窦为鼓室后上方的含气腔。前方借鼓窦入口与鼓室隐窝相通，后下壁与乳突小房相通。鼓窦内覆有纤毛黏膜上皮。

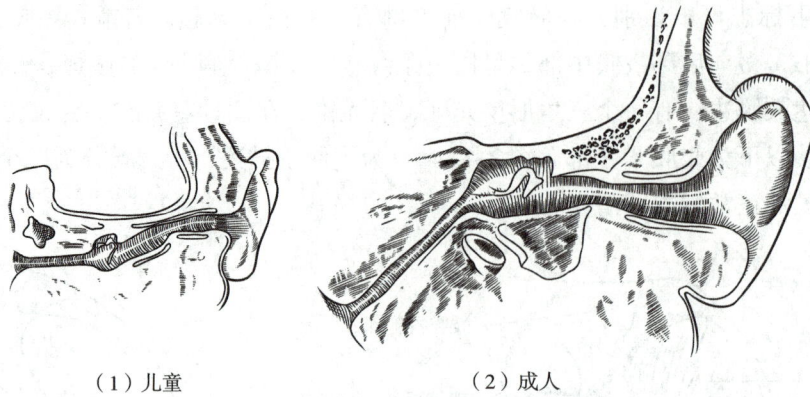

（1）儿童　　　　　　　　　（2）成人

图2-1-7　成人与儿童咽鼓管之比较

4. 乳突　乳突位于鼓窦后方，内含许多大小不等、形状不一、相互连通的气房，各房彼此相通。气房由无纤毛的黏膜上皮覆盖，向前与鼓窦、鼓室、咽鼓管的黏膜相连。其上界即为硬脑膜板，后界为横窦骨板，故化脓性中耳乳突炎也可由此途径引起颅内并发症。根据气房发育程度不同，乳突可分为气化型、板障型、硬化型及混合型等4种类型。

中耳的神经有面神经和鼓室丛神经。面神经离脑干后与听神经一并进入内耳道，于内耳道底部进入面神经管，界于前庭和耳蜗之间达膝状神经节。自膝状神经节忽旋向后而微下，经鼓室内侧壁，适在前庭窗的上方，达鼓室后壁，称为面神经水平段。自鼓室后壁锥隆起的稍后方往下出茎乳孔，为面神经的垂直段。面神经出茎乳孔后，向上前转约105°达腮腺，分为5支，分布于面部，故中耳的炎症可引起面神经水肿而出现面神经麻痹。鼓室丛神经由舌咽神经的鼓室支和颈动脉交感神经丛的岩深支所组成，位于鼓岬表面，司中耳感觉。

中耳的动脉来自颌内动脉的鼓室支、耳后动脉的鼓室支和脑膜中动脉的分支。静脉流入岩上窦和翼静脉丛。

（三）内耳

内耳又称迷路。外层为骨迷路，内层为膜迷路。骨迷路和膜迷路之间含外淋巴液，膜迷路内含内淋巴液。

1. 骨迷路　骨迷路分为耳蜗、前庭、骨半规管3部分（图2-1-8）。

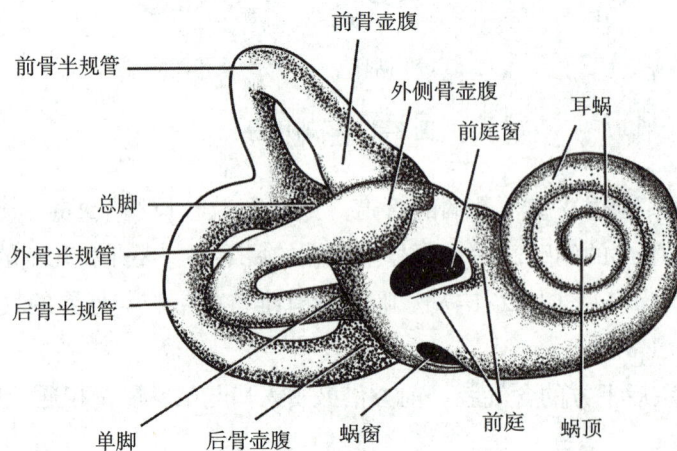

图2-1-8　骨迷路

（1）耳蜗　位于前庭的前部，呈蜗牛状。骨蜗管旋绕蜗轴两周半，基底转突向鼓室内侧壁，形成鼓岬。蜗轴在耳蜗的中央，呈圆锥形，从蜗轴有骨螺旋板伸入骨蜗管，达管径的一半，有基底膜连续螺旋板达耳蜗管的外侧壁，将骨蜗管分为上、下两部分。前庭阶居上，与前庭相通；鼓阶居下，借圆窗与鼓室相通。两阶内均含外淋巴液，借蜗尖部的蜗孔彼此相通。

（2）前庭　位于耳蜗与半规管之间，略呈椭圆形。前部与耳蜗相通，后部与半规管相通。外侧壁为鼓室内侧壁的一部分，由前庭窗和镫骨板相接，前庭窗内壁有从前上向后下弯曲的斜形骨嵴，名前庭嵴。前庭嵴后面有椭圆隐窝，内含椭圆囊；前面有球状隐窝，内含球囊。

（3）骨半规管　位于前庭的后上方，为三个互相垂直的半环形骨管，即外骨半规管、前骨半规管和后骨半规管。每个半规管的一端膨大，名骨壶腹。

2. 膜迷路　膜迷路形态与骨迷路相似，亦分3部分，借纤维束固定于骨迷路的外淋巴液中。

（1）蜗管　为膜性的螺旋管，两头为盲端，充满内淋巴液。横切面呈三角形，底为螺旋板及基底膜，基底膜上的螺旋器又名柯替器，为听觉末梢感受器。

（2）椭圆囊与球囊　二囊均在骨前庭内，膜半规管借5孔通入椭圆囊，椭圆囊和球囊各伸出一小管而后合并成淋巴管，球囊借连合管通入蜗管。椭圆囊壁有椭圆囊斑，球囊壁有球囊斑。囊斑内有带纤毛的感觉上皮细胞和前庭神经末梢，其纤毛上覆盖一层胶性耳石，为静平衡末梢感受器。

（3）膜半规管　膜半规管和骨半规管的形态相同。在膜壶腹内有一横位的镰状隆起，名壶腹嵴，由支柱细胞和毛细胞组成，是前庭周围感受器的一部分。

内耳的动脉来自脑基底动脉的内耳道支，静脉自内耳道静脉流入岩下窦或横窦。

听神经离脑干后，与面神经进入内耳道，在内耳道内分为耳蜗及前庭两支，耳蜗支穿入蜗轴内形成蜗螺旋神经节，节内双极神经细胞的远侧突穿过螺旋板，终止于柯替器。前庭支在耳道内形成前庭神经支，节内双极细胞的远侧突终止于半规管的壶腹嵴、球囊斑和椭圆囊斑。

二、耳的生理功能

耳的主要生理功能为司听觉和平衡觉。

（一）听觉功能

声音通过鼓膜和听骨链传入内耳，还可通过颅骨传导到内耳，前者称为空气传导（简称气导），后者称骨传导（简称骨导）。正常情况下，以空气传导为主。

耳廓与外耳道合成一喇叭状，有帮助收集声波并把声音传达到鼓膜的作用。

声波经外耳道到达鼓膜，引起鼓膜的振动，鼓膜呈浅漏斗状，鼓膜凹面与锤骨柄的振幅比例为2：1，即锤骨柄的振动幅度比其鼓膜的振动幅度要小，但强度加大，声压可提高1倍。听骨链作为一个特殊的杠杆，将声波振动由鼓膜传至内耳，可使声压提高22.1倍，相当于声压级27dB。

保持鼓室内外空气压力的平衡是保证鼓膜及听骨链正常功能的重要条件之一，此功能依靠咽鼓管来调节。

声音传导到达前庭窗后，使内耳的外淋巴液和内淋巴液也发生了振动，引起基底膜的振动，不同频率的声波引起基底膜中不同部位的共振。一般认为，耳蜗底部接受高频声，耳蜗顶部接受低频声。引起听神经兴奋后，传达到大脑颞叶皮层，产生听觉。概括起来，可用下图简单表示（图2-1-9）。

（二）平衡功能

人体保持平衡主要依靠前庭、视觉及本体感觉三个系统的相互协调来完成，其中最重要的是前庭系统。前庭感受器由椭圆囊斑、球囊斑和壶腹嵴所组成。

声波　　　　　　　锤骨 → 砧骨

耳廓 ⟶ 外耳道 → 鼓膜　　镫骨 → 前庭窗 → 外、内淋巴 → 螺旋器 → 听神经 → 听觉中枢
空气振动　　　　　　　传声变压　　　　　液体波动　　感音　　神经冲动　综合分析
（外耳）　　　　　　　（中耳）　　　　　　　　　　（内耳）　（蜗后）　（大脑皮层）

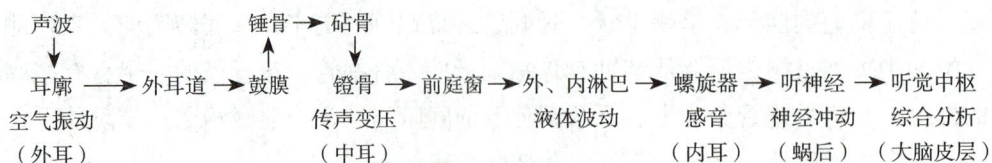

图2-1-9　声音传导途径

1. 椭圆囊斑和球囊斑的生理功能　椭圆囊斑感觉直线运动的加速或减速，以及改变的刺激，发生各种反射，使身体姿势进行适当的调整，以免倾倒。当头部固定不动时，椭圆囊斑感受到内淋巴液的压力是恒定的，因此可以保持身体静态平衡。球囊斑的功能与椭圆囊斑相同。

2. 壶腹嵴的生理功能　壶腹嵴受旋转运动的加速和减速刺激，引起身体姿势和眼球运动的规律反应，同时也产生一些自主神经反射，表现为眩晕、出汗、皮肤苍白、恶心、呕吐等，这些反应的性质和程度与前庭感受器的兴奋性有关，兴奋性较高的人反应较剧，可以引起病态。

第二节　鼻的应用解剖与生理功能

一、鼻的应用解剖

鼻由外鼻、鼻腔及鼻窦3部分构成。

（一）外鼻

外鼻由骨及软骨作支架（图2-1-10），外覆皮肤及软组织，如三角形锥状体，突出于面部中央（图2-1-11）。

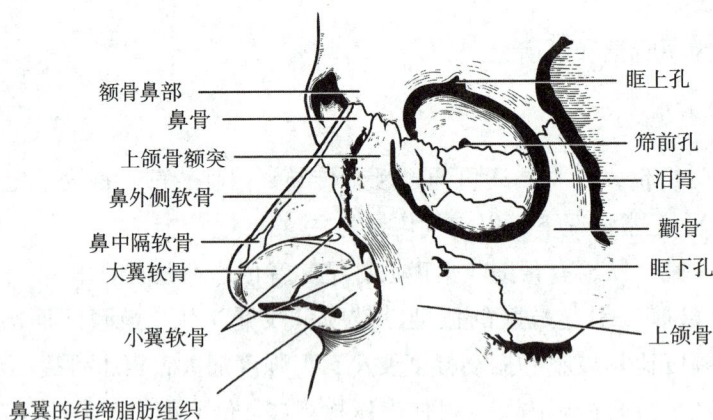

额骨鼻部
鼻骨
上颌骨额突
鼻外侧软骨
鼻中隔软骨
大翼软骨
小翼软骨
鼻翼的结缔脂肪组织

眶上孔
筛前孔
泪骨
颧骨
眶下孔
上颌骨

图2-1-10　外鼻骨骼

鼻尖与鼻翼部的皮肤较厚，且与皮下组织粘连甚紧，皮脂腺及汗腺较多，故此处易发生炎症，且疼痛较剧。

外鼻的静脉汇流于内眦静脉及面静脉。因内眦静脉经眼上静脉与海绵窦相通（图2-1-12），且面部静脉内无瓣膜，血液可以双向流动，故面及鼻部的感染如治疗不当，可循此途径引起严重的颅内并发症。

外鼻的淋巴主要汇入腮腺淋巴结及下颌下淋巴结。

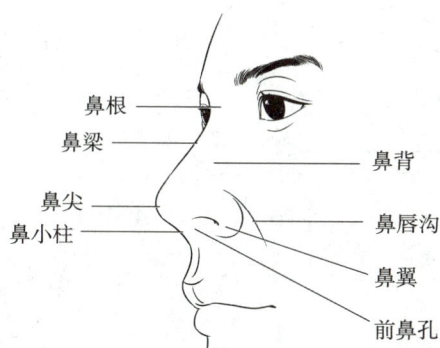

图2-1-11　外鼻各部名称

鼻根
鼻梁
鼻尖
鼻小柱
鼻背
鼻唇沟
鼻翼
前鼻孔

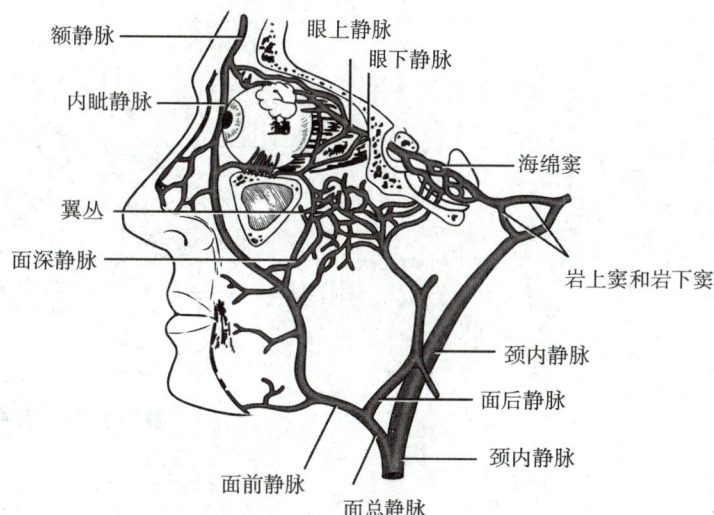

图2-1-12　鼻外部静脉与海绵窦的关系

额静脉
内眦静脉
翼丛
面深静脉
眼上静脉
眼下静脉
海绵窦
岩上窦和岩下窦
颈内静脉
面后静脉
颈内静脉
面前静脉
面总静脉

（二）鼻腔

鼻腔由鼻中隔分为左、右两腔。前方为前鼻孔与鼻前庭，后方为后鼻孔，与鼻咽部相通。

1. **鼻前庭**　位于鼻腔前端，覆有皮肤，向后与鼻腔黏膜交界处的隆起称鼻阈。鼻前庭皮肤内富有毛囊、皮脂腺及汗腺，是容易发生疖肿的地方。

2. **固有鼻腔**　分顶、底、内、外4壁。顶壁为颅前窝底的一部分，有嗅神经通过。底壁借硬腭和软腭与口腔隔开。内壁即鼻中隔，由骨及软骨构成（图2-1-13）。鼻中隔前下方黏膜内动脉血管汇聚成丛，称利特尔动脉丛（图2-1-14），该区是鼻出血的好发部位，故又称易出血区。外壁表面不整齐，有上、中、下3个鼻甲及上、中、下3个鼻道（图2-1-15）。下鼻甲为一独立骨片，附于上颌骨上。中鼻甲及上鼻甲系筛骨的一部分。下鼻甲的黏膜很厚，并富有血管组织。其血管的舒缩可使鼻黏膜体积发生迅速变化，而影响鼻腔通气。黏膜的分泌腺也甚为丰富。上、中鼻道有鼻窦的自然开口，鼻窦内的分泌物可由此流出。中鼻甲、中鼻道及其附近的区域又称窦口鼻道复合体，如发生解剖变异和病理改变，将直接影响鼻窦的通气引流，导致鼻窦炎。下鼻道的前上方有鼻泪管的开口，泪液由此流入鼻腔。下鼻道外侧壁前段近下鼻甲附着处为上颌窦内侧壁的一部分，骨质较薄，是上颌窦穿刺冲洗的最佳进针位置。鼻腔的黏膜分为呼吸区黏膜和嗅区黏膜，中鼻甲内侧面及其相对的鼻中隔上方的黏膜为嗅区黏膜，有嗅神经末梢分布，其余黏膜为呼吸区黏膜。呼吸区黏膜除鼻中隔前端一小部分无纤毛上皮外，其余均由假复层柱状纤毛上皮所组成。黏膜下有大量腺体，分泌黏液和浆液，能黏附吸入鼻内的粉尘，并借黏膜上皮纤毛的运动，排出鼻腔外。

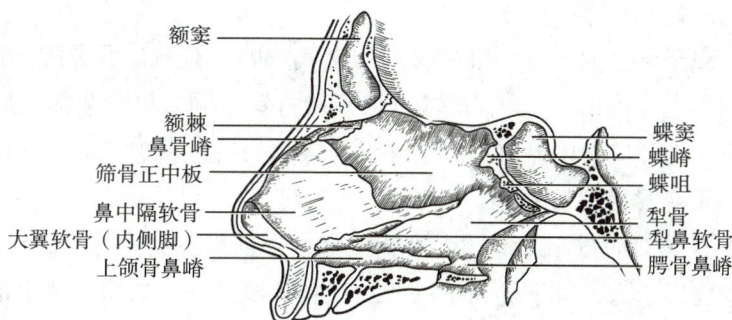

额窦
额棘
鼻骨嵴
筛骨正中板
鼻中隔软骨
大翼软骨（内侧脚）
上颌骨鼻嵴
蝶窦
蝶嵴
蝶咀
犁骨
犁鼻软骨
腭骨鼻嵴

图2-1-13　鼻中隔骨骼组成

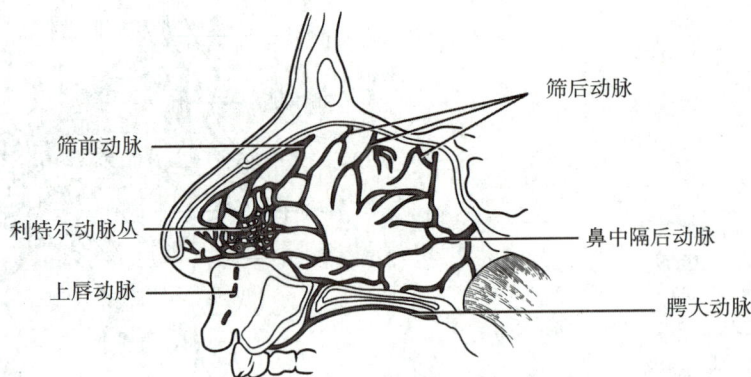

图2-1-14　鼻中隔的动脉

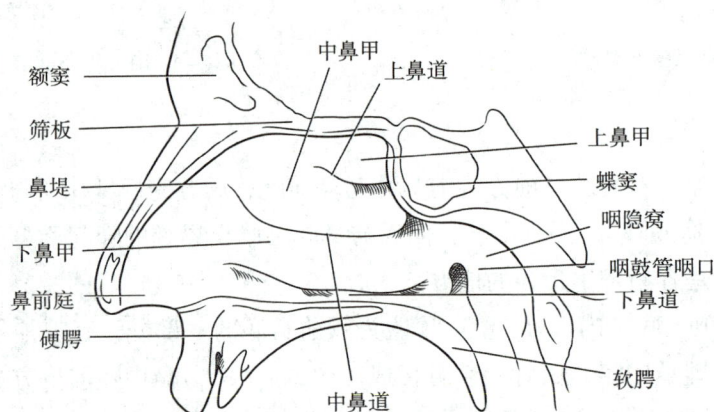

图2-1-15　鼻腔外侧壁

　　鼻腔动脉主要来自颈内动脉的分支眼动脉和颈外动脉的分支颌内动脉。鼻腔前部、后部和下部的静脉最后汇入颈内、外静脉，鼻腔上部静脉则经眼静脉汇入海绵窦，亦可经筛静脉汇入颅内的静脉和硬脑膜窦。鼻中隔前下部的静脉亦构成丛，称克氏静脉丛，是该部位出血的重要来源。老年人下鼻道外侧壁后部近鼻咽处有表浅扩张的鼻后侧静脉丛，称为吴氏鼻-鼻咽静脉丛，常是后部鼻出血的主要来源。

　　鼻腔淋巴汇流至颌下淋巴结或咽后淋巴结及颈深淋巴结上群。

　　鼻腔的神经：感觉神经为三叉神经的眼支及上颌支。嗅神经自嗅区神经上皮形成嗅神经纤维，向上穿过筛孔而达嗅球。嗅神经的鞘膜乃为硬脑膜的延续部分，与蛛网膜下腔直接相通，故鼻腔顶部的手术损伤可使鼻部感染循嗅神经鞘膜而传入颅内。

（三）鼻窦

　　鼻窦是围绕鼻腔，藏于某些面颅骨和脑颅骨内的含气空腔，有开口和鼻腔相通。鼻窦共有4对，即上颌窦、额窦、筛窦和蝶窦（图2-1-16）。按其自然开口位置不同，可分为前、后两组：上颌窦、额窦及前组筛窦为前组鼻窦，均开口于中鼻道；后组筛窦与蝶窦为后组鼻窦，前者开口于上鼻道，后者开口于蝶筛隐窝。鼻窦的黏膜与鼻腔黏膜相连，其表皮为假复层柱状纤毛上皮，纤毛活动的方向均向窦口，故可将窦内的分泌物扫至窦口而排出。上颌窦容积最大，形似横置的锥体形，锥底即上颌窦的内侧壁，其自然开口位于内侧壁之后上方，其下壁与第一、二双尖牙及第一、二磨牙的根部相邻接，有的牙根直接伸入窦内黏膜下，牙根有病变时，也可波及上颌窦，故上颌窦炎在鼻窦炎中最常见。

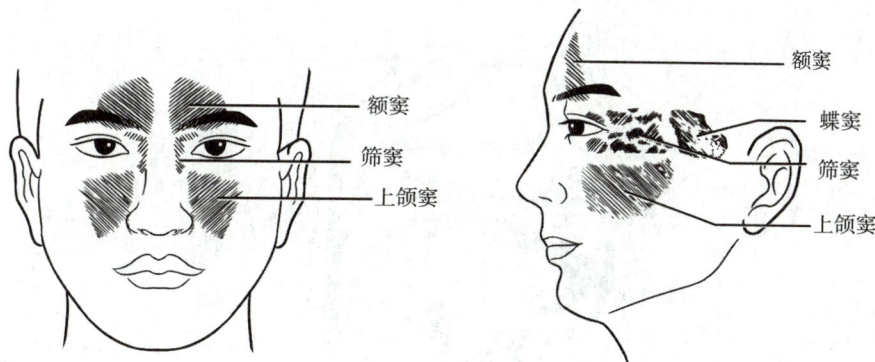

图2-1-16　鼻窦解剖位置示意图

二、鼻腔及鼻窦的生理功能

（一）鼻腔的生理功能

鼻腔主要有呼吸和保护、嗅觉及共鸣等功能。

1. 呼吸和保护功能

（1）鼻阻力　正常的鼻呼吸依赖于鼻腔的适当阻力，正常鼻阻力的存在有助于肺泡气体的交换。

（2）调节空气的温度和湿度　主要是依靠鼻黏膜下丰富的血管及黏液腺的作用，使空气经过鼻腔到达喉腔时，温度接近正常，相对湿度可达75%。

（3）过滤和自洁作用　主要是靠鼻黏膜纤毛运动及其所分泌黏液的作用，使鼻腔在正常状态下保持无菌及清洁。

（4）反射功能　喷嚏反射使气体从鼻腔和口腔急速喷出，借以清除鼻腔中的异物或刺激物等。

2. 嗅觉功能　空气中的含气味微粒接触嗅黏膜后，溶解于嗅腺分泌液，或借化学作用刺激嗅细胞产生神经冲动，经嗅神经、嗅球至嗅觉中枢，产生嗅觉。

3. 共鸣作用　从喉腔发出的声音经过鼻腔时，声流在腔内撞击和回旋可产生共鸣效应，使声音变得柔润和洪亮。鼻窦腔亦参与了这种共鸣效应。

（二）鼻窦的生理功能

一般认为鼻窦有辅助鼻腔调节空气的温湿度、共鸣、保护脑部等作用。

第三节　咽的应用解剖与生理功能

一、咽的应用解剖

咽自上而下可分为鼻咽、口咽、喉咽3部分（图2-1-17）。

（一）鼻咽部

鼻咽部位于鼻腔后方，向前经后鼻孔与鼻腔相通，下方与口咽部相通。顶为蝶骨体，底为软腭，后壁为蝶骨、枕骨、第1及第2颈椎。

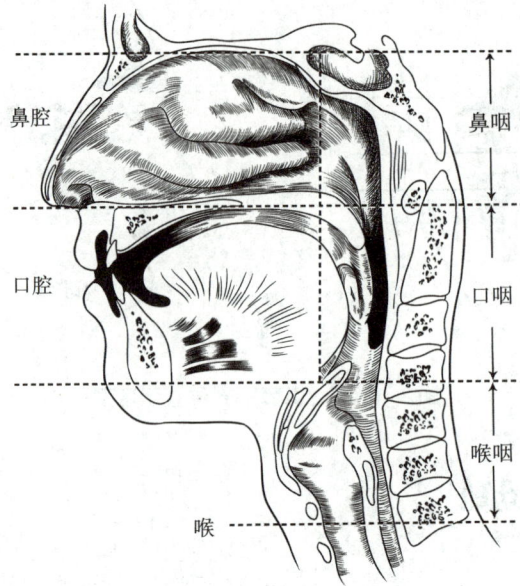

图 2-1-17　咽部解剖

在鼻咽顶后壁有淋巴组织团，称腺样体（或称咽扁桃体、增殖体），两侧壁有咽鼓管的咽口，咽鼓管开口后方和上方稍隆起，称咽鼓管隆凸。咽鼓管隆凸之后上方，有一较深窝称咽隐窝，是鼻咽癌的好发部位。咽隐窝上方约1cm有破裂孔，孔之外口附着一层纤维软骨，孔内有神经与血管穿过，鼻咽癌细胞多由此处进入颅内。

（二）口咽部

口咽部是口腔向后方的延续部，介于软腭与会厌上缘平面之间，后壁平对第2、3颈椎体，上接鼻咽，下接喉咽（相当于会厌上缘之上）。口咽前方为悬雍垂、舌背、腭舌弓构成的半圆形之咽峡（图2-1-18）。咽峡之前，即为口腔。在两腭弓之间为扁桃体窝，腭扁桃体即位于其中，为咽部最大的淋巴组织团。咽后壁黏膜下散在之淋巴组织称为咽后壁淋巴滤泡。咽后壁与侧壁交界处，有一纵行带状淋巴组织，称咽侧索。

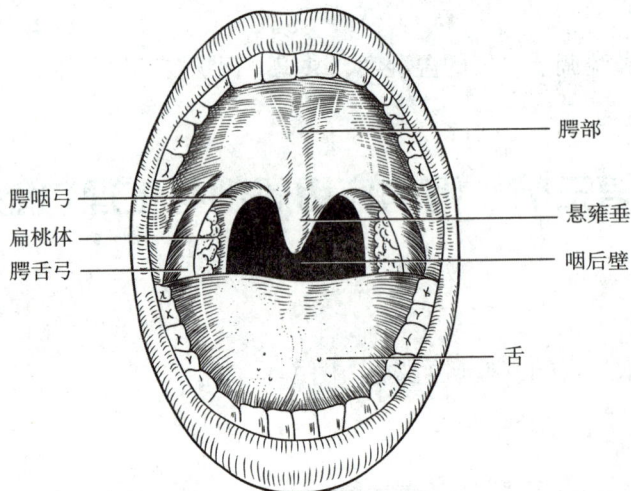

图 2-1-18　口腔与咽峡

（三）喉咽部

喉咽部位于会厌软骨上缘与环状软骨下缘平面之间，后壁平对第3~6颈椎，上接口咽，前面与喉腔相通，下接食管入口。在两侧杓会厌皱襞的外下方有一隐窝，称梨状窝。在舌根与会厌之间亦有凹陷，称为会厌谷，其中有舌会厌正中襞将其分为左、右各一。小的尖锐异物易刺入或嵌顿于会厌谷及梨状窝。

咽壁之组织结构从内到外分为黏膜层、纤维层、肌肉层、外膜层等4层。颊咽筋膜与椎前筋膜之间的间隙称咽后隙，其两侧为包围颈部大血管及神经的筋膜，借此与咽上颌间隙相隔。本间隙在鼻咽部于正中由纤维组织分为左、右两部分，由于口咽部无此分隙，因此咽后脓肿在鼻咽部者偏于一侧，在口咽部者则位于中央。咽侧间隙又称咽上颌间隙。

咽部黏膜下富有淋巴组织，环绕咽壁，彼此有淋巴组织相互连系，形成咽淋巴环（图2-1-19）。主要由腭扁桃体、咽扁桃体、咽鼓管扁桃体、舌扁桃体、咽侧索及咽后壁淋巴滤泡构成内环。内环淋巴流向颈部淋巴，后者又互相交通，自成一环，称外环。

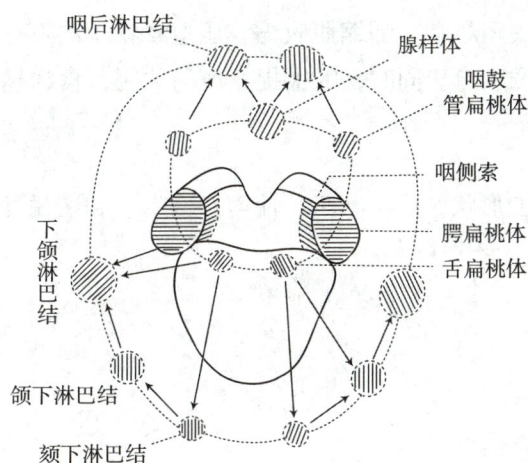

图2-1-19　咽淋巴环示意图

腭扁桃体（一般称扁桃体）为咽淋巴组织中最大者，位于前、后腭弓之间的扁桃体窝内，左、右各一。整个扁桃体，除下极1/5以外，都有被膜包裹，其上有6~20个伸入扁桃体的凹陷，称扁桃体隐窝，隐窝呈分支状盲管，深浅不一，易为细菌、病毒存留繁殖，形成感染"病灶"。扁桃体由淋巴组织构成，内含许多结缔组织网、淋巴滤泡间组织。结缔组织来自扁桃体包膜，形成小梁，在小梁之间有许多淋巴滤泡，滤泡中有生发中心，滤泡间组织为发育期的淋巴细胞。扁桃体的动脉来自颈外动脉。静脉由扁桃体流入咽丛及舌静脉，然后流入颈内静脉。扁桃体的神经由咽丛、三叉神经第二支（上颌神经）及舌咽神经之分支所支配。

腺样体（咽扁桃体）位于鼻咽顶与后壁交界处，呈橘瓣状排列，有5~6条纵行裂隙，易存留细菌。腺样体居中裂隙，往往深而宽，呈梭形，称为咽囊。腺样体与咽壁间无纤维组织包膜，故手术不易彻底刮净。一般儿童的腺样体较大，10岁以后逐渐萎缩，至成年则消失，但亦有成年腺样体有残留者。

咽鼓管扁桃体为咽鼓管口后缘的淋巴组织。舌扁桃体位于舌根部，呈颗粒状，大小因人而异，含有丰富的黏液腺。咽侧索为咽部两侧壁的淋巴组织，位于咽腭弓后方，呈垂直带状，由口咽部上延至鼻咽，与咽隐窝淋巴组织相连。

咽部的血液供应来自颈外动脉的分支，有咽升动脉、甲状腺上动脉、腭升动脉、腭降动脉、舌背动脉等。咽部的静脉血经咽静脉丛与翼丛，流经面静脉，汇入颈内静脉。

咽部的感觉神经与运动神经主要来自由迷走神经、舌咽神经及交感神经干的颈上神经节所构成的咽神经丛。但鼻咽上部黏膜由三叉神经的上颌神经所分布，喉咽部黏膜由喉上神经分布，腭帆张肌由三叉神经第三支支配。

二、咽的生理功能

（一）呼吸功能

咽黏膜内或黏膜下含有丰富的腺体，当吸入空气经过咽部时，继续得到调温、湿润及清洁，但弱于鼻腔的作用。

（二）吞咽功能

食物进入口腔，先经牙齿切磨，并由下颌、唇、颊及舌的协调动作，进行咀嚼，然后送向咽部。在进入咽部前，称为吞咽的自控阶段，此时对不愿咽下的东西尚可吐出。当食物进入咽部，吞咽即为反射活动阶段，表现为软腭上举，关闭鼻咽，咽缩肌收缩，压迫食物团向下移动。由于杓会厌肌及提咽肌收缩和舌体后缩等，使会厌覆盖喉入口。同时，喉上提，声门关闭，食物越过会厌经梨状窝进入食管。

（三）言语形成

发声时，咽腔和口腔可改变形状，产生共鸣，使声音清晰、和谐悦耳，并由软腭、口、舌、唇、齿等协同作用，构成各种言语。

（四）防御和保护功能

主要通过咽反射来完成。

（五）调节中耳气压功能

由于咽部不断进行吞咽动作，咽鼓管经常获得开放机会，使中耳内气压与外界大气压得以保持平衡。

（六）扁桃体的免疫功能

扁桃体生发中心含有各种吞噬细胞，同时可以制造具有天然免疫力的细胞和抗体，对从血液、淋巴或其他组织侵入机体的有害物质具有积极的防御作用。

第四节   喉的应用解剖与生理功能

一、喉的应用解剖

喉位于颈前部中央，上通喉咽，下接气管，系由软骨、肌肉、韧带、纤维组织及黏膜等构成的一个锥形管腔状器官。喉腔内覆盖黏膜，与咽部黏膜和气管黏膜相连续（图2-1-20）。

（一）喉的软骨

喉以软骨为支架（图2-1-21）。

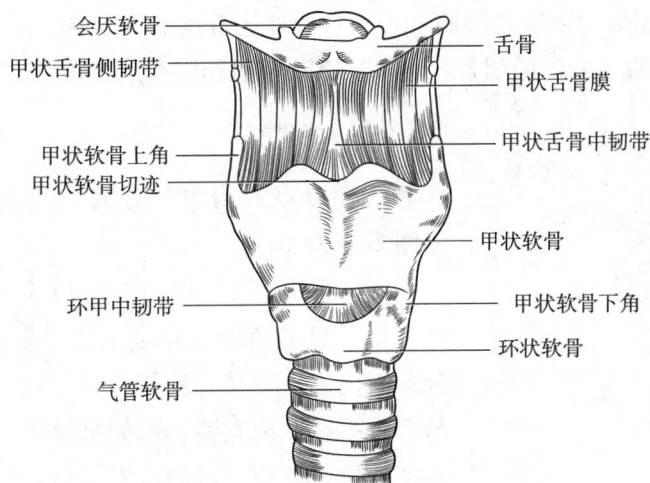

图2-1-20　喉的前面观

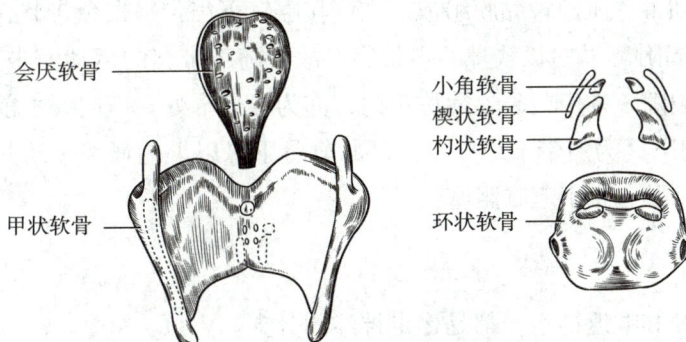

图2-1-21　喉的软骨

1. **甲状软骨**　是喉部最大的软骨，由左右对称之四边形的甲状软骨板合成，前正中呈嵴状，上方特别突出的部位称喉结，是气管切开术的重要标志之一。

2. **环状软骨**　位于甲状软骨之下，前部较窄，后部较宽，构成环状软骨弓。该软骨是喉部唯一完整的环形软骨，对保持喉的外形及保证呼吸道通畅具有重要作用，如有损伤，则易形成严重的喉狭窄，造成呼吸困难。

3. **会厌软骨**　呈叶片状，位于喉的上部。其狭窄的茎部借甲状会厌韧带附着于甲状软骨切迹的后下方。会厌分舌面和喉面，舌面组织疏松，发炎时易肿胀。小儿会厌呈卷曲状。

4. **杓状软骨**　为一对三角锥体形软骨，位于环状软骨板上外缘，形成喉的后壁。

5. **小角软骨**　位于杓状软骨顶部，左、右各一。

6. **楔状软骨**　位于小角软骨之前外侧，左、右各一。

（二）喉的韧带

喉的韧带分喉外韧带和喉内韧带两种，喉外韧带将喉与邻近组织接连，喉内韧带将喉各软骨连接。

（三）喉的肌肉

喉的肌肉分喉外肌和喉内肌两组。

1. **喉外肌**　将喉与邻近组织连接，其作用是使喉体上升、下降或固定在一定的位置。

2. 喉内肌　按其功能分为声带外展肌和声带内收肌。外展肌即环杓后肌，使声门张开；内收肌有环杓侧肌、杓斜肌和杓横肌，使声门闭合。此外还有环甲肌和甲杓肌，能调节声带的紧张度。

（四）喉腔

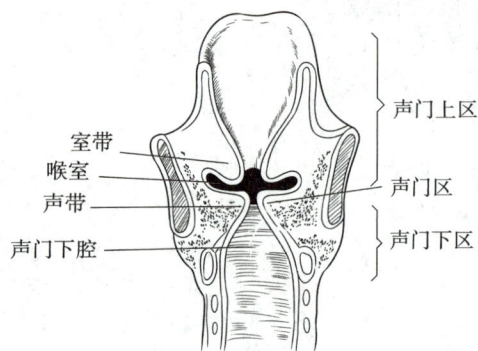

图2-1-22　喉腔冠状切面

喉腔以声带为界，分为声门上区、声门区和声门下区（图2-1-22）。

1. 声门上区　声门上区位于声带上缘以上，其上口通喉咽部，呈三角形，称喉入口。介于喉入口与室带之间的部分称喉前庭。室带亦称假声带，左、右各一，位于声带上方，与声带平行，由黏膜、室韧带及甲杓肌组成，外观呈淡红色。室带与声带之间，两侧各有开口，呈椭圆形的腔隙，称喉室。喉室前端有喉室小囊，内含黏液腺，分泌黏液，润滑声带。

2. 声门区　声门区位于两侧声带之间。声带位于室带下方，左、右各一，由声韧带、肌肉、黏膜组成。在间接喉镜下声带呈白色带状，边缘整齐。前端起于甲状软骨板交界内面，后端附着于杓状软骨的声带突，故可随声带突的运动而张开或闭合。声带张开时，出现一个等腰三角形的裂隙，称声门裂，简称声门，亦为喉最窄处。声门裂之前端称前连合。

3. 声门下区　声门下区为声带下缘以下至环状软骨下缘以上的喉腔。幼儿期此区黏膜下组织结构疏松，炎症时容易发生水肿，常引起喉阻塞。

（五）喉的神经

喉的神经有喉上神经和喉返神经，都是迷走神经的分支。

1. 喉上神经　在相当于舌骨大角平面处分内、外两支。外支为运动神经，支配环甲肌；内支为感觉神经，在甲状舌骨膜后1/3处进入喉内，分布于声带以上各黏膜。

2. 喉返神经　是迷走神经进入胸腔后返回到喉的分支，属运动神经，支配除环甲肌以外的喉内各肌，管理声带的开合。左侧喉返神经行程较长，容易受累，故左侧声带麻痹在临床上较为常见。

（六）喉的血管

喉的动脉来自颈外动脉的甲状腺上动脉和甲状腺下动脉。静脉主要通过甲状腺上、中、下静脉汇入颈内静脉。

（七）喉的淋巴

喉的淋巴分声门上和声门下两组。声门上区淋巴引流入颈深上淋巴结，声门下区淋巴引流入气管前淋巴结，再进入颈深淋巴结。

二、喉的生理功能

（一）呼吸功能

喉是呼吸的要道，声门裂为呼吸道最狭窄处，通过声带的内收或外展，可调节声门裂大小。一般吸气时，声带略外展，声门裂稍增宽；呼气时，声带内移，声门裂相对变窄，使气体排出阻力增加，以利肺泡内气体交换。

（二）发音功能

喉是最主要的发音器官。发音时，声门闭合，声带紧张，声门下气压升高，呼出气流使声带发生振动而产生声音。喉部发出之音，称为原音，经咽、腭、舌、齿、唇、鼻腔、鼻窦等的协调或共鸣作用，使音节清晰，形成语音。

声带的长度、厚度和紧张度与声带颤动频率有密切关系。声带短而薄，张力强，颤动频率大，则音调高；声带长而厚，张力弱，颤动频率小，则音调低。一般儿童及女性的声带较短，故音调较高。

（三）保护下呼吸道功能

吞咽时，呼吸暂停，声门关闭，防止食物进入喉部。当异物误入喉部时，由于喉的反射性痉挛，可使异物被阻留在声门的部位，防止异物进入气管。若异物已误入气管，引起反射性咳嗽，也可促使异物排出。

（四）屏气功能

屏气时，声带、室带紧闭，防止下呼吸道内气流外逸，呼吸暂停，胸腔压力固定，膈肌下降，腹肌收缩，以利于负重、排便、呕吐、分娩等动作。

附：中西医耳鼻咽喉部分解剖名称对照

耳

耳：为头面清窍，属五官九窍之一。

窗笼：①指耳。《灵枢·卫气》："窗笼者，耳也。"②指天窗穴。《针灸甲乙经》卷之二："天窗，一名窗笼，在曲颊下，扶突后，动脉应手陷者中，手太阳脉气所发，刺入六分，灸三壮。"

耳中：①指耳内。②穴位名。

耳廓：又谓之耳壳。即突出于头之两侧部分。

耳门：①指耳屏，又谓之蔽。《灵枢·五色》："蔽者，耳门也。"②穴位名。

耳轮：指耳廓之边缘部分。《伤科补要》称为郭，曰："耳轮名曰郭。"

耳根：指耳廓后部与头之连接处。

耳坠：指耳轮之垂部，即耳垂，又谓之耳垂珠。

耳孔：通入耳底之孔道，即外耳道。

完骨：指耳后乳突部位。《灵枢·骨度》："耳后当完骨者，广九寸。"

耳底：泛指耳窍的深部，似指外耳道深部及鼓膜等部分。

耳膜：即鼓膜。

皮膜：似指鼓膜。《血证论》卷六谓："为司听之神所居，其形如珠，皮膜包裹真水。若真水破，而耳立聋，有为大声所震而聋者，皮膜破也，或聋或不聋者，心肾不交也，宜磁朱丸。"

鼻

鼻：为头面清窍，属五官九窍之一。因系肺所主，肺气通于鼻，故又谓之肺窍。

天牝：鼻的别称。《景岳全书》卷二十七："鼻为肺窍，又曰天牝。"

玄门：鼻的别称。《东医宝鉴·外形篇》卷二："鼻通天气，曰玄门。"

神庐：鼻的别称。《东医宝鉴·外形篇》卷二："神庐者，鼻也，乃神气出入之门户也。"

明堂：①鼻的别名，《灵枢·五色》："明堂者，鼻也。"②指"鼻准"，《东医宝鉴·外形篇》卷一："山根之下曰鼻准，即明堂也。"

山根：系指两目内眦间的部分。《东医宝鉴·外形篇》卷一："印堂之下曰山根，即两眼之间。"又谓之"下极""王宫"。

下极：见《灵枢·五色》。《中西汇通医经精义》谓："下极，即山根。"

王宫：见《灵枢·五色》。《中西汇通医经精义》谓：王宫，今名山根。"

鼻尖：即鼻梁前下端隆起之顶部。

鼻准：即鼻尖部。又谓之准头、面玉。

頞：①指鼻梁的凹陷处。②指整个鼻梁。《证治准绳·杂病》第八册："頞，鼻山根也，俗呼鼻梁。"

鼻孔：即鼻前孔。

鼻道：泛指鼻腔。

鼻隧：泛指鼻腔。

中血堂：似指今之鼻中隔前下方易出血区。《伤科补要》卷二："中血堂，即鼻内頞下脆骨空虚处也。若伤之，血流不止。"

咽喉

咽：亦名嗌、咽嗌。①指口咽或喉咽。《严氏济生方·咽喉门》谓："夫咽者，言可以咽物也，又谓之嗌。"②指食管或胃。《医贯·咽喉痛论》谓："咽者胃脘，水谷之道路，主纳而不出。"③泛指吞咽动作。《重楼玉钥》卷上谓："咽者，主通利水谷。"

喉：亦谓之喉头、喉道、喉嗌、气喉等。①今之咽与喉的统称。②今之喉部。《重楼玉钥》卷上谓："喉者空虚，主气息出入呼吸，为肺之系，乃肺气之通道也。"

咽门：似指喉头。《灵枢·肠胃》："咽门重十两，广一寸半，至胃长一尺六寸。"《备急千金要方》卷六谓："咽门者，肝胆之候。若脏热，咽门则闭而气塞；若腑寒，咽门则破而声嘶。"

喉核：即腭扁桃体。

喉关：即咽峡，由腭舌弓、腭咽弓、扁桃体、悬雍垂和舌根组成。古人认为咽喉为人体呼吸、饮食之要道，形如关隘之险要，故谓之喉关。

悬雍垂：又名小舌、蒂丁、蒂中、喉花等。即今之悬雍垂。

会厌：即今之会厌。《类经》卷二十一谓："会厌者，喉间之薄膜也，周围会合，上连悬雍，咽喉食息之道得以不乱者，赖其遮厌，故谓之会厌。"

颃颡：指今之鼻咽部。《灵枢集注·忧恚无言》："颃颡者，腭之上窍，口鼻之气及涕唾从此相通，故为分气之所泄，谓气之从此而分出于口鼻者也。"

吸门：①指会厌。《难经·四十四难》谓："会厌为吸门。"②指会厌之下的部分。《儒门事亲》卷三："会厌之下为吸门。"

目标检测

答案解析

单项选择题

1. 颞骨的5个组成部分是（　　）

   A．鳞部、顶骨、蝶骨、乳突部、茎突　　　　　B．顶骨、鳞部、枕骨、额骨、颧骨

   C．鳞部、乳突部、岩部、鼓部茎突　　　　　　D．蝶骨、岩部、乳突部、鼓部、茎突

   E．颧骨、鳞部、岩部、鼓部、枕骨

2. 成人外耳道平均长度为（　　）

   A．1.5~2.0cm　　　B．2.0~2.5cm　　　C．2.5~3.5cm　　　D．3.5~4.0cm　　　E．4.0~4.5cm

3. 小儿咽鼓管的解剖特征是（　　）

   A．鼓室口与咽口水平，管腔较短，内径较宽

   B．鼓室口低于咽口，管腔较长，内径较宽

   C．鼓室口高于咽口，管腔较长，内径较宽

   D．鼓室口低于咽口，管腔较短，内径较窄

   E．鼓室口高于咽口，管腔较短，内径较窄

4. 声音传入内耳的途径是（　　）

   A．外耳→鼓膜→听骨链→前庭窗　　　　　　B．外耳→鼓膜→听骨链→圆窗

   C．外耳→鼓膜→听骨链→半规管　　　　　　D．外耳→鼓膜→听骨链→球囊

   E．外耳→鼓膜→听骨链→椭圆囊

5. 正常人能听见声波频率范围为（　　）

   A．20~1000Hz　　B．20~10000Hz　　C．20~20000Hz　　D．20~35000Hz　　E．30~35000Hz

6. 前组筛窦与后组筛窦的分界是（　　）

   A．筛板　　　　　B．筛骨正中板　　　C．筛泡　　　　　D．纸样板　　　　E．中鼻甲基板

7. 鼻腔黏膜的纤毛运动方向为（　　）

   A．由后向前运动　　　　　B．由前向后运动　　　　　　　C．由上向下运动

   D．由下向上运动　　　　　E．由外侧向内侧运动

8. 使声带紧张的肌肉是（　　）

   A．环杓侧肌　　　B．环甲肌　　　　　C．甲杓肌　　　　D．杓肌　　　　　E．环杓后肌

9. 使声带松弛的肌肉是（　　）

   A．环甲肌　　　　B．甲杓肌　　　　　C．环杓侧肌　　　D．环杓后肌　　　E．杓肌

10. 喉腔最窄处位于（　　）

    A．喉入口　　　　B．声门裂　　　　　C．声门下区　　　D．喉室小囊　　　E．喉咽部

（程　超）

书网融合……

PPT

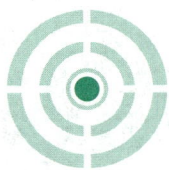

学习目标

知识要求：

1. 掌握耳鼻咽喉与脏腑的关系，树立局部与整体统一的观念。
2. 熟悉鼻咽喉与经络的关系。
3. 了解耳鼻咽喉与脏腑经络的关系在临床应用上的重要意义。

技能要求：

1. 学会树立耳鼻咽喉与脏腑之间局部与整体的统一观念。
2. 能够运用耳鼻咽喉与脏腑经络的关系分析耳鼻咽喉科疾病的发病基础。

耳鼻咽喉位于头颈部，皆为清窍，通过经络与脏腑联结成一个整体。因此，一方面，不同脏腑的生理功能和病理变化，可分别循经反映于耳、鼻、咽、喉等器官；另一方面，耳、鼻、咽、喉等器官发生病变，亦可波及所属脏腑。正如《丹溪心法·能合色脉可以万全》所说："盖有诸内者，必形诸外。"

第一节　耳鼻咽喉与脏腑的关系

耳鼻咽喉与脏腑的关系主要表现在所属关系、生理关系、病理关系、诊断关系和治疗关系等方面，有着一定的规律性。

一、耳与脏腑的关系

耳位于头部两侧，属"清窍"之一，司听觉，主平衡。《灵枢·口问》说："耳者，宗脉之所聚也。"由于全身各大脉络聚会于耳，使耳与全身各部及脏腑发生密切联系。与耳有较为密切关系的脏腑有肾、心、肝、胆、肺、脾等。

1. 耳与肾

（1）所属关系　肾主耳，耳为肾之窍，为肾之官。《素问·阴阳应象大论篇》说："肾主……在窍为耳。"《灵枢·五阅五使》说："耳者，肾之官也。"指出了耳与肾之间的所属关系。

（2）生理关系　肾藏精，肾之精气上通于耳，肾精充沛，耳窍得以濡养，则听力聪敏，耳主平衡功能正常。如《灵枢·脉度》说："肾气通于耳，肾和则耳能闻五音矣。"《素问·灵兰秘典论篇》说："肾者，作强之官，伎巧出焉。"

（3）病理关系　肾精亏损，耳窍失于濡养，则可致耳鸣耳聋。如《灵枢·决气》说："精脱者……液脱者……耳数鸣。"肾主藏精而生髓，髓充于骨而汇于脑，若肾精不足，髓海空虚，不能上荣于耳，则可致耳鸣、眩晕，如《灵枢·海论》说："髓海不足，则脑转耳鸣。"临床上，肾功能失调的病理变化，可产生耳鸣、耳聋、眩晕、耳内长期流脓、耳内胀塞等病证。

（4）诊断关系　耳的病证，多与肾脏的病理变化有关，肾脏的病变多反映于耳。历代医家常通过察耳来判断肾脏的某些病变，如《严氏济生方·耳门》说："夫耳者，肾之所候。"《灵枢·师传》说："肾者主为外，使之远听，视耳好恶，以知其性。"指出以耳的听觉功能好坏，来判断肾脏的盛衰。又如《证治准绳·杂病》第八册说："耳聋面颊黑者，为精脱肾虚。"

（5）治疗关系　耳病可以从肾论治，治法如滋肾填精、滋肾降火、温肾利水等。

2. 耳与心

（1）所属关系　心寄窍于耳，耳为心之客窍。《素问·金匮真言论篇》说："南方赤色，入通于心，开窍于耳。"《证治准绳·杂病》第八册更明确指出："心在窍为舌，以舌非孔窍，因寄窍于耳，则是肾为耳窍之主，心为耳窍之客。"

（2）生理关系　心主神明，耳司听觉，受心之主宰。又心主血脉，耳为宗脉之所聚，心血上奉，耳得心血濡养而功能健旺。手少阴心之脉络于耳中，肾之精气上通于耳，心肾相交，心火肾水相互调和，则听觉聪敏。

（3）病理关系　心的生理功能失调，可致耳窍病变。心虚血耗及心肾不交均可致耳鸣、耳聋、眩晕；邪热上犯耳窍，内陷心包，则致黄耳伤寒。

（4）治疗关系　耳病可以从心论治或心肾论治。如《严氏济生方·耳门》说："七情所感治乎心。医疗之法，宁心顺气，欲其气顺心宁，则耳为之聪矣。"《临证指南医案》卷八说："体虚失聪，治在心肾。"临床上针对耳病常有滋补心血、滋肾宁心、清心开窍、宁心安神等治法。

3. 耳与肝胆

（1）所属关系　足少阳胆经之脉循耳后，其支者从耳后入耳中，出走耳前。肝胆互为表里，胆经循耳，肝之络脉亦络于耳。按五行学说，肝为肾之子，肝肾精血同源，肾主耳，故肝与耳的关系亦密切。如《辨证录》卷之三说："肝为肾之子，肾气既通于耳，则肝之气未尝不可相通者，子随母之象也。"

（2）生理关系　肝胆之气上通于耳，耳的正常生理功能有赖于肝胆之气通达及肝血的濡养。

（3）病理关系　肝胆火热上犯耳窍，常致耳胀、耳肿、耳痛、耳流脓、耳鸣耳聋、耳眩晕等病证，如《类证治裁》卷六说："有肝胆火升，常闻蝉鸣者。"若肝血虚，耳失所养，或肝阴不足，肝阳上扰清窍，亦可产生耳鸣耳聋、耳眩晕等病证。

（4）治疗关系　耳病可从肝或肝胆论治。从肝论治方面，临床上有清肝泻火、疏肝解郁、平肝息风、滋补肝肾等治法。从胆论治方面，临床上有和解少阳、行气通窍、清利肝胆湿热等治法，如《类证治裁》卷之六说："气逆闭窍，治在胆。"

4. 耳与肺

（1）所属关系　由经络而发生联系。手足三阴经通过经别合于阳经而与耳部相通，手太阴肺经别出的络脉亦循行于耳。根据五脏生克关系，肺为肾之母，而肾主耳，《温热经纬·余师愚疫病篇》曰："肺经之结穴在耳中，名曰龙葱，专主乎听。"

（2）生理关系　肺主气，肺气贯于耳。《证治汇补》卷之四说："肾窍于耳，而能听声者，肺也。因肺主气，一身之气贯于耳故也。"又肺与肾，金水相生，如《杂病源流犀烛》卷二十三说："然肾窍于耳，所以聪听，实因水生于金，盖肺主气，一身之气贯于耳，故能为听。"

（3）病理关系　《素问·气交变大论篇》说："金肺受邪……嗌燥，耳聋。"临床上常见风邪犯肺，肺气不得宣肃而致耳胀痛、耳堵塞感、耳鸣耳聋、旋耳疮等病。肺气虚弱，不能贯耳，亦可致耳病，如《素问·脏气法时论篇》说："肺病者……虚则少气，不能报息，耳聋嗌干。"

（4）治疗关系　耳病从肺论治，临床上常有疏风宣肺、补益肺气等治法。

5. 耳与脾

（1）所属关系　足太阴脾经之络脉入于耳中。

（2）生理关系　脾为后天之本，主输布水谷精微，运化水湿，升举清阳，为气血生化之源。耳为清窍，得清气濡养方能维持正常功能。

（3）病理关系　脾气虚弱，气血生化之源不足，不能上奉于耳，则耳的功能失常而致病，如《素问·玉机真脏论篇》说："脾为孤脏……其不及则令人九窍不通。"脾虚清阳不升，水湿失运，湿浊停滞，聚而成痰，痰湿或痰火蒙蔽耳窍亦可致耳病，如耳胀、脓耳、耳眩晕等。

（4）治疗关系　耳病可以从脾论治，如《保婴撮要》卷四说："耳证……脾经郁结而致者，加味归脾汤。"临床上针对耳病常有补脾益气、健脾利湿、益气升阳等治法。

二、鼻与脏腑的关系

头面为诸阳所聚，鼻居面中，为阳中之阳，清阳之气从鼻窍出入，故属"清窍"之一。鼻为肺系之前端，连于喉，接气道，下通于肺，有助肺行呼吸、主嗅觉、协发音、司清化之功能。鼻通过经络与五脏六腑发生密切联系，其中与肺、脾、胆、肾、心等脏腑的关系比较密切。

1. 鼻与肺

（1）所属关系　肺主鼻，鼻为肺之窍，又为肺之官。《灵枢·五阅五使》说："鼻者，肺之官也。"《素问·金匮真言论篇》说："西方白色，入通于肺，开窍于鼻。"

（2）生理关系　肺气通于鼻，肺气充沛，则肺鼻互相协调，完成其生理功能。鼻为呼吸之气出入之门户，故鼻窍通畅，呼吸之气出入畅利，则肺气通利，如《灵枢·脉度》说："肺气通于鼻，肺和则鼻能知臭香矣。"如《严氏济生方·鼻门》说："夫鼻者，肺之所主，职司清化，调适得宜，则肺脏宣畅，清道自利。"肺主宣发肃降，肺气清利，则嗅觉灵敏。

（3）病理关系　一方面，肺的功能失调，容易导致鼻病的发生，如《灵枢·本神》说："肺气虚则鼻塞不利，少气。"《诸病源候论》卷二十九说："肺脏为风冷所乘，则鼻气不和，津液壅塞而为鼻齆。"另一方面，鼻病亦可影响肺的宣发肃降功能。

（4）诊断关系　鼻为肺之外窍，肺脏有病，常反映于鼻部，故通过诊察鼻部的病证，可判断肺脏的病变。如《医学心悟》有"鼻头……赤色者，为肺热""鼻孔煽张为肺气将绝"等论述。

（5）治疗关系　鼻病多从肺论治，临床上针对鼻病常有疏风宣肺、益气固表、温补肺脏、养肺润燥等治法。

2. 鼻与脾

（1）所属关系　鼻准居面之中央，而中央属土，故鼻准属脾土。如《杂病源流犀烛》卷二十三说："鼻为肺窍，外象又属土。"

（2）生理关系　鼻居面中，为一身血脉多聚之处，脾统摄血液，又是气血生化之源，脾的盛衰，关系到鼻部血脉的盈虚与血液的运化情况，鼻的正常生理功能有赖于脾气的健旺。

（3）病理关系　脾的功能失职，气血生化之源不足，则鼻失所养，易为邪毒滞留而致鼻病，如《素问·玉机真脏论篇》说："脾为孤脏……其不及则令人九窍不通。"脾不统血可致鼻衄，《诸病源候论》卷二十九说："脾移热于肝，则为惊衄。"脾胃湿热可致鼻红赤烂或鼻疮、涕黄，如《杂病源流犀烛》卷二十三说："又有鼻内生疮者，由脾胃蕴热，移于肺也。"

（4）诊断关系　历代医家往往通过诊察鼻准来辨别脾的病变，临床上，常见鼻前庭红肿湿烂或鼻涕黄稠者，多为脾经湿热证。如《素问·刺热论篇》说："脾热病者，鼻先赤。"

（5）治疗关系　某些鼻病可从脾论治。临床上针对鼻病常应用补中益气、健脾祛湿、益气摄血、泻脾胃伏火等治法，如《保婴撮要》卷四指出："鼻色赤，乃脾胃实热也，用泻黄散；微赤，乃脾经虚热也，用异功散加升麻、柴胡。"

3. 鼻与胆

（1）所属关系　胆之经脉起于目锐眦，曲折布于脑后，通过经络与鼻发生联系；胆之经气上通于脑，脑下通于颃，颃之下为鼻，故胆通过髓海与鼻相互联系。

（2）生理关系　胆之经气上通于脑。胆气和平，则脑、颃、鼻俱得安康。

（3）病理关系　其病理变化多表现为胆腑热盛。胆腑有热可循经直犯鼻窍，或循经移热于脑，下犯颃与鼻窍，或肝胆有热，火热上迫而致鼻衄。《素问·气厥论篇》说："胆移热于脑，则辛颃鼻渊，鼻渊者，浊涕下不止也。"

（4）治疗关系　一些鼻病可从肝胆论治。临床上针对鼻病常有清泻肝胆湿热、滋养肝阴等治法。

4. 鼻与肾

（1）所属关系　肾之经脉交会于督脉，督脉循行于鼻柱到鼻头；鼻为肺之窍，而金水相生，故肾与鼻有着间接的所属关系。

（2）生理关系　肺为气之主，肾为气之根，肺之气津濡养卫护鼻窍，有赖于肾之精气充养，如《类证治裁》卷之二说："肺为气之主，肾为气之根，肺主出气，肾主纳气，阴阳相交，呼吸乃和。"

（3）病理关系　多表现为肾虚。肾气虚，肺失温煦，易为风寒之邪所犯而致鼻鼽等病，《素问·宣明五气论篇》说："肾为欠，为嚏。"

（4）治疗关系　某些鼻病可以从肾论治，临床上针对鼻病有温补肾阳、滋补肾阴等治法。

5. 鼻与心

（1）所属关系　鼻之山根部属心，鼻为心肺之门户。心肺同位于上焦，又心主血，肺主气，气为血帅，血为气母，心肺互相配合，共同完成气血运化之功能。《景岳全书》卷二十七："鼻为肺窍，又曰天牝，乃宗气之道，而实心肺之门户。故经曰，心肺有病，而鼻为之不利也。"

（2）生理关系　心主神明，又主嗅，鼻主嗅觉的功能是在心的主宰之下，如《难经·四十难》说："心主嗅，故令鼻知香臭。"鼻为心肺之门户，心气充沛，则鼻功能正常。

（3）病理关系　心火亢盛或心肺有病可致鼻病，如《素问·五脏别论篇》说："五气入鼻，藏于心肺，心肺有病，而鼻为之不利也。"《诸病源候论》卷十说："心主血，肺主气而开窍于鼻，邪热伤于心，故衄。"

（4）治疗关系　一些鼻病可从心论治，临床上针对鼻病有清心泻火、补益心脾、活血祛瘀等治法。

三、咽喉与脏腑的关系

咽前连口腔，下经食管通胃腑，为胃之系，是气息出入及饮食水谷的共同通道，有司饮食吞咽、助言语、御外邪的功能。喉上通口鼻，下接气管至肺，为肺之系，有行呼吸、发声音、护气道的功能。

《医贯》卷之四说："喉与咽不同，喉者肺脘，呼吸之门户，主出而不纳；咽者胃脘，水谷之道路，主纳而不出。盖喉咽司呼吸，主升降。"咽喉是经脉循行交会之处，又是饮食、呼吸之门户，故与五脏六腑有密切关系，其中与肺、脾、胃、肝、肾关系较为密切。

1. 喉与肺

（1）所属关系　《疮疡经验全书》卷一说："喉应天气，乃肺之系也。"喉下接气道，与肺相通，为肺系之所属。《经验喉科紫珍集·原序》："喉应天气，乃肺之苗。"在经络联系上，肺之经脉入肺脏，上循咽喉，构成了肺与喉的互相联系。

（2）生理关系　肺与喉互相配合，共同完成"行呼吸、发声音"的生理功能，正如《重楼玉钥·喉科总论》所说："喉者空虚，主气息出入呼吸，为肺之系，乃肺气之通道也。"肺气充沛，宣发舒畅，喉的功能才得健旺，呼吸方能通顺，语音才能洪亮。

（3）病理关系　肺失调和，可发生一系列病理变化而导致喉病，如肺失宣降，邪滞咽喉，肺经热盛，上攻咽喉，肺阴受损，气阴不足，咽喉失养，甚则虚火上攻咽喉等。

（4）治疗关系　喉病常常从肺论治。临床上，风邪袭肺或肺经热盛所致的喉病，常用疏风宣肺、清热解毒等治法；若肺气虚弱或阴虚肺燥导致喉病，常治以补肺敛气、养阴清肺之法。

2. 咽与脾胃

（1）所属关系　《重楼玉钥·诸风秘论》说："咽主地气，属脾土。"咽下接食管，与胃相通，为胃系之所属。《严氏济生方·咽喉门》说："夫咽者，言可以咽物也，又谓之嗌，气之流通厄要之处，胃所系。"足太阴脾之经脉上循咽喉夹舌本，脾与胃互为表里，其经络互相络属。

（2）生理关系　咽主吞咽，胃主受纳，咽为胃之通道，其生理功能为司饮食吞咽，脾胃共主腐熟水谷、输布精微，咽喉得脾气的输布而健旺，而咽喉的生理功能健旺，饮食、呼吸调畅，脾胃才能完成其消化吸收输布之功。正如《重楼玉钥·喉科总论》所云："咽者，咽也，主通利水谷，为胃之系，乃胃气之通道也。"《医贯》卷之一也说："咽系柔空，下接胃本，为饮食之路，水谷同下，并归胃中，乃粮运之关津也。"

（3）病理关系　胃为燥土，性喜润恶燥，故当其发生病理变化，多为火热上炎于咽喉，如胃腑热盛，循经上炎，灼于咽喉，可致咽喉红、肿、热、痛等病理变化，如《外科正宗》卷二："思虑过多，中气不足，脾气不能中护，虚火易至上炎。"如《血证论》卷六说："凡咽痛而饮食不利者，胃火也。"脾脏病变引起的咽喉病，多为脾虚而致，如脾气虚弱，不能化生阴津，咽喉失养而致虚证咽喉病。《太平圣惠方》卷三十五说："脾胃有热，则热气上冲，致咽喉肿痛。"若脾胃虚弱，气血不足，清阳不升，可致咽喉失养，功能失司，或易致邪毒留滞咽喉为患。

（4）治疗关系　咽喉病证可从脾胃论治。临床上针对咽喉病常有清胃泻火、利膈通便、补中益气、养胃生津等治法。

3. 咽喉与肾

（1）所属关系　足少阴肾之脉入肺中，循喉咙，在经络上有直接联系。《灵枢·经脉》："肾足少阴之脉……从肾上贯肝膈，入肺中，循喉咙，挟舌本。"喉为肺之系，肺为肾之母，故咽喉支者，从肾上贯肝膈，入肺中，循喉咙，挟舌本，与肾有直接和间接的络属关系。

（2）生理关系　肾为藏精之脏，寓元阴元阳，为水火之宅。肾精充沛，咽喉得精气濡养而生理功能健旺，声音洪亮，呼吸均匀，且不易为邪毒所犯。"《景岳全书》卷二十八："肾藏精，精化气，阴虚则无气，此肾为声音之根也。"《仁斋直指方》说："肾为声音之根。"

（3）病理关系　咽喉疾病因肾脏病理变化而致的多为肾虚之证。肾阴虚，虚火上炎或肾阳虚，虚阳上越，均可循经上炎于咽喉而为病。如《辨证录》卷之三："人有咽喉干燥，久而疼痛，人以为肺热之故，谁知是肾水之涸竭乎。""少阴肾火，下无可藏之地，直奔而上炎于咽喉也。"肾阳虚，虚阳上越，亦可致咽喉病，《景岳全书》卷二十八说："格阳喉痹，由火不归原，则无根之火客于咽喉而然。"临床上，亦有肾阳不足，外感于寒，致邪客咽喉者，所谓"直中少阴"或暴寒客于咽喉，为咽痛或声音嘶哑。

（4）治疗关系　咽喉的某些病证可以从肾论治。临床上针对咽喉病常有滋养肾阴、温补肾阳、引火归原等治法。

4. 咽喉与肝

（1）所属关系　咽为肝之使。《素问·奇病论篇》说："夫肝者，中之将也，取决于胆，咽为之使。"足厥阴肝经之脉，循喉咙，入颃颡。《灵枢·经脉》："肝足厥阴之脉上贯膈，布胁肋，循喉咙之后，上入颃颡。"

（2）生理关系　肝主疏泄，而肝之经气上达咽喉，故肝的疏泄功能正常，气机调畅，则咽喉通利。

（3）病理关系　肝的疏泄功能异常，可引起咽喉疾患。如肝气郁结，肝气上逆咽喉，或肝郁脾虚，痰气互结于咽喉，可致咽喉哽哽不利；肝郁化火，上炎咽喉，可致咽喉疼痛。《景岳全书》卷二十八说："五脏之病，皆能为喑……惊恐愤郁……肝之病也。"《医学入门》卷四说："忿怒则动肝火，火炎上攻，咽膈干燥。"

（4）治疗关系　一些咽喉病证可以从肝论治。临床针对咽喉病常有清肝泻火、疏肝解郁、行气化痰等治法。

第二节　耳鼻咽喉与经络的关系

一、耳与经络的关系

耳是经脉聚会之处，通过经络的循行，构成了耳与五脏六腑、全身各部的广泛联系，《灵枢·口问》又指出："耳者，宗脉之所聚也，故胃中空则宗脉虚，虚则下溜，脉有所竭者，故耳鸣。"《灵枢·邪气脏腑病形》说："十二经脉，三百六十五络，其血气皆上于面而走空窍……其别气走于耳而为听。"全身经脉直接或间接聚会于耳，与耳的生理功能及病理变化有着广泛的联系。

由于耳与人体各组织器官有着广泛的联系，故人体各个部位和器官在耳廓上均有其相应的敏感点（耳穴），因此临床上可通过耳穴诊断和治疗全身疾病。

直接循行于耳的主要经脉，多属阳经，计有如下经脉。

足少阳胆经，其分支从耳后分出，进入耳中，走耳前，至目锐眦后方。

手少阳三焦经，其分支从耳后分出，进入耳中，走耳前，至目锐眦。

足阳明胃经，环绕口唇，下交承浆，分别沿下颌的后下方，经大迎，循颊车，上耳前，沿发际到前额。

手太阳小肠经，其分支从缺盆沿颈上颊，至目锐眦，入耳中。

足太阳膀胱经，其分支从颠分出，向两侧下行至耳上角。

二、鼻与经络的关系

鼻位居阳中之阳，是血脉多聚之处，又是清阳交会之处。循行鼻部和鼻旁（包括鼻窦）的经脉多属阳经，而阴阳经脉相互交接，故阴经亦有相络于鼻窍的。《灵枢·邪气脏腑病形》说："十二经脉，三百六十五络，其血气皆上于面而走空窍……其宗气上出于鼻而为臭。"由于经脉气血皆上走于空窍，胸中的宗气也上出于鼻，鼻才能司其正常生理功能，可见鼻与经络气血关系十分密切。

直接循行于鼻的主要经脉如下。

手阳明大肠经，其支脉从缺盆上颈，通过颊部，入下龈中，循出夹口，绕上唇，左右交叉于人中，分布于鼻孔两侧。

足阳明胃经，起于鼻之两旁，向上行，左右相交于鼻根部，旁纳足太阳经脉，向下沿鼻外侧，入上齿中。

手太阳小肠经，其支脉从颊部至眼眶的下部到鼻，再至目内眦。

足太阳膀胱经，起于鼻旁目内眦，上额，交会于头顶。

足少阳胆经，其支脉从目外眦，下行至大迎，折行于颟，过颊，再下行于颈。

手少阴心经，其支脉夹咽，经面部，沿鼻旁，上联目系。

督脉，由颠顶沿前额下行鼻柱，至鼻尖，到上唇。

任脉，环绕口唇，上至龈交，分左右循鼻旁，到二目下。

阳跷脉，从颈外侧上夹口角，循鼻外侧到达目内眦。

三、咽喉与经络的关系

咽喉是人体的要冲，是经脉循行交会之处，在十二经脉中，除手厥阴心包经和足太阳膀胱经间接通于咽喉外，其余经脉皆直接通达。

手太阴肺经，入肺脏，上循咽喉，横出腋下。

手阳明大肠经，从缺盆上走颈部，沿颊入下齿中。

足阳明胃经，其支者，从大迎前下人迎，循喉咙，入缺盆。

足太阴脾经，从脾脏上络于胃，横过膈，上行夹于食管两旁，循经咽喉，连舌本。

手少阴心经，其支者从心系，夹食管上循咽喉，连于目系。

手太阳小肠经，其支者从缺盆循颈，经咽喉上颊。

足少阴肾经，其直者，从肾上贯肝膈，入肺中，循喉咙，夹舌本。

手少阳三焦经，从肩上走颈，过咽喉，经耳上角到颊部。

足少阳胆经，从耳后，循颈过咽，下肩至缺盆；其支者，从颊车，下走颈，经咽喉，至缺盆。

足厥阴肝经，属肝，络胆，上贯膈，分布于胁肋，循喉咙之后，上入颃颡。

任脉，循腹里，上关元，至咽喉，上颐，循面，入目。

冲脉，会于咽喉，别而络唇口。

阳跷脉，从肩部，循经颈，过咽，上夹口角。

阴维脉，从胁部上行至咽喉。

目标检测

答案解析

单项选择题

1. 不直接循行于耳的经脉是（　　）

　　A．足少阴肾经　　　B．足少阳胆经　　　C．足阳明胃经　　　D．手太阳小肠经　　　E．足太阳膀胱经

2. 间接通于咽喉的经脉是（　　）

　　A. 足太阳膀胱经　　B. 手太阳小肠经　　C. 足阳明胃经　　D. 足太阳脾经　　E. 手少阴心经

3. 开窍于耳的是（　　）

　　A. 心　　　　　　　B. 肝　　　　　　　C. 脾　　　　　　　D. 肺　　　　　　　E. 肾

4. 开窍于鼻的是（　　）

　　A. 心　　　　　　　B. 肝　　　　　　　C. 脾　　　　　　　D. 肺　　　　　　　E. 肾

5. 鼻与脏腑发生密切联系是通过（　　）

　　A. 血脉　　　　　　B. 气血　　　　　　C. 经络　　　　　　D. 肺气　　　　　　E. 卫气

6. "心主嗅，故令鼻知香臭"载于（　　）

　　A.《诸病源候论》　　　　　　　B.《难经·四十难》　　　　　　C.《素问·宣明五气论篇》

　　D.《素问·脏气法时论篇》　　　E.《金匮要略》

7. "肺主鼻，鼻是肺之余"载于（　　）

　　A.《备急千金要方》　　　　　　B.《灵枢·脉度》　　　　　　C.《素问·刺热论篇》

　　D.《素问·阴阳应象大论篇》　　E.《金匮要略》

8. 与咽喉关系最为密切的是（　　）

　　A. 肺胃　　　　　　B. 心肾　　　　　　C. 肝肾　　　　　　D. 脾胃　　　　　　E. 肝胆

9. 足少阳胆经，起于目锐眦，循耳后入耳中，走出耳前至颊车，下走颈，经咽喉到（　　）

　　A. 脾胃　　　　　　B. 膈　　　　　　　C. 颃颡　　　　　　D. 喉咙　　　　　　E. 缺盆

10. 不直接循于鼻部的经脉有（　　）

　　A. 手太阳小肠经　　B. 手阳明大肠经　　C. 足太阳膀胱经　　D. 足阳明胃经　　E. 手少阳三焦经

（程　超）

书网融合……

知识回顾　　　　微课　　　　习题

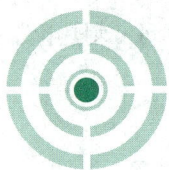

PPT

学习目标

知识要求：

1. 掌握耳鼻咽喉疾病的不同内因、外因特点。

2. 熟悉耳鼻咽喉疾病的不同内因、外因侵犯人体的途径，及其引起的不同病理变化。

3. 了解虚证、实证、虚实夹杂证的具体分型及其特点。

技能要求：

1. 学会解释不同的病理变化引起不同的症状表现。

2. 能够运用中医耳鼻咽喉病的病因病机知识分析耳鼻咽喉病的病因病机。

第一节　病　因

耳鼻咽喉位于头颈部，内连脏腑，外在体表，故来之于内外的诸种因素均可导致疾病的发生。归其原因，不外乎各种因素导致人体阴阳平衡失调，正常生理功能紊乱。其外因主要有外感邪毒、外伤、异物所伤；内因多为七情所伤、饮食、劳倦及官窍之间的病变互相传变等。

一、外因

1. 外感邪毒　常见六淫邪毒外袭、时邪疫疠及异气侵袭。

（1）风邪　各种耳病、鼻病、咽喉病初起，常见风热、风寒、风湿之邪合犯，侵犯途径，常从肌肤或口鼻而入。《素问·太阴阳明论篇》说："伤于风者，上先受之。"《素问·风论篇》说："风者，百病之长也。""风者善行而数变。"

（2）寒邪　各种耳病、鼻病、咽喉病初起，常见风寒之证，但风寒之邪常可郁而化热。多因疏于防寒保暖，感受寒邪，寒伤于肌表，阻遏阳气而致病。

（3）热邪　病初起，常以风热上犯为主。若素体阳盛，则外热可引动内热，循经上犯清窍，而使病情加重。火热之邪上犯清窍，导致耳、鼻、咽喉疾病在临床上极为常见。外感火热之邪，往往可兼夹湿邪，如挖耳损伤耳窍，污水浸渍耳窍，湿热之邪致耳窍糜烂红肿。此外火热外邪，常易伤津耗液，致脏腑功能失调。

（4）湿邪　脾喜燥恶湿，湿邪内困于脾，脾运失健，每致耳内流脓，浊涕量多。湿邪多与热邪相兼为患，且湿性黏滞，故使疾病缠绵难愈。长期阴雨、住处潮湿、污水浸渍等易致湿邪外袭耳、鼻等清窍，导致耳周、耳窍、鼻前孔皮肤红肿、赤烂、痒痛、黄水淋漓等病证。

（5）燥邪　外感燥邪而发病，多从口鼻而入。如干寒地区、干燥高温的工作环境等致燥邪耗伤肺津，肺气宣发与肃降功能失健，而致鼻病或咽喉病。

（6）时邪疫疠　时邪疫疠是一类具有强烈传染性的致病邪气。疫疠邪气多从口鼻而入，致病特点是发病急、传播快、毒性强、病情重，如白喉、疫喉痧等。

（7）异气　异气是指污浊的气体，如汽车废气、工业排出的废气、各种有毒的化学气体及花粉、粉尘等，均可直接由口鼻而吸入，导致耳、鼻、咽喉疾病。

2. 外伤致病　耳窍位于头部外侧，鼻突出于头面正中，喉位于颈前，故耳、鼻、咽喉易遭受跌仆、撞击、金刃、枪弹、爆炸所伤，手术创伤、噪声、激光、微波、烧灼等理化因素亦可导致耳鼻咽喉疾病。

3. 异物所伤　异物误入外耳道或鼻腔，鱼刺、骨类或其他异物梗于咽、喉或食管，均可致病，甚则可产生严重病证。

二、内因

1. 饮食所伤　饮食不节，脾胃受伤，则易致耳鼻咽喉疾病。

2. 劳倦内伤　劳逸失节，房劳过度，久病劳损，均可耗伤气血津液，导致脏腑功能失调而发生耳鼻咽喉疾病。用声不当或过度，声带受伤，功能失健，则致声嘶。

3. 情志不调　喜、怒、忧、思、悲、恐、惊等各种精神因素刺激，均可使内脏气机发生紊乱而导致耳鼻咽喉疾病。

4. 官窍间疾病相传　耳鼻咽喉之间互相通连，一窍有病，若不及时治疗，或病毒势猛，病情发展，也可传与他窍。如伤风鼻塞，若治疗不彻底，邪毒窜耳，可致耳胀耳闭。

第二节　病　机

导致耳鼻咽喉疾病的发生，其病机包括实证、虚证和虚实夹杂证三大类。病机，即疾病发生、发展与变化的机制。各种致病因素引起脏腑功能失调，兹择其要者归纳如下。

一、实证

《素问·通评虚实论篇》说："邪气盛则实。"耳鼻咽喉疾病的实证，常见于病变的初期或中期，以外邪侵袭、脏腑火热、痰湿困结、气滞血瘀等为多见。

1. 外邪侵袭　外感六淫邪毒或时行疫疠之邪，可致耳、鼻、咽喉诸证。如风寒或风热外袭，肺失宣降，邪毒上犯清窍，可致伤风鼻塞、耳胀、喉痹、喉喑等病证；风热夹湿邪侵犯，可致旋耳疮、鼻疳等病证；燥邪犯肺，耗伤津液，鼻窍失养，可致鼻槁；时行疫疠之邪侵袭咽喉，可致白喉等病证。

2. 脏腑火热　肺、胃、肝、胆、心等脏腑火热上炎，蒸灼清窍，常导致多种耳鼻咽喉疾病。如肺经蕴热，上犯鼻窍，可致鼻疳、鼻衄、鼻鼽等病证；心火上炎，鼻窍脉络受损，可致鼻衄；热入心包，可致黄耳伤寒等；肝胆火热上炎或肝胆湿热上蒸，可致耳疖、耳疮、耳胀、脓耳、耳鸣耳聋、鼻渊、鼻衄等病证；胃腑积热，上灼咽喉，可致喉痹、乳蛾、喉痈等病证。

3. 痰湿困结　肺、脾、肾功能失调，痰湿内生，困结体内，常可导致耳鼻咽喉疾病。如痰湿凝滞，困结于鼻，可致鼻痰包、鼻菌等病证；困结于耳，可致耳廓痰包；痰浊结聚于咽喉或颃颡，可致咽喉瘤、咽喉菌、鼻咽癌等病证；痰气互结于咽喉，可致梅核气。

4. 气滞血瘀　外伤血瘀，或久病入络，气滞血瘀，清窍脉络不通，亦为耳鼻咽喉疾病常见的病机之一，气滞血瘀常可导致耳闭、耳鸣耳聋、鼻窒、喉喑、咽喉瘤、咽喉菌、鼻咽癌等病证。如耳损伤、鼻损伤、咽喉损伤等，其共同的病机为外伤血瘀。

二、虚证

虚证，是指正气虚衰不足，即所谓"精气夺则虚"。耳鼻咽喉疾病的虚证常见于疾病的后期和一些慢性疾病中，临床上以肺、脾、肾的虚损为多见。

1. 肺脏虚损　肺脏虚损，多见于肺气虚与肺阴虚。如肺气虚，卫外不固，可致鼻鼽等病证；肺阴虚，鼻窍或咽喉失于濡养，可致鼻槁、喉痹、乳蛾、喉癣、喉喑等病证；肺气虚无力鼓动声门，可致声疲。

2. 脾胃虚弱　脾胃虚弱，运化失职，气血生化之源不足，则官窍失养而发生多种耳鼻咽喉疾病。正如《素问·玉机真脏论篇》所云："脾为孤脏……其不及则令人九窍不通。"例如，脾气虚弱，宗气生成不足，无力鼓动声门，可致喉喑；脾气虚弱，气不摄血，可致声疲、鼻衄；脾气虚弱，清阳不升，可致耳鸣、耳聋、耳眩晕；脾胃虚弱，化生不足，鼻窍失养，易致鼻鼽。

3. 肾脏亏虚　肾脏亏虚常出现肾阴虚或肾阳虚的病理变化。肾阴虚，鼻窍失养，可致鼻槁；肾精亏虚，耳窍失养，可致耳鸣、耳聋、耳眩晕；肾阳不足，鼻失温养，可致鼻鼽；肾阴不足，无以制火，虚火上炎，可致鼻衄、喉痹、喉癣等病证；肾阳亏虚，寒水上泛，可致耳眩晕。

三、虚实夹杂证

虚实夹杂证，即正气亏虚而邪气滞留的病证。耳鼻咽喉的慢性疾病，常可出现这类病证。如脾气虚弱，湿浊内困，可致鼻渊、耳胀、脓耳等病证；喉痈溃脓后期常出现气阴耗损，而余邪未清之证；咽喉菌、舌菌等病常出现正虚毒滞之证等；肺脾气虚，邪滞鼻窍，可致鼻窒；气虚血瘀，可致耳面瘫。

目标检测

答案解析

单项选择题

1. 以下不是耳鼻咽喉病的主要外因的是（　　）
   A. 六淫邪毒外袭　　　　B. 时邪疫疠及异气侵袭　　　　C. 不正确的擤鼻方法
   D. 外伤致病　　　　　　E. 异物所伤

2. 以下不属脏腑火热范畴的是（　　）
   A. 肺经蕴热　　　B. 胃腑积热　　　C. 肝胆火热　　　D. 痰湿困结　　　E. 心火上炎

3. 以下不属外伤所致耳鼻咽喉疾病外因的是（　　）
   A. 撞击所伤　　　B. 手术创伤　　　C. 噪声　　　D. 烧伤　　　E. 异物损伤

4. 以下不属脏腑火热范畴的是（　　）

  A. 肺经壅热　　 B. 胃腑积热　　 C. 肝胆火热　　 D. 痰湿困结　　 E. 心火上炎

5. 耳病的主要内因中正确的是（　　）

  A. 饮食所伤　　 B. 撞击所伤　　 C. 手术创伤　　 D. 外伤致病　　 E. 异物所伤

6. 耳病的主要病机，属实证的是（　　）

  A. 脾气虚弱　　 B. 脏腑火热　　 C. 脾虚邪滞　　 D. 肾脏亏损　　 E. 异物所伤

7. 耳病的主要病机，属虚证的是（　　）

  A. 脾气虚弱　　 B. 肾脏亏损　　 C. 肝胆火热　　 D. 心火上炎　　 E. 气滞血瘀

8. 鼻槁的病机主要是（　　）

  A. 风邪侵袭鼻窍　　B. 肺脾功能失调　　C. 火毒上攻鼻窍　　D. 津伤鼻窍失养　　E. 寒邪凝滞鼻窍

9. 咽喉病的病因病机，属于脏腑实证的主要是（　　）

  A. 肺阴虚损　　 B. 脾胃虚弱　　 C. 肺肾阴虚　　 D. 脾胃热盛　　 E. 肾元亏虚

10. 咽喉病的病因病机，属于脏腑虚证的主要是（　　）

  A. 肺热熏咽　　 B. 肺胃郁热　　 C. 脾胃虚弱　　 D. 肺胃热盛　　 E. 肝郁气滞

（程　超）

书网融合……

知识回顾　　　微课　　　习题

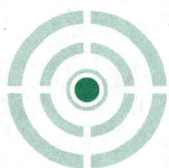

第四章

耳鼻咽喉病的诊断概要

PPT

学习目标

知识要求：

1. 掌握耳鼻咽喉局部四诊的内容、耳鼻咽喉疾病的常见症状、体征的辨病与辨证方法。

2. 熟悉额镜的使用方法、耳鼻咽喉的四诊方法。

3. 了解耳鼻咽喉与脏腑经络的关系在临床应用上的重要意义。

技能要求：

能够运用中医耳鼻咽喉科的诊断知识初步分析耳鼻咽喉科疾病。

针对耳鼻咽喉疾病的发病特点，必须强调辨病与辨证相结合、局部辨证与整体辨证相结合、局部四诊与全身四诊相结合。中医耳鼻咽喉科学的诊病原则是从整体出发，四诊合参，运用辨证的理论方法，识别病证，推断病情，为防治疾病提供依据。

第一节　耳鼻咽喉科的诊病要点

随着现代科技的发展，在继承传统四诊的基础上，逐渐形成了独具特色的局部四诊方法。耳鼻咽喉发病多在深邃的孔窍内，病变隐匿，不易诊视。方法突出了专科诊病的需求，在手段上利用了当代先进的声、光、电等检测手段及计算机智能化检测设备，丰富了传统四诊的内涵。

一、耳鼻咽喉科诊室的基本条件及要求

1. **诊室的基本条件**　诊室环境要安静，空气清新无异味，光线稍暗，散射自然光为宜。室内应备有耳鼻咽喉科专用椅、专用灯、诊疗台、额镜以及一些常用的检查器械，如耳镜、鼓气耳镜、电耳镜、音叉、鼻镜、压舌板、间接喉镜、间接鼻咽镜、枪状镊、耵聍钩等。此外，还应备有一些常用药物，如75%乙醇、3%过氧化氢、1%~3%麻黄素、生理盐水、1%~2%丁卡因等。

2. **受检者位置**　受检者一般采用坐位，根据受检部位不同，随时调整受检者体位。检查鼻、咽喉部，受检者正坐，面对检查者。若检查耳部，受检者应侧坐，耳部朝向检查者；小儿受检，由成人抱扶，固定小儿头部。

3. **光源**　耳鼻咽喉科专用灯一般常用带灯罩的100W白炽灯，冷光灯为较佳光源。光源应置于受

检者头部侧后方，略高于受检者耳部，与耳相距10~20cm。

4. 额镜的使用　额镜是一个能聚光的凹面反光镜，中央有孔，焦距约为25cm，镜体由双球关节连接于额带圈上，额带可根据使用者头围大小灵活调节，以便固定于头部。调整额镜各部关节以使检查者佩戴舒适自如。检查者所用眼、额镜与光源为相对的同侧位。头戴额镜时镜面与额头平行，检查用单眼，以眼平视，透过镜中央孔窥视为度。使用额镜，首先要调整光源、检查者与受检者的距离，使额镜反射聚焦于受检部位，达到最好的用光效果。检查者要保持瞳孔、镜孔及检查部位三点成一线，窥视中可依据检查的具体需求，灵活调整额镜或受检部位，力求达到视野无盲区。

二、耳鼻咽喉的局部四诊

（一）耳局部四诊

1. 望诊　主要观察耳廓、外耳道、鼓膜等变化。

（1）耳廓、耳周望诊　观察耳廓的形态、大小、位置，有无畸形，两侧耳廓是否对称；局部皮肤有无红肿、增厚、瘘口、赘生物、瘀斑、瘢痕、破损、溃疡、糜烂、渗液、结痂等变化。

（2）外耳道望诊　运用耳镜或电耳镜观察外耳道有无红肿、疖肿、瘘口、新生物、耵聍、异物、分泌物等；注意外耳道有无狭窄及塌陷等。

（3）鼓膜望诊　应用耳镜检查鼓膜。首先要辨识鼓膜的正常标志，如鼓脐、光锥、锤骨柄、锤骨短突等，分清紧张部与松弛部。然后通过正常标志的变化观察鼓膜病变，如鼓膜内陷或外凸、液平、气泡，鼓膜色泽改变（如红赤、发蓝、白斑、混浊等）的程度，是否有鼓膜瘢痕、疱疹、肉芽等改变，鼓膜穿孔的位置、大小、形状等。通过鼓气耳镜观察鼓膜的活动度。

此外，利用X线、CT、MRI等影像学手段可观察中耳乳突情况。对眩晕者可进行前庭功能检查，观察眼震是否存在及其强度、方向、节律。

2. 闻诊　包括嗅与耳相关的气味和听与耳相关的声响两部分。

（1）嗅诊　嗅耳道内分泌物的气味，注意脓液有无腥秽恶臭味。

（2）听诊　一般耳鸣为自觉声响而无相应声源，如检查者可听到的耳鸣为他觉性耳鸣；行咽鼓管吹张术，可通过听诊管听到鼓气声，或咽鼓管不同程度开放的通气声；利用纯音测听、声导抗测试等手段可了解听力损失的程度及其性质以及中耳功能状况。

3. 问诊　重点围绕与耳病相关的特有症状进行询问，如耳聋、耳鸣、眩晕、耳痛、流脓等。

（1）问耳聋　注意耳聋的起病情况，如突发或渐发，耳聋的时间长短，是否有对听力损伤的刺激因素如噪声、耳毒性药物等，是否经过治疗，有无与耳聋相关的全身性疾病，如糖尿病、肾病等。

（2）问耳鸣　注意耳鸣的发作时间，如持续性或间歇性、耳鸣的响度、耳鸣的音调、诱发加重的因素以及听力情况等。

（3）问眩晕　注意眩晕发作时的特点，如是否为旋转性眩晕及是否伴恶心、呕吐等症状，意识清晰与否等，眩晕发作时是否伴有耳鸣耳聋，过去有无类似的发作史等。

（4）问耳痛　注意耳痛的时间长短，耳痛的性质，是否伴有耳漏，有无挖耳史或污水入耳史等。

4. 切诊　主要针对耳廓、耳周及耳道进行触诊。牵拉耳廓，按压耳屏、耳廓及耳周是否有疼痛反应；若有肿胀或新生物，应探查其软硬程度、活动度及是否有波动感或压痛。

（二）鼻局部四诊

1. 望诊　主要观察外鼻、鼻腔及鼻涕、鼻出血等。

（1）外鼻、鼻前庭望诊　观察外鼻形态的改变，是否有红肿、畸形、歪斜，鼻翼是否煽动，鼻前庭有无红肿、糜烂、溃疡、皲裂、结痂，鼻窦表面区域是否红肿、隆起，鼻毛是否脱落等。

（2）鼻腔望诊　可借助于前、后鼻镜或鼻内镜等进行望诊。观察鼻黏膜的色泽及形态改变，鼻甲是否有肿胀、肥大、息肉样变、萎缩等改变，鼻中隔有无偏曲、糜烂、出血、穿孔，鼻道有无异物、息肉、肿物及分泌物积留。此外，借助于X线、CT等手段可观察鼻窦的情况。

（3）鼻涕望诊　观察鼻涕的色、质、量，鼻涕的来源及潴留部位等。

（4）鼻血望诊　观察鼻出血的部位、色泽、出血量及出血缓急等。

2. **闻诊**　包括嗅鼻呼气时的气味和听鼻息的声音。

（1）嗅诊　注意鼻呼气时有无腥臭等气味。

（2）听诊　主要听鼻息的声音，注意有无闭塞性鼻音、开放性鼻音、鼾声及喷嚏的情况。

3. **问诊**　注意围绕鼻塞、鼻涕、嗅觉、鼻痛等主要症状进行询问。

（1）问鼻塞　注意鼻塞发作的时间，如间歇性或持续性鼻塞，鼻塞的特点，如单侧还是双侧，抑或交替性鼻塞，鼻塞缓解的原因及诱发加重的因素等。

（2）问鼻涕　注意流涕的时间长短，涕量的多少，鼻涕的质地、色泽，有无异味或带血丝等。

（3）问嗅觉　注意嗅觉障碍发生的时间长短和诱发因素，有无嗅幻觉、倒错等。

（4）问鼻痛、头痛　注意鼻痛发生的部位，头痛的时间规律，如疼痛发生在上午、下午或晚上，是否为阵发性痛等，鼻痛的性质，如灼痛、胀痛、刺痛、跳痛等。

4. **切诊**　包括外鼻部和鼻腔两部分的触诊。

（1）外鼻部触诊　触压颧、额、鼻根、眼内眦两侧，观察有无压痛；对鼻前庭疖肿、囊肿、硬结进行触诊等；触扪鼻根、鼻背部有无骨擦音或凹陷等。

（2）鼻腔内触诊　对鼻甲肿大者，可探查其是否有弹性感；发现鼻腔有新生物，可用卷棉子轻轻触压了解其软硬程度、活动度。

（三）咽喉局部四诊

1. **望诊**　包括鼻咽、口咽和喉部望诊。

（1）鼻咽部望诊　主要借助于间接鼻咽镜或纤维鼻咽镜进行望诊。观察鼻咽顶后壁、咽隐窝、咽鼓管咽口、腺样体及后鼻孔等部位，注意两侧结构是否对称，有无充血肿胀、隆起、新生物，黏膜是否粗糙、糜烂、溃疡，是否有出血、分泌物、痂块等情况。

（2）口咽部望诊　观察口咽黏膜有无红肿、干燥、溃疡等，腭扁桃体有无红肿及脓点，咽后壁有无颗粒突起，前、后腭弓及悬雍垂、软腭有无异常等，咽侧索是否肥大。

（3）喉咽部及喉腔望诊　主要借助于间接喉镜或纤维喉镜等进行望诊。观察舌根部、会厌谷、梨状窝等部位有无异物、新生物等，喉黏膜有无充血、肿胀，会厌活动情况及有无囊肿，披裂、室带、声带的活动情况及有无肥厚、增生、新生物等。

（4）喉的外部望诊　观察喉外部大小是否正常，是否居于颈前正中部，两侧是否对称，有无肿胀、畸形、瘢痕等形态变化。对于呼吸困难者，应观察吸气时胸骨上窝、锁骨上窝、肋间隙等部位有无凹陷。

2. **闻诊**　包括嗅咽喉部呼出气体及其分泌物的气味和听声音。

（1）嗅诊　注意有无腥臭、腐臭气味。

（2）听诊　注意嗓音是否洪亮，有无毛、沙、嘶、哑等情况；咳嗽声是否清脆，有无犬吠样咳嗽声；呼吸音有无喘鸣等。

3. **问诊**　主要围绕与咽喉有关的一些症状进行询问。

（1）问咽喉疼痛　注意疼痛的时间及其规律，如持续痛或间歇痛、新痛或久痛等；疼痛的部位及其性质，如刺痛、钝痛、跳痛、灼痛等；疼痛是否放射到耳部等。

（2）问咽喉异物感　如干燥感、痒感、痰黏着感、窒息感等。

（3）问吞咽情况　询问有无吞咽异常的感觉，如吞咽不利、吞咽困难、吞咽呛咳等，注意空咽与进食吞咽有无不同。

（4）问发音情况　了解声音变化的时间，如渐发或突发，发音时是否伴有喉痛，声嘶加重或减轻的诱因，患者是否从事与用嗓有关的职业等。

（5）问咳嗽痰涎　了解咳嗽的特点，如干咳、呛咳、痒咳等，咳痰的色、质、量及是否带血（血的色、质、量）等，咳嗽发作的时间规律等。

（6）问呼吸情况　了解有无气急、气促、气短，呼吸时有无喉鸣音，呼吸困难与活动、体位的关系等。

4. **切诊**

（1）颈部触诊　触摸颈部有无肿胀、包块及其大小、软硬度、活动度、触压痛等。

（2）咽喉触诊　触摸咽部肿块软硬程度及活动度，有无压痛；触摸增殖体，辨其大小、软硬等情况；如咽喉有局限性红肿，可在局部触压以判断是否成脓，挤压喉核观察有无分泌物溢出；用拇指、食指按住喉体，向两侧推移，观察喉关节的摩擦感是否正常。

第二节　耳鼻咽喉病常见症状及体征的辨病与辨证

辨证，就是将四诊所获得的资料进行综合辨析，做出属于某种性质的证的诊断。中医耳鼻咽喉科疾病的辨证方法，也与其他临床学科一样，主要采用八纲辨证、脏腑辨证、气血津液辨证、六经辨证及卫气营血辨证等。"病"与"证"是内涵相关而涵盖范围不同的两个概念。"病"是对疾病全过程、本质、特征的认识和概括；"证"则是对疾病发展过程中某阶段即时的病因、病性、病位及邪正关系的认识和概括。辨证方法虽多，但各有特点与侧重，使用时必须根据其具体证候，选用最适宜的辨证方法。辨病，则是从另一角度对患者的证候做出诊断的方法。辨证与辨病相辅相成，都是治疗的前提与依据。我们在辨证与辨病时，要树立整体观念，全身辨证与局部辨证相结合。本章主要讨论局部症状及体征的辨病与辨证。

一、耳病常见症状及体征的辨病与辨证

耳病的常见症状及体征有耳痛、耳流脓、耳鸣耳聋、眩晕及鼓膜异常等。

1. **耳痛**　耳痛包括耳廓、耳周及耳窍深部疼痛，临床常根据疼痛的部位、程度、时间和伴随症状进行分析。凡新病，痛势较剧，持续不解，痛而拒按，多属实证；久病，痛势较缓，时痛时止，痛而喜按，多属虚证。

（1）耳痛初起，痛势较轻，耳廓微红、微肿，多为耳廓受邪，如断耳疮初起；若伴鼓膜微红，多为耳胀或脓耳初起。此时辨证多属风热外袭；若耳道有局限性或弥漫性红肿，牵拉耳廓或按压耳屏时疼痛加重，多为耳疖、耳疮。

（2）耳痛剧烈，局部红赤，在耳廓为断耳疮；若外耳道红肿剧痛为耳道疮疖；若耳后完骨红肿为耳后附骨痈；若鼓膜红赤，多为鼓膜炎或脓耳。此时辨证多为肝胆热毒壅盛，上灼于耳。

（3）耳痛、头痛剧烈，伴壮热、呕吐或神昏谵语，多见于脓耳变证，此为火毒内犯心包之重证。

（4）外伤、异物入耳、虫伤亦可致耳疼痛。

2. 耳流脓　主要从流脓的时间长短、脓液的颜色及其质地、脓量和气味等方面进行辨证。

（1）发病急，流脓初起，多为实证；发病缓，流脓日久，多为虚证。

（2）脓色黄，多为肝胆火热上蒸；脓色白或色青多属脾虚；脓中带血，多为热毒壅盛，伤及血分；脓液黑腐污秽，多为肾虚，湿浊困结，病情较危重。

（3）脓量多而质稠者，多属体实阳盛，湿热上蒸；脓液臭秽，有豆腐渣样物，多为肾元亏虚，湿热滞留，蚀及骨质，为虚实夹杂证；脓量多而清稀，多为脾虚湿困。

3. 耳鸣、耳聋

（1）耳鸣暴发，鸣声大，听力下降，常见于实证、热证。内因多为肝胆之火上炎、痰火郁结或气滞血瘀壅阻耳窍；外因多为风、热、湿邪壅塞耳窍。

（2）耳鸣呈高音调，高频听力下降明显，多属肝肾虚损或气血不足之证；耳鸣呈低音调，低频听力下降明显，多属肝胆热盛，或风邪外袭，邪气壅滞耳窍之证。

（3）耳鸣渐发，鸣声细微，听力逐渐下降，常见于虚证，如肝肾阴虚、虚火上炎，或气血亏耗、耳失濡养等。

（4）年老听力逐渐减退，无其他导致耳鸣耳聋病史，多为肝肾亏损，气血不足，清窍失养所致。

（5）耵聍栓塞、异物入耳亦可造成耳鸣、耳聋。

4. 眩晕

（1）眩晕伴有耳鸣、面红目赤、口苦咽干、急躁易怒者，多属肝阳上扰清窍。

（2）眩晕伴有头重、头胀、低音调耳鸣、胸闷呕恶、纳呆倦怠者，多属痰浊中阻。

（3）眩晕常常发作，伴有高音调耳鸣，听力减退以高频明显，腰膝酸软，记忆力减退，多属肾元亏损之证。

（4）经常眩晕，耳鸣，听力减退，或耳胀闷，劳作后眩晕发作或加重，或有心悸、气短、乏力者多属气血不足之证。

（5）眩晕伴有耳流脓，多系脓耳变证。如为初病，脓黄，耳痛剧，多为肝胆火热蒸灼耳窍；如为久病，脓清稀，多为脾虚湿困；若脓呈豆腐渣样且臭秽，多为肾元亏损、湿毒内困之证。

5. 鼓膜异常　鼓膜异常主要从鼓膜的形态、色泽变化及鼓膜穿孔的位置进行分析。

（1）鼓膜形态、色泽变化：鼓膜的形态、色泽变化，可以反映出内在脏腑的寒、热、虚、实等病理变化。

鼓膜微红，周边血络显露，耳微胀痛，多为耳胀或脓耳初起，风热之邪外袭。鼓膜呈橘红色、外凸，透出液平面或有气泡，系鼓室内有积液，多为湿浊内聚所致。鼓膜色蓝、外凸，多为瘀血内聚耳窍。鼓膜鲜红，血络满布，耳剧痛，多为脓耳，肝胆火热上蒸耳窍。兼鼓膜外凸，有小黄亮点，为脓耳火热炽盛，腐蚀鼓膜，化腐酿脓。鼓膜增厚或萎缩，有钙斑，色灰白，混浊少泽，常见于耳闭或脓耳之病久者，或年老体弱者，多为气血不足、鼓膜失养之证。

（2）鼓膜穿孔：若外伤性穿孔则多不规则，穿孔边缘不整齐，常有血迹，鼓膜或有充血。若脓耳穿孔大致有3种情况，即紧张部、松弛部或边缘部穿孔。紧张部穿孔多呈圆形、椭圆形，穿孔边缘光滑，常为肝、胆、脾、肺等脏腑受邪气侵袭，风、热、湿邪上犯耳窍所致；松弛部或边缘性穿孔，常有胆脂瘤形成，多为肾、脾虚损，邪毒蕴结，腐肌蚀骨而成。脓耳急性发作，鼓膜穿孔较小，多属实证、热证；脓耳日久，穿孔较大，多属虚证或虚实夹杂证。

二、鼻病常见症状及体征的辨病与辨证

鼻病的常见症状及体征有鼻塞、鼻甲异常、流涕、头痛、鼻衄及嗅觉障碍等。

1. **鼻塞、鼻甲异常**　鼻塞是鼻腔与鼻窦疾病的常见症状，鼻塞与鼻甲异常有一定关系，故一并论述。临床上鼻甲肿大较甚，则鼻塞较严重；鼻甲肿胀较轻，鼻塞亦较轻。此外，鼻中隔偏曲、鼻内涕多或有肿瘤也会引起鼻塞。辨证时应注意鼻塞的轻重缓急，鼻塞的特点，鼻黏膜及鼻甲的色泽、形态等。

（1）鼻塞初起，鼻黏膜红肿，全身伴风热表证，为风热邪毒犯表；若鼻内黏膜淡红肿胀，全身伴风寒表证，为风寒外邪侵袭。常见于伤风鼻塞。

（2）鼻塞重，鼻黏膜及鼻甲色红肿胀，鼻涕黄稠量多，头痛较剧，多为肺、胆、脾胃之火热上蒸鼻窍。常见于鼻渊。

（3）鼻塞日久，时轻时重或呈交替性，鼻内黏膜色淡红，下鼻甲肿胀、光滑、柔软，多为肺脾气虚，邪滞鼻窍；若鼻塞持续，鼻音重，鼻内黏膜暗红，下鼻甲肥大、质硬、凹凸不平，多为邪毒久留，气血瘀阻鼻窍。常见于鼻窒。

（4）鼻内堵塞感，鼻黏膜干燥萎缩，涕痂积留，多为燥邪犯肺，鼻窍失养，或肺肾阴虚，脾气虚弱，鼻失滋养而致鼻槁。

（5）阵发性鼻塞、鼻痒、喷嚏频作，鼻涕清稀，鼻甲肿胀、苍白，为肺、脾、肾虚，寒邪凝聚。常见于鼻鼽。

（6）小儿单侧鼻塞，流污秽脓血涕，多为鼻腔异物染毒而致。

2. **流涕**　流涕是鼻部疾病常见症状之一，临床应根据鼻涕的性质、色泽、涕量、气味等情况进行辨证。

（1）鼻涕黄浊如脓样，或带血丝，量多，涕自上而下引流，鼻甲红赤肿胀，为鼻渊，多属肺、胆、脾胃热盛，上灼鼻窍。

（2）鼻涕多而清稀，若系鼻病初起，伴有表证者，多属风邪犯鼻；若系久病，且阵发性发作，多为鼻鼽，证属肺、脾、肾虚，阳气不能上奉，失于温化所致。

（3）流涕日久，鼻涕黏黄或黏白而量多，自上而下引流，鼻甲肿胀色淡，为鼻渊，多属肺气虚寒或脾气虚弱。

（4）久病涕黄绿，或干结成痂，鼻内干燥，多为肺脾气阴两虚，邪毒久留，耗伤阴液。可见于鼻槁。

3. **头痛**　头痛是临床常见症状之一，鼻的病证常引起头痛。辨证时应注意头痛的轻重缓急，头痛的时间和部位及其伴随症状。

（1）头痛初起，伴鼻塞、流涕、打喷嚏，多为风邪犯鼻所致。

（2）头痛剧烈，头额、鼻梁、颧部疼痛，或头深部疼痛，且有一定的时间规律，流黄浊脓涕，量多，鼻甲红肿者，为鼻渊头痛，多由肺、胆、脾胃热盛，邪热上灼所致。

（3）鼻前庭及鼻尖局部红肿疼痛，伴头痛，见于鼻疔，辨证多为邪毒外袭，火毒上攻；若引发颜面红肿疼痛、高热头痛等，为火毒势猛，疔疮走黄之证。

（4）鼻病日久，头钝痛，头昏头重，涕黏黄黏白，鼻黏膜色淡，多为肺、脾气虚，湿浊上犯。

（5）头痛，伴鼻内干燥，鼻腔宽大，为鼻槁，多属阴虚或燥邪为患。

4. 鼻衄　鼻衄是多种疾病的常见症状，辨证时要注意血色、出血量、出血时间、出血部位与患者的整体情况。

（1）血色鲜红，多属实热证。若量少、点滴而出，多为风热犯鼻，或燥热邪气所伤；若量多不止，多为胃腑热盛，或肝胆火热壅盛之证。

（2）血色淡红，渗渗而出，量或多或少，多为气不摄血；衄血色红而量不多，时发时止，多见于阴虚火旺之证。

（3）入夜衄血，渗渗而出，多为阴虚，或气阴两亏。

（4）鼻衄见于后鼻孔部位，血液倒流于咽部，见于年长者，多为肝胆火盛或阴虚阳亢之候；年少者要警惕鼻咽部纤维血管瘤。

（5）鼻衄见于鼻中隔前端易出血区，可因挖鼻、外感、易出血区黏膜溃疡或鼻黏膜干燥引发，多为实证、热证。

5. 嗅觉异常

（1）鼻病初起，嗅觉减退，伴鼻塞甚，鼻黏膜肿胀，鼻甲肿大、红赤者多为风热邪毒壅塞鼻窍；鼻黏膜淡白者多为风寒之邪凝滞鼻窍。

（2）鼻病日久，嗅觉迟钝或丧失，鼻黏膜淡白肿胀，鼻涕清稀，多属肺、脾、肾虚，鼻失温养之证。

（3）嗅觉进行性减退，鼻内有肿物堵塞，日渐加重，多为痰凝血瘀结聚鼻窍，脉络受阻，可见于鼻息肉、鼻部肿瘤等。

（4）嗅觉失灵或丧失，鼻腔未见明显异常变化，多与七情所伤有关。

（5）嗅觉消失，鼻黏膜干枯，鼻甲萎缩，为肺肾阴虚或脾气虚弱，鼻窍失养，见于鼻槁。

三、咽喉病常见症状及体征的辨病与辨证

咽喉病的常见症状及体征有咽喉红肿疼痛，咽干燋痒、异物感，声音异常及咽喉危候等。

1. 咽喉红肿疼痛　红肿疼痛是咽喉病常见的症状，辨证时应注意疼痛的轻重缓急以及咽部黏膜、喉核、喉底及声带等形态色泽的变化。

（1）病初起，咽喉红肿、疼痛，多为风热外袭，邪在肺卫；若咽喉淡红、微肿、微痛，多属风寒表证。常见于喉痹、乳蛾等病初期。

（2）咽喉疼痛较剧，咽部红肿较甚，喉底颗粒红肿突起，或喉核红肿，或声带红肿、闭合欠佳，多为邪热由表入里，肺胃热盛。常见于喉痹、乳蛾、喉喑等病。

（3）咽喉疼痛剧烈，发病迅速，咽喉红肿高突，色深红，是肺胃热毒壅盛，火热上蒸，内外邪热搏结之实热证；若红肿疼痛剧烈不减，为热毒壅盛，可致化腐成痈。常见于喉痈。

（4）咽喉病日久，微红、微肿、微痛，多属虚证；若咽部微痛、干热，喉底颗粒如帘珠状突起，潮红，或喉核前后潮红，上有细白星点，或见声带微红微肿，多为阴虚，虚火上炎。常见于喉痹、乳蛾、喉喑等病。

2. 咽干燋痒、异物感　咽干燋痒、异物感是乳蛾、喉痹、喉喑、梅核气等病常见的自觉症状。

（1）咽喉病初起，咽痛，咽干，灼热，咽痒咳嗽，咽部红肿，多属风热外袭。

（2）咽喉病日久，咽内发干、痒感、燋热感，哽哽不利，干咳少痰，多为肺肾阴虚，虚火上炎。

（3）咽喉病日久，咽喉哽哽不利，痰黏着感，口淡不渴，胸闷恶心，多为脾虚湿困；若咽喉堵塞，有异物感，痰黏难咯，伴见喉底颗粒增多暗红，喉核肥大质韧，声带暗红或有小结等，多为痰瘀搏结于

咽喉所致。

（4）咽喉梗阻，异物感严重，饮食难下，呼吸不顺，当注意咽喉、食管是否有肿瘤。

（5）咽喉异物感如梅核阻塞，但不碍饮食，常伴抑郁多疑、心烦郁怒者，多为肝郁气滞、痰气交阻之证。

3. 声音异常　声音改变为咽喉疾病的常见症状，常见于喉痈、喉喑、喉癣、喉瘤、喉菌等病，如言语不清、声音嘶哑、语音低沉无力等。辨证时应注意发病的缓急及其伴随症状。

（1）咽喉病初起，发病迅速，咽喉肿痛，言语不清，口中如含物，多为咽喉痈，肺胃邪热壅盛之证。

（2）喉病初起，猝然声音不扬，甚则声音嘶哑，喉部不适，疼痛，声带红肿，为风热犯肺；若声带鲜红肿胀，上有黏痰，咳嗽痰黄，为痰热壅肺。

（3）声音嘶哑日久，咽喉干涩微痛，喉痒干咳，痰黏少，午后尤甚，多为肺肾阴虚，虚火上炎；若声嘶日久，语音低沉，讲话不能持久，声带肥厚或有息肉、小结，声门闭合不良，多为气滞血瘀痰凝；若声嘶日久，语音低微，讲话费力，气短乏力，声带松弛，闭合欠佳，多为肺脾气虚。

（4）突然失音，咳嗽声音如常，咽喉检查无异常，多为七情所伤，肝郁气滞所致。

（5）妊娠后期，出现声音嘶哑，甚至不能发音，为"子喑"，多因肾之精气不能上达肺系，咽喉失养而致。

4. 咽喉病危候　咽喉病出现吸气性呼吸困难，多属危候，临床常伴有咽喉红肿疼痛、痰涎壅盛、语言难出、声如拽锯、汤水难下等症状，严重者可发生窒息死亡。常见于急喉风，多为热毒痰浊壅结咽喉之证。

目标检测

答案解析

单项选择题

1. 下列不属于鼻部闻诊范畴的是（　　）

　　A. 鼻呼吸时的气味　B. 闭塞性鼻音　　　C. 鼻骨骨擦音　　　D. 开放性鼻音　　　E. 鼾声

2. 鼓膜望诊时，应注意到光锥位于鼓膜的（　　）

　　A. 前下方　　　　　B. 后下方　　　　　C. 前上方　　　　　D. 后上方　　　　　E. 中央

3. 咽喉淡红、微痛、微肿，辨证应首先考虑（　　）

　　A. 风热侵袭　　　　B. 肺胃热盛　　　　C. 风寒侵袭　　　　D. 阴虚火旺　　　　E. 肝火上炎

4. 突然失音，咳声如常，咽喉检查无异常，辨证为（　　）

　　A. 痰热壅肺　　　　B. 肺脾气虚　　　　C. 肺肾阴虚　　　　D. 肝郁气滞　　　　E. 痰气交阻

5. 鼻痒不适，清涕多，且阵发性发作，多见于（　　）

　　A. 鼻渊　　　　　　B. 鼻鼽　　　　　　C. 鼻窒　　　　　　D. 鼻槁　　　　　　E. 鼻疳

6. 眩晕时作，伴有高音调耳鸣，听力减退以高频明显，记忆力减退，腰膝酸软，辨证为（　　）

　　A. 脾气虚弱　　　　B. 肺气虚寒　　　　C. 肾元亏损　　　　D. 气血亏虚　　　　E. 肝血不足

7. 声嘶日久，语音低微，讲话费力，气短乏力，声带松弛，闭合欠佳，辨证为（　　）

　　A. 肺胃热盛　　　　　　　　B. 风热犯肺　　　　　　　　C. 肺脾气虚

　　D. 肺肾阴虚　　　　　　　　E. 气滞血瘀痰凝

8. 声嘶日久，咽喉干涩微痛，咽痒干咳，痰黏少，午后尤甚，辨证首先考虑（   ）

    A. 肺胃热盛　　　　　　　　B. 风热犯肺　　　　　　　　C. 肺脾气虚

    D. 肺肾阴虚　　　　　　　　E. 气滞血瘀痰凝

9. 下列不符合鼻鼽诊断要点的是（   ）

    A. 变应原接触史　　　　　　B. 家族史　　　　　　　　　C. 喷嚏频作，清涕如水

    D. 鼻塞　　　　　　　　　　E. 鼻内干燥感

10. 鼻鼽最突出的症状是（   ）

    A. 常头痛　　　　　　　　　B. 发作性喷嚏、流清涕、鼻塞　　　C. 常鼻衄

    D. 常流脓涕　　　　　　　　E. 常有鼻内干燥感

（程　超）

书网融合……

知识回顾　　　　微课　　　　习题

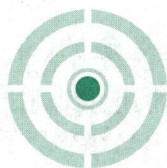

第五章

耳鼻咽喉病的治疗概要

PPT

学习目标

知识要求：

1. 掌握耳鼻咽喉疾病的常用中医治疗方法，包括内治法中的通窍法等，外治法中的滴耳法、滴鼻法、耳道冲洗法等。

2. 熟悉耳鼻咽喉各部的按摩、导引法，针刺疗法中的体针、穴位注射、耳针等治疗方法。

3. 了解耳鼻咽喉疾病的其他疗法，如微波治疗、激光治疗、冷冻治疗等。

技能要求：

1. 熟练掌握行滴耳法、滴鼻法等操作。

2. 学会应用中医的临床思维，治疗临床耳鼻咽喉科常见疾病。

知识拓展

致敬中医耳鼻喉科学创始人——干祖望教授

国医大师干祖望（1912~2015年）曾任南京中医药大学教授，江苏省中医院主任中医师，中华中医药学会耳鼻喉科分会第一届主任委员，首批全国老中医药专家学术经验继承工作指导老师。

干祖望17岁学医，21岁开业，擅长咽喉外科。1951年，他在上海松江县城厢第四联合诊所挂出全国第一块"中医耳鼻咽喉科"招牌；1956年，在《新中医药》杂志连载全国第一部《中医耳鼻咽喉科学》专著；1972年，在南京中医学院（现南京中医药大学）附属医院创办"中医耳鼻咽喉科"，该科于1984年被原卫生部确定为全国重点专科建设单位。干祖望临证80多年，经历了寒窗之辛、攻读之苦、创业之艰、奋斗之难。一分耕耘，一分收获，他深受患者的信任和爱戴，深得学生的尊重和敬仰，数十年传道授业，培养耳鼻喉科专科人才无数，桃李满天下。

耳鼻咽喉科疾病的中医治疗方法相当丰富，有内治、外治、针灸及其他疗法等。临床上应从实际出发，根据辨病和辨证结果，合理配合使用各种治法，才能取得较好的疗效。

第一节　耳鼻咽喉科常用内治法

内治法是中医耳鼻咽喉疾病的主要治疗方法之一。所谓内治，就是《素问·至真要大论篇》的"内者内治，外者外治"。因为任何疾病，总是病之于内而形之于外的。诚如陈士铎《洞天奥旨》一开卷就强调一切疾病："皆脏腑内毒蕴结于中，而发越于外也。"在运用内治法时，必须从整体观念出发，以四诊八纲为基础，进行局部与全身辨证，抓住疾病的本质，结合病情轻、重、缓、急变化，在审证求因、审因论治的原则指导下，选择各种不同的治法。

辨证论治在临床应用中是相当复杂而麻烦的，虽然千头万绪，它的核心是简单的，有规律可循的，如耳病实泻肝胆，虚补肾；鼻病实宣肺清热，虚益气升阳；咽喉疾病急症风热痰，慢病脾肾衰。

一、耳病常用内治法

1. **祛风法**　因于风寒侵耳者，宜祛风散寒，常用方如三拗汤、荆防败毒散；因于风热犯耳者，宜祛风散热，常用方如银翘散、蔓荆子散等；耳痒者，多属于风邪外犯，宜祛风止痒，常用方如消风散、四物消风饮等。

2. **清热法**　因肝胆或脾经湿热熏耳者，宜清利湿热，常用方如龙胆泻肝汤、甘露消毒丹等。

3. **和解法**　用于邪在少阳，枢机不利所致的耳病。常用方有小柴胡汤等。

4. **祛痰法**　因于痰热扰耳者，宜清热化痰，常用方如清气化痰丸、加味二陈汤等；因于痰浊聚耳者，宜燥湿除痰，常用方如六君子汤合五苓散加减等。

5. **活血祛瘀法**　用于血瘀耳窍证，常用方如通气散加味、通窍活血汤、桃红四物汤等。

6. **补益法**　脾虚气弱者，宜益气健脾，常用方如补中益气汤、益气聪明汤等。气血不足或心脾两亏者，宜益气养血，常用方如八珍汤、归脾汤。肾虚精血不足者，宜补肾填精，常用方如六味地黄汤、杞菊地黄汤、知柏地黄汤；因于肾阳亏虚者，宜温肾壮阳，常用方如附桂八味丸、补骨脂丸等。

7. **开窍法**　用于邪闭耳窍证，常用方如通气散。临床上本法常配合其他方法使用。

8. **排脓法**　促使脓液排泄。若热毒壅盛，宜清热解毒排脓，常用方如仙方活命饮；若正虚毒恋者，宜扶正托毒外出，常用方如托里消毒散等。

二、鼻病常用内治法

1. **通窍法**　用于邪滞鼻窍，鼻塞不利的病证。常用方剂如苍耳子散。本法多与其他治法配合使用。

2. **解表法**　因于风寒犯鼻者，宜疏风散寒，常用方如荆防败毒散、通窍汤。因风热犯鼻者，宜疏散风热，常用方如银翘散、桑菊饮等。

3. **清热法**　因肺热熏鼻者，宜清肺泄热，常用方如麻杏石甘汤、黄芩汤；因胃热熏鼻者，宜清胃泄热，常用方如凉膈散；因肝胆热邪犯鼻者，宜清肝泻火或清胆泄热，常用方如龙胆泄肝汤、藿胆丸；因于火毒攻鼻者，宜泻火解毒，常用方如黄连解毒汤、五味消毒饮等。

4. **行气活血法**　用于血瘀鼻窍所致的病证，常用方如当归芍药汤、通窍活血汤等。

5. **补益法**　因于肺气虚而邪滞清窍者，宜补肺益气，常用方如玉屏风散；因于肺寒者，宜温肺散寒，常用方如温肺止流丹；因于肺肾阴虚者，宜滋阴润肺，常用方如清燥救肺汤、养阴清肺汤、百合固金汤；因于脾虚邪滞者，宜健脾益气，常用方如补中益气汤、参苓白术散、四君子汤；因于肾阳不足者，宜温阳散寒，常用方如麻黄附子细辛汤、右归丸等。

6. 排脓法　用于鼻流脓涕，量多不止，或脓涕难出者。因肺胃热盛者，宜解毒排脓，常用方如升麻解毒汤；正虚邪滞者，宜托里排脓，常用方如托里消毒散等。

三、咽喉病常用内治法

1. 祛风法　因风热外犯者，宜疏风清热，常用方如疏风清热汤；因风寒侵袭者，宜疏风散寒，常用方如六味汤。

2. 清热法　因胃热熏蒸咽喉部者，宜清胃泄热，常用方如凉膈散、承气汤等；凡咽喉部红肿疼痛，宜清热利咽，选用清咽利膈汤。

3. 祛痰法　因于热痰者，宜清热化痰利咽，常用方如清气化痰丸；阴虚生痰者，宜润燥化痰，常用方如贝母瓜蒌散，药物如贝母、瓜蒌、天花粉、麦冬、桔梗、陈皮等；气虚痰湿者，宜燥湿化痰，常用方如二陈汤、消瘰丸；对于声带肥厚、声带小结等病，还可用咸寒软坚散结法。

4. 调理气血法　因肝气郁结者，宜疏肝解郁，常用方如半夏厚朴汤、逍遥散、旋覆代赭汤；因血瘀者，宜活血化瘀，常用方如桃红四物汤、会厌逐瘀汤。

5. 补益法　因气虚者，宜益气健脾，常用方如补中益气汤、参苓白术散；肾阳虚者，宜温阳利咽，常用方如附桂八味汤；因肺肾阴虚者，宜滋阴利咽，常用方如养阴清肺汤、知柏地黄汤。

6. 排脓法　用于咽部脓肿。痈肿已成未溃者，宜清热解毒排脓，常用方如仙方活命饮；痈肿已溃者，宜托里排脓，常用方如托里消毒散、黄芪解毒汤。

7. 化瘀法　气滞血瘀，导致声带肥厚、声带小结、声带息肉者，宜活血化瘀，常用方如会厌逐瘀汤。

8. 开音法　即用具有开音作用的药物治疗声嘶及失音。本法须与其他治法配合应用。如因风寒或湿浊蕴聚声门而致暗者，可加入石菖蒲、藿香等以芳香化浊开音；属风热者，可加入蝉蜕、木蝴蝶祛风开音；如为阴虚肺燥者，宜加玄参、胖大海润喉开音；如因久咳肺气耗散而致暗者，宜加诃子敛肺开音。

第二节　耳鼻咽喉科常用外治法

外治法是指与内治法相对而言的治疗方法，也就是《素问·五常政大论篇》所谓"上病下取，内病外取，以求其过"的"外取"。因耳鼻咽喉部位孔小洞深，借助专科器械视之可察，外用施之即效。外治法是利用手法、药物或配合专科器械等，直接施于患者体表某部或患病局部之处，以达到治疗目的的一种手段。

耳鼻咽喉病的外治法，是十分丰富多彩的，可单独应用，也可以与内治法联合使用。外治法，也需要根据病变部位进行辨证论治，才能取得理想效果。

一、耳病常用外治法

1. 清洁法　用清热解毒、燥湿收敛的药物煎水清洗患处，清洁耳廓或外耳道的脓液和痂皮，以利药物直接作用于患部，达到清洁局部的目的。用于治疗脓耳、耳疮、旋耳疮、耳瘘等。

2. 滴耳法　将药物直接滴入耳内发挥治疗作用，用以治疗耳痛、耳中流脓等，如黄连滴耳液、鱼

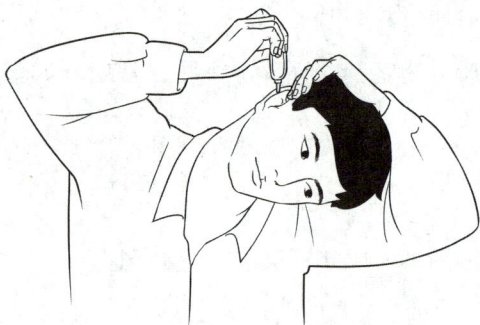

图2-5-1　滴耳法

腥草液、黄连酊等。滴药前，应仔细清洁耳道；滴药时，宜偏头，患耳向上，每滴入2~3滴，随后按压耳屏，促使药液进入外耳道深部或鼓室，5~10分钟后方可变换体位，每天3~4次。操作时应注意滴耳药液应尽可能与体温接近，以免引起眩晕（图2-5-1）。

3. 吹药法　用喷粉器将药粉吹入耳内或患处，以清热解毒，敛湿祛腐。常用药物如耳灵散、烂耳散、青黛散、冰硼散等。每天吹药1~3次。在每次吹药之前，务必将前次所吹之药清理干净。鼓膜穿孔小者不宜用，因药粉难以进入鼓室，反而堵塞穿孔，妨碍引流。每次吹药量宜少不宜多。总之，应用此法要慎重，操作时应格外小心。

4. 涂敷法　用于耳部疮疖肿痛、糜烂流脓等症，以清热解毒、消肿止痛、敛湿祛腐的散剂或涂敷剂涂敷于患部。常用药如青黛散、黄连膏、金黄膏、紫金锭等。也可用内服煎剂的药渣，趁热敷于红肿处。

二、鼻病常用外治法

1. 滴鼻法　将药液滴入鼻内，起到局部治疗的作用。所用药液应根据病情择取。滴鼻时可以仰卧、侧卧或坐位，无论身体何种姿态，均应使头部后仰，鼻孔朝上，将药物经前鼻孔滴入鼻腔（图2-5-2）。

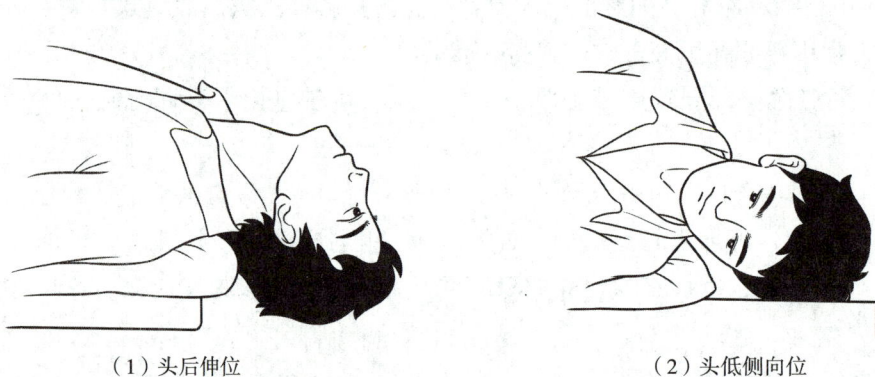

（1）头后伸位　　　　　　　　　　　　　（2）头低侧向位

图2-5-2　滴鼻法

2. 吹药法　将药粉吹入鼻腔内，以达到治疗目的，应辨证选药。用药时以喷粉器将药粉轻轻吹入鼻腔，每天3~4次。除止血时药粉可多用外，一般以薄薄的均匀一层为宜。吹药时嘱患者屏住呼吸，以免将药粉吸入气管和肺内，引起呛咳。

3. 涂敷法　将药物涂敷患处，以起到局部治疗作用。如对鼻部疖肿、湿疹、酒渣鼻等病，可用清热解毒消肿的药物涂敷。常用四黄散、黄连膏、紫金锭、硫黄散等，或用野菊花、木芙蓉叶、鱼腥草等鲜品捣烂外敷。如为鼻息肉，可用明矾散、硇砂散等涂敷以敛湿，消肿散结。鼻腔干燥疼痛，可用金黄膏、玉露膏涂敷以润燥止痛。将内服中药药渣布裹，趁温热敷于鼻部，用于治疗鼻伤瘀肿疼痛，有祛瘀活血、止痛消肿的作用。对于鼻衄患者，可用冷水浸湿的毛巾或冰袋敷于前额或颈项部。

4. 塞鼻法　即用纱布裹药末如枣核大，塞于鼻中，或以药棉沾药末、药膏塞于鼻中，随所用药物不同，而达到各种治疗目的。如将血余炭、大黄粉、田七末、云南白药、百草霜等沾于棉片上，贴于出血处或填塞鼻腔，可用以止血。

5. 熏鼻法　将药物煎沸，趁温热以鼻吸入热气，或以药物制成溶液，放入超声雾化器，雾化吸入鼻内，以达治疗目的。一般可用辨证论治的内服煎剂，于煎煮后即时吸其蒸汽熏鼻，可起到疏散风寒、行气活血通络、宣通鼻窍等作用。对于干燥性鼻炎、萎缩性鼻炎等病，有鼻内干燥、疼痛较剧症状者，蒸汽熏鼻可滋润黏膜，润燥止痛，尤为适宜。

三、咽喉病常用外治法

1. 吹药法 药物制成极细粉末，吹布于咽喉患处，以达到清热解毒、消肿止痛、祛腐生肌的治疗目的。适用于咽部红肿、疼痛、腐烂、痰涎增多等。喉部疾病兼有咽部疾病者，用吹药法更为适宜。但应注意，咽喉部吹药时应屏住呼吸，以免将药粉喷出或者吸入肺部，引起呛咳。吹药时用力要轻，要求药粉均匀撒布于患处周围。

2. 含漱法 用药液漱涤口腔，每天含漱3~4次，达到清热解毒、祛腐止痛、清洁局部的作用。用于多种咽部病证。咽黏膜腐烂、口秽不洁及咽病手术后患者，尤宜使用此法。常用方如漱口方，药物如金银花、桔梗、甘草、玄参、蒲公英等。也可用新鲜草药如车前草、土牛膝根等捣汁，稍加水含漱，或用复方硼砂溶液之类含漱。

3. 含噙法 即将药物含于口内，使药物慢慢溶化，然后徐徐咽下，可以让药物较长时间接触咽部，达到局部治疗作用，起到清热解毒、消肿止痛、生津润燥、益气开音等效果。常用于乳蛾、喉痹、喉痛、咽喉部肿瘤等。可根据证候不同而选用润喉丸、六神丸、喉症丸等。也可以将喉咽清口服液含于口中，缓缓咽下，尽可能延长含咽时间，以加强局部作用。

4. 蒸汽吸入法 选用适当药物煎煮后，趁温热经口鼻吸入药物蒸汽而使之作用于咽部。一般药物中的挥发油成分可以随蒸汽挥发，到达咽部，起到畅通气血、温通经络、祛风散寒、清利咽喉的作用，常用于慢性咽病及风寒咽痛，治疗乳蛾、喉痹、喉痈等病。

5. 贴敷法 用药物贴敷于患部或循经所取处，用于治疗咽喉病而致的面部或颈部红肿疼痛。常用清热解毒、消肿止痛的四黄散、如意金黄散等外敷。由于阳虚所致的咽喉病，可用吴茱萸末或用附子捣烂敷足心，以引火归原。

6. 啄治法 用扁桃体手术刀，在扁桃体上做雀啄样动作，使局部出血、消肿而达到治疗目的。每侧4~5下，伴少量出血，以吐2~3口血为度。2~3日1次。5次为1个疗程，一般不超过3个疗程。

7. 烙治法 是中医专科特殊疗法，适用于乳蛾、喉痹。用特制烙铁于酒精灯上灼烧并蘸香油后，迅速烙于患处，每次10~20下。烙时注意慎勿触及其他部位，烙后患处表面有白膜形成，应待其脱落后再行烧烙，一般5~7天一次，至患处平复为止。烙后饮食忌干硬辛辣之类。

第三节 耳鼻咽喉科常用针灸及其他治法

一、耳鼻咽喉病的针灸治疗

（一）体针

根据病证特点采用辨证取穴与循经取穴相结合的原则，选用适当穴位，以合适的针具进行针刺。实证、热证用泻法，虚证、寒证用补法，得气后出针或留针10~20分钟。

1. 耳病常用穴位 手少阳三焦经的中渚、外关、翳风、耳门等；足少阳胆经的听会、率谷、侠溪、上关等；手太阳小肠经的听宫等；手太阴肺经的少商等；手少阴心经的神门、灵道等；手阳明大肠经的迎香、合谷等；督脉的百会、神庭等。

2. **鼻病常用穴位**　手太阴肺经的中府、少商等；手阳明大肠经的二间、偏历、合谷、迎香等；足阳明胃经的巨髎、足三里等；足太阳膀胱经的眉冲、玉枕、天柱等；足少阳胆经的目窗、承灵、风池等；督脉的囟会、上星、素髎等；奇穴的印堂、鼻通等。

3. **咽喉病常用穴位**　手太阴肺经的列缺、鱼际、少商等；手少阳三焦经的关冲、中渚、支沟、四渎等；手太阳小肠经的少泽、天窗、天容等；手阳明大肠经的商阳、合谷、曲池、扶突等；足阳明胃经的人迎、气舍、内庭等；足少阴肾经的涌泉、照海等；督脉的哑门、风府等；任脉的天突、廉泉等。

（二）穴位注射

穴位注射以局部取穴为主，亦可根据经络循行特点配合远端取穴。根据注射部位的具体情况和药量不同，选择合适的注射器和针头。常规消毒局部皮肤后，将针头按照毫针刺法的角度和方向要求，快速刺入皮下或肌层的一定深度，并上下提插，出现针感后，回抽无血，即将药液注入。通过针刺与药液对穴位的刺激及药理作用，调整机体的功能，从而改善病理状态。穴位注射可根据病情及辨证的结果选用不同的药物。

（三）耳针

由于多条经脉直接或间接聚会于耳，人体各器官组织与耳有广泛的联系，因此，人体各部器官组织在耳廓上均有其相应的分区与穴位。换言之，就是耳廓各部分分别隶属于人体各脏腑器官，称之为耳穴。耳针疗法是指针刺耳穴以防治疾病的一种方法，具有奏效迅速、操作简便等优点。

耳针治疗通过毫针、埋针、药籽贴穴等多种方法刺激耳廓穴位，以达疏通经络、调和气血、调整脏腑功能、纠正阴阳失衡而防治疾病的目的。实施耳针治疗时应注意局部严格消毒，以防感染。年老体弱患者，针刺前后应适当休息。孕妇一般不采取耳针疗法。耳针也有可能发生晕针，须注意预防和及时处理。

1. **耳科疾病常用耳穴**　内耳、肾、内分泌、枕、神门、肾上腺、口、颊等。常用于治疗耳鸣、耳聋、耳胀、耳眩晕、脓耳、耳面瘫等。

2. **鼻科疾病常用耳穴**　外鼻、内鼻、下屏尖、额、内分泌、肺、脾等。常用于治疗伤风鼻塞、鼻鼽、鼻渊、鼻槁、鼻衄、头痛等。

3. **咽喉科疾病常用耳穴**　咽喉、轮1~6、扁桃体、下耳根、内分泌、肾上腺、肺、脾、肝等。常用于治疗喉痹、乳蛾、喉喑、梅核气等。

（四）灸法

灸法是通过温热的刺激，作用于经络腧穴，发挥温经散寒、舒经活络、温通气血、扶阳救脱、升提阳气、消瘀散结等作用，以达到防病、治病的目的。多用于治疗虚寒性疾病。常采用悬灸法（温和灸）。

1. **耳科常见病**　如耳眩晕、耳鸣、耳聋等属寒性虚证者，可配合用灸法。常用穴位：百会、中脘、关元、足三里及肾俞、脾俞等。

2. **鼻科常见病**　如鼻鼽、鼻渊、鼻槁、鼻窒及虚证鼻衄，可配合用灸法。常用穴位：膈俞、上星、悬钟、合谷、百会、内关、囟会、鼻通、迎香、风池、大椎及肺俞、胆俞、肾俞等。

3. **咽喉科常见病**　如喉痹、梅核气、喉喑、喉风等病证属虚寒者，可配合用灸法。常用穴位：足三里、合谷、曲池、内庭、少泽、涌泉、外关、天突、天容等。

（五）穴位埋线

穴位理线是将铬制羊肠线埋植在穴位内，利用羊肠线对穴位的持续性刺激作用，从而达到治疗疾病目的的一种方法。

1. 迎香穴位理线　常用于治疗鼻槁、鼻鼽、嗅觉失灵等。方法是按外科原则消毒后，铺小孔巾，在迎香穴局部注入1%普鲁卡因，每侧1~2ml，用带有肠线的三角缝针，穿过穴位，埋线长约0.5cm，剪去露出皮肤的线头，如有出血，稍加压迫止血，不必包扎。

2. 喉结旁或天突穴位埋线　常用于治疗声门闭合不全、声带麻痹造成的声嘶，方法同迎香穴位埋线。

（六）刺血法

刺血法是用三棱针点刺，先在针刺部位上下推按，使瘀血积聚一处，右手持针（拇、食两指捏住针柄，中指指端紧靠针身下端，留出1~2分针尖），对准已消毒部位迅速刺入1~2分，立即出针，轻轻挤压针孔周围，使出血数滴，然后用消毒棉球按压针孔。针刺放血有活血通经、泄热开窍、消肿止痛的作用。咽喉口齿红肿疼痛、高热常取少商、商阳、耳背、耳尖、耳垂等穴。此外，咽喉局部红肿较甚，病情重，吞咽、呼吸不利者，可用三棱针在咽喉内患部之红肿高突处刺入，一般刺入1分许，刺2~3下，挤出紫血，或于局部黏膜浅刺5~6下，以出血泄热。

二、推拿、按摩法

1. 咽鼓管自行吹张法　《保生秘要》卷三记载："定息以坐，塞兑，咬紧牙关，以脾肠二指捏紧鼻孔，睁二目，使气串耳通窍内，觉哄哄有声，行之二三日，窍通为度。"即是调整好呼吸，闭紧双唇，用拇、食二指捏紧双侧鼻孔，然后用力鼓气，使气体经咽鼓管咽口进入中耳内，可感觉到鼓膜突然向外膨出，并有轰然之声。用于治疗耳闭、耳鸣、重听、耳聋等证。

2. 鼓膜按摩法　《景岳全书》卷二十七说："凡耳窍或损，或塞，或震伤，以致暴聋或鸣不止者，即宜以手中指于耳窍中轻轻按捺，随捺随放，或轻轻摇动以引其气，捺之数次，其气必至，气至则窍自通矣。凡值此者，若不速为引导，恐因此渐闭而竟至不开耳。"其法是用中指尖插入外耳道口，轻轻按压，一按一放，或中指尖在外耳道轻轻摇动十余次，待外耳道的空气排出后即突然拔出，如此重复多次。也可用两手中指，分别按压耳屏，使其掩盖住外耳通口，一按一放，有节奏地重复数十次。用于治疗耳胀之耳鸣、耳聋、鼓膜内陷者。

3. 鸣天鼓　如《内功图说·十二段锦总诀》述："鸣天鼓，二十四度闻。""记算鼻息出入各九次，毕，即放所叉之手，移两手掌擦耳，以第二指叠在中指上，作力放下第二指，重弹脑后，要如击鼓之声，左右各二十四度，两手共弹四十八声，仍放手握固。"其方法是调整好呼吸，先用两手掌按摩耳廓，再用两手掌心紧贴两耳，两手食指、中指、无名指、小指对称地横按在枕部，两中指相接触，两食指翘起放在中指上，然后把食指从中指上用力滑下，重重地叩击脑后枕部，此时可闻洪亮清晰之声，响如击鼓。先左手24次，再右手24次，最后双手同时叩击48次。多用于防治耳聋、耳鸣。

4. 耳的按摩法　根据耳病辨证分型，分别采取温、通、补、泻、汗、和、散、清等治则，选取不同的手法进行按摩。如耳鸣耳聋者，可揉印堂，开天门，摩听宫、翳风、百会、风池、合谷，推大椎、肾俞等。如眩晕实证，可用摩涌泉、推大椎、揉囟会等手法；如眩晕虚证，可揉百会、合谷，按揉足三里等穴。

5. 鼻部按摩法　用于鼻塞、流涕之证。将两手鱼际部搓热，然后分别于鼻背由鼻根向迎香穴往返按摩，至有热感为度，然后再分别由攒竹向太阳穴推按，使局部有热感，每日3次。迎香穴按摩用食指于迎香穴上点、压、揉、按，每日3次，以觉鼻内舒适为度。

6. 咽喉部按摩法　用于声音嘶哑或失音，以及咽喉疼痛等症。

（1）声嘶失音的按摩方法　取穴部位重点在人迎穴、水突穴、局部敏感压痛点及咽喉部三条侧线。第一侧线，喉结旁开1寸处直下；第三侧线，喉结旁开1.5寸直下；第二侧线，在第一、第三侧线中间。操作时，患者取坐位或仰卧位，医者先于患者咽喉部三条侧线用一指禅推法或拿法，往返数次，也可配合揉法，然后在人迎穴、水突穴及敏感压痛点处采用揉法。手法宜轻快柔和，不可粗暴用力。

（2）咽喉疼痛的按摩方法　取风池、风府、天突、曲池、合谷、肩井穴等穴。操作时患者取仰卧位，先在喉结两旁及天突穴处用推拿或一指推揉手法，上下往返数次；再取坐位，按揉风池、风府、肩井等穴，配合拿曲池、合谷等穴。

三、导引法

1. 耳聋导引法

（1）《保生秘要》卷三记载："凡搓掌心五十度，热闭耳门，空观。次又搓又闭又观，如此六度，耳重皆如此导法，兼以后功，无不应验。"此法是双掌快速摩擦50次，然后趁热分别捂住双耳，同时凝神空思，如此6遍。

（2）《诸病源候论》卷二十九引用《养生方》中导引法治疗耳聋："坐地，交叉两脚，以两手从曲脚中入，低头叉项上，治久寒不能自温，耳不闻声。""脚着项上，不息十二通，必愈大寒不觉暖热，久顽冷患，耳聋目眩。"意思是将双脚交叉，席地而坐，双手从两脚和腘窝处伸入，然后低头将颈项放于双膝之间。

2. 鼻部导引法

（1）治疗鼻塞、多涕导引法　《诸病源候论》卷二十九引用《养生方》记载："东向坐，不息三通，手捻鼻两孔，治鼻中患。交脚踑坐，治鼻中患，通脚癫疮，去其涕唾，令鼻道通，得闻香臭。"又说："东向坐，不息三通，以手捻鼻两孔，治鼻中息肉。"

（2）治疗鼻出血　《保生秘要》记有止鼻衄导引法："开二目，鼻朝天，吸气得法，咽吞，如此久吸久咽，血见津而自回，兼行后功，气脉自和也。"日常发生鼻出血可用手掌蘸冷水拍打前额或后颈部，或用手指揉按神庭、上星穴，或紧捏双侧鼻翼，用温水浸双足，或以大蒜捣烂敷涌泉穴，均有辅助止血的作用。

3. 咽喉导引法　常用于喉痹、暴喑的治疗和预防。

（1）治喉痹导引法　《诸病源候论》卷三十引用《养生方》记载："两手拓两颊，手不动，搂肘，使急，腰内亦然，住定，放两肋头，向外肘髆腰，气散尽势，大闷始起，来去七通，去喉痹。"又说："一手长舒合掌仰，一手捉颏，挽之向外，一时极势，二七。左右亦然。手不动，两向侧势，急挽之二七。去……喉痹。"《红炉点雪》卷四介绍了治疗梅核气的导引法："升身闭息，往来鼓腹，俟其气满，缓缓呵出，怡然运五七次。"

（2）防治喉痹、暴喑导引法　《红炉点雪》卷四描述："凝神息虑，舌舐上腭，闭口调息，津液自生，分作三次，以意送下，此水潮之功也。津既咽下，在心化血，在肝明目，在脾养神，在肺助气，在肾生精，自然百骸通畅，诸病不生，此除后患之功也。"

四、擒拿法

擒拿法常用于急性咽喉疾病，有咽喉肿胀、疼痛剧烈、吞咽困难、痰涎壅盛、口噤难开等。本法能调和气血，疏通经络，减轻症状，以便进食。其方法有多种，常用的有单侧擒拿法与双侧擒拿法。

1. **单侧擒拿法**　患者正坐，单手侧平举，拇指在上，小指在下。患者左手侧平举，术者站于患者举手之正侧面，用与患者同侧手的食、中、无名指，紧按患者鱼际背部（相当于合谷穴处），小指叩于腕部，拇指与患者拇指罗纹面相对，并用力向前压紧，另一手拇指按住患者术侧锁骨上缘肩关节处（相当于肩髃穴处），食、中、无名指紧握腋窝处，并用力向外拉开。如此反复多次，此时患者咽喉疼痛明显减轻，助手则可将汤药或稀粥喂给患者，使其缓缓咽下。

2. **双侧擒拿法**　患者坐在凳上，术者立于其背后，两手从患者腋窝下伸向胸前，并以食指、中指、无名指按住锁骨上缘，两肘臂压住患者胁肋，胸部则贴紧患者背部。位置固定好后，两手用力沿锁骨到肩胛向左右两侧拉开，两肘臂和胸部将患者胁肋及背部压紧，三方向同时用力，以使患者咽喉部松动，便于吞咽。助手则可将汤药或稀粥喂给患者，使其缓缓咽下。

施术时注意患者全身情况，术者用力须恰当，不可过于粗暴。

第四节　耳鼻咽喉科常用治疗操作方法

一、耳部疾病常用治疗操作方法

1. **外耳道冲洗法**　冲洗外耳道用于清除已润化的耵聍或某些外耳道异物。患者取侧坐位，头偏向健侧，接水弯盘放在患侧耳垂下方，紧贴皮肤。操作者左手将患侧耳廓轻轻向后上（小儿向后下）牵拉，右手取吸满温热生理盐水的冲洗器置于外耳道口，向外耳道后上壁方向冲洗（图2-5-3），冲洗液进入外耳道深部，借回流力量将耵聍或异物冲出，反复冲洗，直至耵聍或异物冲出为止。最后用干棉签拭干外耳道，并检查外耳道有无损伤。

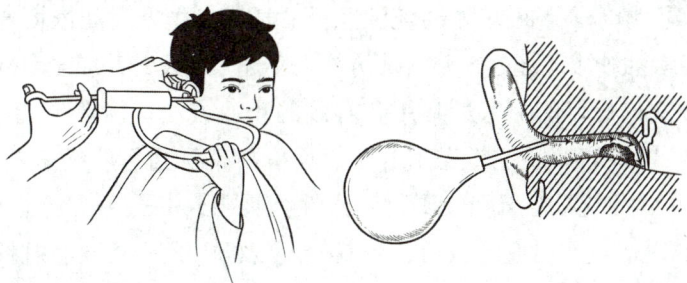

图2-5-3　外耳道冲洗法

2. **咽鼓管吹张术**　如无急性炎症感染，可行咽鼓管吹张术，自行捏鼻鼓气法及饮水通气法均较简便易行。较简便的方法是患者口中鼓气，用手的鱼际按一侧的颊部，手指按在另侧颊部，手掌放在嘴部，在做吞咽动作终末时，用手指及鱼际压两颊部，将口腔中空气经咽鼓管压入鼓室，效果甚好。在应用导管吹张法时，操作宜轻巧，以免损伤咽鼓管咽口黏膜，还应鼓励患者平时多做咀嚼、吞咽动作，以助咽鼓管口开放，如辅以药物治疗、自行鼓膜按摩更可增加疗效。

3. **鼓膜穿刺术**　操作简单，效果明显，具诊断和治疗双重作用。凡经一般治疗无效者，在鼓膜麻醉或无麻醉下按无菌操作原则，用7号长针头于鼓膜后下方穿刺抽液后，症状可立即改善，对浆液性积液治愈率可达65%~95.7%。如积液黏稠难以抽出者，可于抽液后于鼓室内注入黏液溶解剂以稀释黏稠的积液，改善中耳和咽鼓管黏膜纤毛活性，亦可同时注入适量的抗生素、皮质类固醇以增加疗效（图2-5-4）。

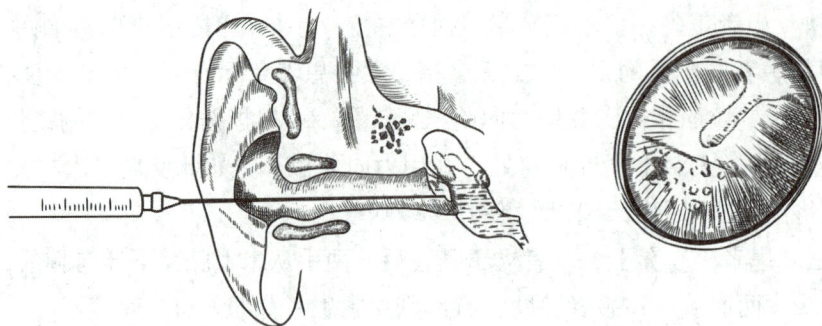

图2-5-4 鼓膜穿刺术

二、鼻部疾病常用治疗操作方法

1. 前鼻孔鼻腔填塞 适用于出血较剧的鼻腔前部出血或出血部位不明时。常用坐位或半卧位，先以1%麻黄素加1%地卡因液棉片置于鼻腔，以起到止血、收缩鼻黏膜、麻醉作用，必要时可重复置换一次。然后用前鼻镜撑开前鼻孔，尽可能看清鼻腔结构和出血点，将准备好的宽度约1.5cm的凡士林纱条、抗生素油纱条或碘仿纱条的一端双叠成8~10cm，用枪状镊夹住折叠端，将其置于鼻腔后上部，将双叠的纱条分开，短段平贴鼻腔上部，长段平贴鼻腔底，形成一向外开放的"口袋"，然后将其余纱条从后向前以上下折叠状填塞置"口袋"内，使纱条填紧鼻腔，剪去前鼻孔多余纱条，用干棉球塞入前鼻孔，胶布固定（图2-5-5）。经口咽检查是否还有血液自后鼻孔流入咽部，如有则须

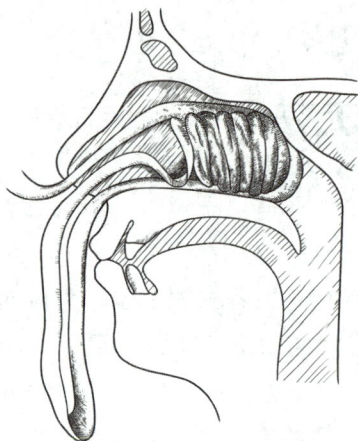

图2-5-5 鼻腔填塞法

抽出纱条重填或改用后鼻孔填塞。鼻腔填塞时应注意松紧适度。填塞时间依填塞物不同而异，凡士林纱条一般不超过3天、抗生素油纱条不超过5天、碘仿纱条不超过7天，并应全身应用抗生素预防感染。

2. 鼻内镜下止血方法 是目前临床最常用和有效的止血方法。优点是能够准确判定出血的部位，可以避免盲目鼻腔填塞。患者取仰卧位，先用含有表面麻醉剂和血管收缩剂的棉片对鼻腔进行收缩麻醉，在内镜监视下，一边用吸引器将鼻腔分泌物和血性物吸出，一边用内镜分别检查鼻中隔、外侧壁、鼻腔顶壁及鼻咽部，找到出血点或出血区域后，可以使用双极电凝、微波、射频和激光止血，如为范围较广的弥漫性出血，可将含有抗生素的眼膏涂满明胶海绵或止血膨胀海绵做鼻腔填塞。

3. 鼻骨骨折复位 应在伤后组织肿胀发生之前复位，不仅使复位准确，且有利于早期愈合。若肿胀明显，可暂缓进行，但不能超过10天，以免发生错位愈合，增加处理困难。先以1%麻黄素收缩鼻腔黏膜，行1%地卡因鼻黏膜表面麻醉。用复位器伸入鼻骨下塌处，置于鼻骨之下将其抬起，此时常可听到鼻骨复位时的"咔嚓"声。复位器伸入鼻腔且勿超过两侧内眦连线，以免损伤筛板（图2-5-6）。如有鼻中隔软骨脱位也应同步复位。将复位器的两叶伸入两侧鼻腔，置于中隔偏曲处的下方，夹住鼻中隔垂直向上移动，即可使脱位的中隔复位。复位后鼻腔须加填塞，以便起到支撑和止血的作用。填塞物如为一般凡士林纱条，在鼻腔滞留时间不可超过48小时。

4. 鼻腔冲洗 指通过一定压力的水流将鼻腔分泌物清洗出来的一种治疗方法（图2-5-7）。主要用于治疗萎缩性鼻炎、干酪性鼻炎、鼻腔真菌感染以及鼻、鼻窦手术后，鼻和鼻咽肿瘤放疗后鼻腔清洗。

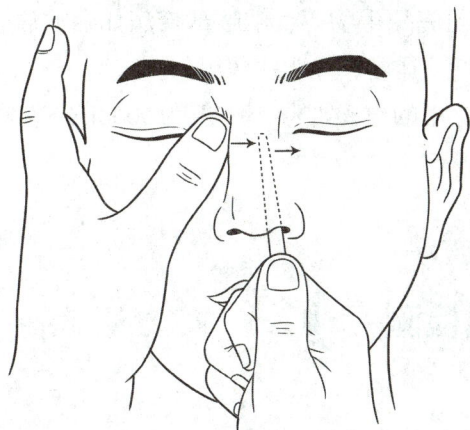

图2-5-6　鼻骨复位法　　　　　　　图2-5-7　鼻腔冲洗法

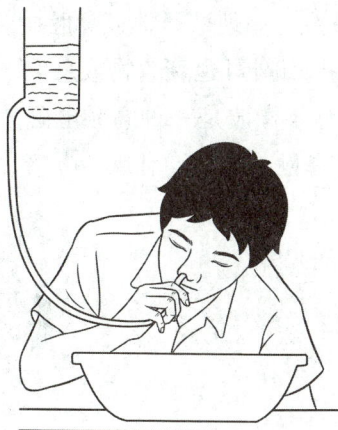

三、咽喉部疾病常用治疗操作方法

1. **雾化吸入治疗**　将药物注入雾化吸入器，使药液喷雾成细颗粒状均匀地分布于咽喉部，适用于慢性咽部炎症、萎缩性咽炎、咽部干燥、慢性喉炎、声带息肉、声带结节等。常用的药物有抗生素、肾上腺皮质激素等。吸入次数可根据病情，每日1~3次，疗程也应根据疾病的轻重程度和恢复状况而定，一般吸入治疗3~6天。

2. **药物局部注射**　将治疗药物注射于喉组织内的方法，注射方式可通过间接喉镜、直接喉镜、纤维喉镜等，也可由甲状软骨切迹上缘或环甲膜经皮刺入，将药物注入声门旁间隙、会厌前间隙、声带或杓会厌襞上，局部注射的药物多为抗肿瘤药、生物制剂等，也可注射组织填充剂治疗单侧声带麻痹或发音功能障碍等。

3. **间接喉镜下喉手术**　在间接喉镜下用弯手术钳完成喉内手术。主要治疗声带息肉、声带小结、会厌囊肿或喉组织活检、环杓关节脱位。

4. **纤维喉镜下喉手术**　纤维喉镜镜身柔软，可以弯曲，且能在弯曲的条件下导光和导像，可以深入到喉的各个部位，手术时一般左手持镜，右手完成手术。可切除声带息肉、声带小结、会厌囊肿，完成喉组织活检。

四、其他疗法

1. **超短波理疗**　超短波理疗属于高频电疗法范畴，指用波长为1~10m，频率为30~300MHz的高频振荡电流，在人体所产生的电场作用进行治疗的方法。治疗喉痹、乳蛾、喉喑、耳疖、耳疮、脓耳等疾病。

2. **冷冻治疗**　冷冻治疗是利用制冷剂产生低温，通过冷冻局部活体组织，使之破坏来治疗某些疾病的一种方法。治疗耳部疾病如耳廓痰包等，鼻部疾病如鼻衄、鼻窒、鼻鼽等，咽喉部疾病如喉痹、乳蛾、咽喉瘤等。

3. **激光治疗**　激光治疗在耳鼻咽喉科的常用方式有两种，即CO_2激光治疗与YAG激光治疗。CO_2激光主要用于表面组织的切割、气化，治疗喉痹等疾病；YAG激光可通过光纤传递，用于内窥镜和皮肤、黏膜表面的操作，治疗鼻窒、咽喉瘤等疾病。

4. **射频治疗**　射频治疗是利用频谱为0.5MHz~100GHz的电磁波作用于人体组织产生内生热效应，使组织蛋白凝固、萎缩、脱落或消失，从而达到使增生性病变组织相应缩小或消除的治疗目的。适应证有鼻部疾病如鼻窒、鼻衄、鼻鼽、鼻腔血管瘤、鼻前庭赘生物等，咽喉部疾病如咽喉瘤、乳蛾、喉痹、喉喑等，耳部疾病如外耳道新生物或息肉、肉芽，以及耳瘘、耳廓痰包等。

5. **微波治疗**　微波是一种高频电磁波，医疗应用的电磁波频率一般为500kHz~2500MHz。适应证有鼻衄、鼻窒、鼻鼽、喉痹、乳蛾、喉喑、咽喉瘤等。

目标检测

答案解析

单项选择题

1. 下列不属于咽喉病外治法的是（　　）

　　A. 吹药法　　　　　　B. 含漱法　　　　　　C. 噙含法　　　　　　D. 外敷法　　　　　　E. 祛痰法

2. 不能用噙化法的咽喉病是（　　）

　　A. 乳蛾　　　　　　　B. 喉痹　　　　　　　C. 喉痈　　　　　　　D. 急喉风　　　　　　E. 口疮

3. 鼻病治疗中常用的印堂、鼻通穴所属经脉为（　　）

　　A. 督脉　　　　　　　B. 任脉　　　　　　　C. 奇穴　　　　　　　D. 足阳明胃经　　　　E. 手阳明大肠经

4. 中医内治，依靠药物，给药途径也一般是通过给药的是（　　）

　　A. 呼吸道　　　　　　B. 肛门　　　　　　　C. 鼻腔　　　　　　　D. 消化道　　　　　　E. 皮肤

5. 灸法在耳鼻喉科多用于（　　）

　　A. 湿证　　　　　　　B. 虚寒证　　　　　　C. 实证　　　　　　　D. 热证　　　　　　　E. 血瘀证

6. "鸣天鼓"可以防治的疾病有（　　）

　　A. 耳鸣耳聋　　　　　B. 脓耳　　　　　　　C. 耳胀耳闭　　　　　D. 耳眩晕　　　　　　E. 耳根毒

7. 鼓膜自行吹张法常用于治疗（　　）

　　A. 耳鸣耳聋　　　　　B. 耳胀耳闭　　　　　C. 耳眩晕　　　　　　D. 耳疮　　　　　　　E. 脓耳

8. 鼻部按摩法主要用于治疗（　　）

　　A. 鼻息肉　　　　　　B. 鼻出血　　　　　　C. 鼻塞流涕　　　　　D. 鼻流浊涕　　　　　E. 打喷嚏

9. 下列治疗方法是耳部病外治法的是（　　）

　　A. 祛风法　　　　　　B. 清热法　　　　　　C. 活血化瘀法　　　　D. 补益法　　　　　　E. 吹药法

10. 鼻骨骨折复位后，鼻腔填塞时间一般不超过（　　）

　　A. 12小时　　　　　　B. 24小时　　　　　　C. 48小时　　　　　　D. 36小时　　　　　　E. 72小时

（邢炜东）

书网融合……

知识回顾　　　　习题

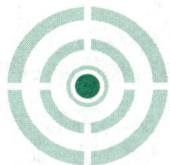

PPT

学习目标

知识要求：

1. 掌握耳胀耳闭、脓耳、耳眩晕、耳鸣耳聋等的诊断要点、辨证论治。

2. 熟悉耳胀耳闭、脓耳、耳眩晕、耳鸣耳聋的病因病机、治疗原则、外治法；耳疖耳疮的诊断依据与外治法。

3. 了解耳科疾病的预防调摄内容。

技能要求：

1. 熟练掌握脓耳的外治法，如滴耳法、鼓膜按摩法等。

2. 学会应用中医临床思维，治疗常见耳部疾病。

第一节 耳疖 耳疮

耳疖或称耳疔，是指发生于耳道的疖肿，以局限性红肿，突起肿胀为其特征，亦称外耳道疖。耳疮则指耳道弥漫性红肿，相当于外耳道炎。两病在临床上较为常见，其病因病机大致相同，故合并论述。

【病因病机】

1. **风热邪毒外侵** 多因挖耳恶习，损伤外耳道皮肤，风热之邪乘机侵袭，或因污水入耳，脓耳之脓液浸渍染毒而发。

2. **肝胆湿热上蒸** 湿热邪毒壅盛，引动肝胆火热循经上乘，蒸灼耳道，壅遏经脉，逆于肌肤而致耳道漫肿、赤红而为病。

临床上，耳疖多偏于热毒，耳疮多偏于湿热，但湿热与热毒往往可兼并出现。

【临床表现】

（一）自觉症状

1. **耳疮** 早期耳道发痒灼热，继而耳部疼痛，耳胀不适，甚至耳闭耳堵，听力下降。若转为慢性，则以耳痒不适为主，时有耳微痛。

2. **耳疖**　起病即出现耳痛，常放射至同侧头部，张口、咀嚼，或碰触患耳时疼痛加重，常因疼痛难以入眠。若疖肿过大，堵塞外耳道，出现耳堵耳闷感，影响听力。

（二）耳部检查

1. **耳疮**　急性以外耳道皮肤弥漫性红肿、外耳道腔变狭窄为特征，可伴外耳道皮肤糜烂，有脓性渗出物；慢性表现为外耳道皮肤粗糙增厚，脱屑，可有少量分泌物，甚至外耳道狭窄，鼓膜混浊增厚，标志不清。

2. **耳疖**　有明显的耳屏压痛和耳廓牵引痛，以局限性皮肤红肿突起、肿胀之处顶部出现脓头为特征。脓肿成熟破溃，外耳道内有少量脓血流出，可伴有耳周淋巴结肿大、压痛。

【诊断依据与鉴别诊断】

（一）诊断依据

耳疖、耳疮都发于外耳道。耳疖者疼痛较剧烈，查体有明显的耳屏压痛和耳廓牵拉痛，外耳道可见局限性红肿隆起，或在肿胀的中央有白色脓栓；耳疮者疼痛较轻微，局部呈弥漫性红肿，可有少许分泌物。

（二）鉴别诊断

注意与脓耳等鉴别。耳疖、耳疮者外耳道可有脓液，但耳膜无穿孔；如脓耳耳膜未穿溃时，可有胀闷堵塞感，但脓耳耳内疼痛较剧烈，耳膜红肿较明显，在剧烈耳痛之后，耳膜可以穿溃而流脓，故可鉴别。

【治疗】

本病治疗原则：局部治疗与全身治疗相结合，以抗炎、消肿、止痛为基本原则，配合辨证论治，能有效促进病变愈合，防止转为慢性。

（一）辨证论治

1. 风热邪毒

[主症]耳部灼热疼痛，张口、咀嚼或牵拉耳廓、压迫耳屏时疼痛加剧。检查见耳道局限性红肿，隆起，或弥漫性红肿，表面有黄白色分泌物。

[证候分析]病初起，局部红肿疼痛，表面可有黄白色分泌物，可伴恶风发热，头痛，周身不适，舌尖红，苔薄黄，脉浮数。

[治法]疏风清热，消肿止痛。

[方药]银翘解毒汤加减。方中金银花、连翘疏风清热，紫花地丁、黄连、夏枯草清热解毒消肿，牡丹皮、犀角（水牛角代）清热凉血，赤茯苓利水祛湿。

2. 肝胆湿热

[主症]耳痛剧烈，甚者痛引腮脑，如疖肿闭塞耳道，导致听力下降。外耳道局限性红肿，顶部可见黄白色脓点，溃破后有黄稠脓液，耳前后可有淋巴结肿大疼痛。可有发热，口苦咽干，舌红、苔黄腻，脉弦数。

[证候分析] 肝胆火热上犯耳道，熏灼皮肤，故耳道红肿疼痛剧烈；肿甚堵塞耳道，故听力下降；耳部脉络多连头部，故痛连腮脑；若邪毒阻滞脉络，故耳前后淋巴结肿大疼痛；热甚灼腐皮肤则化脓；肝胆郁热，故发热，口苦咽干；舌红、苔黄腻、脉弦数为肝胆湿热之象。

[治法] 清泻肝胆，消肿止痛。

[方药] 龙胆泻肝汤加减。可加夏枯草，如脓已成未破者可加皂角刺、穿山甲、天花粉等或用仙方活命饮加减。

（二）外治

1. **滴耳** 早期用抗生素滴耳液，或1%~3%酚甘油滴耳。

2. **外敷** 外敷抗生素软膏，也可用5%鱼石脂软膏外涂患处。慢性外耳道炎，可选用抗生素与类固醇激素制剂、霜剂局部涂敷，也可用如意金黄膏、黄连膏等中药涂敷患处。

3. **切开排脓** 若疖肿已成熟，可切开排脓引流。

（三）针灸疗法

耳痛剧烈，可针刺合谷、内关、少商等穴。

（四）其他疗法

局部超短波理疗或微波理疗。

【预防调摄】

（1）忌食辛辣刺激食物。
（2）积极治疗其他诱因，如糖尿病、化脓性中耳炎等。
（3）保持耳道清洁，禁止挖耳，避免污水入耳。

【转归预后】

本病预后一般良好。

第二节   耳胀   耳闭

耳胀、耳闭是以耳内胀闷堵塞感、听力下降为主症的耳病。病初起，耳内胀且痛，称为耳胀或耳胀痛；病久则耳内如物阻隔，清窍闭塞，故称耳闭。分别与急性、慢性非化脓性中耳炎相似。西医称为分泌性中耳炎、非化脓性中耳炎、渗出性中耳炎等。冬春季多见，是引起听力下降的常见疾病之一。

【病因病机】

1. **风邪外袭，痞塞耳窍** 生活起居失慎，寒暖不调，风邪外犯，首先犯肺，肺失宣降，鼻塞不利，耳闭不通，水湿停聚不化，积于鼓室，痞塞耳窍。

2. **肝胆湿热，上壅耳窍** 外感邪热，内传肝胆，或七情所伤，肝气郁结，气机不调，内生湿热，上蒸耳窍而为病。

3. **脾虚痰湿，壅阻耳窍** 久病伤脾，或先天禀赋不足，脾虚不能运化水湿，且土不生金，肺气亏虚，肺失宣发，治节不利，水道与脉络不畅，水湿泛滥，积于鼓室，壅阻耳窍。

4. **痰瘀互结，滞溜耳窍**　久病入络，气机不利，血瘀痰凝，互结于鼓室，加重耳闭不通。

【临床表现】

（一）自觉症状

1. **耳痛**　初起可有耳痛。小儿常夜间发作，哭闹不休；成人耳痛多不明显，慢性则无明显耳痛。

2. **耳内闷胀堵塞感**　耳内如棉花堵塞状，严重者则耳内胀痛不适。按捺耳屏后可暂时减轻。

3. **听力减退**　可伴自听增强。病前多有感冒史，听力逐渐下降，伴自听增强。头位变动时，如前倾或偏向患侧，因积液离开蜗窗，听力可暂时改善。慢性者起病隐匿，患者常说不清发病时间。

小儿多表现为对他人呼唤不予理睬，看电视时要声音调大，学习注意力不集中，成绩下降等。如另一耳正常，可长期不被家长察觉。

4. **耳鸣**　呈持续性或间歇性，如"劈拍"声，或低音调"轰轰"声。擤鼻时可出现耳内气过水声，运动、摇头时耳内可有水流动感。

（二）耳部检查

急性期鼓膜可有放射状充血，鼓膜内陷，继而鼓室积液，鼓膜呈淡黄、橙红或琥珀色。有时可见到随头位而改变的液平面。鼓室积液较多时，鼓膜则向外隆凸，鼓膜活动受限。病久者可见鼓膜增厚，混浊明显，或出现钙化斑块，有的表现鼓膜萎缩菲薄，内陷明显，甚至与鼓室内侧壁粘连。鼻咽部检查或可见鼻咽黏膜炎症表现。

（三）实验室及其他检查

1. **听力学检查**　音叉试验或纯音听阈测试为传导性聋。听阈可随积液量的改变而波动。听力损失一般以低频为主。

2. **声导抗测试**　是诊断本病的重要客观检查方法。其中平坦型（B型）鼓室导抗图为鼓室积液的特征性表现；负压型（C型）鼓室导抗图则提示鼓室呈负压，咽鼓管功能不良。

3. **诊断性鼓膜穿刺**　可明确有无鼓室积液及积液的性质，同时也起治疗作用。

4. **颞骨CT**　显示鼓室内有低密度影，部分或全部乳突气房内积液，有些气房内可见液气平面。

【诊断依据与鉴别诊断】

（一）诊断依据

本病以耳内胀闷堵塞感为主要症状，外耳道检查无耵聍堵塞。鼓膜充血、内陷，鼓室积液，或有鼓膜菲薄、瘢痕等。听力为传导性耳聋；声导抗有阳性表现等。

（二）鉴别诊断

临床诊断时，要注意排除其他耳病引起的耳内胀闷症状。

1. **耵聍或异物**　可出现胀闷堵塞感，将耵聍或异物取出，耳胀闷堵塞感等症状便消失或减轻。

2. **脓耳**　耳膜未穿溃时，也有胀闷堵塞感，但脓耳疼痛较剧烈，耳膜红肿较明显，在剧烈耳痛之后，耳膜可以穿溃而流脓，故可以鉴别。

【治疗】

本病的治疗宜采取综合治疗，清除中耳积液，控制炎症，改善咽鼓管通气引流功能，积极治疗病灶性疾病。辨证论治对控制复发、改善慢性病变有独到之处。

（一）辨证论治

1. 风邪外袭

[主症] 耳内作胀、不适或微痛，耳鸣如闻风声，自听增强，听力减退。鼓膜微红、内陷或有液平面，鼓膜穿刺可抽出积液。全身可伴有风寒或风热表证。

[证候分析] 风邪外袭，肺经受邪，耳内经气痞塞，故耳胀微痛；风邪扰于清窍，故耳鸣如闻风声，听力突然下降；风寒偏重者，全身可见恶寒重、发热轻、头痛、肢体酸痛、鼻塞、流清涕、舌淡、脉浮紧；若因风热外袭，正邪抗争，则有恶寒发热、鼻塞流涕、咽痛、脉浮数。

[治法] 疏风宣肺，祛湿通窍。

[方药] 杏苏饮加减。耳堵塞感重者，加柴胡、石菖蒲；鼻塞流涕者，加苍耳子散；热重者，加金银花、连翘、蒲公英；偏风寒者，加麻黄、桂枝、细辛。

2. 肝胆湿热

[主症] 耳内胀闷堵塞感，耳内微痛，耳鸣如机器声，自听增强，重听或耳不闻声；鼓膜内陷，周边轻度充血，若见液平面，鼓膜穿刺可抽出黄色较黏稠的积液；烦躁易怒，口苦口干，舌红，苔黄，脉弦数。

[证候分析] 肝胆热邪上壅耳窍，故耳内胀闷堵塞而微痛、耳内鸣响如机器声、重听或听力下降较明显；火热灼耳则鼓膜充血；肝热夹湿上聚耳窍，故见积液；烦躁易怒、口苦口干、舌红苔黄、脉弦数均为肝胆湿热之征。

[治法] 清泻肝胆，利湿通窍。

[方药] 龙胆泻肝汤加减。方中龙胆草苦寒泻肝胆实火；黄芩、栀子清热解毒泻火；泽泻、木通、车前子清热利湿通窍；生地、当归为养血滋阴之品，以使标本兼顾；柴胡引诸药入肝胆经；甘草调和诸药。本方药物多为苦寒之性，多服、久服皆非所宜，药到病除即止。耳堵塞闭闷甚者可酌加苍耳子、石菖蒲化浊开闭。

3. 脾虚痰湿

[主症] 耳内胀闷堵塞感，日久不愈，听力渐降，耳鸣声嘈杂；鼓膜混浊、增厚，鼓膜穿刺可抽出积液；可伴有肢倦乏力，舌淡红，舌体胖，边有齿印，脉细滑或细缓。

[证候分析] 脾气虚弱，气不贯耳，则耳窍闭塞不通；脾气失运，清浊不分，痰湿滞留耳窍，故中耳积液黏滞，鸣声嘈杂；脾虚湿困，故肢倦乏力，舌淡红或舌体胖，舌边齿印，脉弦细或细缓。

[治法] 健脾益气，利湿通窍。

[方药] 参苓白术散加减。耳闭塞感重者，加石菖蒲、藿香、丝瓜络；鼓室积液较多者，加四苓散；常鼻塞、喷嚏、流清涕者，苍耳子散合玉屏风散加减。

4. 痰瘀互结

[主症] 耳内胀闷阻塞感，日久不愈，甚则如物阻隔，听力明显减退，逐渐加重，耳鸣如蝉或有嘈杂声，鼓膜失去正常光泽，内陷，增厚，粘连，舌淡暗，舌边有瘀点，脉细涩。

[证候分析] 邪毒滞留耳窍日久，脉络阻滞，气滞血瘀，则耳内胀闷堵塞感明显；日久不愈，甚至如物阻隔，听力下降，渐加重；气血瘀阻，精气不能上濡耳窍，故鼓膜失去正常光泽，内陷，增厚，粘

连；气血瘀阻，故舌淡暗，舌边有瘀点，脉细涩。

[治法] 行气活血，通窍开闭。

[方药] 通气散（《奇效良方》）加减。耳闭失聪重者，加路路通、桃仁、红花；兼脾气虚者，加黄芪、白术、茯苓；兼肝郁气滞者，加柴胡、郁金、枳壳。

（二）外治

1. **滴鼻**　使用具有疏风通窍作用的药液滴鼻，使鼻窍及耳窍通畅。
2. **鼓膜按摩**　（参见本篇第五章第三节鼓膜按摩法）。
3. **其他**　根据病情可施咽鼓管吹张术、鼓膜穿刺术（参见本篇第五章第四节相关内容）、鼓膜切开术、鼓室置管术等。

（三）针灸疗法

1. **体针**　耳周取听宫、听会、耳门、翳风；远端可取合谷、内关，用泻法。脾虚者，加灸足三里、脾俞、伏兔等；肾虚，加刺三阴交、关元、肾俞，用补法或加灸。
2. **耳针**　取耳门、神门、肺、肝、胆、肾等穴位。
3. **穴位注射**　取耳门、听宫、听会、翳风等穴做穴位注射。
4. **穴位磁疗**　翳风、听宫等穴贴磁片，或加电脉冲，以疏通经络气血。

（四）其他疗法

如超短波治疗、微波治疗等。

【预防调摄】

（1）注意加强身体锻炼，增强体质。

（2）积极防治伤风感冒及鼻部疾病。

（3）掌握正确的擤鼻方法。鼻塞流涕时，应禁行咽鼓管吹张法，防止将鼻涕推入耳窍，加重耳胀痛症状，或引起染毒，演变为脓耳。

【转归预后】

耳胀若能及时治疗，可不影响听力，预后良好。如误治失治，病程迁延可转成耳闭，则听力下降明显。

第三节　脓　耳

脓耳是以鼓膜穿孔、耳内流脓、听力下降为主要特征的耳病。

古代医家对脓耳的论述较多，有"聤耳""耳疳""耳底子""耳湿"等名称，其共同特征是耳内流脓。本病可致听力损害，影响工作学习，甚至可出现严重并发症，危及生命，应积极治疗，做好防治。本病是耳科常见病、多发病之一，可发生于任何季节。西医的化脓性中耳炎等病可参考本病辨证施治。

【病因病机】

1. **风热外侵**　风热外袭或风寒化热循经上犯，风热邪毒结聚耳窍而为病。

2. **脾虚湿困**　素体脾气虚弱，健运失职，湿浊内生，加之正不胜邪，邪毒滞留，与湿浊困聚耳窍，以致脓耳缠绵难愈。

3. **肝胆湿热**　风热湿邪侵袭传里，引动肝胆之火，或嗜食肥甘，内酿湿热，湿热壅滞肝胆，上蒸耳窍，蚀腐鼓膜，化腐成脓。

4. **肾元亏损**　先天不足，或后天肾精亏耗，以致肾元虚损，耳窍失养，邪毒乘虚侵袭或滞留，使脓耳迁延难愈，肾虚耳部骨质失养，不堪邪毒腐蚀，久则骨腐、脓浊而臭，甚至邪毒内陷，导致脓耳变证。

【临床表现】

（一）自觉症状

急发者，以耳痛、耳内流脓、听力减退为主要症状，全身可有发热、恶风寒、头痛等症，小儿急性发作者，全身症状较重，可见高热，并伴有呕吐、泄泻或惊厥。鼓膜穿孔流脓后，耳痛及全身症状逐渐缓解。久病者，主要表现为耳内反复流脓或持续流脓、听力下降。

（二）耳部检查

发病初期，可见鼓膜充血；鼓膜未穿孔时，鼓膜红赤外凸，局部可见小黄亮点；鼓膜穿孔后则有脓液溢出，病程迁延日久者，常见鼓膜紧张部或松弛部大小不等的穿孔。

（三）实验室及特殊检查

听力检查、颞骨CT检查有助于本病的诊断。

【诊断依据与鉴别诊断】

（一）诊断依据

本病以耳内流脓为主要症状，检查见耳膜穿孔，脓液由穿孔处流出，或由穿孔处见耳膜后有脓液。

（二）鉴别诊断

注意与耳疖、耳疮鉴别，耳疖、耳疮者外耳道可有脓液，但耳膜无穿孔，故可鉴别（表2-6-1）。

表2-6-1　脓耳与耳疖、耳疮的鉴别

	脓耳	耳疖	耳疮
病史	多有感冒史或鼓膜外伤史	多有挖耳史	可有挖耳、污水入耳或耳流脓史
症状特点	耳痛，流脓，听力下降，鼓膜穿孔流脓后耳痛及全身症状减轻	耳痛，耳疖破溃后有脓液流出	耳痛较轻，多耳痒灼热，耳胀不适
检查	牵拉耳廓、按压耳屏疼痛不加重；鼓膜充血穿孔	外耳道见疖肿，牵拉耳廓、按压耳屏疼痛加重，鼓膜无充血穿孔	耳道弥漫性充血、红肿，耳道变窄，外耳道皮肤糜烂，有脓性渗出物，鼓膜无充血穿孔

【治疗】

本病的治疗应规范应用抗生素及辨证论治以控制感染，促进疾病恢复；加强局部处理，保证引流通畅，尽量恢复或提高听力，避免并发症发生。根除病因，以免复发。临证治疗时，在辨证用药的基础上，应注重排脓法的运用。早期予以足量抗生素，一般选用青霉素类、头孢菌素类或大环内酯类等药物，可行脓液细菌培养，选用抗生素，疗程要足。

（一）辨证论治

1. 风热外侵

[主症] 发病较急，耳痛，呈进行性加重，听力下降，可见耳内流脓、耳鸣。周身不适，发热，头痛，恶风寒或鼻塞流涕，舌质偏红，苔薄白或薄黄，脉浮数。检查可见鼓膜红赤，正常标志消失，或见鼓膜穿孔及溢脓。

[证候分析] 风善行数变，常夹寒夹热，而多从火化，故发病急；风热外侵，肺卫受邪，风热壅滞耳窍，与气血搏结，气血壅滞化火，则耳内疼痛、耳鸣、耳聋；火热壅盛，灼伤鼓膜，腐蚀血肉，故见鼓膜红赤，正常标志不清，甚至穿孔流脓；发热、恶风寒、鼻塞、流涕、舌红、苔薄白或薄黄、脉浮数皆为上焦肺卫风热壅盛之象。

[治法] 疏风清热，解毒消肿。

[方药] 蔓荆子散加减。方中蔓荆子、甘菊花、升麻体轻气清上浮，善于疏散风热，清利头目；木通、赤茯苓、桑白皮清热利水祛湿；前胡助蔓荆子宣散，助桑白皮化痰；生地、赤芍、麦冬养阴凉血。

2. 脾虚湿困

[主症] 耳内流脓缠绵日久，脓液清稀，量较多，无臭味，多间歇性发作，听力下降或耳鸣。全身可见头晕、头重或乏力，面色无华，纳少便溏，舌质淡，苔白腻，脉缓弱。检查可见鼓膜混浊或增厚，有白斑，多中央性大穿孔，通过穿孔部可窥及鼓室黏膜肿胀，或可见肉芽、息肉。

[证候分析] 脾虚运化失健，湿浊内生，困结耳窍，故耳脓清稀，量较多，缠绵日久而无臭味；湿浊蕴积日久，故滋生肉芽、息肉；湿浊蒙蔽清窍，故耳鸣、耳聋、头晕、头重；周身乏力、面色无华、纳少便溏、舌质淡、苔白腻、脉缓弱等皆为脾虚失于运化，清阳之气不得营运之象。

[治法] 健脾渗湿，补托排脓。

[方药] 托里消毒散加减。若周身倦怠乏力，头晕而沉重，为清阳之气不得上达清窍，可选用补中益气汤加减。若脓液清稀量多，纳差，便溏，为脾虚失于健运，可选用参苓白术散加减。若脓液多可加车前子、地肤子、薏苡仁等渗利水湿之品。若脓稠或黄白相兼，鼓膜红肿，为湿郁化热，可酌加野菊花、蒲公英、鱼腥草等清热解毒排脓之药。

3. 肝胆湿热

[主症] 耳痛甚剧，痛引腮脑，耳聋耳鸣，耳脓多而黄稠或带红色。全身可见发热，口苦咽干，小便黄赤，大便干结，舌质红，苔黄腻，脉弦数有力。检查可见鼓膜红赤，或鼓膜穿孔，耳道内脓液黄稠量多或脓中带血。

[证候分析] 内外湿热困结耳窍，故耳内疼痛，耳鸣耳聋；湿热邪毒炽盛，伤腐血肉，化腐成脓，热盛则脓稠黄；热伤血分，则脓中带血而红；口苦咽干、小便黄赤、大便秘结、舌质红、苔黄腻、脉弦而数等均为肝胆湿热之象。

[治法] 清肝泄热，祛湿排脓。

[方药] 龙胆泻肝汤加减。便秘者加大黄、芒硝；脓多者加地肤子、苦参。若火热炽盛、流脓不畅

者，重在清热解毒，消肿排脓，可选用仙方活命饮加减。

4. 肾元亏损

[主症] 耳内流脓不畅，量少，耳脓秽浊或呈豆腐渣样，有恶臭，日久不愈，反复发作，听力下降明显。全身可见头晕，神疲，腰膝酸软，舌质淡红，苔薄白或少苔，脉细弱。检查可见鼓膜边缘部或松弛部穿孔，有灰白色或豆腐渣样臭秽物。颞骨 CT 示骨质破坏。

[证候分析] 肾元亏损，耳窍失养，湿热邪毒滞留日久，故耳内流脓日久不愈，反复发作；肾虚耳窍失养，邪毒蚀骨，化腐成脓，故耳脓秽浊或呈豆腐渣样，有恶臭味；肾精亏损，耳窍失荣，加之邪毒充斥中耳，耳失清灵，故听力下降明显；肾元耗损，脑髓失充，故头晕神疲，腰膝酸软；舌质淡红、苔薄白或少苔、脉细弱为肾元亏损之象。本证以肾元亏虚为本，湿浊久困为标，故病情多较为复杂，治之不当，可导致脓耳变证。

[治法] 补肾培元，祛腐化湿。

[方药] 六味地黄丸加减。方中熟地滋肾益髓，山茱萸温肾益肝，山药滋肾健脾，泽泻泻肾降浊，牡丹皮泻肝，茯苓健脾泻湿。如口干苦、舌红、脉细数者，用知柏地黄丸加减。如手足不温、夜尿清长、舌淡、脉沉迟者，用金匮肾气丸加减。

（二）外治法

1. **清除脓液**　彻底清洗外耳道，一般可用3%过氧化氢反复洗涤外耳道，也可用负压吸引的方法清除脓液。

2. **滴耳**　可用具有清热解毒、消肿止痛作用的药液滴耳。

3. **吹药**　此法可用于鼓膜穿孔较大者，选用可溶性药粉均匀吹布患处。吹药前应先清除耳道积脓及残留的药粉。严禁药粉堆积，妨碍引流。

4. **涂敷**　脓耳引发耳前后红肿疼痛，病情较轻者可用紫金锭磨水涂敷，或如意金黄散调敷，以清热解毒，消肿止痛。

5. **滴鼻**　伴有鼻塞者，用芳香通窍的滴鼻液滴鼻。

6. **鼓膜切开**　脓耳已成脓，但鼓膜未穿孔时，耳痛剧烈，鼓膜充血明显，外凸饱满，或鼓膜穿孔过小，脓液引流不畅者，可进行鼓膜切开术，以利排脓引流。

7. **手术治疗**　脓耳并发胆脂瘤、肉芽、长期流脓不愈者，可进行手术治疗，以除病灶；鼓膜穿孔久不愈合且无流脓者，可行鼓膜修补术或听力重建手术。

（三）针灸疗法

1. **体针**　以局部取穴为主，配合远端取穴。常用穴位有耳门、听会、翳风、外关、曲池、合谷、足三里、阳陵泉、侠溪、丘墟等。

2. **耳针**　选取神门、肝、胆、肺、肾、肾上腺等耳穴埋针，或用王不留行籽贴压。可时常进行穴位按压。

3. **灸法**　虚寒者可选用翳风、足三里穴悬灸。

【预防调摄】

（1）锻炼身体，预防感冒。

（2）注意擤鼻涕方法，防止擤鼻用力过度，使邪毒窜入耳窍诱发脓耳。

（3）戒除不良挖耳习惯，防止刺伤鼓膜导致脓耳。

（4）防止污水进入耳道。有水入耳时，要及早拭抹干净，保持耳道的清洁卫生。

【转归预后】

脓耳若能及时合理治疗，预后良好。病情严重可并发脓耳变证或迁延难愈。

第四节 耳鸣 耳聋

耳鸣，即耳中鸣响，是指在外界无相应声源或声电刺激的情况下，患者自觉耳内或颅内有声音的一种主观症状，常伴有或不伴有听力下降、睡眠障碍、心烦、恼怒、注意力无法集中、焦虑、抑郁等不良心理反应。耳鸣又称暴鸣、苦鸣、蝉鸣等，属于中医文献"耳鸣"范畴，它是多种耳科疾病的证候群之一，但也可单独成为一个疾病。

耳聋是指不同程度的听力下降，甚至失听。因实邪蒙蔽清窍或脏腑虚损、清窍失养所致的以听力减退为主要特征的病证。西医学的突发性聋、噪声性聋、药物中毒性聋、老年性聋及原因不明的感音神经性聋、混合性聋可参考本病辨证施治。耳聋程度较轻者，也称"重听"，根据发病的时间长短及病因病机等不同，在中医古籍中又有暴聋、卒聋、厥聋、久聋、渐聋、劳聋、虚聋、风聋、火聋、毒聋、气聋、湿聋、干聋、聩聋、阴聋、阳聋等不同的名称。

耳鸣与耳聋的病因病机及辨证治疗基本相似，两症常合并出现，耳内鸣响严重者妨碍正常听力，日久或可致听力下降，故而合并讨论。

【病因病机】

1. 风热之邪侵袭 寒暖失调，风邪乘虚而入，侵袭肌表，使肺失宣降，风邪循经上犯清窍，与气相击，失去"清能感应，空可纳音"的功能，终至或聋或鸣。

2. 肝火上扰清窍 肝喜条达而恶抑郁，情志不遂，肝气郁结而上逆，阻塞清窍，或情志抑郁，肝失疏泄条达，郁而化火，肝胆之火上扰清窍，均能致鸣致聋。

3. 痰湿困结耳窍 素食肥甘厚腻，湿结内生，困结中焦，致枢纽升降失调，湿浊之气上蒙清窍，引起耳鸣、耳聋。

4. 气滞血瘀 病久不愈，情志抑郁不遂，致肝气郁结，气机不畅，气滞血瘀，或因打斗、跌仆、爆震、陡闻巨响等伤及气血，致瘀血内停，或久病入血，均可造成耳窍经脉壅阻。清窍闭塞，可发生耳鸣、耳聋。此外，若起居失宜，突受惊吓，气血乖乱，致气血运行不畅，窍络瘀阻，亦可发为耳鸣、耳聋。

5. 肾精亏损失养 素体不足或病后精气失充，恣情纵欲，损伤肾中所藏元气，或年老肾亏，元气不足，精不化气，致肾气不足，无力鼓动阳气上腾温煦清窍，耳窍失养，而导致耳鸣、耳聋。

6. 脾胃虚弱失运 饮食劳倦或过食寒凉，损伤脾胃，使脾胃虚弱，脾气不健，气血生化之源不足，经脉空虚，不能上奉于耳，或脾阳不振，清气不升，亦必导致耳鸣耳聋。

【临床表现】

（一）自觉症状

耳鸣患者以耳鸣为主要症状，可为单侧，亦可为双侧，部分患者可有听力下降。耳聋患者以听力下降为主要症状。两者兼有者，为耳鸣耳聋。

各种原因所致的感音神经性耳聋之临床表现各有其特点，但都以感音神经性听力下降为主要表现。最常见的伴随症状为耳鸣。

（二）耳部检查

根据原发疾病的不同，可能出现不同的体征。外耳、中耳疾病所致者，耳镜检查可以发现这些部位的相应异常表现。内耳以上病变所致的耳鸣耳聋，则可无任何体征。至于他觉性耳鸣，则于患者耳内能够听到声音的同时，可以在耳周听到相关的血管杂音，或能见到相关肌肉的痉挛。

（三）实验室及其他检查

1. 一般的全身性检查　包括血压、血糖、血脂、血液、肾功能、甲状腺功能等，进行详细的检查，以除外全身其他系统疾病所引起的耳鸣、耳聋。

2. 听力学检查　纯音听阈测试、阈上功能检查、声导抗检测、耳声发射检查、电反应测听等，对耳鸣耳聋的性质、病变部位等做出初步判断。

3. 前庭功能检查　以评价前庭功能状况，分析病变性质和部位。

【诊断依据与鉴别诊断】

（一）诊断依据

（1）以耳鸣、耳聋为主诉，通过病史及检查，能查出引起耳鸣、耳聋的原发疾病者，应予相应的疾病诊断。

（2）以耳鸣为主诉，无明显听力下降，通过检查不能确定原发疾病者，可诊断为耳鸣。

（3）突然发生的明显听力减退，或伴耳鸣、眩晕，排除外耳、中耳疾病后，可诊断为暴聋。

（4）缓慢发生并逐渐加重、病程较长的耳聋，排除外耳、中耳疾病后，可诊断为耳聋或久聋（渐聋）；若同时伴有明显的耳鸣，可诊断为耳鸣耳聋。

（二）鉴别诊断

本病应与耳胀、耳闭、脓耳等疾病相鉴别（表2-6-2）。

表2-6-2　耳鸣、耳聋与耳胀、耳闭、脓耳的鉴别表

	耳鸣、耳聋	耳胀	耳闭	脓耳
病史	渐起或暴发，多种发病原因，亦可无明显诱因	每因感冒而发作	渐起，有耳胀反复发作病史	耳道流脓、鼓膜穿孔病史
表现	耳鸣多为高音调，也可为低音调，可伴不同程度听力减退	耳胀耳闷，耳鸣，自声增强，伴风寒或风热表证	听力减退，耳闭塞感	患耳溢脓，伴听力减退，耳鸣
鼓膜	鼓膜一般正常	鼓膜轻度充血内陷或有鼓室积液	鼓膜内陷或增厚、混浊、钙斑，或萎缩、粘连	初发鼓膜充血或小穿孔溢脓；久病鼓膜穿孔流脓，反复发作
听力	多为感音神经性耳聋，少数可呈混合性耳聋	传导性耳聋	多为传导性耳聋，少数可呈混合性耳聋	初发为传导性耳聋，久病可呈混合性耳聋

【治疗】

本病的治疗原则，主要是针对各种类型耳鸣耳聋的不同原因施以积极的针对性治疗，以消除原发病。对原因不明又伴有不良心理反应的耳鸣耳聋患者，则需要选择综合疗法进行治疗。

（一）辨证论治

1. 风热侵袭

[主症] 开始多有感冒等先趋表现，起病较速。自感耳中憋气作胀，有阻塞感，耳鸣，听力下降而自声增强。局部检查，可见到耳膜轻度潮红及内陷。大多伴有头痛、恶寒、发热、口干等全身症状，苔薄白，脉浮数。

[证候分析] 风热之邪，大多从口鼻而入，首先犯肺，但因七窍内通，相互影响，也可表现于耳窍。耳部经气痞塞不宣，故出现耳内阻塞感、耳鸣、听力下降等症，刘河间所说"耳聋治肺"，正是指此而言。《温热经纬》谓："耳为肾水之外候，然肺经之结穴在耳中，名曰笼葱，专主乎听，金受火烁，则耳聋。"

[治法] 疏风清热，散邪通窍。

[方药] 芎芷散加减。方中川芎、白芷、细辛善散头面之风邪；桂枝、生姜、白苏叶诸辛温之药疏散风寒；陈皮、制半夏、苍术、厚朴、木通化痰祛湿；石菖蒲芳香通窍；炙甘草调和诸药。本方适用于风邪夹寒湿侵袭所致的耳鸣。若湿邪不明显，可去半夏、苍术、厚朴、木通；若偏于风热，可选用桑菊饮加减。

2. 肝火上扰

[主症] 耳鸣耳聋发病较突然，耳聋时轻时重，耳鸣如闻潮声。多在情志抑郁或恼怒之后加重，口苦，咽干，面红或目赤，尿黄，便秘，夜寐不宁，胸胁胀痛，头痛或眩晕，舌红苔黄，脉弦数有力。

[证候分析] 肝胆互为表里，足少阳胆经入耳中，肝火循经上扰耳窍，则耳鸣耳聋；情志抑郁或恼怒，则肝气郁结，气郁化火，故使耳鸣耳聋加重；肝火上炎，则面红目赤，头痛或眩晕；肝火内炽，灼伤津液，则口苦咽干，便秘溲黄；肝火内扰心神，则夜寐不宁；肝经布胁肋，肝气郁结，则胸胁胀痛；舌红苔黄、脉数主热证，脉弦主肝病。

[治法] 清肝泄热，开郁通窍。

[方药] 龙胆泻肝汤加减。方中以龙胆草、栀子、黄芩苦寒直折，清泄肝胆；柴胡疏肝解郁；车前子、泽泻、木通利湿清热，导热下行；生地养阴清热；当归养血活血；甘草调和诸药。诸药合用，共奏清肝泄热、开郁通窍之功。临床应用时可加石菖蒲以通窍。若肝气郁结之象较明显而火热之象尚轻者，亦可选用丹栀逍遥散加减。

3. 痰湿困结

[主症] 耳鸣，耳中胀闷，头重如裹，胸脘满闷，咳嗽痰多，口淡无味，大便不爽，舌质淡红，苔腻，脉弦滑。

[证候分析] 痰湿困结中焦，升降失调，湿浊之气上蒙清窍，故耳鸣，耳中胀闷，头重如裹；痰湿中阻，气机不利，则胸胁满闷；痰湿阻肺，宣降失职，则咳嗽痰多；痰湿困脾，运化失司，则口淡无味，大便不爽；舌苔腻、脉弦滑为内有痰湿之象。

[治法] 祛湿化痰，升清降浊。

[方药] 涤痰汤加减。方中半夏、胆南星、竹茹化痰降浊；人参、茯苓、甘草健脾祛湿；橘红、枳

实化痰理气；石菖蒲芳香化湿通窍。诸药合用，共收祛湿化痰、理气健脾、升清降浊之功。若口淡、纳呆明显，可加砂仁以醒脾开胃，兼芳香化湿；若失眠可加远志、合欢皮以安神；若痰湿郁而化热，苔黄腻，可加黄芩。

4. 气滞血瘀

[主症] 耳鸣耳聋，病程可长可短，全身可无明显其他症状，或有爆震史。舌质暗红或有瘀点，脉细涩。

[证候分析] 耳为清空之窍，若因情志郁结，气机阻滞，或爆震之后，致瘀血停滞，耳窍经脉痞塞，则耳鸣耳聋。舌暗红或有瘀点、脉细涩为内有瘀血之象。

[治法] 活血化瘀，行气通窍。

[方药] 通窍活血汤加减。方中以桃仁、红花、赤芍、川芎活血化瘀；麝香、老葱辛香走窜，行气通窍；生姜、大枣调和营卫，滋气血生化。诸药合用，可行气活血，祛瘀通窍。临床应用时，可加丹参、香附等以加强行气活血之功。

5. 肾精亏损

[主症] 听力逐渐下降，头昏眼花，腰膝酸软，虚烦失眠，夜尿频多，发脱齿摇，舌红少苔，脉细弱或细数。

[证候分析] 肾开窍于耳，肾精亏损，不能上奉于耳，则听力渐降；肾主骨生髓，脑为髓之海，齿为骨之余，肾元亏损，髓海空虚，则头昏眼花，发脱齿摇；肾主水，肾气不固则夜尿频多；腰为肾之府，肾虚则腰膝酸软；肾阴不足，虚火内扰心神，则虚烦失眠；舌红少苔、脉细弱或细数为精血不足之象。

[治法] 补肾填精，滋阴潜阳。

[方药] 耳聋左慈丸加减。方中用熟地、山药、山茱萸、茯苓、牡丹皮、泽泻滋阴补肾，磁石重镇潜阳，五味子收敛元精，石菖蒲通利耳窍。亦可选用杞菊地黄丸或左归丸等加减。若偏于肾阳虚，治宜温补肾阳，可选用右归丸或肾气丸加减。

6. 脾胃虚弱

[主症] 耳鸣耳聋的起病或加重与劳累或思虑过度有关，或在下蹲站起时加重，耳内有突然空虚或发凉的感觉，兼有倦怠乏力，少气懒言，面色无华，纳呆，腹胀，便溏，舌质淡红，苔薄白，脉虚弱。

[证候分析] 劳倦、思虑伤脾，脾胃虚弱，清阳不升，浊阴不降，耳部经脉空虚，耳窍失养，故耳鸣、耳聋；患者原已气血不足，在蹲下体位后，突然站起时气血趋于下，头部气血更为不足，故有耳内空虚或发凉感觉；脾虚则气血生化不足，故倦怠乏力，少气懒言，面色无华；脾胃虚弱，运化失职，则纳呆，腹胀，便溏；舌质淡红、苔薄白、脉弱为气虚之象。

[治法] 健脾益气，升阳通窍。

[方药] 补中益气汤加减。方中补中益气汤为补气升阳的代表方，可加石菖蒲。亦可选用归脾汤或益气聪明汤。

（二）针灸疗法

1. **体针** 局部取穴与远端辨证取穴相结合，局部可取耳门、听宫、听会、翳风为主，每次选取2穴。

2. **耳穴贴压** 取内耳、脾、肾、肝、神门、皮质下、内分泌等耳穴。

3. **穴位注射** 可选用听宫、翳风、完骨、耳门等穴。

（三）其他治法

高压氧疗法、戴助听器、植入人工耳蜗、按摩如鼓膜按摩法及鸣天鼓法等（参见第五章第三节相关内容）等。

【预防调摄】

（1）避免接触噪声及使用耳毒性药物。
（2）注意精神调理，避免过度忧郁与发怒。
（3）注意饮食调理，戒烟酒，忌吃辛辣刺激食物。

【转归预后】

耳鸣、耳聋系耳科难治证之一。耳鸣、耳聋的病因病机复杂，一般来说，病程短者，治疗较易，病程久者，较难完全恢复，特别是年老患者很难治愈。

✎ 知识拓展

耳聋分级及分类

国内、外耳聋分级有国际标准组织（ISO）1964年和世界卫生组织（WHO）1980年、1997年推出的标准。目前，我国临床医师仍普遍采用WHO1980年的分级方法，以500Hz、1000H和2000Hz的平均听阈为准，听力损失26~40dB为轻度聋，损失41~55dB、56~70dB、71~90dB和>91dB依次为中度、中重度聋、重度聋和极重度聋。

根据耳聋的发生部位与性质，可将耳聋分为不同类型。因声波传导径路中的外耳、中耳病变导致的听力障碍称传导性聋；因声波感受与分析径路即内耳、听神经及听中枢病变引起者为感音神经性聋；两者兼有则为混合性聋。感音神经性聋按病变部位还可再分为感音性聋、神经性聋和中枢性聋，但目前临床仍将三者合称感音神经性聋。

第五节　耳眩晕

耳眩晕是指由耳病所致的以头晕目眩、天旋地转为主要特征的疾病。内耳疾病引起的眩晕如梅尼埃病、良性阵发性位置性眩晕、前庭神经元炎、前庭药物损害、迷路炎等可参考本病辨证施治。

西医认为眩晕是一种运动性或位置性错觉，感自身或外界景物发生运动。前庭系统及平衡相关系统（包括本体感觉系统和视觉系统）在其与中枢联系通路中的任何部位受到生理性刺激或病理性因素的影响，其结果在客观上将表现为平衡障碍，主观感觉则为眩晕。

眩晕在中医学是一类较广泛的头部不适的感觉，眩即目眩，指眼前昏花缭乱或昏暗；晕为头晕，指头部运转不定的感觉。两者可以单独出现，也可以同时出现。在中医古文献中尚有眩运、眩冒、旋晕、头眩、掉眩、脑转、风眩、风头眩、头晕、昏晕等别称。

【病因病机】

1. 风邪外袭 风性主动，若气候突变，或起居失常，感受风邪外袭，引动内风，上扰清窍，致平衡失司，发为眩晕。

2. 肝阳上扰 情志不遂，肝气郁结，气郁化火生风，风火上扰清窍，则生眩晕；若素体阴虚，水不涵木，肝阳上亢，上扰清窍，可致眩晕。

3. 痰浊中阻 饮食不节，或劳倦、思虑过度，损伤脾胃，致脾失健运，不能运化水湿，内生痰饮，痰阻中焦，则气机升降不利，清阳不升，浊阴不降，清窍为之蒙蔽，发为眩晕。

4. 寒水上泛 素体阳虚，或久病及肾，肾阳衰微，阳虚则生内寒，不能温化水湿，寒水内停，上泛清窍，发为眩晕。

5. 上气不足 脾气虚弱，运化失常，则气血生化之源不足，且升降失常，清阳不升，可致上部气血不足，清窍失养，发为眩晕。

6. 髓海不足 先天禀赋不足，或后天失养，年老体弱，房劳过度，耗伤肾精，则肾精亏损，髓海空虚，不能濡养清窍，发为眩晕。

【临床表现】

（一）自觉症状

眩晕的临床表现多种多样，表现为外界物体或自身旋转感、漂浮感、晃动感、上下活动感、左右移动感、行走失衡、倾倒、头重脚轻、头晕、头沉重感、头压迫感、头空虚感等。引起眩晕症状的疾病涉及许多临床学科，各种不同病因引起的眩晕可伴有相应的临床症状及体征。

（二）耳部检查

1. 耳镜检查 外耳道及鼓膜正常。

2. 自发性眼震 为旋转性或旋转水平性，Ⅰ~Ⅱ度，发病初期眼震向患侧，稍后转向健侧。

（三）实验室及其他检查

1. 一般的全身性检查 心、脑、肝、肾功能及血糖、血脂、免疫等生化检查等，尤其是神经系统、眼部及颈部、精神科检查，以除外全身其他系统疾病所引起的眩晕。

2. 听力检查 可协助对眩晕进行定位诊断。部分患者可显示波动性感音性听力下降，即眩晕发作期听力下降，间歇期听力好转，或复响试验阳性，长期反复发作后可呈永久性听力下降。部分患者甘油试验呈阳性反应。耳蜗电图检查可出现异常波形。

3. 前庭功能检查 平衡试验、协调试验、眼动检查、瘘管试验、甘油试验等。初次发作者，可显示病侧前庭功能亢进，或有向病侧的优势偏向。多次发作者，则显示患侧前庭功能减退甚至消失，或有向健侧的优势偏向。部分患者虽有多次发作，前庭功能可正常。

4. 影像学检查 有助于了解中耳、内耳道及颅内情况，做X线、CT、MRI、TCD（经颅多普勒）、SPECT（单光子发射计算机断层成像术）等检查。

【诊断依据与鉴别诊断】

（一）诊断依据

1. 眩晕 突发性旋转性，持续时间短暂，可自然缓解或恢复，但常反复发作。程度较剧烈，可伴波动性的耳鸣、耳聋，以及恶心、呕吐、面色苍白、出冷汗、血压下降等自主神经症状，而无意识障碍和其他神经系统症状。

2. **自发性眼震**　为旋转性或旋转水平性，Ⅰ～Ⅱ度，发病初期眼震向患侧，稍后转向健侧。

3. **听力检查、前庭功能及眩晕激发试验**　对于眩晕的诊断尤为重要。

4. **排除诊断**　排除其他疾病引起的眩晕，如椎–基底动脉供血不足和颅内占位性病变等引起的眩晕。

（二）鉴别诊断

本病应与中枢性眩晕，以及头昏、头重脚轻感或莫可名状的头部不适感等病证相鉴别（表2-6-3）。

表2-6-3　耳眩晕与中枢性眩晕鉴别

鉴别点	耳眩晕	中枢性眩晕
眩晕类型	突发性旋转性	旋转或非旋转性
眩晕程度	较剧烈	程度不定
伴发耳部症状	伴耳胀满感、耳鸣、耳聋	多无耳部症状
伴发前庭神经症状	常前庭反应协调	常前庭反应分离
体位及头位影响	头位或体位变动时眩晕加重	与变动体位或头位无关
发作持续时间	持续数小时到数天，可自然缓解或恢复	持续时间长，数天到数月
意识状态	无意识障碍	可有意识丧失
中枢神经系统症状	无	常有
自发性眼震	水平旋转或旋转性与眩晕方向一致	粗大，重直或斜行，方向多变
冷热试验	可出现前庭重振现象	可出现前庭减振或反应分离

【治疗】

治疗原则主要是针对病因治疗。①发作时以迅速缓解眩晕、恶心呕吐等症状，减轻患者痛苦为主。②间歇期的治疗以争取听力好转和预防其复发为目标。

中医基于整体观念进行辨证论治，结合病因进行综合治疗。从辨证论治角度看，眩晕是本虚标实的外在表现，临床多虚实夹杂，一般发作期以标实为主，缓解期以本虚为主。在临床上，应针对不同情况进行辨证论治。

（一）辨证论治

1. 风热外袭

[主症]　突发眩晕，如坐舟船，恶心呕吐，可伴有鼻塞流涕，发热恶风，舌质红，苔薄黄，脉浮数。

[证候分析]　风邪外袭，引动内风，上扰清窍，故眩晕突发，如坐舟船，恶心呕吐；风邪犯肺，肺气不宣，故鼻塞流涕；风邪袭表，正邪相争，则发热恶风；舌质红、苔薄黄、脉浮数为风热之象。

[治法]　疏风散邪，清利头目。

[方药]　桑菊饮加减。方用桑叶、菊花、薄荷、连翘疏风散邪；桔梗、杏仁宣降肺气；甘草调和诸药。可加蔓荆子、蝉蜕清利头目；眩晕较甚者，加天麻、钩藤、白蒺藜以息风；恶心呕吐较甚者，加半夏、竹茹以降逆止呕。

2. 肝阳上扰

[主症] 眩晕每因情绪波动、心情不舒、烦恼时发作或加重，常兼耳鸣耳聋，口苦咽干，面红目赤，急躁易怒，胸胁苦满，少寐多梦，舌质红，苔黄，脉弦数。

[证候分析] 肝气郁结，化火生风，风火上扰清窍，故眩晕，耳鸣，耳聋，面红目赤；肝喜条达而恶抑郁，肝气郁结则急躁易怒，气机郁滞则胸胁苦满，肝火灼伤津液则咽干口苦；肝藏魂，魂不守舍，则少寐多梦；舌质红、苔黄、脉弦数为肝阳上扰之象。

[治法] 平肝息风，滋阴潜阳。

[方药] 天麻钩藤饮加减。方中用天麻、钩藤、石决明平肝潜阳息风；黄芩、栀子清肝火；牛膝、杜仲、桑寄生、益母草滋养肝肾；茯神、夜交藤安神定志。若眩晕较甚，偏于风盛者，可加龙骨、牡蛎以镇肝息风；偏于火盛者，可加龙胆草、牡丹皮以清肝泄热，或用龙胆泻肝汤以清泄肝胆之火。

3. 痰浊中阻

[主症] 眩晕剧烈，头重如蒙，胸闷不舒，恶心呕吐较甚，痰涎多，或见耳鸣耳聋，心悸，纳呆倦怠，舌苔白腻，脉濡滑。

[证候分析] 痰浊中阻，清阳不升，浊阴蒙蔽清窍，故眩晕，头重，耳鸣，耳聋；痰阻中焦，气机升降不利，故胸闷不舒；痰湿困脾，脾胃升降失常，故呕恶痰涎，纳呆倦怠；舌苔白腻、脉濡滑为痰湿之象。

[治法] 燥湿健脾，涤痰息风。

[方药] 半夏白术天麻汤加减。若湿重者，倍用半夏，加泽泻；痰火互结者，加黄芩、胆南星、黄连；恶心呕吐较甚者，加竹茹以降逆止呕。

4. 寒水上泛

[主症] 眩晕时心下悸动，咳嗽，痰稀白，恶心欲呕，频吐清涎，耳鸣耳聋，腰痛背冷，四肢不温，精神萎靡，夜尿频而清长，舌质淡胖，苔白滑，脉沉细弱。

[证候分析] 肾阳衰微，不能温化水湿，寒水上泛清窍，故眩晕，耳鸣，耳聋；寒水上凌心肺，故心下悸动，咳痰稀白；寒水上犯中焦，脾胃升降失常，则恶心，呕吐清涎；阳虚则寒，故腰痛背冷，四肢不温；肾阳虚弱，气不化水，故夜尿频而清长；舌质淡胖、苔白滑、脉沉细弱为肾阳不足之象。

[治法] 温壮肾阳，散寒利水。

[方药] 真武汤加减。方中用附子大辛大热，温壮肾阳，化气行水；生姜散寒利水；茯苓、白术健脾利水；配以白芍养阴，以缓和附子之辛燥。寒甚者，可加川椒、细辛、桂枝、巴戟天等药，以加强温阳散寒的作用。

5. 上气不足

[主症] 眩晕时发，每遇劳累时发作或加重，可伴耳鸣、耳聋，面色苍白，唇甲不华，少气懒言，倦怠乏力，食少便溏，舌质淡，脉细弱。

[证候分析] 脾气虚弱，气血生化不足，清阳不升，清窍失养，故眩晕时发，耳鸣耳聋；劳则耗气，故每遇劳累时发作或加重；血虚不能上荣头面，则面色苍白，唇甲不华；气虚则少气懒言，倦怠乏力；脾虚不运，故食少便溏；舌质淡、脉细弱为气血不足之象。

[治法] 补益气血，健脾安神。

[方药] 归脾汤加减。方中人参（党参）、黄芪、炙甘草健脾益气；茯苓、白术健脾祛湿；当归、龙眼肉、酸枣仁养血安神；配少量木香理气醒脾，使补而不滞；生姜、大枣调和营卫。

6. 髓海不足

[主症] 眩晕屡发，耳鸣耳聋，腰膝酸软，精神萎靡，失眠多梦，记忆力差，男子遗精，手足心热，

舌质嫩红，苔少，脉细数。

[证候分析] 肾精亏损，髓海不足，清窍失养，故眩晕屡发，耳鸣耳聋，记忆力差，精神萎靡；阴虚则阳亢，相火妄动，扰乱心神，故失眠多梦，遗精；腰为肾之府，肾虚则腰膝酸软；阴虚生内热，故手足心热；舌质嫩红、苔少、脉细数均为阴虚之象。

[治法] 滋阴补肾，填精益髓。

[方药] 杞菊地黄丸加味。方中用六味地黄丸滋肾填精；枸杞子、菊花养肝血，潜肝阳。临床上还可加入白芍、何首乌以柔肝养肝；眩晕发作时可加入石决明、牡蛎以镇肝潜阳；精髓空虚较甚者，加鹿角胶、龟甲胶以增强填补精髓之力；失眠多梦者，可加龙骨、牡蛎、五味子等。

（二）针灸疗法

1. **体针**　以百会、头维、风池、风府、神门、内关为主穴，以肝俞、肾俞、脾俞、合谷、外关、三阴交、足三里为配穴，实证用泻法，虚证用补法。

2. **耳针**　可选肾、肝、脾、内耳、神门、皮质下、交感等穴，每次取2~3穴，每日1次。

3. **头皮针**　取双侧晕听区、平衡区针刺，每日1次。

4. **穴位注射**　可选用合谷、太冲、内关、风池、四渎、足三里、丰隆等穴，每次取2~3穴。

5. **艾灸**　眩晕发作时，百会穴悬灸至局部发热、知痛为止。

6. **穴位敷贴**　取吴茱萸或肉桂、附子细末适量，白醋调和，贴敷于涌泉穴。

（三）其他治法

1. **前庭锻炼**　体位疗法、前庭康复训练等。

2. **手术治疗**　凡眩晕发作频繁、剧烈，长期保守治疗无效，耳鸣且耳聋严重者可考虑手术治疗。手术方法较多，宜先选用破坏性较小又能保存听力的术式。

【预防调摄】

（1）宜低盐饮食，禁烟、酒、咖啡及浓茶。

（2）眩晕发作期应让患者卧床休息，注意防止起立时突然眩晕而跌倒。

（3）卧室应保持静，减少噪声，光线宜暗，但空气要流通。

（4）向患者说明本病虽症状严重，但不会危及生命，解除患者的恐惧心理，鼓励患者加强锻炼，注意劳逸结合。

【转归预后】

耳眩晕属难治性疾病之一，大部分患者经过治疗，眩晕可得到缓解，但容易复发，多次发作后，可遗留顽固性的耳鸣及不可逆性耳聋，但一般不会危及生命。

目标检测

答案解析

单项选择题

1. 外耳道软骨部局限红肿、突起、疼痛，宜诊断为（　　）

A. 耳疮　　　　B. 旋耳疮　　　　C. 断耳疮　　　　D. 耳疖　　　　E. 脓耳

2. 最适宜治疗耳闭的外治法是（　　）

    A. 滴耳法　　　　　　B. 咽鼓管吹张法　　C. 吹药法　　　　　　D. 激光照射　　　　　E. 超短波理疗

3. 耳胀风热犯耳型治法是（　　）

    A. 疏风清热，通窍宣痞　　　　　　B. 清热泻火，开郁通窍　　　　　　C. 清热解表，宣肺开窍

    D. 清热泻火，化痰开窍　　　　　　E. 行气活血，通窍开闭

4. 脾虚湿困型脓耳宜选用（　　）

    A. 八珍汤　　　　　　B. 四君子汤　　　　C. 托里消毒散　　　　D. 知柏地黄汤　　　　E. 仙方活命饮

5. 髓海不足型耳眩晕治疗方剂宜选用（　　）

    A. 杞菊地黄丸　　　　B. 天麻钩藤饮　　　C. 金匮肾气丸　　　　D. 归脾汤　　　　　　E. 补中益气汤

6. 下列不属于耳眩晕发作期护理内容的是（　　）

    A. 卧床休息　　　　　　　　　　　B. 卧室光线宜暗　　　　　　　　　C. 保持安静，减少噪声

    D. 低盐饮食，禁烟酒茶　　　　　　E. 劳逸结合，加强锻炼

7. 耳胀、耳闭日久不愈，听力减退，耳鸣如蝉，鼓膜内陷，甚则粘连，或有灰白色斑块沉积，辨证属（　　）

    A. 肝胆火盛　　　　　B. 气血瘀阻　　　　C. 痰湿聚耳　　　　　D. 风热犯耳　　　　　E. 肾精亏损

8. 脓耳、耵耳、外耳道异物、耳胀、耳闭等共有的表现是（　　）

    A. 耳中瘙痒　　　　　B. 耳内疼痛　　　　C. 耳内流脓　　　　　D. 听力下降　　　　　E. 头晕目眩

9. 耳鸣的起病或加重与情志抑郁或恼怒有关，胸胁胀痛，夜寐不宁，头痛或眩晕，口苦咽干，舌红，苔白或黄，脉弦。确切诊断应为（　　）

    A. 虚证耳鸣　　　　　B. 实证耳鸣　　　　C. 肝火上扰耳鸣　　　D. 肾元亏损耳鸣　　　E. 肾精亏虚耳鸣

10. 听力减退，耳中胀闷，或伴耳鸣，头重头昏，或见头晕目眩，胸脘满闷，咳嗽痰多，口苦或淡而无味，二便不畅，舌红，苔黄腻，脉滑数。辨证属于（　　）

    A. 肝胆火盛　　　　　B. 痰火上扰　　　　C. 风邪袭肺　　　　　D. 气血两虚　　　　　E. 气滞血瘀

（邢炜东）

书网融合……

知识回顾　　　微课　　　习题

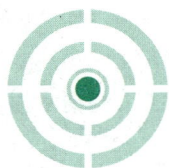

第七章 鼻科疾病

PPT

第一节　鼻　窒

鼻窒是指以经常性鼻塞为主要特征的慢性鼻病。本病任何年龄均可发生。西医学的慢性鼻炎等疾病可参考本病进行辨证施治。

【病因病机】

1. **肺经蕴热，壅塞鼻窍**　伤风鼻塞失于调治或反复发作，迁延不愈，邪热伏肺，久蕴不去，致邪热壅结鼻窍，鼻失宣通，气息出入受阻而为病。

2. **肺脾气虚，邪滞鼻窍**　久病体弱，耗伤肺卫之气，致使肺气虚弱，邪毒留滞鼻窍而为病。或饮食不节，劳倦过度，病后失养，损伤脾胃，致脾胃虚弱，运化失健，湿浊滞留鼻窍而为病。

3. **邪毒久留，血瘀鼻窍**　伤风鼻塞失治，或外邪屡犯鼻窍，邪毒久留不去，壅阻鼻窍脉络，气血运行不畅而为病。

【临床表现】

1. **自觉症状**　以鼻塞为主要症状，鼻塞呈间歇性或交替性。病变较重者，可呈持续性鼻塞，鼻涕少，久病者可有嗅觉减退。

2. **鼻部检查**　初期鼻黏膜色红或暗红，下鼻甲肿胀，表面光滑，触之柔软，弹性好，对血管收缩剂敏感。久病者见鼻黏膜暗红色，下鼻甲肥大，呈桑椹状或结节状，触之有硬实感，弹性差，对血管收缩剂不敏感。

【诊断依据与鉴别诊断】

（一）诊断依据

（1）以长期持续鼻塞，或间歇性、交替性鼻塞，鼻涕量多为主要症状，或伴有头昏、记忆力下降、失眠、耳鸣、耳内闭塞感等症。

（2）病程较长，疲劳、感寒后症状加重，易并发耳胀、耳闭。

（3）鼻腔检查黏膜充血，呈红色或暗红色，鼻黏膜肿胀以下鼻甲为主。

（二）鉴别诊断

本病应与鼻渊、鼻痔等所致鼻塞相鉴别。鼻渊以脓涕量多为主要症状，常同时伴有鼻塞及嗅觉减退，可发于一侧，也可双侧，部分可伴有明显的头痛，头痛的部位常局限于前额、鼻根部或颌面部、头顶部等。鼻息肉一侧或两侧鼻窍渐进性鼻塞，逐渐呈持续性，嗅觉减退，多涕，头闷头痛。

【治疗】

（一）辨证论治

1. 肺经蕴热，壅塞鼻窍

［主症］鼻塞时轻时重，或交替性鼻塞，鼻涕色黄量少，鼻气灼热，常有口干，咳嗽痰黄，舌尖红，苔薄黄，脉数。检查见鼻黏膜充血，下鼻甲肿胀，表面光滑、柔软，有弹性。

［证候分析］肺经蕴热，熏灼鼻窍则见鼻甲肿胀，鼻塞，涕黄量少，鼻气灼热；口干、咳嗽痰黄、舌质红、苔薄黄、脉数皆为肺经蕴热之征。

［治法］清热散邪，宣肺通窍。

［方药］黄芩汤加减。方中黄芩、栀子、桑白皮、甘草清泻肺热而解毒；连翘、薄荷、荆芥穗疏风清热通鼻窍；赤芍清热凉血；麦冬清热养阴；桔梗清肺热，载诸药直达病所。全方有清热泻肺、宣通鼻窍之功。

2. 肺脾气虚，邪滞鼻窍

［主症］鼻塞时轻时重，或呈交替性，涕白而黏，遇寒冷时症状加重，可伴倦怠乏力，少气懒言，恶风自汗，咳嗽痰白，易患感冒，纳差便溏，头重头昏，舌淡苔白，脉浮无力或缓弱。检查见鼻黏膜及鼻甲淡红肿胀。

［证候分析］肺脾气虚，卫外不固，邪滞鼻窍则见鼻塞不通；阳气偏盛时则症状轻，阴气盛时则症状重，故鼻塞时轻时重；肺脾气虚，卫阳不固，不能抵御外寒则恶风自汗，遇寒时症状加重；证属虚寒则鼻黏膜肿胀，色淡红，流涕白黏；肺不布津，聚而生痰，肺气上逆则咳嗽痰稀；脾虚运化失常则饮食欠佳，大便时溏；少气懒言、倦怠乏力、舌淡苔白、脉浮无力或缓弱皆为气虚之征。

［治法］补益肺脾，散邪通窍。

［方药］肺气虚为主者，可用温肺止流丹加味。方中以细辛、荆芥疏散风寒；人参、甘草、诃子补肺敛气；桔梗、鱼脑石散结除涕；加用五味子、白术、黄芪以补气益肺脾。若脾气虚为主者可用补中益气汤加减，以健脾益气，升清化湿。临证若易患感冒或遇风冷则鼻塞加重者，可合用玉屏风散以益气固表。

3. 邪毒久留，血瘀鼻窍

［主症］鼻塞较甚或持续不减，鼻涕黏黄或黏白，语声重浊或有头胀头痛，耳闭重听，嗅觉减退。

检查见鼻黏膜暗红肥厚，鼻甲肥大质硬，表面凹凸不平，呈桑椹状，舌质暗红或有瘀点，脉弦涩。

［证候分析］鼻窒日久，邪毒久留鼻窍，气血瘀阻则见鼻甲暗红肥厚，鼻塞声重；邪浊蒙蔽清窍则头胀头痛，耳闭重听；舌质暗红或有瘀点、脉弦涩皆为气滞血瘀之征。

［治法］行气活血，化瘀通窍。

［方药］通窍活血汤加减。方中桃仁、红花、赤药、川芎活血化瘀，疏通血脉；麝香（可用人工麝香代）、老葱通阳开窍；黄酒温通血脉。全方合用，有行气活血、化瘀通窍之功。临证若鼻塞甚，嗅觉迟钝者，可加辛夷花、白芷、石菖蒲、丝瓜络；头胀痛、耳闭重听者加柴胡、蔓荆子、菊花以清利头目。

（二）外治

1. **滴鼻**　可用芳香通窍的中药滴鼻剂滴鼻。
2. **吹鼻**　用碧云散、鱼脑石散、苍耳子散等吹鼻内，或用棉裹塞鼻内。
3. **超声雾化**　可用中药煎煮液，或用柴胡注射液、当归注射液、丹参注射液等做超声雾化喷鼻。
4. **下鼻甲注射**　对鼻甲肥大者可选用复方丹参注射液、当归注射液、川芎注射液、黄芪注射液等做下鼻甲注射，每次每侧注射1~2ml，5~7天1次，5次为1个疗程。
5. **下鼻甲部分切除术**　对鼻甲肥大硬实，诸法不效者，可行下鼻甲部分切除术。

（三）针灸疗法

1. **体针**　主穴如迎香、鼻通、印堂；配穴如百会、风池、太阳、合谷、足三里。每次取主穴加配穴2~3个，针刺，辨证施用补泻手法。
2. **耳针**　取鼻、内鼻、肺、脾、内分泌、皮质下等穴，用耳针针刺或用王不留籽贴压耳穴。
3. **艾灸**　对于肺脾气虚、气血瘀阻证，取迎香、人中、印堂、百会、肺俞、脾俞、足三里等穴，温灸。

【预防调摄】

（1）锻炼身体，增强体质，避免受风受凉，积极防治伤风鼻塞。
（2）戒除烟酒，注意饮食卫生和环境保护，避免粉尘长期刺激。
（3）避免局部长期使用血管收缩类西药滴鼻；鼻塞重时，不可强行擤鼻，以免邪毒入耳。

【转归预后】

本病若在早期治疗得当，可获痊愈。长期失治，则缠绵难愈，并可引发鼻渊、喉痹等疾病。

第二节　鼻　槁

鼻槁是指以鼻内干燥，黏膜萎缩，甚或鼻腔宽大为特征的慢性鼻病。西医学的干燥性鼻炎、萎缩性鼻炎等可参考本病进行辨证施治。

【病因病机】

1. **燥热外袭，燥邪犯肺**　多因气候干燥，或多尘干燥、高温的工作环境，燥热过盛，致使燥热伤肺，循经上灼鼻窍，鼻窍失养，津液耗伤，发为鼻槁。

2. 肺肾阴虚　过食辛热伤津之品，或久病阴虚，肺阴不足，津液不能上输于鼻，鼻失滋养，甚则肺虚及肾，肺肾阴虚，虚火上炎，灼伤鼻窍黏膜，致使鼻干、黏膜枯萎。

3. 脾气虚弱　久病体弱，或饮食不节，劳倦过度，损伤脾胃，致脾胃虚弱，气血精微生化不足，鼻失气血滋养而为病。若脾不化湿，湿蕴化热，湿热上蒸，熏灼鼻窍黏膜，致鼻干肌萎。

【临床表现】

1. 自觉症状　鼻内干燥感，易鼻出血，鼻塞，甚则嗅觉减退或丧失，鼻气腥臭。

2. 鼻部检查　鼻黏膜干燥、萎缩，鼻甲缩小（尤以下鼻甲为甚），鼻腔宽大，可见大量灰绿色脓痂覆盖。

【诊断依据】

（1）鼻内干燥，黏膜萎缩。

（2）鼻甲缩小（尤以下鼻甲为甚），鼻腔宽大，大量灰绿色脓痂覆盖。

【治疗】

（一）辨证论治

1. 燥邪犯肺

[主症]鼻内干燥，灼热疼痛，涕痂带血，咽痒干咳，舌尖红，苔薄黄少津，脉细数。检查见鼻黏膜充血干燥，或有痂块。

[证候分析]燥热袭肺，耗伤津液，鼻窍黏膜失养则见鼻内干燥、灼热疼痛、鼻黏膜干燥；燥热伤络则涕痂带血；燥热伤肺，肺失清肃则咽痒干咳；舌尖红、苔薄黄少津、脉细数皆为燥热伤肺之证。

[治法]清燥润肺，生津润鼻。

[方药]清燥救肺汤加减。方中以桑叶、石膏清宣肺经燥热；麦冬、人参、阿胶、火麻仁养阴生津润燥；杏仁、枇杷叶宣肺散邪；甘草调和药性。临证若伴鼻衄者可加白茅根、茜草根等凉血止血。

2. 肺肾阴虚

[主症]鼻干较甚，鼻衄，嗅觉减退，咽干燥，干咳少痰，或带血丝，腰膝酸软，手足心热，舌红少苔，脉细数。检查见鼻黏膜色红糜烂，鼻甲萎缩，涕痂秽浊，鼻气恶臭。

[证候分析]肺肾阴虚，津不上承，鼻失滋养，兼以虚火上炎，灼伤鼻窍黏膜则见鼻干较甚，鼻衄，嗅觉减退，涕痂秽浊，鼻黏膜红干，鼻甲萎缩，鼻气恶臭；阴虚肺燥则干咳少痰；血络受损则痰带血丝；肾阴不足，腰膝失养，虚火内盛则腰膝酸软，手足心热；舌红少苔、脉细数皆为肺肾阴虚之证。

[治法]滋补肺肾，润燥养鼻。

[方药]百合固金汤加减。方中以熟地、生地、百合、麦冬、玄参滋养肺肾之阴，生津润燥；白芍、当归养血益阴；贝母、桔梗清肺而利咽喉；甘草调和诸药。临证若伴鼻衄加白茅根、墨旱莲、藕节凉血止血；伴腰膝酸软者加牛膝、杜仲补肾强腰。若肺阴虚明显者亦可选用养阴清肺汤加减。

3. 脾气虚弱

[主症] 鼻内干燥，鼻涕黄绿腥臭，头痛头昏，嗅觉失灵，常伴纳差腹胀，倦怠乏力，面色萎黄，唇舌色淡，脉缓弱。检查见鼻黏膜暗淡，干萎较甚，鼻腔宽大，涕痂积留。

[证候分析] 脾胃虚弱，气血生化不足，水谷精微不能上输，鼻失滋养则见鼻内干燥，黏膜色淡，干萎较甚，鼻腔宽大；脾虚湿盛，湿蕴化热，熏蒸鼻窍则鼻涕黄绿腥臭，涕痂积留；脾虚气弱，清阳不升，鼻失温养则头痛头昏，嗅觉减退；纳差腹胀、倦怠乏力、面色萎黄、唇舌色淡、脉缓弱皆为脾气虚弱之证。

[治法] 健脾益气，祛湿排脓。

[方药] 补中益气汤加减。以补中益气汤健脾益气，升清降浊，濡养鼻窍。临证鼻涕黄绿腥臭，痂皮量多者加生薏苡仁、土茯苓、鱼腥草以清热利湿排脓；纳差腹胀则加砂仁、麦芽助脾运化。

本病属慢性疾患，若久病不愈易夹瘀，在辨证用药时可酌加活血化瘀之品，如丹参、当归尾、鸡血藤、桃仁、红花、赤芍、水蛭、穿山甲、土鳖虫之类，以助活血通络，化瘀生肌；若嗅觉不灵者可加辛夷花、苍耳子、鹅不食草、薄荷等以宣发肺气，芳香通窍；若涕痂腥秽者可加藿香、佩兰芳香化浊。

（二）外治

1. **鼻腔冲洗**　用中药煎水冲洗鼻腔，以清除鼻内痂块，减少鼻腔臭气，每天1~2次。

2. **滴鼻**　宜用滋养润燥药物滴鼻，如用蜂蜜、芝麻油加冰片少许滴鼻，每日2~3次，或用石蜡油、复方薄荷油等滴鼻。

3. **蒸气及超声雾化吸入**　可用内服中药再煎水，或用清热解毒排脓中药煎水，或用鱼腥草注射液做蒸气或超声雾化吸入，每日1~2次。

4. **下鼻甲注射**　可选用当归注射液或丹参注射液做双下鼻甲注射，每侧1ml，3~5天注射1次。

5. **吹鼻法**　用鱼脑石散等吹鼻内，每日2~3次。

（三）针灸疗法

1. **耳针**　取内鼻、肺、脾、肾、内分泌等穴针刺，或用王不留行籽贴压。

2. **体针**　取迎香、禾髎、足三里、三阴交、肺俞、脾俞等穴，中弱刺激，留针，10次为1个疗程。

3. **艾灸**　百会、足三里、迎香、肺俞等穴。悬灸至局部发热，呈现红晕为止，每日或隔日1次。

【预防调摄】

（1）保持鼻腔清洁湿润，及时清除积留涕痂。

（2）禁用血管收缩剂滴鼻。

（3）加强营养，多食蔬菜水果及豆类食品，忌辛辣炙煿燥热之物，戒烟酒。

（4）积极防治全身各种慢性疾病，防治各种鼻病。

（5）加强卫生管理，注意劳动保护，改善生活与工作环境，减少粉尘吸入。对高温、多粉尘的环境，要采取降温、除尘通风、空气湿润等措施。

【转归预后】

本病一般病程长，缠绵难愈。部分患者可并发喉痹、耳鸣及听力减退。年幼患病，长期不愈者，可致外鼻畸形。

第三节　鼻　鼽

鼻鼽是指突然和反复发作的以鼻痒、打喷嚏、流清涕、鼻塞等为主要特征的鼻病。本病无性别、年龄、地域差异，可常年发病，亦可呈季节性发作，或可诱发哮喘，为耳鼻咽喉科常见病和多发病。西医学的变应性鼻炎、血管运动性鼻炎、嗜酸细胞增多性非变应性鼻炎等疾病可参考本病进行辨证施治。

【病因病机】

1. **肺气虚寒，卫表不固**　若肺气虚弱，卫表不固，则腠理疏松，风寒外邪易乘虚而入，邪聚鼻窍，邪正相搏，肺气不宣，津液停聚，遂致喷嚏、流清涕、鼻塞等而为鼻鼽。

2. **脾气虚弱，化生不足**　若脾气虚弱，化生不足，鼻窍失养，风寒、风热或不洁异气从口鼻侵袭，停聚鼻窍而发为鼻鼽。

3. **肾阳不足，温煦失职**　若肾阳不足，摄纳无权，气不归元，温煦失职，腠理、鼻窍失于温煦，则外邪、异气易侵，而发为鼻鼽。

4. **肺经伏热，上犯鼻窍**　若肺有郁热，肃降失职，邪热上犯鼻窍，亦可发为鼻鼽。

【临床表现】

1. **自觉症状**　发作时主要表现为鼻痒，喷嚏频频，清涕如水，鼻塞，呈阵发性，具有突然发作和反复发作的特点。缓解期大多数无症状，少数有鼻塞等。

2. **鼻部检查**　在发作期鼻黏膜多为灰白或淡兰色，亦可充血色红，鼻甲肿大，鼻道有较多水样分泌物。在间歇期以上特征不明显。

3. **实验室及特殊检查**　多数患者鼻分泌物涂片可见较多嗜酸性粒细胞，部分患者变应原皮肤试验阳性，特异性IgE抗体阳性。

【诊断依据与鉴别诊断】

（一）诊断依据

（1）发作期鼻痒，喷嚏频频，清涕如水，鼻塞。

（2）鼻腔检查可见鼻黏膜苍白、水肿，用探针触之深陷，有大量清水样分泌物潴留，下鼻甲肿大；间歇期鼻黏膜可为苍白、淡紫、暗红或正常。

（二）鉴别诊断

本病应与伤风鼻塞鉴别。伤风鼻塞初起除有鼻塞、喷嚏、流鼻水外，尚有头痛、周身不适、微有恶寒发热、脉浮等表证的表现。

【治疗】

（一）辨证论治

1. **肺气虚寒，卫表不固**

[主症] 鼻痒，喷嚏频频，清涕如水，鼻塞，嗅觉减退，畏风怕冷，气短懒言，语声低怯，自汗，

面色苍白，或咳喘无力，舌质淡，舌苔薄白，脉虚弱。检查见下鼻甲肿大光滑，鼻黏膜淡白或灰白，鼻道可见水样分泌物。

[证候分析] 肺气虚弱，鼻窍失养，外邪从口鼻侵袭，凝聚鼻窍则见鼻塞，鼻痒，下鼻甲肿大，黏膜淡白，喷嚏频频而突发，清涕如水，嗅觉减退；肺气虚弱，不能宣发卫气于肌表则自汗，畏风怕冷，面色苍白；肺气虚则气短懒言，语声低怯，咳喘无力，舌质淡，舌苔薄白，脉虚弱。

[治法] 补益肺气，固表护卫。

[方药] 玉屏风散加减。方中防风走表而祛风邪；合黄芪、白术则祛邪而不伤正，固表而不留邪。临证若鼻痒如蚁行者可加僵蚕、蝉蜕；若喷嚏、清涕、语声低怯者可加人参、茯苓、山药；若腰膝酸软者可加枸杞子、制首乌；若畏风怕冷、清涕如水者可加桂枝、干姜、大枣等。

2. 脾气虚弱，化生不足

[主症] 鼻塞，鼻痒，清涕连连，喷嚏突发，面色萎黄无华，消瘦，食少纳呆，腹胀便溏，四肢倦怠乏力，少气懒言，舌淡胖，边有齿痕，苔薄白，脉弱无力。检查见下鼻甲肿大光滑，黏膜淡白或灰白，有水样分泌物。

[证候分析] 脾气虚弱，化生不足，水湿上犯鼻窍则见鼻塞，鼻痒，喷嚏频频，清涕连连，下鼻甲肿大，黏膜淡白；脾胃虚弱，受纳、腐熟、输布之功失职则腹胀便溏，食少纳呆，少气懒言，四肢倦怠乏力，舌质淡，舌体胖，舌边有齿痕，脉弱无力。

[治法] 益气健脾，温运中阳。

[方药] 补中益气汤加减。方中人参、黄芪、白术、炙甘草健脾益气；陈皮理气健脾，使补而不滞；当归养血；升麻、柴胡升举中阳。临证若腹胀便溏、清涕如水、点滴而下者可加山药、干姜、砂仁等；若畏风怕冷、遇寒则喷嚏频频者可加防风、桂枝等；若四肢不温、畏寒腰痛者可加肉桂、附子、枸杞子。

3. 肾阳不足，温煦失职

[主症] 鼻塞，鼻痒，喷嚏频频，清涕量多，面色苍白，形寒肢冷，腰膝冷痛，神疲倦怠。妇人则宫寒不孕，男子则阳痿、遗精。舌质淡，舌苔白，脉沉细无力。局部检查可见下鼻甲肿大光滑，黏膜淡白，鼻道有水样分泌物。

[证候分析] 肾阳虚损，温煦失职，外邪及异气从鼻窍、皮肤肌表入侵则见鼻塞，鼻痒，喷嚏频频，清涕量多，下鼻甲肿大，黏膜淡白；肾阳虚则面色苍白、形寒肢冷、腰膝冷痛、神疲倦怠、宫寒不孕、阳痿遗精、舌质淡、舌苔白、脉沉细无力等。

[治法] 温补肾阳，固肾纳气。

[方药] 肾气丸加减。方中熟地、山茱萸、山药滋补肝肾为三补；牡丹皮、泽泻、茯苓降火渗湿为三泻，使补而不腻；配以桂枝、附子以温补肾中元阳，意在微微生火，即生肾气也。临证若伴喷嚏多、腰膝酸软者可加枸杞子、菟丝子；若伴喷嚏、清涕，遇寒即甚者可加黄芪、防风、白术；若伴腹胀便溏、喷嚏、清涕者可加白术、黄芪、人参、砂仁等。

4. 肺经伏热，上犯鼻窍

[主症] 鼻痒，喷嚏频作，流清涕，鼻塞，常在酷热暑天或由热气诱发。全身或见咳嗽，咽痒，口干烦热，舌质红，苔白或黄，脉数。检查见鼻黏膜色红或暗红，鼻甲肿胀。

[证候分析] 肺经郁热，肃降失职，邪热上犯鼻窍则见鼻痒，喷嚏频作，流清涕，鼻塞；肺热上炎则咳嗽，咽痒；邪热煎熬津液则口干烦热；舌质红、苔白或黄、脉数皆为内热之征。

[治法] 清宣肺热，通利鼻窍。

[方药] 辛夷清肺饮加减。方中黄芩、栀子、石膏、知母、桑白皮清肺热；辛夷花、枇杷叶、升麻清宣肺气，通利鼻窍；百合、麦冬养阴润肺。合而用之，有清肺热、通鼻窍之功。

（二）外治

1. **滴鼻法** 可选用芳香通窍的药物滴鼻，如葱白滴鼻液、1%麻黄素滴鼻液等。
2. **塞鼻法** 以细辛膏棉裹塞鼻内。
3. **吹鼻法** 以皂角研极细末吹鼻；亦可用碧云散吹鼻。
4. **嗅法** 可用白芷、川芎、细辛、辛夷等共研细末，置瓶内，时时嗅之。

（三）针灸疗法

1. **体针** 主穴可选迎香、印堂、风池、风府、足三里等，配穴可选上星、合谷、口禾髎、肺俞、脾俞、肾俞、三阴交等。每次主穴、配穴各选1~2穴，留针20分钟，每日1次，针用补法，10次为1个疗程。
2. **灸法** 可选用足三里、命门、百会、气海、三阴交、涌泉、神阙、上星等穴，悬灸或隔姜灸，每次2~3穴，每穴20分钟，10次为1个疗程。
3. **耳针** 可选神门、内分泌、内鼻、肺、脾、肾穴埋针，或以胶布埋压王不留行籽。两耳交替，隔日1次，10次为1个疗程。
4. **穴位注射** 可选迎香、合谷、风池等穴，药物可选50%当归注射液、丹参注射液，或维生素B_1、胎盘组织液等，每次1穴（双侧），每穴0.5~1ml。每3日1次，10次为1个疗程。
5. **穴位贴敷** 可选独头蒜或生附子捣烂，敷涌泉穴。每晚睡前敷，10次为1个疗程。亦可用斑蝥研细粉，每用少许撒于胶布，贴敷于印堂穴，约12小时后取去。若有小疱切勿弄破，或可用注射器抽吸水液，每周1次，3次为1个疗程。

【预防调摄】

（1）保持环境清洁卫生，避免或减少粉尘、花粉等刺激。

（2）有过敏史之患者，应避免接触或服用易引起机体过敏反应之物，如鱼虾、海鲜、羽毛、兽毛、蚕丝等。

（3）锻炼身体，增强体质。忌食寒凉生冷之品。

【转归预后】

本病经积极防治，可控制症状，但容易复发。部分患者可并发鼻息肉、哮喘等疾病。

第四节 鼻 渊

鼻渊是指以鼻流浊涕、量多不止为主要特征的鼻病。临床上常伴有头痛、鼻塞、嗅觉减退等症状，是鼻科的常见病、多发病之一。本病有虚证与实证之分，实证起病急，病程短；虚证病程长，缠绵难愈。西医学的急、慢性鼻窦炎可参考本病进行辨证施治。

【病因病机】

1. **肺经风热** 起居不慎，冷暖失调，风热袭表伤肺，或风寒外袭，邪壅肺系，肺失清肃，邪聚鼻窍而为病。

2. 胆腑郁热　胆腑内寄相火，其气上通脑，若情志不遂，恚怒失节，疏泄失职，气郁化火，胆火循经上犯，移热于脑，损及鼻窍，迫津下渗为涕，发为鼻渊。

3. 脾胃湿热　饮食失节，过食肥甘煎炒、醇酒厚味，内酿湿热，郁困脾胃，湿热邪毒循经熏蒸鼻窍而发为本病。

4. 肺气虚寒　久病失治，病后失养，或治不得法，致肺脏虚损，肺虚鼻窍失于温煦，卫阳不固，易为邪犯，正虚托邪无力，邪滞鼻窍，而发为本病。

5. 脾气虚弱　久病失养，或过劳思虑过度，损及脾胃，致脾胃虚弱，而气血精微化生不足，鼻窍失养，邪浊久困鼻窍，脾虚运化失职，湿浊上泛，困聚鼻窍，致涕多不止，发为鼻渊。

【临床表现】

1. 自觉症状　本病以脓涕量多为主要症状，常同时伴有鼻塞及嗅觉减退，可发于一侧，也可双侧；部分患者可伴有明显的头痛，头痛的部位常局限于前额、鼻根部或颌面部、头顶部等。

2. 鼻部检查　鼻腔检查可见鼻黏膜红肿，尤以中鼻甲及中鼻道为甚，或淡红，中鼻甲肥大或呈息肉样变，中鼻道、嗅沟、下鼻道或后鼻孔可见脓涕。前额部、颌面部或鼻根部可有红肿及压痛。

3. 实验室及特殊检查　上颌窦穿刺冲洗可了解窦内有无脓液及其性质、量、气味等。鼻窦X线或CT检查常显示鼻窦腔模糊、密度增高及混浊，或可见液平面等阳性表现。

【诊断依据】

（1）以大量黏性或脓性鼻涕、鼻塞、头痛或头昏为主要症状。

（2）鼻腔检查黏膜充血、肿胀，鼻腔或后鼻孔有较多的黏性或脓性分泌物。

（3）X线鼻窦摄片有阳性表现。

【治疗】

（一）辨证论治

1. 肺经风热

［**主症**］间歇性或持续性鼻塞，鼻涕量多而白黏或黄稠，嗅觉减退，头痛，可兼有发热畏风，汗出，或咳嗽，痰多，舌质红，舌苔薄白，脉浮数。检查见鼻黏膜充血肿胀，尤以中鼻甲为甚，中鼻道或嗅沟可见黏性或脓性分泌物。头额、眉棱或颌面部叩痛或压痛。

［**证候分析**］风热外邪侵袭，壅塞肺系，肺失清肃，邪聚鼻窍，燔灼黏膜则见鼻甲充血、肿大，鼻塞不通，鼻涕增多；邪壅肺系，肺失宣畅则嗅觉减退，头晕头痛；风热内郁，气血壅阻，上困鼻窍则前额、颌面部疼痛；外邪侵袭则发热畏风，汗出；舌红苔白、脉浮数为风热在表。

［**治法**］疏风散邪，宣肺通窍。

［**方药**］银翘散加减。方中金银花、连翘辛凉透邪，解毒清热；荆芥、薄荷、牛蒡子、淡豆豉辛凉宣散，解表祛邪；桔梗、甘草宣肺气，祛痰排脓。临证若鼻涕量多者可加蒲公英、鱼腥草、瓜蒌等；若鼻塞甚者可加苍耳子、辛夷等；若鼻涕带血者可加白茅根、仙鹤草、茜草等；若头痛者可加柴胡、藁本、菊花等。

2. 胆腑郁热

［**主症**］鼻涕脓浊，量多，色黄或黄绿，或有腥臭味，间歇性或持续性鼻塞，嗅觉减退，头痛剧烈。

可兼有烦躁易怒、口苦、咽干、目眩、耳鸣耳聋、寐少梦多、小便黄赤等全身症状，舌质红，舌苔黄或腻，脉弦数。检查见鼻黏膜充血肿胀，中鼻道、嗅沟或鼻底可见黏性或脓性分泌物，头额、眉棱或颌面部可有叩痛或压痛。

[证候分析] 肝胆湿热，上蒸鼻窍，燔灼气血，熏腐黏膜则见鼻涕脓稠或黄绿、量多，鼻黏膜充血肿胀，鼻道见脓性分泌物；胆火上攻头目，清窍不利则头痛剧烈，目赤，耳鸣耳聋，口苦咽干；胆热内郁，扰乱神明则失眠梦多，急躁易怒；舌质红、苔黄或腻、脉弦数皆为胆经火热之象。

[治法] 清泄胆热，利湿通窍。

[方药] 龙胆泻肝汤加减。方中柴胡、龙胆草、黄芩、栀子清肝泻火；泽泻、车前子、木通清热利湿；生地、当归滋阴养血，以防过用苦寒伤正；甘草调和诸药。临证若鼻塞甚者可加苍耳子、辛夷、薄荷等；若头痛甚者可加菊花、蔓荆子。

3. 脾胃湿热

[主症] 鼻塞重而持续，鼻涕黄浊而量多，嗅觉减退，头昏头闷或重胀，倦怠乏力，胸脘痞闷，纳呆食少，小便黄赤，舌质红，苔黄腻，脉滑数。检查见鼻黏膜红肿，尤以中鼻甲更甚，中鼻道、嗅沟或鼻底见黏性或脓性分泌物，颌面、额头或眉棱压痛。

[证候分析] 脾胃湿热循经上蒸鼻窍，腐膜成脓则见鼻涕黄浊量多；湿热滞鼻，壅阻脉络，湿胜则肿，热盛则红，鼻黏膜红肿甚，鼻塞重而持续；湿热上蒸，蒙闭清窍则头昏闷重，或局部压痛、叩痛等；湿热蕴结脾胃，受纳运化失职则胸脘痞闷，倦怠乏力，食少纳呆；小便黄赤、舌红、苔黄腻、脉滑数皆为湿热之征。

[治法] 清热利湿，化浊通窍。

[方药] 甘露消毒丹加减。方中藿香、石菖蒲、白豆蔻、薄荷芳香化浊，行气醒脾；滑石、茵陈、黄芩、连翘、木通清热利湿；辅以贝母、射干止咳利咽。临证若鼻塞甚者可加苍耳子、辛夷等；若头痛者可加白芷、川芎、菊花等；若鼻涕带血者可加仙鹤草、白茅根、鱼腥草、蒲公英等。

4. 肺气虚寒

[主症] 鼻塞或重或轻，鼻涕黏白，稍遇风冷则鼻塞加重，鼻涕增多，喷嚏时作，嗅觉减退，头昏头胀，气短乏力，语声低微，面色苍白，自汗畏寒，咳嗽痰多，舌质淡，苔薄白，脉缓弱。检查见鼻黏膜淡红肿胀，中鼻甲肥大或息肉样变，中鼻道可见黏性分泌物。

[证候分析] 肺气虚弱，无力托邪，邪滞鼻窍则鼻塞涕多，头昏；肺气虚弱，卫表不固，腠理疏松，外邪易侵则稍遇风冷则鼻塞加重，鼻涕增多，喷嚏时作，鼻甲肿大，分泌物增多等；肺气虚不能宣发卫气则自汗，畏寒，咳嗽痰多；肺气不足则气短乏力，语声低微，嗅觉减退，面色苍白；舌质淡、苔薄白、脉弱无力皆为肺气虚寒之象。

[治法] 温补肺脏，益气通窍。

[方药] 温肺止流丹加减。方中细辛、荆芥疏散风寒；人参、甘草、诃子补肺敛气；桔梗、鱼脑石除涕。临床应用可加辛夷花、苍耳子、白芷以芳香通窍。若头额冷痛者可加羌活、白芷、川芎等；若畏寒肢冷、遇寒加重者可加防风、桂枝等；若鼻涕多者可加半夏、陈皮、薏苡仁等；若喷嚏、流清涕者可加黄芪、白术、防风等。

5. 脾气虚弱

[主症] 鼻涕白黏或黄稠，量多，嗅觉减退，鼻塞较重，食少纳呆，腹胀便溏，肢困乏力，面色萎黄，头昏重或闷胀，舌淡胖，苔薄白，脉细弱。检查见鼻黏膜淡红，中鼻甲肥大或息肉样变，中鼻道、嗅沟或鼻底见黏性或脓性分泌物。

[证候分析] 脾气虚弱，健运失职，湿浊上犯，停聚鼻窍则见鼻塞涕多，嗅觉减退，鼻甲肿大；脾虚湿邪困阻则食少纳呆，脘腹胀满，便溏；面色萎黄、头昏重、头胀、舌淡胖、苔薄白、脉弱无力皆为脾气虚弱之象。

[治法] 健脾利湿，益气通窍。

[方药] 参苓白术散加减。方中人参、白术、茯苓、甘草为四君子汤，以补脾益气；山药、扁豆、薏苡仁、砂仁健脾渗湿，芳香醒脾；桔梗开宣肺气，祛痰排脓。临证若鼻涕脓稠量多者可加陈皮、半夏、枳壳、瓜蒌等；若鼻塞甚者可加苍耳子、辛夷；若涕中带血者可加白茅根、仙鹤草等。

（二）外治

1. **滴鼻法**　用芳香通窍的药物滴剂滴入鼻内，以疏通鼻窍，利于引流。如鼻炎滴剂、1%麻黄素滴鼻液等。

2. **熏洗法**　用芳香通窍、行气活血的药物，如苍耳子散、辛夷散、川芎茶调散等，煎出药液倒入合适的容器中，先用鼻吸入热气，反复多次，待药液温度合适做鼻腔冲洗，每日早晚各1次，7天为1个疗程。

3. **鼻窦穿刺冲洗法**　用于上颌窦，穿刺冲洗后，注入清热解毒排脓的中药液，如鱼腥草注射液等，每周1次。

4. **置换法**　用负压吸引法使清热解毒排脓的药液（如鱼腥草注射液等）进入鼻窦，并将鼻窦内的脓液置换出来，以达到治疗目的。

5. **理疗**　可配合局部超短波或红外线等物理治疗。

6. **手术治疗**　病久经保守治疗无效者，可采用手术治疗。

（三）针灸疗法

1. **针刺疗法**　主穴选迎香、攒竹、上星、禾髎、印堂、阳白等。配穴选合谷、列缺、足三里、三阴交等。每次选主穴和配穴各1~2穴，每天针刺1次，7~10天为1个疗程，手法以捻转补法为主，留针20分钟。

2. **艾灸法**　主穴选囟会、前顶、迎香、四白、上星。配穴选足三里、三阴交、肺俞、脾俞、肾俞、命门。每次选取主穴及配穴各1~2穴，悬灸20分钟，灸至患者燥热、皮肤潮红为度，7~10天为1个疗程。

（四）其他治法

穴位按摩　可选取迎香、合谷，自我按摩。每次5~10分钟，每日1~2次，或用两手大鱼际，沿两侧迎香穴上下按摩至发热，每日数次。

【预防调摄】

（1）及时彻底治疗伤风鼻塞及邻近器官的疾病。

（2）注意保持鼻腔通畅，或可让患者做低头运动，以利窦内分泌物排出。

（3）忌用力擤鼻，以免鼻腔分泌物通过咽鼓管进入中耳腔，引发耳病。

（4）积极防治牙病，预防牙病导致的鼻渊。

（5）锻炼身体，增强体质，提高机体抵抗力。

【转归预后】

急性起病的鼻渊如能及时得到恰当治疗，预后良好。如治疗不彻底，可迁延日久，引起虚火喉痹、乳蛾等。鼻渊因擤鼻不当，可导致耳闭、脓耳。

第五节 鼻　衄

鼻衄，即鼻出血，是临床常见症状之一。它可由鼻病引发，也可因全身多种疾病使脏腑功能失调所致。此外，鼻部外伤亦常引起鼻衄。

【病因病机】

1. **肺经热盛**　外感风热或燥热之邪，内犯于肺，致肺经郁热，失于肃降，邪热壅盛，循经上犯鼻窍，损伤阳络，血溢清道而为衄。

2. **胃热炽盛**　胃经素有积热，或因暴饮烈酒，过食辛燥，致胃热炽盛，火热内燔，循经上炎，损伤阳络，迫血妄行而为鼻衄。

3. **肝火上逆**　情志不舒，肝气郁结，郁久化火，循经上炎，或暴怒伤肝，肝火上逆，血随火动，灼伤鼻窍脉络，血溢脉外而为衄。

4. **心火亢盛**　由于情志抑郁，气郁化火，内炽于心，致使心火亢盛，迫血妄行，发为鼻衄。

5. **肝肾阴虚**　素体阴虚，或劳损过度，久病伤用，而致肝肾阴虚，水不涵木，肝不藏血，水不制火，虚火上炎，灼伤鼻窍脉络，血溢脉外而衄。

6. **脾不统血**　久病不愈，忧思劳倦，饮食不节，内伤脾土，致脾气虚弱，统摄无权，气不摄血，血不循经，离经外渗于鼻窍而致衄。

【临床表现】

1. **自觉症状**　鼻中出血。多为单侧出血，亦可为双侧。可表现为间歇反复出血，亦可持续出血。可由鼻而出，亦可经口而出。出血量多少不一，轻者仅擤鼻涕或回缩涕中带血；较重者，渗渗而出或点滴而下；严重者，血涌如泉，鼻口俱出，甚至可出现休克。反复出血可导致贫血。伴有原发疾病的相应症状。

2. **鼻部检查**　在前鼻镜、间接鼻咽镜或鼻内窥镜下，可找到出血点或渗血面。在鼻腔任何部位均可出血，也可发生于鼻咽顶部、咽隐窝等部位，但以鼻中隔前下方的易出血区及鼻腔后部的鼻–鼻咽静脉丛较为多见。

3. **实验室及特殊检查**　必要时可做血常规检查、出凝血时间等检查。

【诊断依据与鉴别诊断】

（一）诊断依据

（1）鼻中出血或回缩涕中带血。

（2）鼻腔、鼻咽部检查可发现出血点。

（二）鉴别诊断

本病应与肺、胃、咽喉等部位的出血（如咯血、吐血等）经由鼻腔流出者相鉴别。由肺、胃、咽喉等部位的出血经由鼻腔流出者，往往出血量偏多，但鼻部检查往往找不到出血部位。

由咯血而致的鼻衄多有慢性咳嗽、痰喘、肺痨等肺系病证。由肺、气道而来的血经咳嗽而出，患者常觉喉痒胸闷，一咯即出，血色鲜红，或夹泡沫，或痰血相兼，痰中带血。胸部X线检查、支气管镜检查或造影、胸部CT等有助于进一步明确病因。

由吐血而致的鼻衄多有胃痛、胁痛、黄疸、癥积等宿疾。其发病急骤，吐血前多有恶心、胃部不适、头晕等症。血随呕吐而出，常夹有食物残渣等胃内容物，血色多为咖啡色或紫暗色，也可为鲜红色。纤维胃镜、上消化道钡餐造影、B超等检查有助于进一步明确吐血病因。

咽喉部出血常经口而出，咽部及喉镜检查可查见出血部位。

【治疗】

（一）辨证论治

1. 肺经热盛

[主症] 鼻中出血，点滴而下，色鲜红，量不甚多，鼻腔干燥、灼热感，多伴有鼻塞涕黄，咳嗽痰少，口干身热，舌质红，苔薄白而干，脉数或浮数。

[证候分析] 邪热壅肺，循经上犯鼻窍阳络，故辨证以出血量不多，点滴而下，色鲜红，鼻腔干燥、灼热感及肺经热盛证之舌脉为要点。

[治法] 疏风清热，凉血止血。

[方药] 桑菊饮加减。临证可加牡丹皮、白茅根、栀子炭、侧柏叶等凉血止血。

2. 胃热炽盛

[主症] 鼻中出血，量多，色鲜红或深红，检查见鼻黏膜色深红而干，多伴有口渴引饮，口臭，或齿龈红肿、糜烂出血，大便秘结，小便短赤，舌质红，苔黄厚而干，脉洪数或滑数。

[证候分析] 胃火炽盛，循经上炎，损伤鼻络，故辨证以出血量多，色鲜红成深红，鼻黏膜色深红而干及阳明热盛证之舌脉为要点。

[治法] 清胃泻火，凉血止血。

[方药] 凉膈散加减。临证若大便通利，可去芒硝。热甚伤津伤阴者，可加麦冬、玄参、白茅根之类以助养阴清热生津。

3. 肝火上逆

[主症] 鼻衄暴发，量多，血色深红，检查见鼻黏膜色深红，常伴有头痛头晕，耳鸣，口苦咽干，胸胁苦满，面红目赤，烦躁易怒，舌质红，苔黄，脉弦数。

[证候分析] 肝火上逆，灼伤鼻窍脉络，故辨证以鼻衄暴发，量多，血色深红，鼻黏膜色深红及肝火上逆证之舌脉为要点。

[治法] 清肝泻火，凉血止血。

[方药] 龙胆泻肝汤加减。可加白茅根、仙鹤草、茜草根等加强凉血止血之功；加石膏、黄连、竹茹、青蒿等以清泻上炎之火。若便秘、口干甚者，加麦冬、玄参、知母、葛根等以清热养阴生津。

若暴怒伤肝，或肝火灼阴，致肝阳亢而见头晕目眩、面红目赤、鼻衄、舌质干红少苔者，可用羚龙汤加减。

4. 心火亢盛

[主症] 鼻血外涌，血色鲜红，检查见鼻黏膜红赤，伴有面赤，心烦失眠，身热口渴，口舌生疮，大便秘结，小便黄赤，舌尖红，苔黄，脉数，甚则神昏谵语，舌质红绛，少苔，脉细数。

[证候分析] 心火亢盛，迫血妄行，故辨证以鼻血外涌，血色鲜红，鼻黏膜红赤及心火亢盛证之舌脉为要点。

[治法] 清心泻火，凉血止血。

[方药] 泻心汤加减。临证可加白茅根、侧柏叶、茜草根等加强凉血止血之效；心烦不寐、口舌生疮者，加生地、木通、莲子心以清热养阴，引热下行。

5. 肝肾阴虚

[主症] 鼻衄色红，量不多，时作时止，检查见鼻黏膜色淡红而干嫩，伴口干少津，头晕眼花，耳鸣，五心烦热，健忘失眠，腰膝酸软，或颧红盗汗，舌红少苔，脉细数。

[证候分析] 肝肾阴虚，水不制火，虚火损伤鼻窍阳络，故辨证以鼻衄色红，量不多，时作时止，鼻黏膜色淡红而干嫩及阴虚火旺证之舌脉为要点。

[治法] 滋补肝肾，养血止血。

[方药] 知柏地黄汤加减。临证可加墨旱莲、阿胶等滋补肝肾，养血；加藕节、仙鹤草、白及等收敛止血。

6. 脾不统血

[主症] 鼻衄常发，渗渗而出，色淡红，量或多或少，检查见鼻黏膜色淡，全身症见面色无华，少气懒言，神疲倦怠，食少便溏，舌淡苔白，脉缓弱。

[证候分析] 脾气虚弱，统摄无权，故辨证以鼻衄常发，渗渗而出，色淡红，量或多或少，鼻黏膜色淡及脾气虚弱证之舌脉为要点。

[治法] 健脾益气，摄血止血。

[方药] 归脾汤加味。临证可加阿胶以补血养血，加白及、仙鹤草以收敛止血。纳差者加神曲、麦芽等。

（二）外治

对活动性鼻出血患者，要遵照"急则治其标"的原则，先问清哪一侧鼻腔出血或先出血，然后立即查找出血点并止血。可酌情选用如下止血方法。

1. **冷敷**　取坐位，以冷水浸湿的毛巾敷于患者的前额或颈部，夏天可用冰袋或冰毛巾冷敷，以达凉血止血的目的。

2. **压迫**　适用于出血量少者。可直接用食指将出血侧鼻翼向内后方施压，压迫出血侧外中隔，3~5分钟后轻轻放开；若出血较多，可擤出血块后塞入棉花，再用上法压迫，备有麻黄素液者，用药棉塞鼻压迫，疗效更佳。此法可重复使用，一般可收到止血之功。或用手指掐患者入前发际正中线1~2寸处，以达止血目的。

3. **导引**　将患者双足浸入温水中，或以大蒜捣成泥，敷于脚底涌泉穴。亦可用吴茱萸为末，炒热后用醋调敷涌泉穴，有引火下行的作用，以协助止血。

4. **滴鼻**　用血管收缩剂滴鼻。

5. **吹鼻或塞鼻**　选用云南白药、蒲黄、血余炭、马勃粉、田七粉等具有收涩止血作用的药粉吹入鼻腔，黏附于出血处，而达到止血目的。亦可将上述药物放在棉片上，贴于出血处或填塞鼻腔。

6. **烧灼**　适用于反复少量出血且能找到固定出血点者。用30%~50%硝酸银或30%三氯醋酸烧灼出血点，应避免烧灼过深，烧灼后局部涂以软膏。此外，还可用电灼法或YAG激光烧灼出血点。

7. 鼻腔填塞　用上述方法未能止血者，可用此法，以持续加压达到止血目的，包括前鼻孔填塞法、后鼻孔填塞法、前后鼻孔填塞法以及鼻内窥镜下鼻腔微填塞法。也可在鼻内窥镜下行高频电凝止血、微波凝固止血或激光止血治疗。

8. 手术　对严重鼻出血上述方法治疗无效者，可行手术结扎治疗。常用的有颈外动脉结扎术、筛前动脉结扎术、蝶腭动脉结扎术、上颌动脉结扎术等。

（三）针灸疗法

1. 体针　肺经风热者，取少商、迎香、尺泽、合谷、天府等穴；胃热炽盛者，取内庭、二间、天枢、大椎等穴；心火亢盛者，取阴郄、少冲、少泽、迎香等穴；肝火上逆者，取巨髎、太冲、风池、三阴交、通天等穴；脾不统血者，取脾俞、肺俞、足三里、迎香等穴。实证用泻法，虚证用补法，或平补平泻法。

2. 耳针　取内鼻、肺、胃、肾上腺、额、肝、肾等穴，每次2~3穴，捻转1~2分钟，每日1次。

3. 放血　实证可点刺少冲、少泽、少商等穴出血。

4. 火柴灸　用火柴对准少商穴划燃后，迅速瞬时灸少商，至听到"啪"即止，可较好减缓出血。

（四）其他治法

按摩　指压百劳穴，揉2~5分钟，可止鼻衄。

【预防调摄】

（1）鼻衄时，患者多较烦躁、紧张，医生和家属必须镇静，以利患者情绪安定，配合检查治疗，必要时可给予镇静剂。

（2）鼻衄的患者，一般采用坐位或半卧位，有休克者，应取平卧低头位。嘱患者尽量勿将血液咽下，以免刺激胃部引起呕吐，同时可估计出血量。

（3）检查操作时，动作要轻巧，忌粗暴，以免加重损伤，造成新的出血点。

（4）患者宜少活动，多休息，忌食辛燥刺激之物，以免资助火热，加重病情。另多食蔬菜水果，保持大便通畅。

（5）平日注意锻炼身体，预防感邪；注意情志调养，保持心情舒畅，忌忧郁暴怒。

（6）戒除挖鼻等不良习惯。

【转归预后】

如能及时控制出血，并针对病因进行治疗，取得疗效，大多预后良好。反复出血或出血量多者可致贫血，甚则可危及生命。

第六节　鼻息肉

鼻息肉是指鼻腔内光滑柔软、状如葡萄或荔枝肉样的赘生物。本病常并发于鼻渊、鼻鼽等鼻病。鼻息肉一名，首见于《灵枢·邪气脏腑病形》，原文曰"若鼻息肉不通"，原是指鼻塞症状而言，至隋代《诸病源候论》卷二十九始列为病名，并对其病机、症状做了扼要论述。后世医家对本病的论述也较多，并且尚有鼻痔、鼻瘜肉等别称。

【病因病机】

1. **寒湿凝聚鼻窍**　肺气素虚，卫表不固，腠理疏松，易受风寒异气的侵袭，肺气虚寒则鼻塞不利，寒湿凝聚鼻窍，日久则形成息肉。

2. **湿热蕴积鼻窍**　湿热邪毒侵袭，肺经蕴热，失于宣畅，湿热邪浊壅结积聚于鼻窍，日久形成息肉。

【临床表现】

1. **自觉症状**　一侧或两侧鼻窍渐进性鼻塞，逐渐呈持续性，嗅觉减退，多涕，头闷头痛。

2. **鼻部检查**　前鼻镜检查，一侧或双侧鼻腔可见1个或多个表面光滑、灰色或淡红色的荔枝状半透明新生物，可移动。后鼻镜检查和鼻内窥镜检查可明确鼻息肉的部位和范围。

3. **实验室及特殊检查**　X线平片及CT均有助于明确诊断及确定病变范围。

【诊断依据】

（1）一侧或两侧鼻窍渐进性鼻塞，逐渐呈持续性，嗅觉减退，多涕，头闷头痛。

（2）鼻镜检查可见息肉。

【治疗】

（一）辨证论治

1. 寒湿凝聚鼻窍

[主症]渐进性或持续性鼻塞，嗅觉减退或丧失，流涕清稀或白黏，喷嚏多，易感冒，畏风寒，舌质淡，苔白腻，脉缓弱。检查见鼻黏膜色淡或苍白，鼻息肉色白透明。

[证候分析]素体气虚，屡受风寒侵袭，寒湿滞留鼻窍，日久形成色白透明息肉，堵塞鼻道，故见鼻塞，日渐加重，嗅觉减退；寒湿为患，津液不行，故鼻流清涕；肺气虚，卫表不固，故易患感冒；舌质淡、苔白腻、脉虚缓均为寒湿内盛之证。

[治法]温化寒湿，散结通窍。

[方药]温肺止流丹加减。方中鱼脑石、细辛温肺散寒，化痰除涕；桔梗、人参、炙甘草、诃子敛肺益气固表；荆芥解表散寒。临证鼻塞甚者，加辛夷花、白芷芳香通窍；常感冒者，可合并玉屏风散。

2. 湿热郁滞鼻窍

[主症]持续性鼻塞，嗅觉减退，涕液黄稠，或有头痛头胀、纳呆腹胀、大便黏滞、口干等全身症状，舌质红，苔黄腻，脉滑数。检查见鼻黏膜色红，息肉灰白、淡红或暗红，鼻道有稠脓涕。

[证候分析]因湿热壅滞鼻窍，积聚日久而形成息肉；肿为湿浊而生，故柔软而半透明，色灰白；偏于热，则呈淡红或暗红色；肿物阻于鼻窍，清窍不通，脉络受阻，故鼻塞多呈持续性，嗅觉减退；鼻之上为颀，颀之上为脑，其气上通于脑，湿热停聚，肺窍不利，故头痛，头昏，涕多；舌质红、苔黄腻、脉滑数均为湿热内蕴之征。

[治法]清热利湿，散结通窍。

[方药]辛夷清肺饮加减。方中以黄芩、栀子、石膏、知母清利肺胃之热，辛夷花、枇杷叶宣肺通窍，升麻、甘草解毒祛邪。百合、麦冬甘寒养阴碍湿，可去而不用。临床应用时可加车前子、泽泻、僵蚕、浙贝母以助清热祛湿；加鱼腥草、败酱草以清热解毒除涕；头痛明显者，可加蔓荆子、菊花以清利头目；息肉暗红者，可加桃仁、红花、川芎、莪术等以活血散结。

（二）外治

1. **滴鼻**　用白芷、辛夷、杏仁、甘遂各20g，芝麻油250ml。药放油内炸至黑黄色，去药渣，加冰片、薄荷冰各1.5g，溶化过滤后，滴鼻，每日2~3次。

2. **涂敷法**

（1）用有腐蚀收敛作用的中草药末，如硇砂散、明矾散、苍耳散加冰片、明矾、苦丁香、细辛，研成细末，用水或香油调和，放于棉片上，敷于息肉根部或表面，每天1次，7~14天为1个疗程。或于息肉摘除后一星期敷药，可减少复发。

（2）苦丁香、甘遂各18g，青黛、草乌、枯矾各3g，共研细末，麻油调和，点涂于息肉上，每日1次。或用瓜蒂、细辛等份，研末，每用少许吹息肉处。

3. **息肉内注射**　可用消痔灵注射液等药，每次用药液2~3ml注射于息肉内，3日1次，5~7次为1个疗程。

4. **熏鼻法**　使用具有温经通络、散寒通窍作用的中药煎水做蒸气喷鼻或超声雾化喷鼻，方药如下。

（1）当归10g，川芎10g，香附10g，细辛6g，辛夷花6g，煎煮取煎液行蒸气吸入，有温经通络、散寒通窍的作用。

（2）白芷10g，藿香10g，苍耳子10g，藁本10g，薄荷6g，煎煮取煎液行蒸气吸入，有化湿通窍的作用。

（3）鱼腥草注射液、柴胡注射液、双黄连注射液等。

5. **手术治疗**　较大的鼻息肉可采取手术切除。

【预防调摄】

（1）积极防治各种慢性鼻病，如鼻鼽、鼻渊等，预防并发息肉。
（2）锻炼身体，增强机体抗病能力，预防伤风感冒，以免加重症状。
（3）注意饮食起居有节，戒烟酒，忌辛辣厚味，预防术后息肉再发。

【转归预后】

本病病程较长，内治难获速效。手术虽可迅速去除息肉，但术后易复发。

目标检测

答案解析

单项选择题

1. 鼻窒相当于西医学的（　　）
　　A. 急性鼻炎　　　B. 慢性鼻炎　　　C. 变应性鼻炎　　　D. 萎缩性鼻炎　　　E. 慢性鼻窦炎

2. 鼻窒之名首见于（　　）
　　A.《内经》　　　　　　　B.《难经》　　　　　　　C.《伤寒杂病论》
　　D.《素问玄机原病式》　　E.《景岳全书》

3. 萎缩性鼻炎相当于中医的（　　）
　　A. 鼻窒　　　B. 鼻槁　　　C. 鼻渊　　　D. 鼻痔　　　E. 鼻鼽

4. 鼻槁的症状特征是（　　）

  A. 鼻阻塞   B. 鼻道流浓   C. 鼻腔干燥结痂   D. 鼻出血   E. 嗅觉障碍

5. 突然和反复发作以鼻痒、打喷嚏、流清涕为主要特征的鼻病是（　　）

  A. 鼻窒   B. 鼻槁   C. 鼻渊   D. 鼻痔   E. 鼻鼽

6. 鼻鼽的病因病机是（　　）

  A. 肺气虚寒，卫表不固   B. 脾气虚弱，化生不足   C. 肾阳不足，温煦失职

  D. 肺经伏热，上犯鼻窍   E. 以上皆是

7. 鼻渊与鼻槁的鉴别要点主要是（　　）

  A. 鼻渊是清涕多，鼻槁是浊涕多   B. 鼻槁是清涕多，鼻渊是浊涕多

  C. 鼻槁是鼻内干燥，鼻渊是鼻涕多   D. 鼻渊是鼻内干燥，鼻槁是鼻涕多

  E. 鼻槁是鼻内干燥，鼻渊是浊涕多

8. 鼻衄量少且呈点滴而出者属于（　　）

  A. 实热证   B. 气不摄血   C. 肝胆火热上蒸   D. 风热外袭   E. 阴虚火旺

9. 鼻衄鲜红色者属于（　　）

  A. 实热证   B. 气不摄血   C. 肝胆火热上蒸   D. 风热外袭   E. 阴虚火旺

10. 首次记载鼻息肉摘除术的医籍是（　　）

  A.《外科正宗》   B.《黄帝外经》   C.《外科精义》   D.《医宗金鉴》   E.《外台秘要》

（于明宇）

书网融合……

  知识回顾   微课   习题

第八章 咽喉科疾病

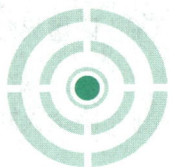
PPT

学习目标

知识要求：

1. 掌握本章各咽喉病的病名概念、病变位置，喉痹和乳蛾的病因病机、临床表现、诊断依据、辨证论治、外治等。

2. 熟悉喉痈、梅核气的内治法和外治法。

3. 了解急喉风等咽喉疾病。

技能要求：

1. 熟练掌握吹药法、含漱法及咽鼓管自行吹张法、鼓膜按摩术等。

2. 学会应用中医临床思维，治疗常见咽喉疾病。

📖 **知识拓展**

敦煌古方——治喉痹方

敦煌医学的研究既是甘肃的特色和优势，又是中国乃至世界医药文化宝库的重要组成部分，在1200余首治疗疾病的敦煌写本医方中，灵活多样的外治法就有20种之多，其中口含药法多用于口腔咽喉病变，并将口腔咽喉病归属于"喉痹"范畴。在敦煌写本医方中，有"治喉痹方：取丁香三七枚，升麻、青木香、黄芩各二分，水一升，煎，含之即瘥"记载。丁香辛温，温中降逆、散寒止痛，其安抚镇痛、抗菌作用明显，用量可以根据患者口腔黏膜病局部病损寒热辨证施治，临证加减。升麻，辛，微寒，疏风透疹，解毒清热，可用于风热疮疡，口疮咽肿，牙肿牙痛，为口腔常用之品。青木香，辛，苦寒，行气止痛，在局部外用中其消肿解毒的功效尤为明显。黄芩，苦寒，是口腔常用药物之一，清上焦头面之实火，化斑疹，治疮疡，清热燥湿，配合其他药物治疗头面口腔各种炎症，尤以局部热盛火旺、分泌物过多者，效果明显。四药合用，全方共奏清热解毒、行气止痛、活血化瘀之功效。现代药理研究表明，其成分具有明显的抗菌、抗病毒、抗真菌、提高机体免疫力的作用。

第一节　喉　痹

喉痹是指以咽部红肿疼痛或有异物感不适为主要特征的咽部疾病。西医学的急、慢性咽炎可参考本病进行辨证施治。

【病因病机】

1. **外邪侵袭，上犯咽喉** 气候骤变，起居不慎，肺卫失固，易为风邪所中。风邪多夹寒夹热，风热外邪乘虚侵袭，邪从口鼻侵犯人体，壅塞肺系，肺气闭郁，失其宣畅之机，邪毒停聚于咽，则发为喉痹；风寒之邪外袭，外束肌表，卫阳被郁遏不得宣泄，寒邪客于肺系，壅结于咽，亦可发为喉痹。

2. **肺胃热盛，上攻咽喉** 邪热外袭，内传肺胃，或过食辛热煎炒醇酒之类，肺胃蕴热，复感外邪，内外邪热搏结，循经上蒸咽喉而为病。

3. **肺肾阴虚，虚火上炎** 温热病后，或劳伤过度，耗伤肺肾阴液，使咽喉失于滋养，加之阴虚，虚火亢盛，虚火上炎，灼于咽喉，发为喉痹。

4. **脾胃虚弱，咽喉失养** 因思虑过度，劳伤脾胃，或饮食不节，或久病伤脾，致脾胃受损，水谷精微生化不足，津不上承，咽喉失养，则发为喉痹。

5. **脾肾阳虚，咽失温煦** 因于房劳过度，或操劳过甚，或久病误治，或过用寒凉之品，以至脾肾阳虚，肾阳虚则虚阳浮越，上扰咽喉；或脾肾阳气亏损，失去温运固摄功能，寒邪凝闭，阳气无以上布于咽而为病。

6. **痰凝血瘀，结聚咽喉** 饮食不节，脾失运化，水湿停聚为痰，凝结咽喉；或喉痹反复发作，余邪滞留于咽，久则经脉瘀滞，咽喉气血壅滞而为病。

【临床表现】

1. **自觉症状** 急性起病者多表现为咽部疼痛为主，吞咽时咽痛加重；病久者则可出现咽干、咽痒、咽部微痛及灼热感、咽喉异物阻塞感等咽喉不适。

2. **咽喉部检查** 咽黏膜充血、肿胀，咽后壁或见脓点；或见咽黏膜肥厚增生，咽后壁颗粒状隆起；或见咽黏膜干燥。

【诊断依据与鉴别诊断】

（一）诊断依据

（1）急性起病者多表现为咽部疼痛为主，吞咽时咽痛加重；病久者则可出现咽干、咽痒、咽部微痛及灼热感、咽喉异物阻塞感等咽喉不适。

（2）咽黏膜充血、肿胀，咽后壁或见脓点；或见咽黏膜肥厚增生，咽后壁颗粒状隆起；或见咽黏膜干燥。

（二）鉴别诊断

本病需与乳蛾、喉痈等病相鉴别。乳蛾急骤起病者，咽喉疼痛剧烈，吞咽困难，痛连及耳窍，伴全身畏寒、发热、头痛、乏力、纳差、便秘等，小儿可有高热、抽搐、呕吐、嗜睡等。迁延日久者，咽部干痒不适，咽部异物感，或咽痛、发热反复发作，全身可伴乏力、低热、头痛等。喉痈是指发生在咽喉及其邻近部位痈肿的总称。

【治疗】

（一）辨证论治

1. 外邪侵袭，上犯咽喉

[主症] 咽部疼痛，吞咽不利。偏于风热者，咽痛较剧，吞咽时痛增，发热，恶风，头痛，咳嗽，痰黄稠，舌苔薄黄，脉浮数。检查可见咽部黏膜充血、肿胀，咽后壁淋巴滤泡红肿，颌下淋巴结肿大、压痛。偏于风寒者，咽痛较轻，伴恶寒发热，身痛，咳嗽痰稀，舌质淡红，脉浮紧。

[证候分析] 风热外邪侵袭，客于肺系，结聚于咽则见咽部疼痛，吞咽时痛增，咳嗽痰黄稠；恶风发热、头痛、舌苔薄黄、脉浮数为风热表证。若风寒外袭，卫阳被郁遏，不得宣泄，邪不外达，凝聚于咽则咽痛不适，吞咽不利；寒邪束表，营卫失和则恶寒发热，身疼痛，头痛无汗，咳嗽痰稀，舌质淡、苔薄白、脉浮紧为风寒表证。

[治法] 疏风散邪，宣肺利咽。

[方药] 风热外袭者，用银翘散加减。方中金银花、连翘辛凉透邪，清热利咽；荆芥、薄荷、淡豆豉、牛蒡子辛凉疏散，解表利咽；芦根、竹叶生津止渴；桔梗、甘草宣肺利咽。临证若咳嗽、咽痛、痰稠者可加杏仁、紫菀、款冬花、枳壳、瓜蒌；若咽痛较剧、汤水难咽者可加板蓝根、蒲公英、野菊花等；若大便燥结者可加大黄、玄明粉等。

风寒外袭者可用六味汤加减。方中荆芥、防风、薄荷疏散风邪；桔梗、甘草宣肺利咽；僵蚕祛痰利咽。临证若咳嗽痰多者可加苏叶、杏仁、前胡；若鼻塞、流涕者可加苍耳子、辛夷、白芷。

2. 肺胃热盛，上攻咽喉

[主症] 咽部疼痛较剧，吞咽困难，发热，口渴喜饮，口气臭秽，大便燥结，小便短赤，舌质红，舌苔黄，脉洪数。检查见咽部黏膜充血肿胀明显，咽后壁淋巴滤泡红肿，颌下臖核肿大。

[证候分析] 热毒壅盛传里，火热燔灼咽喉则咽部疼痛较剧，吞咽困难；火热内炽则发热，口渴喜饮，口气臭秽，大便燥结，小便短赤；火热邪毒结于颌下则颌下臖核肿大，压痛明显；舌质红、舌苔黄、脉洪数皆为里热之征。

[治法] 清热解毒，利咽消肿。

[方药] 清咽利膈汤加减。方中荆芥、防风、薄荷疏风散邪；金银花、连翘、栀子、黄芩、黄连泻火解毒；桔梗、甘草、牛蒡子、玄参利咽消肿止痛；生大黄、玄明粉通便泄热。临证若咳嗽痰黄、颌下臖核肿大疼痛者可加射干、瓜蒌仁、夏枯草；高热者可加水牛角、大青叶；如有白腐或伪膜者可加蒲公英、马勃等。

3. 肺肾阴虚，虚火上炎

[主症] 咽部干燥，灼热疼痛不适，午后较重，或咽部异物感，干咳痰少而稠，或痰中带血，午后潮热，盗汗颧红，手足心热，舌红少津，脉细数。检查可见咽部黏膜潮红，咽后壁淋巴滤泡增生，或咽部黏膜干燥少津。

[证候分析] 阴虚津少，虚火上炎则见咽中不适、微痛、干痒、灼热感、异物感；午后阳明经气旺，阴分受克制则症状更重；肺阴不足，肃降失职，肺气上逆则干咳痰少而稠；虚火炼津，兼以气郁不舒，疏泄不畅则珠状颗粒，甚则成片；虚火久灼，咽喉失于濡养则膜干燥而萎缩；潮热、盗汗、颧红、手足心热、舌红少津、脉细数皆为阴虚火旺之征。

[治法] 滋养阴液，降火利咽。

[方药] 肺阴虚为主者用养阴清肺汤加减。临证喉底颗粒增多者可加桔梗、香附、郁金、合欢花等

以行气活血，解郁散结。

　　肾阴虚为主者用六味地黄丸加减。临证若咽喉微红、干燥灼热较重，大便秘结，此为虚火旺盛，宜加强降火之力，用知柏地黄汤加减。

4. 脾胃虚弱，咽喉失养

　　[主症] 咽喉哽哽不利或痰黏着感，咽燥微痛，口干而不欲饮或喜热饮，易恶心作呕，或时有呃逆反酸，若受凉、疲倦、多言则症状加重。平素容易感冒，倦怠乏力，短气懒言，动则汗出，胃纳欠佳，或腹胀，大便不调，舌质淡红，边有齿印，苔薄白，脉细弱。检查见咽黏膜淡红或微肿，淋巴滤泡增生，可呈扁平或融合，或有少许分泌物附着。

　　[证候分析] 脾胃虚弱，运化失职，津液不能上达于咽，咽部脉络失其濡养，气血运行不畅则咽喉哽哽不利，咽燥微痛，口干而不欲饮或喜热饮；脾胃气虚，水湿不运，聚而生痰，阻滞咽部则咽部有痰黏着感，黏膜淡红或微肿，淋巴滤泡增生；气机失调，胃气上逆则易恶心作呕、呃逆等；容易感冒、倦怠乏力、短气懒言、动则汗出、胃纳欠佳、腹胀、大便不调、舌质淡红、边有齿印、苔薄白、脉细弱均为脾胃虚弱之征。

　　[治法] 益气健脾，升清利咽。

　　[方药] 补中益气汤加减。临证若咽部脉络充血，咽黏膜肥厚者可加丹参、川芎、郁金以活血行气利咽；痰黏者可加贝母、香附、枳壳以理气化痰，散结利咽；咽干较甚、苔干少津者可加玄参、麦冬、沙参、百合等以利咽生津；易恶心呕吐、呃逆者可加法半夏、厚朴、佛手等以和胃降逆；若纳差、腹胀便溏、苔腻者可加砂仁、藿香、茯苓、生薏苡仁等以健脾利湿，降浊利咽。

5. 脾肾阳虚，咽失温煦

　　[主症] 咽部异物感，哽哽不利，痰涎稀白，面色苍白，形寒肢冷，腰膝冷痛，腹胀纳呆，下利清谷，舌质淡嫩，舌体胖，苔白，脉沉细弱。检查见咽部黏膜淡红，咽后壁有清稀痰涎。

　　[证候分析] 脾肾阳虚，阴寒内生，咽喉失于温煦则咽部有异物感，不适，痰涎增多，黏膜淡红；脾阳虚则腹胀纳呆，下利清谷；肾阳虚则形寒肢冷，腰膝冷痛；面色苍白、舌质淡嫩、舌体胖、苔白、脉沉细弱均为阳虚之征。

　　[治法] 补益脾肾，温阳利咽。

　　[方药] 附子理中丸加减。方中人参、白术益气健脾；干姜、附子温补脾肾之阳气；甘草调和诸药。临证若腰膝酸软、冷痛者可加枸杞子、熟地、山茱萸、制首乌等；若咽部不适、痰涎清稀量多者可加半夏、陈皮、茯苓等；若腹胀纳呆者加砂仁、木香等。

6. 痰凝血瘀，结聚咽喉

　　[主症] 咽部异物感、痰黏着感、灼热感，或咽微痛，痰黏难咯，咽干不欲饮，易恶心呕吐，胸闷不适，舌质暗红，或有瘀斑、瘀点，苔白或微黄，脉弦滑。检查见咽黏膜暗淡或暗红，咽后壁滤泡增多或融合成片，咽侧索肥厚。

　　[证候分析] 喉痹反复发作不愈，邪毒久滞，虚火久蒸，炼津成痰；气机阻滞，气血不和，痰浊内生，邪毒与痰、瘀搏结于咽喉则有咽异物感，痰黏着感，灼热，微痛不适，易恶心呕吐，咽喉滤泡增多，咽侧索肥厚；气机不畅则胸闷不适；舌质暗红，或有瘀斑、瘀点皆为内有瘀血之象；脉弦滑为痰湿之征。

　　[治法] 化痰散结，祛瘀利咽。

　　[方药] 贝母瓜蒌散加赤芍、牡丹皮、桃仁。方中贝母、瓜蒌清热化痰润肺；橘红理气化痰；桔梗宣利肺气，清利咽喉；茯苓健脾利湿。加赤芍、牡丹皮、桃仁活血祛瘀散结。临证若咽部不适，咳嗽痰黏者可加杏仁、紫菀、款冬花、半夏等；若咽部刺痛、异物感、胸胁胀闷者可加香附、枳壳、郁金等。

（二）外治

1. 含漱 以清热利咽之中药煎水漱口，有清热解毒、防止邪毒侵袭和滞留咽喉的作用。如金银花、连翘、薄荷、甘草煎汤漱口；或桔梗、甘草、菊花等煎汤漱口。

2. 吹喉 将中药制成粉剂，直接吹喷于咽喉患部，以清热止痛利咽，如西瓜霜、喉风散等。

3. 含服 将中药制成丸或片剂进行含服，以清热生津利咽。如银黄含片、六神丸、草珊瑚含片等，每日3~4次，每次1~2片。

4. 蒸气或雾化吸入 可用内服之中药煎水装入保温杯中，趁热吸入药物蒸气；亦可用中药液置入超声雾化器中进行雾化吸入，如丹参注射液、川芎注射液或金银花、连翘、板蓝根、野菊花、蒲公英等煎水过滤。

（三）针灸疗法

1. 体针 可选用合谷、内庭、曲池、足三里、肺俞、太溪、照海等为主穴，以尺泽、内关、复溜、列缺等为配穴。每次主穴、配穴各选2~3穴，根据病情用补法或泻法，每日1次，5~10次为1个疗程。

2. 灸法 主要用于虚证，可选合谷、足三里、肺俞等穴，悬灸或隔姜灸，每次2~3穴，每穴20分钟，10次为1个疗程。

3. 耳针 可选咽喉、肺、心、肾上腺、神门等埋针，或用胶布埋压王不留行籽或六神丸，两耳交替埋压，隔日1次，5~10次为1个疗程。

4. 穴位注射 可选人迎、扶突、水突等穴，以丹参注射液、川芎注射液或维生素B_1注射液等，每次1穴（双侧），每穴0.5~1ml，每隔3日1次，5~10次为1个疗程。

【预防调摄】

（1）饮食有节，起居有常，忌过食辛辣醇酒及肥甘厚味。
（2）注意保暖防寒，改善环境，减少空气污染。
（3）加强体育锻炼，戒除烟酒。
（4）积极治疗邻近器官的疾病以防诱发本病，如伤风鼻塞、鼻窒、鼻渊等。

【转归预后】

起病急者，治疗得当，可痊愈。病久而反复发作者，较难治愈。

第二节 乳 蛾

乳蛾是指以咽喉两侧喉核（即腭扁桃体）红肿疼痛，形似乳头，状如蚕蛾为主要症状的喉病。发生于一侧的称单乳蛾，双侧的称双乳蛾。乳蛾临床主要分为急乳蛾、慢乳蛾和石蛾。本病反复发作，缠绵难愈，可引起喉痛、耳胀、喉痹、喉关痈等局部并发症，以及低热、痹证、水肿、心悸、怔忡等全身性并发症。西医学所说的急、慢性扁桃体炎可参考本病辨证论治。

【病因病机】

1. 风热侵袭 风热邪毒从口鼻侵袭肺系，结聚喉核，或肺经风热循经上犯咽喉，气血壅滞，与邪毒互结喉核，发为乳蛾。

2. **肺胃热盛**　外邪入里化热，致肺胃热盛，火毒上攻，灼腐喉核，或过食辛辣炙煿醇酒致脾胃蕴热，热毒上攻喉核。

3. **肺肾阴虚**　邪毒滞留，灼伤阴液，或热病后肺肾阴亏，虚火上炎，与余邪结聚喉核发为乳蛾。

4. **脾胃虚弱**　素体脾胃虚弱，气血化生不足，津不上承，喉核失养，或脾胃虚弱，湿浊内生结聚喉核。

5. **痰瘀互结**　余邪滞留，气机阻滞，痰浊内生，日久气滞血瘀，痰瘀互结喉核，脉络闭阻。

【临床表现】

1. **自觉症状**　急骤起病者，咽喉疼痛剧烈，吞咽困难，痛连及耳窍，伴畏寒、发热、头痛、乏力、纳差、便秘等，小儿可有高热、抽搐、呕吐、嗜睡等。迁延日久者，咽部干痒不适，咽部异物感，或咽痛、发热反复发作，全身可伴乏力、低热、头痛等。

2. **咽喉部检查**　急骤起病者，咽部肌膜红肿，连及喉关，喉核表面可有黄白色脓点，甚至腐脓连成片，覆盖整个喉核表面，易拭去，颌下臖核肿大。迁延日久者，可见喉关、喉核暗红，喉核表面凹凸不平，挤压，喉核有白色腐物自喉核隐窝口溢出，颌下臖核肿大。

【诊断依据】

（1）以咽痛、吞咽困难为主要症状。急乳蛾有发热，慢乳蛾不发热或有低热。

（2）急乳蛾起病较急，病程较短；反复发作则转化为慢乳蛾，病程较长。

【治疗】

（一）辨证论治

1. 风热外袭

[主症] 初起咽喉干燥、灼热，疼痛逐渐加重，吞咽时明显。全身可见头痛，发热，微恶风，咳嗽，舌质红，苔薄黄，脉浮数。检查见喉核红肿，连及喉关，喉核表面有黄白色腐物。

[证候分析] 风热邪毒搏结咽喉，蒸灼喉核，气血壅滞，脉络不通则见咽喉干燥、灼热、疼痛，喉核红肿；病初起火热不盛则喉核表面黄白色腐物少；头痛、发热、微恶风、咳嗽、舌质红、苔薄黄、脉浮数均为风热在表之证。

[治法] 疏风清热，利咽消肿。

[方药] 银翘散加减。参考"喉痹"部分。

2. 肺胃热盛

[主症] 咽喉疼痛剧烈，可连及耳窍，吞咽困难，痰涎较多。全身见高热，口渴引饮，咳嗽痰黄黏稠，口臭，腹胀，便秘溲黄，舌质红，苔黄厚，脉洪大而数。检查见喉核红肿，有黄白色脓点，甚至成片，覆盖喉核表面，颌下臖核。

[证候分析] 肺胃热盛，上攻咽喉则见喉核红肿，咽痛剧烈，连及耳窍，吞咽困难；火毒炽盛，化腐为脓则见黄白色脓点，甚至成片；热盛灼津为痰，痰火郁结则痰涎多，颌下臖核肿大；胃腑热盛则口臭，发热，腹胀；热盛伤津则口渴引饮，痰黄稠；热结于下则便秘溲黄；舌质红、苔黄厚、脉洪大而数皆为肺胃热盛之证。

[治法] 泄热解毒，利咽消肿。

[方药] 清咽利膈汤加减。临证若咳嗽痰黄稠者加瓜蒌、贝母等以清热化痰散结；高热者可加石膏、天竺黄清热泻火，除痰利咽；喉核腐脓成片者加马勃、蒲公英等以祛腐解毒。

3. 肺肾阴虚

[主症] 咽部干燥，微痒微痛，哽哽不利，午后症重。全身见午后颧红，手足心热，失眠多梦，或干咳少痰，耳鸣眼花，腰膝酸软，舌质干红少苔，脉细数。检查见喉核肥大或干瘪，表面不平潮红，挤压喉核有黄白色腐物溢出。

[证候分析] 肺肾阴虚，津不上承，虚火上扰，余邪滞留则咽喉干燥，微痒微痛，哽哽不利，午后加重；虚火灼腐喉核，气血不畅则喉核肿大，隐窝口有黄白色腐物；午后颧红，手足心热，失眠多梦，或干咳少痰，耳鸣眼花，腰膝酸软，舌质干红少苔，脉细数等均为阴虚火旺之证。

[治法] 滋养肺肾，清利咽喉。

[方药] 百合固金汤加减。方中百合、生地、熟地、玄参滋养肺肾，清热利咽生津；当归、芍药养血和阴；贝母、桔梗清肺利咽；甘草调和诸药。全方共奏滋养肺肾之阴、降火清利咽喉之功。临证偏于肺阴虚者可选用养阴清肺汤加减；偏于肾阴虚者可选用六味地黄丸加减。

4. 脾胃虚弱

[主症] 咽部干痒不适，时感异物梗阻，咳嗽痰白，胸脘痞闷，恶心呕吐，口淡不渴，大便不实，舌质淡，苔白腻，脉缓弱。检查见喉核淡红、肥大，溢脓白黏。

[证候分析] 脾气虚弱，清阳不升，喉核失养则咽部干痒不适，时时有梗阻感；清阳不升，气机不利则咳嗽，胸脘痞闷，恶心呕吐；脾虚湿困则喉核淡红，肥大，溢脓白黏；口淡不渴，大便不实，舌质淡，苔白腻，脉缓弱均为脾虚湿困之证。

[治法] 健脾和胃，祛湿利咽。

[方药] 六君子汤加减。本方健脾胃，祛痰湿。临证可加厚朴、枳壳以宣畅气机，祛湿利咽；喉核肿大不消者加浙贝母、生牡蛎以软坚散结。

5. 痰瘀互结

[主症] 咽干涩不适，或刺痛胀痛，痰黏难咯，迁延不愈。全身症不明显。舌质暗，有瘀点，苔白腻，脉细涩。检查见喉关暗红，喉核肥大质韧，表面凹凸不平。

[证候分析] 久病入络，气血不畅，气滞血瘀，咽喉失养则咽干涩不适，刺痛胀痛，喉关暗红；病变日久，余邪滞留为痰，与瘀血结聚喉核则痰黏难咯，喉核肥大质韧，表面凹凸不平；舌质暗，有瘀点，苔白腻，脉细涩为痰瘀阻滞脉络之证。

[治法] 活血化瘀，祛痰利咽。

[方药] 会厌逐瘀汤合二陈汤加减。前方桃仁、红花、当归、赤芍、生地活血祛瘀，柴胡、枳壳行气理气，桔梗、甘草、玄参清利咽喉，配合二陈汤祛痰利咽。临证若喉核暗红，久不消者加昆布、莪术以散结；复感热邪，溢脓黄稠者加黄芩、蒲公英、车前子以清热泻火。

（二）外治

1. **含漱** 用金银花、甘草、桔梗适量，或荆芥、菊花适量煎水含漱，每日数次。

2. **吹药** 选择清热解毒、利咽消肿之中药，研为细粉吹喉核患处，如冰硼散、锡类散等，每日数次。

3. **含服** 选用清热解毒之中药含片、丸剂含服，如六神丸、喉症丸等。

4. **雾化吸入** 将鱼腥草注射液或清热解毒之中药煎水取煎出液，过滤后置于雾化器内做雾化疗法。

每日1~2次。

5. 啄治　以扁桃体弯刀在扁桃体隐窝开口处做雀啄动作，使刀尖刺入扁桃体组织浅层，每侧4~5下，伴少量出血，以吐血2~3口为度。2~3天1次，5~6次为1个疗程。

6. 烙法　喉核肿大，反复发作者可烙治。也可采用手术摘除。

（三）针灸疗法

1. 体针　实热证取合谷、内庭、曲池穴，配天突、少泽、鱼际等，每次2~4穴，针刺用泻法。虚证取太溪、鱼际、三阴交、足三里等，平补平泻，留针20~30分钟。每日1次。

2. 耳针　实热证选扁桃体、咽喉、肺、胃、肾上腺，强刺激，留针10~20分钟，每日1次，也可埋针扁桃体穴。虚证选咽喉、肾上腺、皮质下、脾、肾等穴，用王不留行籽贴压，每日刺激2~3次即可。

3. 刺血　喉核红肿疼痛、高热者点刺扁桃体、耳尖等穴放血，或点刺少商、商阳穴放血，也可点刺耳背静脉放血，每穴放血2~3滴，每日1次。

4. 穴位注射　实热证选曲池、孔最、天突等穴，每次取一侧穴位，注射双黄连注射液、鱼腥草注射液或柴胡注射液等2ml；虚证选脾俞、肩井、孔最、天突等穴，注射10%葡萄糖注射液2ml。两侧穴位交替。

【预防调摄】

（1）锻炼身体，增强体质，减少本病发作。

（2）饮食有节，少食辛辣醇酒厚味，以免脾胃蕴热；起居有常，按时作息，以免虚火内生。

（3）急性发作应及时彻底治疗，以免迁延日久，缠绵难愈，或引起他病。

（4）注意口腔卫生，及时治疗邻近组织病变。

【转归预后】

乳娥治疗不及时或治疗不当，局部可并发耳胀、喉痹、喉痈等，全身可并发低热、痹证、心悸、怔忡、水肿等疾病，临床应及时给予合理的治疗。

第三节　喉　痈

喉痈是指发生在咽喉及其邻近部位痈肿的总称。本病因病位在呼吸、饮食之要道，病情发展迅速，易致咽喉肿塞，甚则呼吸梗阻，危及生命，为咽喉病的危急重症，故又名猛疽、大红喉痈、锁喉痈等。《诸病源候论》卷三十《喉痈候》称之为喉痈，曰："六腑不和，血气不调，风气客于喉间，为寒所折，气壅而不散，故结而成痈。"

根据其发病部位，生于喉关的称喉关痈或骑关痈，相当于西医学的扁桃体周围脓肿；生于会厌的称会厌痈，相当于会厌脓肿；生于喉底的称里喉痈，相当于咽后脓肿；生于颌下的称颌下痈，相当于颌下脓肿。本病以喉关痈、会厌痈较常见，好发于青壮年。里喉痈多见于3岁以下的幼儿，大多发生于周岁以下婴儿，成年人多为结核（冷脓肿）。本病多由邻近器官或组织化脓性炎症扩散，或医源性感染，或咽部外伤、异物导致扁桃体周围间隙，或咽后隙，或咽旁隙等处的局部炎症和化脓性病变。

【病因病机】

本病多因嗜食辛辣、醇酒厚味，致脾胃积热，或又感风热邪毒，或异物、创伤致伤口染毒，内外热毒上攻咽喉，灼腐咽喉肌膜，气血阻塞，热盛肉腐而成痈肿。

1. **外邪侵袭，热毒搏结**　风热外邪乘虚侵袭，循口鼻直入肺系，结聚咽喉，邪毒与气血搏结，导致气血壅滞而成痈肿。

2. **热毒壅盛，化腐成脓**　外邪不解，壅盛传里，引动脾胃积热上攻，内外热毒搏结，上壅咽喉，灼腐咽喉肌膜，气血壅盛，热盛肉腐而化腐成脓。

【临床表现】

1. 自觉症状

（1）喉关痈　乳蛾发病3~4天后，发热仍持续或继续加重，一侧咽痛加剧，吞咽时疼痛向同侧耳窍放射，吞咽困难，口涎外溢，吞咽时汤水易从鼻中溢出，讲话言语含糊不清似口中含物，甚则张口困难。

（2）会厌痈　起病较急，发热畏寒，咽喉疼痛剧烈，吞咽困难，张口流涎，严重时可出现吸气性呼吸困难，讲话言语含糊不清，甚至窒息。

（3）里喉痈　急性起病者，多见于3岁以下婴幼儿，起病较急，发热，畏寒，咳嗽，咽痛，吞咽困难，哭闹拒食，吸奶时呛逆，烦躁不安，讲话言语含糊不清似口中含物，入睡时可有鼾声，严重时可出现吸气性呼吸困难。慢性起病者多见于成年人，伴有肺痨的全身症状，无明显咽痛，脓肿增大患者逐渐出现咽部阻塞症状。

（4）颌下痈　起病较急，高热，畏寒，头痛，咽痛及颈侧剧烈疼痛，吞咽困难，讲话言语含糊不清，张口困难，严重时可呈衰竭状。

2. 咽喉部检查

（1）喉关痈　患者呈急性重病容，患侧腭舌弓红肿，明显隆起，软腭红肿，悬雍垂红肿，被推向对侧。前上型表现为腭舌弓上方隆起，患侧喉核被推向内下方；后上型表现为腭舌弓红肿呈圆柱形，患侧喉核被推向前下方；张口困难，头偏向患侧，若患处红肿高突，触之有波动感，表明痈肿已成脓。

（2）会厌痈　患者呈急性重病容，口咽部检查多无明显异常，喉镜检查见会厌明显红肿，或肿胀如半球状；如痈肿已形成，则见红肿隆起处有黄白色脓点。

（3）里喉痈　患者呈急性病容，喉底侧红肿隆起，痈肿较大者，可将患侧腭咽弓向前推移。颌下臖核肿大，有明显压痛。慢性者多为喉底中央肿胀隆起，肌膜色淡。

（4）颌下痈　患者呈急性重病容，颈部僵直，活动受限，患侧颈部、颌下肿胀，触之发硬，压痛明显，成脓后可有波动感。患侧喉核及咽侧壁向咽中线突起，但喉核无红肿。严重者肿胀可向上至腮腺，向下至胸锁乳突肌、颈前中线、锁骨上窝，向后至颈部。

3. 实验室及特殊检查　血常规检查可见白细胞总数及中性粒细胞明显升高。会厌痈喉部X线侧位片显示会厌肿胀。里喉痈急性者颈侧位X线检查，咽后壁可见隆起的软组织阴影，有时尚可见到液平面；慢性者颈侧位X线检查，可见骨质破坏，肺部X线检查可见结核病变。颌下痈颈部B超或CT扫描可显示脓肿部位与大小。

【诊断依据与鉴别诊断】

（一）诊断依据

根据各种喉痈的局部和全身症状特点及体征，以及实验室检查和X线等检查做出相应的诊断。

（二）鉴别诊断

1. 颌下痈应与智齿冠周炎相鉴别　颌下痈痈肿位于咽侧及颈部，颌下肿胀，患侧喉核及咽侧壁被

推向对侧，但喉核无红肿。智齿冠周炎表现为阻生智齿周围的牙龈组织红肿或溃疡、化脓，可致咽弓染毒，但喉核无红肿。

2. **里喉痈应与咽后隙淋巴结核或颈椎结核形成的冷脓肿相鉴别** 后者肿胀色淡，颈侧位X线检查可有骨质破坏，肺部X线检查有结核病灶。

3. **颌下痈应与喉关痈、里喉痈及咽旁肿瘤等相鉴别** 咽旁肿瘤可行咽部CT或MRI检查以了解病变的范围，依据活检确定性质。

【治疗】

（一）辨证论治

1. 外邪侵袭，热毒搏结

[主症] 喉痈初起，咽痛明显，吞咽时疼痛尤甚，吞咽困难，检查可见患处肌膜色红漫肿，触之较硬；发热恶寒，头痛，周身不适，舌质红，苔薄黄，脉浮数。

[证候分析] 风热邪毒搏结于咽喉，热毒初聚在表，故辨证以咽痛明显，肌膜色红漫肿，触之较硬，尚未成脓及风热表证之舌脉为要点。

[治法] 清热解毒，消肿止痛。

[方药] 五味消毒饮加减。临证可加荆芥、防风、连翘、黄芩、桔梗以加强疏风清热、解毒消肿之力；大便秘结加生大黄。

2. 热毒壅盛，化腐成脓

[主症] 咽痛剧烈，钻痛或跳痛，痛引耳窍，吞咽困难，口涎外溢，或张口困难，言语含糊不清如口中含物，或咽喉肿大，吸气困难，检查可见患处红肿，局限高突隆起，触之有波动感，穿刺可抽出脓液，颌下或颈部有臖核肿胀，压痛明显；伴高热，头痛，口臭，大便秘结，小便黄赤，舌质红，苔黄厚，脉洪数。

[证候分析] 热毒壅盛，热盛肉腐，故辨证以咽痛剧烈，钻痛或跳痛，患处红肿，高突隆起，触之有波动感及胃腑热盛证之舌脉为要点。

[治法] 清热解毒，消肿排脓。

[方药] 仙方活命饮加减。临证红肿痛甚者，加蒲公英、紫花地丁、连翘、黄芩以加强清热解毒之力；大便秘结加生大黄、芒硝；高热伤津者，去白芷、陈皮，加玄参、天花粉、石斛；痰涎壅盛，可加天竺黄、胆南星等以豁痰消肿。若出现高热烦躁、神昏谵语，为热毒入侵营血，热扰心神，可用犀角地黄汤，以清营凉血解毒，或配伍安宫牛黄丸、紫雪丹、至宝丹以开窍安神。若出现痰鸣气促，吸气困难者，应按急喉风处理，必要时可行气管切开术。

（二）外治

1. **吹药** 可用清热解毒、消肿止痛的中药冰硼散、珠黄散、冰麝散吹咽喉红肿处，每日数次。

2. **含服** 可用清热解毒、利咽止痛的中药含服，如六神丸、喉痛解毒丸等。

3. **含漱** 可用金银花、菊花、桔梗、甘草煎水或用内服中药第3煎之药液，凉后含漱，每日数次。

4. **雾化吸入** 可用内服中药、漱口方或金银花、连翘、蒲公英、紫花地丁、黄芩、黄连、板蓝根各10g，煎水20ml，每次用10~15ml做超声雾化吸入，每日1~2次，每次10~15分钟。

5. **外敷** 颌下肿痛明显者，可用紫金锭或金黄膏涂敷，每日1次。

6. **排脓** 喉痈如已成脓，应及时排脓，可行穿刺抽脓，或切开排脓。喉关痈前上型者，可在隆起软化处穿刺或切开排脓，后上型者，在腭咽弓处切开排脓。切开黏膜及表浅组织后，用长弯钳向后外方沿纤维走向分离直达脓腔。穿刺时进针不宜超过1.5cm，以防伤及周围大血管。里喉痈应采取仰卧垂头位，并在准备好吸痰器以及气管切开器械的情况下进行，以防脓肿突然破裂，脓液涌入气道，导致窒息。

（三）针灸疗法

1. **针刺**　咽喉肿痛甚者，针刺合谷、内庭、曲池、天突、少泽等穴以清热消肿止痛，用泻法，每日1次。

2. **放血**　痈肿未成脓时，用三棱针于局部红肿黏膜表面浅围刺使其出血，以泄热消肿止痛。高热者，用三棱针刺少商、商阳或耳尖，每穴放血数滴，以泄热解毒，消肿止痛。

【预防调摄】

（1）积极治疗咽喉及邻近部位急慢性感染疾病，保持口腔卫生。

（2）患病时应多饮水，保持大便通畅，注意休息，忌食辛辣醇酒厚味。

（3）吞咽困难、未成脓者，宜进半流质或全流质饮食，以养护胃气；已成脓者，脓肿切开前宜禁食。

（4）积极治疗，密切观察病情变化。脓已成应及时排脓，保持引流通畅，根据病情需要做好气管切开的准备。

【转归预后】

多数患者经积极有效治疗，痈肿消散或脓液排出后，红肿渐消，疮口愈合而痊愈。极少数患者因体质虚弱，或失治、误治等原因，致脓毒蔓延，可引发急喉风；或热入营血，热极动风，引发高热、抽搐；或侵蚀脉络导致大出血等危症。

第四节　梅核气

梅核气是指以咽部异物感如梅核梗阻，咯之不出，咽之不下为特征的疾病。本病多发于中年女性，西医学的咽部神经官能症等可参考本病进行辨证论治。

【病因病机】

1. **肝郁气滞**　平素情志抑郁，肝失条达，肝气郁结，气机阻滞，肝气上逆，阻结于咽喉而发病。

2. **痰气互结**　由于思虑伤脾，或肝病乘脾，以致脾虚运化失健，津液不得输布，聚湿生痰，痰气互结于咽喉而发病。

【临床表现】

1. **自觉症状**　以咽部的异物阻塞感为主要症状，其状或如梅核，或如炙脔，或如贴棉絮，或如虫扰，或如丝如发，或如痰阻，咯之不出，咽之不下，不痛不痒，不碍饮食及呼吸。多于情志不舒、心情郁闷时症状加重。

2. **咽喉部检查**　咽喉各部所见正常，纤维喉镜及食管钡餐或食管镜检查亦无异常发现。

【诊断依据】

（1）以咽内异物感为主要症状，但不妨碍饮食。症状轻重与情志的变化有关。

（2）检查咽喉各部所见均属正常，无任何有关的阳性体征。

【治疗】

（一）辨证论治

1. 肝郁气滞

[主症] 咽喉异物感，或如梅核，或如肿物，吞之不下，吐之不出，但不碍饮食。患者常见抑郁多疑，胸胁脘腹胀满，心烦郁怒，善太息，脉弦。

[证候分析] 平素情志抑郁，肝气郁结，疏泄失常，气机阻滞，肝气上逆，阻结于咽喉则咽喉有异物感，状如梅核或肿物；无形气结则吞之不下，吐之不出，而不妨碍饮食；肝郁不舒则多疑多虑而精神抑郁，郁怒心烦而喜太息；肝郁气滞，横逆犯脾则见胸胁脘腹胀满；脉弦为肝郁之象。

[治法] 疏肝理气，散结解郁。

[方药] 逍遥散加减。方中柴胡疏肝解郁；薄荷助柴胡疏肝；当归、白芍养血柔肝；白术、茯苓健脾祛湿；生姜、甘草益气补中。临证可加香附、苏梗、绿萼梅以助理气利咽；烦燥易怒、头痛不适、口干者可加牡丹皮、栀子；失眠者可加合欢花、酸枣仁、五味子、夜交藤等。

2. 痰气互结

[主症] 咽喉异物感，自觉喉间多痰，咳吐不爽，或见咳嗽痰白，肢倦纳呆，脘腹胀满，舌淡胖，苔白腻，脉滑。

[证候分析] 脾主运化，脾虚失健，聚湿生痰，痰阻气机，痰气上逆，结于咽喉则咽喉异物感，自觉喉中痰多，咳吐不爽；脾为生痰之源，肺为储痰之器，痰浊阻肺则咳嗽痰白；脾主肌肉，脾虚则肢倦；脾虚运化失司则纳呆，脘腹胀满；舌淡胖、苔白腻、脉滑均为脾虚痰聚之候。

[治法] 健脾化痰，理气散结。

[方药] 半夏厚朴汤合四君子汤。半夏厚朴汤有行气散结、降逆化痰的作用；四君子汤有健脾益气的作用。两者合用共奏健脾化痰、理气散结之功。临证时若精神症状明显、多疑多虑者加炙甘草、麦冬、浮小麦；胸闷痰多者加瓜蒌仁、薤白；纳呆、苔白腻者加砂仁、陈皮。

痰气互结日久，致使气机不畅，气滞则血瘀，咽喉脉络受阻，亦可见异物堵塞感，持续难消，治宜祛痰活血理气，可用桃红四物汤合二陈汤。方中桃红、红花、川芎活血祛瘀；当归、生地、芍药和血养阴润燥；二陈汤祛湿除痰理气。两方合用，以达祛痰活血理气之功。临证时若见病久乏力、面色不华、舌质淡者可加黄芪、鸡血藤；胸胁不适加柴胡、苏梗、枳壳；痰湿盛者加半夏、瓜蒌等。

（二）外治

1. **喷药**　冰硼散少许喷于咽部，每日2~3次。

2. **咽部注射**　先于咽后壁喷少量表面麻醉剂，用注射器抽取维生素B_{12}或2%利多卡因1ml，分4~5次注射于咽后壁黏膜下。

（三）针灸疗法

1. **体针**　以毫针针刺廉泉穴，针尖向上刺至舌根部，令患者做吞咽动作，至异物感减轻或消失时出针。或取合谷、内关、天突穴针刺，每日1次。

2. **灸法**　取膻中、中脘、脾俞穴，灸3~5壮，每日1次。

3. **埋线**　取天突或膻中穴做穴位埋线。

4. **耳针**　取肝、肺、咽喉、内分泌、肾上腺穴，用王不留行籽贴压，每日揉压数次以加强刺激。

【预防调摄】

（1）保持乐观向上的精神面貌，培养性情开朗、心胸宽阔的性格。

（2）戒除烟酒，禁食肥甘厚味之品。

（3）对待患者认真负责，检查仔细周到，使患者对医生建立起良好的信任感，同时向患者耐心解释本病的特点，使其消除不必要的顾虑，减轻心理负担，以利康复。

【转归预后】

预后多较好，但可反复发作。

知识拓展

梅核气的心理治疗

由于梅核气患者有不同程度的情绪紧张情况存在，过度放大自身病情，并且对疾病的预后以及治疗效果不自信，反复向医生寻求诊治。临床医生通常依据慢性咽炎的相关知识向患者解释疾病症状，同时依据慢性咽炎对疾病展开相应的治疗。但是该措施所获得的疗效欠佳，甚至可进一步加重患者的精神负担，使得其对自身所患疾病存在的怀疑态度进一步加重。负性情绪可使患者咽喉异常感觉加重，形成恶性循环。为患者开展病因治疗的同时给予其支持性的心理疏导及认知行为干预，可获得良好的临床效果。合理的心理治疗可以使患者对疾病的认识程度提升，对社会的适应能力增强，减轻其对疾病存在的恐惧心理，提升其治疗的依从性，在保证患者坚持治疗方面意义重大，此外，该项治疗可以改善患者的睡眠质量。

第五节　急喉风

急喉风是指以吸气性呼吸困难为主要特征的急性咽喉疾病。临床上常可出现咽喉红肿疼痛、痰涎壅盛、语言难出、声如拽锯、汤水难下等症状，严重者可发生窒息死亡。西医学的急性喉阻塞可参考本病进行辨证施治。

【病因病机】

1. **风热外袭，热毒内困**　患者肺胃素有蕴热，复感风热之邪，或时行疫疠之邪侵入人体，风热邪毒引动肺胃之热上升，风火相煽，内外邪热搏结不散，结聚于咽喉而为病。

2. **热毒熏蒸，痰热壅结**　火毒炽盛，火动痰生，痰火邪毒结聚于咽喉而为病。

3. **风寒湿浊，凝聚咽喉**　禀赋不足，体质虚弱，饮食、针药不宜，致风寒湿凝聚于喉而为病。

【临床表现】

1. **自觉症状**　吸气性呼吸困难并伴有吸气期喉鸣，痰涎壅盛，语言难出，汤水难下，声音嘶哑等。
2. **呼吸困难的分度**　根据呼吸困难及病情轻重程度分为4度。

（1）一度　患者安静时无症状，活动或哭闹时出现喉鸣和鼻翼煽动，吸气时天突（胸骨上窝）、缺盆（锁骨上窝）及肋间等处轻度凹陷，称三凹征（儿童上腹部软组织也可凹陷，故亦称四凹征）。

（2）二度　安静时亦出现上述呼吸困难表现，活动时加重，但不影响睡眠和进食。

（3）三度　呼吸困难明显，喉鸣较响，并因缺氧而呈烦躁不安、自汗、脉数等，三（四）凹征显著。

（4）四度　呼吸极度困难，患者坐卧不安，唇青面黑，额汗如珠，身汗如雨，甚则四肢厥冷，脉沉微欲绝，神昏，濒临窒息。

【诊断依据与鉴别诊断】

（一）诊断依据

（1）多有急性咽喉疾病或咽喉异物、外伤、过敏、肿瘤等病史。

（2）吸气性呼吸困难并伴有吸气期喉鸣，痰涎壅盛，语言难出，汤水难下，声音嘶哑等。

（二）鉴别诊断

吸气性呼吸困难应与呼气性呼吸困难及混合性呼吸困难相鉴别，其鉴别要点见下表（表2-8-1）。

表2-8-1　三种呼吸困难的鉴别要点

临床表现	吸气性呼吸困难	呼气性呼吸困难	混合性呼吸困难
呼吸深度与频率	吸气运动加强、延长，即吸气深而慢，显示吸入空气有困难	呼吸频率基本不变或减慢，呼气运动增强、延长，显示呼出空气有困难	吸气运动亦稍加强，吸气与呼气均费力，显示空气出入均有困难
三（四）凹征	吸气时明显	无或不明显	以吸气性呼吸困难为主者有之
呼吸时伴发声音	吸气时有喉鸣	呼气时有哮鸣声	一般不伴发明显声音
体征	咽喉部有阻塞性病变	肺部有充气不足的体征	肺部有充气过多的体征，可闻及呼吸期哮鸣声

【治疗】

（一）辨证论治

1. 风热外袭，热毒内困

[主症]咽喉肿胀疼痛，吞咽不利，继之咽喉紧涩，汤水难下，强饮则呛，语言不清，痰涎壅盛，咽喉堵塞，呼吸困难。全身可见乏力，恶风，发热，头痛，舌质红，苔黄或黄厚，脉数。检查见咽喉黏膜呈鲜红色或紫红色，声门区红肿显著。

[证候分析]风热邪毒引动诸经积热，壅结于咽喉则见咽喉红肿胀痛；喉为气息出入之通道，火毒结聚于喉，以致喉腔肿胀狭窄，则觉咽喉紧涩阻塞，言语不清，呼吸不利；咽为吞咽必经之路，气血凝结于此则见汤水难下，强饮则呛；恶风、发热、头痛、脉数、舌红苔黄等皆为邪侵卫分，营卫不和，热毒内蕴之证。

[治法] 疏风泄热，解毒消肿。

[方药] 清咽利膈汤加减。方中荆芥、防风、薄荷疏表散邪；栀子、黄芩、连翘、金银花、黄连泻火解毒；桔梗、甘草、牛蒡子、玄参缓解咽喉肿痛；生大黄、玄明粉通便泄热。临证若咳甚、痰盛者加瓜蒌、贝母、竹沥、前胡、百部等清热疏风、祛痰散结之药。

2. 热毒熏蒸，痰热壅结

[主症] 咽喉突然肿胀，疼痛难忍，喉中痰鸣，声如拽锯，喘息气粗，声音嘶哑，或语言难出。全身可见憎寒壮热，或高热心烦，汗出如雨，口干欲饮，大便秘结，小便短赤，舌质红绛，苔黄或腻，脉数或沉微欲绝。检查可见咽喉极度红肿，会厌或声门红肿明显，痰涎多或有腐物，并可见鼻翼煽动，天突、缺盆、肋间及上腹部在吸气时出现凹陷。

[证候分析] 邪毒壅盛，熏灼咽喉则见咽喉肿胀迅速，疼痛难忍；火为痰之本，火动则痰生，痰涎火毒壅阻喉腔，塞于气道则见呼吸困难，喘息气粗，痰声如锯，鼻翼煽动；邪客咽喉，声门肿胀，开合不利则声音嘶哑，或语言难出；口干欲饮、大便秘结、小便短赤、舌质红绛、苔黄而腻皆为火毒困结于内所致；烦躁不安、身汗如雨、脉沉微欲绝等是濒临窒息、阴阳离决之证。

[治法] 泄热解毒，祛痰开窍。

[方药] 清瘟败毒散加减。方中以犀角（可用水牛角代）为主药，结合玄参、生地、赤芍、牡丹皮以泄热凉血解毒；黄连、黄芩、栀子、石膏、知母、连翘清热泻火解毒，祛气分之热；桔梗、甘草宣通肺气而利咽喉。临证痰涎壅盛者加大黄、贝母、瓜蒌、葶苈子、竹茹等清热化痰散结，并配合六神丸、雄黄解毒丸、紫雪丹、至宝丹以清热解毒，祛痰开窍；大便秘结者可加大黄、芒硝以泄热通便。

3. 风寒湿浊，凝聚咽喉

[主症] 猝然咽喉憋闷，声音不扬，吞咽不利，呼吸困难，或兼有咽喉微痛。全身可见恶寒、发热、头痛、无汗、口不渴等症，舌苔白滑，脉浮。检查见喉关无红肿，会厌可明显肿胀甚至如球状，声门处黏膜苍白水肿，声门开合不利。

[证候分析] 素体虚弱，或禀质过敏，风寒湿邪乘虚而入，壅阻于肺，肺气失宣，寒邪凝聚于喉则见咽喉憋闷，吞咽不利，声音不扬；湿邪上犯，结聚喉头则见会厌及声门黏膜肿胀显著，声门开合不利；气道受阻，气息出入不利则吸气困难；寒湿侵犯，卫阳被郁则恶寒发热，头痛无汗，口不渴；脉浮、舌苔白滑皆为感受寒湿之征。

[治法] 散寒祛湿，利咽消肿。

[方药] 六味汤加味。方中荆芥、防风、薄荷祛风解表，辛散风寒；桔梗、甘草、僵蚕宣肺化痰利咽。临证时可加苏叶以助疏散风寒；加蝉蜕祛风开音；加茯苓、泽泻健脾祛湿消肿；恶风无汗者可加桂枝；痰多者可加半夏、白前。

（二）外治

1. 雾化吸入　可用金银花、菊花、薄荷、葱白、藿香等中药，适量煎煮，将药液放入雾化器中吸入。亦可加入适量抗生素及糖皮质激素。

2. 中药离子透入　可用黄芩、栀子、连翘、赤芍、牡丹皮、贝母、天竺黄、大黄等药浓煎后，以离子透入仪将药从颈前部皮肤导入至喉部病变部位。

3. 吹药　适用于喉关及口咽部病变，如喉风散、西瓜霜等吹喉，每日数次。

4. 含漱　咽部红肿者可用清热解毒、消肿利咽的中药煎水含漱。

5. 理疗　配合微波治疗仪、超短波治疗仪等对局部进行治疗。

（三）针灸疗法

1. **针刺**　取合谷、少商、商阳、尺泽、少泽、曲池、扶突等穴，每次2~3穴，用泻法，不留针。或取少商、商阳刺出血以泄热。

2. **耳针**　选用神门、咽喉、平喘等穴，针刺，留针15~30分钟，每日1~2次。

【预防调摄】

（1）加强锻炼身体，增强体质，积极防治外感，可有效减少急喉风的发生。

（2）密切观察病情变化，做好充分准备，随时进行抢救。

（3）为了避免加重呼吸困难症状，应尽量少活动，多安静休息，并应采取半卧位。

（4）进食或服药应缓缓下咽，以免引起呛咳，如咽喉疼痛应进冷或温流质、半流质饮食。

（5）气管切开后应保持套管通畅，内管定时取出清洗、消毒，一般每4~6小时清洗1次；保持合适的室内温度（22℃左右）、湿度（90%以上），蒸气吸入，稀释痰液，维持下呼吸道通畅；防止伤口感染，及时换药；注意防止外管脱出，以免发生窒息；拔管前应先堵管1~2昼夜，待患者呼吸平稳后可拔管，伤口不必缝合，用蝶形纱布将创缘拉拢，数日即可自愈。

（6）忌食辛辣、肥甘、黏腻之物，以免助长火势及滋生痰湿，使病情加重。

（7）戒除烟酒，以免刺激咽喉，加重病情。

【转归预后】

本病变化迅速，应及时救治；病情严重者治不及时可引起窒息死亡。

目标检测

答案解析

单项选择题

1. 急性咽炎对应的中医学病名为（　　）

　　A. 急喉风　　　　　B. 急喉痹　　　　　C. 急喉喑　　　　　D. 急乳蛾　　　　　E. 急喉痈

2. 虚火喉痹的发病诱因是（　　）

　　A. 风热喉痹余邪滞留　　　　　B. 鼻病日久，邪传咽喉　　　　　C. 烟、酒过度

　　D. 粉尘及有害气体长期刺激　　　　　E. 以上皆是

3. 乳蛾属于（　　）

　　A. 心脾积热　　　　　B. 肺胃热盛　　　　　C. 阳明热盛，津液大伤

　　D. 湿热秽浊之气上蒸　　　　　E. 风热痰火壅滞

4. 乳蛾的病因病机是（　　）

　　A. 肺胃热盛　　　　B. 脾胃虚弱　　　　C. 风热侵袭　　　　D. 肺肾阴虚　　　　E. 以上皆是

5. 喉痈属于（　　）

　　A. 心脾积热　　　　　B. 肺胃热盛　　　　　C. 阳明热盛，津液大伤

　　D. 湿热秽浊之气上蒸　　　　　E. 脏腑蕴热，复感外邪

6. 喉痈常见的是（　　）

　　A．喉关痈　　　　B．会厌痈　　　　C．里喉痈　　　　D．下喉痈　　　　E．以上皆是

7．梅核气治疗常用（　　）

　　A．半夏厚朴汤　　B．甘麦大枣汤　　C．小柴胡汤　　　D．旋覆代赭汤　　E．百合地黄汤

8．痰气交阻于咽部，可导致（　　）

　　A．瘰疬　　　　　B．气瘿　　　　　C．梅核气　　　　D．肉瘿　　　　　E．痰核

9．会厌痈最易并发的病症是（　　）

　　A．里喉痈　　　　B．侧喉痈　　　　C．缠喉风　　　　D．急喉风　　　　E．急喉痹

10．急喉风内治法为（　　）

　　A．泄热解毒，化痰开窍　　　　B．清热解毒，消肿利咽　　　　C．疏风清热，利咽消肿

　　D．益气健脾，祛湿化痰　　　　E．行气活血，化痰开窍

（于明宇）

书网融合……

| 知识回顾 | 微课 | 习题 |

中医口腔科学

绪 论

PPT

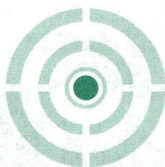

学习目标

知识要求：
了解中医口齿科发展简史。

一、概述

中医口腔科学是中医对口腔科疾病的认识，口齿唇舌与脏腑经络在生理上相互联系，在病理上互相影响，因此，临床辨证论治时，要重视局部与整体相结合。在辨证方面，既要重视局部症状，又要重视全身表现；在治疗方面，必须根据辨病与辨证地具体情况，选用内治法、外治法或其他疗法，从而获得最佳疗效。

二、中医口齿科发展简史

中医学口齿科历史悠久，源远流长，是一门古老而新兴的学科。

夏商时期（公元前21世纪~公元前11世纪） 我国从原始社会逐步进入奴隶制社会，随着生产力的提高和经济文化的发展，医药方面也随着进步，对耳鼻咽喉口齿的生理和疾病已有初步认识。如"𠂤"字，即表示牙齿上的窟窿，即后世所称之龋齿病。在《卜辞》中，还载有"贞病舌""贞病口"等。

西周时代（公元前11世纪~公元前771年） 我国由奴隶社会进入封建社会，随着社会经济文化的发展，医药方面亦有新的进步，此期已有了口齿科疾病的防治。

春秋战国时期（公元前771年~公元前221年） 由于哲学思想领域中精、气、神学说和阴阳、五行学说的兴起，以及实践医学的进步，促进了理论医学的发展。这一时期，出现了我国最早的医学巨著《黄帝内经》，奠定了中医学的理论基础。在口齿科领域，也从解剖、生理、病因病机、临床等多方面进行了广泛深入的探讨和论述。解剖方面，如《灵枢·肠胃》说："唇至齿，长九分，口广二寸半。齿以后至会厌，深三寸半，大容五合。舌重十两，长七寸，广二寸半。咽门重十两，广一寸半，至胃长一尺六寸。"

生理方面，如《素问·上古天真论篇》说："女子七岁，肾气盛，齿更发长……三七，肾气平均，故真牙生而长极。""丈夫八岁，肾气实，发长齿更……三八，肾气平均，筋骨劲强，故真牙生而长极……五八，肾气衰，发堕齿槁……八八，则齿发去。"《灵枢·忧恚无言》说："咽喉者，水谷之道也。喉咙者，气之所以上下者也。会厌者，音声之户也。口唇者，音声之扇也。舌者，音声之机也。悬雍垂者，音声之关也。颃颡者，分气之所泄也。横骨者，神气所使，主发舌者也。"总之，阐述了口齿唇舌的生理功能及其与脏腑、经络的生理（病理）关系。

病因病机方面，如《素问·玉机真脏论篇》说："脾为孤脏……其不及则令人九窍不通。"《灵枢·脉度》说："五脏不和，则七窍不通。"又如《素问·生气通天论篇》说："苍天之气清净则志意治，顺之则阳气固，虽有贼邪，弗能害也，此因时之序。"对口齿疾病的发生发展，从六淫外感、七情内伤、脏腑经络虚实、气血盈亏、阴阳盛衰以及气机的升降等各方面，均有所探讨和论述。

1973~1974年出土的长沙马王堆汉墓所藏春秋战国时期的医学文物《足臂十一脉灸经》和《阴阳十一脉灸经》中，还把口齿唇舌诸器官与十一经脉联系起来。

临床方面，不仅述及诸如龋齿、口疮等病症名，且多载有防治方法，其中《灵枢·九针论》记载关于"病生于咽喝（嗌），治之以甘药"的法则。《黄帝内经》全面总结了先秦口齿科的巨大成就，阐述了口齿科的基本理论，为本学科的发展奠定了坚实的基础。

秦汉两代（公元前221年~公元220年） 临床医学进一步发展，口齿科亦然。《难经》补充和修正了《黄帝内经》关于耳鼻咽喉的某些解剖知识。如《四十二难》说："咽门重十二两，广二寸半，至胃长一尺六寸。喉咙重十二两，广二寸，长一尺二寸，九节。"张仲景著有《口齿论》一卷，可惜书已亡佚。

两晋、南北朝时期（公元265年~589年） 这一时期主要是口齿科学临床与卫生学的进一步发展。皇甫谧的《针灸甲乙经》对口齿疾病的针灸治疗有较详细的记述。

拔牙术、唇裂修补术业已开展。如《晋书·温峤传》载："峤先有齿疾，至是拔之。"《晋书·魏咏之传》载：魏咏之，生而兔缺，年十八，闻荆州刺使殷仲堪帐下有名医能疗之……仲堪与语，嘉其盛意，召医视之。医曰，可割而补之，但须百日进粥，不得笑语言……仲堪于是处之别屋，令医善疗之。咏之遂闭口不语，唯食薄粥，甚励志如此。及瘥，仲堪厚资遣之。"表明早在公元4世纪中后叶，唇裂修补术已达到较理想的效果。

卫生学方面，据南北朝文学家刘峻（公元462~521年）所著《类苑》中载"西岳华山碑载治口齿乌髭歌"云："猪牙皂角及生姜，西国升麻蜀地黄；木律旱莲槐角子，细辛荷叶要相当；青盐等份同烧煅，研熬将来使更良；揩齿牢牙髭鬓黑，谁知世上有仙方。"可见当时已有药物牙粉和口齿保健的揩齿方法与习惯。

隋代（公元581~618年） 巢元方所著《诸病源候论》是我国现存最早的病因病理学专著。本书继承和发展了《黄帝内经》有关口齿疾病病因病理认识，对后世，尤其是对宋代口齿科的发展有极为深刻的影响，继《肘后备急方》设专卷论述目病、耳病及耳道、气道、食道异物之后，进一步将耳鼻咽喉口齿科疾病设专卷论述。

唐代（公元618~907年） 唐代社会经济比较发达，医药事业也有较大发展。公元624年，唐政府设立太医署，是世界上最早的高等医科学校，学生学习四年，下设有耳目口齿科，这是耳鼻咽喉口齿科发展史上的里程碑。

唐代名医辈出，口齿科进一步积累和丰富了临床学经验。如孙思邈《备急千金要方》第一次把耳鼻咽喉口齿科疾病冠称"七窍病"，同《千金翼方》，共录方326个，灸法46种，列举通九窍、耳聋、坚齿、口疮等药品37种，广泛采用了内治、外治、手术、针灸、砭法、导引、食疗等方法。唐政府组织编纂的《新修本草》列录喉痹痛、鲠、齿痛等病症通用药65种，并载有用汞合金镶牙。

宋、金、元时期（公元960~1368年） 由于传统的唯物主义哲学对于极端唯心主义理学的抗衡性发展，学术争鸣活跃，加之活字印刷术的发明，促进了科学文化的交流，加速了医药学的发展，因此，口齿科学理论有了较大发展，在此期间，诸多医家提出了许多学术观点或理论见解。

《太平圣惠方》载有用疳刀掠去齿床死骨的方法。

据《粟香随笔》载：放翁（陆游，公元1125~1210年）诗云"染须种齿笑人痴"，自注"近阳有以补种堕齿为业者"，此即牙齿再植的最早记录。

卫生学方面亦较以往有大的进步。唐以来，揩齿已经相当普遍，一般每朝用杨柳枝咬头软，点取药揩齿。唐末宋初，则已使用马尾植毛牙刷，公元930年以前，即已具备了基本上与现代相同的植毛牙刷，具有世界领先地位。

这一时期，有《中和先生口齿论》三卷和《广陵正师口齿论》一卷问世，惜皆亡佚。所有这些，大大地丰富了耳鼻咽喉口齿科学的内容。至于医学分科方面，宋代有口齿兼咽喉科，元代则将口齿与咽喉科分开，专科发展更为进步。

明代（公元1368~1644年）　由于手工业、商业有较大发展，对外贸易发达，促进了中外医学交流，口齿科亦得到了相应发展。这一时期的口齿科学的发展突出地表现为理论与实践、辨证与治疗的紧密结合。临床方面，也有较大成就，不少口齿疾病在此时期内被首次论及，治疗方法也越来越丰富，临床经验得到了较好的总结，并基本形成了比较系统的辨证施治方法。

这一时期，有薛己《口齿类要》一书问世，流传至今。特别是《景岳全书》对各科均按"经义""论证""论治""述古""新按"等几个部分论述，口齿内容亦然，可说是专科医学教育学方面的一项创举。

清代（公元1644~1911年）　医事制度分为九科，咽喉与口齿科再度合并，但实际上口齿科不复独立存在。凡一般口腔黏膜病，大多属于内科、儿科，化脓性及牙周疾病属外科，牙体疾病则由草泽铃医担任，无形中把牙医排除在正统医学之外。

鸦片战争打开了中国闭关自守的大门，西方医学不断输入，由于当时政府的腐败，使中医事业备受摧残，以致奄奄一息，中医口齿科也不例外。

中华人民共和国成立后　中华人民共和国成立后，党和政府制订了一系列保护、振兴和促进中医事业发展的方针政策，口齿学科由此产生了前所未有的变化。

1956年以后，全国大部分省市相继创办了中医学院，培养高级中医药人才，中医学院内均设五官科或耳鼻咽喉（包括口齿）科教研室（组）。在原卫生部的主持下，以广州中医学院为主编，先后编写了《五官科学》（即第3版教材，包括了眼、耳、鼻、咽喉、口齿科内容）和《中医耳鼻喉科学》（即第4、5版教材，包括口齿科），与此同时，各中医学院附属医院也都设有相应的科室，从事本学科的临床、教学、科研，但在实际工作中，耳鼻咽喉科与口齿科（称口腔科）已各自独立。

在党的中医政策指引下，中医口齿科新生力量不断壮大，后继有人，西医口腔科工作者也在不断学习中医。广大口腔科工作者发掘中医学遗产，开展中西医结合，采用中、西医两套理论知识和诊疗技术，在本学科临床、科研、教学工作中，取得了不少新成果。随着我国社会主义经济文化的迅速发展，中医口齿科正在翻开崭新的一页。

目标检测

答案解析

单项选择题

1. 最先懂得口齿科疾病防治的朝代是（　　）

    A. 夏商时期　　　　　B. 西周时代　　　　　C. 春秋战国时期　　　　　D. 商朝

2. 载有用疳刀掠去齿床死骨的方法的书籍是（　　）

    A.《肘后备急方》   B.《太平圣惠方》   C.《口齿类要》   D.《诸病源候论》

3. 医事制度分为九科，咽喉与口齿科再度合并的朝代是（　　）

    A. 夏商时期   B. 西周时代   C. 春秋战国时期   D. 清朝

（曹江山）

书网融合……

习题

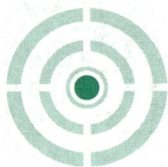

学习目标

知识要求：

1. 掌握牙体的解剖及组织结构；牙周组织解剖；颌骨、颞下颌关节解剖结构；血管及神经分布。

2. 熟悉乳、恒牙萌出时间。

3. 了解肌肉、淋巴、涎腺解剖结构及分布。

技能要求：

1. 熟练掌握口腔颌面部解剖结构。

2. 学会应用口腔颌面部解剖结构解决临床实际问题。

知识拓展

中国口腔医学界第一位院士——邱蔚六教授

邱蔚六（1932—），口腔颌面外科学专家，擅长颌面部肿瘤与整复外科，是我国口腔颌面外科、头颈肿瘤外科以及口腔颌面修复重建外科的开拓者之一。曾获国家发明奖、科技进步奖3项，36次获部市级一、二、三等科技进步奖和"何梁何利科技进步奖"。2009年获中国口腔颌面外科华佗奖及由国际口腔颌面外科医师学会颁发的最高奖项——杰出会士奖（Distinguished Fellow Award）。2010年国际牙医学院授予他该院最高荣誉—大师（Master）称号。2001年当选中国工程院院士。

口腔颌面部为颜面部的组成部分。颜面部的解剖范围，上界起于额部发际，下界达下颌骨下缘，两侧至下颌支后缘。通过眉间点水平线和鼻下点水平线，临床上将颜面部分为上1/3、中1/3和下1/3三等份。口腔颌面部由颜面部的中1/3和下1/3两部分组成。

在解剖生理上，口腔颌面部含有眼、耳、鼻和口腔等器官，位置表浅外露，当外伤患病时容易引起视、听、咀嚼、语言、表情以及呼吸等功能障碍，容易早发现。颌面部血运丰富，彼此吻合成网状，因此抗感染力强，伤口愈合快；面部皮肤薄而柔软，易于伸展，有利于成型手术；面部有较多的筋膜间隙与腔隙，如有感染处理不当，感染容易向深层筋膜间隙或颅内蔓延而造成严重的后果。颌面部含有三叉神经、面神经以及腮腺等组织器官，当患病时，易引起面部畸形及异常。牙齿是颌面部独有的组织，患病有其独特的表现。

第一节　颌面部解剖生理

一、颌骨

（一）上颌骨

上颌骨位于颜面中部，左、右各一，互相对称，由1体部与4突起组成。额突及颧突分别与额骨、颧骨相连接；腭突在腭中缝连合，并与其后的腭骨水平部共同构成口腔顶部的硬腭；两侧的牙槽突相连形成上牙槽弓。体中心为空腔，称上颌窦。窦的下壁与牙槽突近邻，上颌第一磨牙与第二前磨牙的牙根尖与上颌窦下壁距离最近，其根尖感染容易波及上颌窦，引起上颌窦炎。在拔牙或取断根手术时，也可使口腔与上颌窦穿通或将牙根推入上颌窦内，临床上应加注意（图3-1-1）。

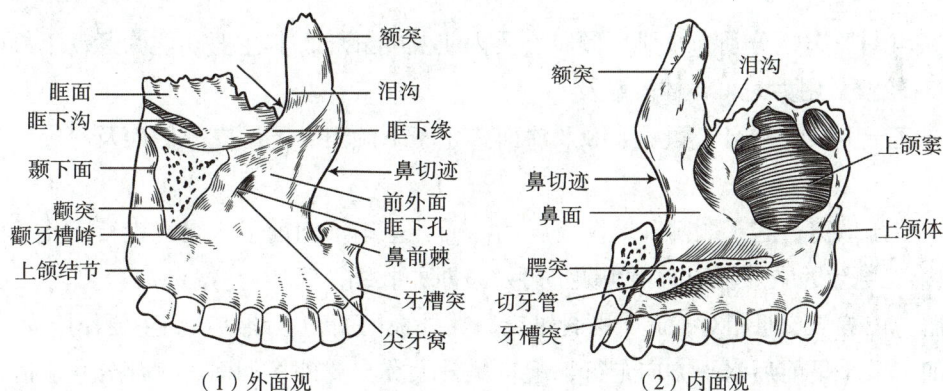

（1）外面观　　（2）内面观

图3-1-1　上颌骨

（二）下颌骨

下颌骨呈马蹄形，分为下颌体与下颌支两部分。下颌体的上缘为牙槽突，前牙区的牙槽骨板较后牙区疏松，后牙区的牙槽骨板，颊侧较舌侧厚，此对麻醉方法的选择及拔牙施力方向有临床意义。下颌体外面前磨牙区有一颏孔，颏神经、血管经此穿出。下颌支内侧面中央有一骨孔，称下颌孔，是下牙槽神经、血管的入口。下颌支后缘与下缘相交的部分，称下颌角。下颌支的上端有两个突起，前方是喙突，后方是髁状突。髁状突与颞骨的关节面构成颞下颌关节。喙突与髁状突之间的凹陷称为乙状切迹（图3-1-2）。

二、肌肉

口腔颌面部肌群可分表情肌和咀嚼肌两大类，其具有语言、表情、咀嚼、吞咽等功能。

（一）表情肌

表情肌位于皮下组织内，起于骨面，止于皮肤，围绕于各孔、裂周围，收缩时，皮肤出现皱褶，出现各种表情。

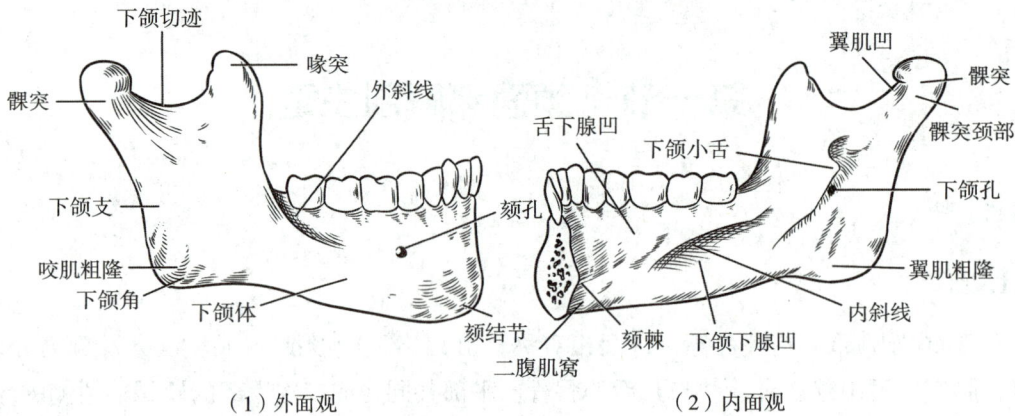

图3-1-2　下颌骨

（二）咀嚼肌

咀嚼肌包括4对肌肉，分别为咬肌、颞肌、翼内肌及翼外肌，其主要功能为运动下颌骨。其中咬肌及颞肌位置相对较浅，用力时可在体表触及。

1. 咬肌　起于上颌骨颧突、颧弓下缘及深面，止于下颌角、下颌支外侧面及喙突。咀嚼时上提下颌并微向前。

2. 颞肌　位于颞窝，起于颞窝和颞深筋膜的深面，呈扇形向前下方聚拢走行，止于喙突、下颌支前缘直至下颌第三磨牙远中。咀嚼时可在颞部触及该肌的收缩。

3. 翼内肌　位置与咬肌相对，起于腭骨锥突、翼外板内面和上颌结节。主要作用为上提下颌。

4. 翼外肌　几乎呈前后水平方向走行，起自蝶骨大翼与翼外板外面，大部分止于髁突颈前方的关节翼肌窝。主要功能为使下颌下降，起到开口的作用。

三、血管

（一）动脉

口腔颌面部血液供应非常丰富，主要来自颈外动脉的分支，有舌动脉、面动脉、上颌动脉和颞浅动脉等。各分支间和两侧动脉间彼此吻合成网状。外伤及手术可引起大量出血，压迫止血时，还必须压迫供应动脉的近心端，才能暂时止血。由于血运充足，既能促进伤口愈合，又能提高局部组织的抗感染能力。

1. 舌动脉　自颈外动脉平舌骨大角水平分出，向内上方走行，分布于舌、口底和牙龈。

2. 面动脉　又称颌外动脉，是颌面部软组织的主要供血动脉。在舌动脉稍上方，自颈外动脉分出，向内上方走行，经下颌下腺体及下颌骨下缘，在咬肌前缘向内前方走行，分布于唇、颊、颏和内眦等部。当面颊部软组织出血时，可以在下颌骨下缘与咬肌前缘交界处压迫此血管止血。

3. 上颌动脉　又称颌内动脉，位置较深，是颈外动脉的最大分支，在相当于下颌骨髁状突颈部自颈外动脉分出，向内前方行走至颞下窝，分布于上、下颌骨和咀嚼肌。

4. 颞浅动脉　是颈外动脉的终末支。在颞下颌关节后方、外耳道软骨前方上行，发出分支，营养腮腺、颞下颌关节、咀嚼肌等，继而绕过颧弓达颞部皮下。

（二）静脉

口腔颌面部静脉较复杂且变异大。可分深、浅两个静脉网，浅静脉网由面静脉和下颌后静脉组成；

深静脉网主要为翼静脉丛。深、浅静脉彼此吻合成网状。颌面部静脉的特点是静脉瓣较少或无瓣膜，当肌肉收缩或挤压时，血液易反流，故颌面部的感染，尤其是鼻根部和口角连线三角区内的感染，若处理不当，细菌和毒素可经面部静脉逆行扩散入颅，引起海绵窦化脓性、血栓性静脉炎等严重并发症。

四、淋巴组织

颌面部的淋巴组织极其丰富，淋巴管汇集成网，收纳淋巴液，汇入淋巴结，共同构成颌面部的重要防御系统。在正常情况下，淋巴结与软组织的硬度相似，故一般不易触及，但当炎症时，该淋巴结就会肿大并伴疼痛。如果是肿瘤侵及淋巴结就会出现无痛性肿大，故淋巴结在颌面部炎症和肿瘤的诊断、治疗及预后都有重要的临床意义。

五、神经

与口腔颌面部密切相关的神经主要为三叉神经与面神经。

（一）三叉神经

三叉神经为混合性神经，大部分为感觉纤维，小部分为运动纤维。感觉纤维中的大部分传导口腔颌面部、头皮及硬脑膜等的躯体感觉，运动纤维支配咀嚼肌等。三叉神经分为眼神经、上颌神经以及下颌神经3支。

1. **眼神经** 为三叉神经中最细小者，分布于额部、眶、眼球、泪腺、结膜、上睑及鼻背。

2. **上颌神经** 起自半月神经节，经圆孔出颅，经眶下裂入眶更名为眶下神经，行于眶下沟、眶下管内，出眶下孔达面部。主要分支有蝶腭神经、上牙槽后神经、上牙槽中神经和上牙槽前神经等。

3. **下颌神经** 为混合性神经，为三叉神经最粗大的分支。下颌神经自半月神经节发出，经卵圆孔出颅，发出的主要分支有颊神经、耳颞神经、舌神经和下牙槽神经（图3-1-3）。

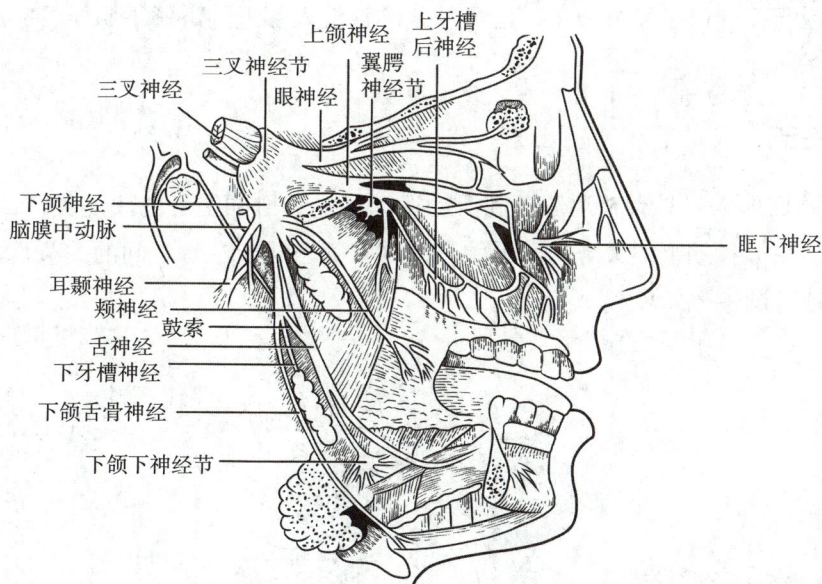

图3-1-3 三叉神经的分布

（二）面神经

面神经为以运动纤维为主的混合性神经，其进入腮腺内分支的纤维成分均为运动纤维。面神经在腮腺内主干分为颞面干与颈面干，再分为5组分支，支配面部表情肌，包括颞支、颧支、颊支、下颌缘支及颈支。面神经受损后，会导致受损分支所支配范围的表情障碍。

六、涎腺

涎腺又称唾液腺，分浆液腺、黏液腺和混合腺，分大、小两种。小唾液腺又称无管腺，分布于唇、舌、颊、腭等处的黏膜固有层和黏膜下层，主要为黏液腺。大的唾液腺有3对，即腮腺、下颌下腺和舌下腺，各有导管开口于口腔。唾液腺的分泌物具有湿润口腔黏膜、消化食物、杀菌、调和食物便于吞咽以及调节机体水分平衡等作用。

（一）腮腺

腮腺为最大的一对唾液腺，左、右各一，位于外耳道前下方，颧弓下方，下颌骨升支后缘至咽旁间隙内。临床常以面神经平面分为深、浅两叶。腮腺表面包绕着腮腺鞘，腮腺腺泡细胞所分泌的唾液经腮腺导管排入口腔。腮腺导管开口于上颌第二磨牙相对的颊黏膜，其体表投影为耳垂至鼻翼与口角间中点连线的中1/3段。

（二）下颌下腺

下颌下腺位于下颌下三角，形似小核桃，是分泌浆液和黏液的混合腺，以浆液为主。腺体被覆筋膜，下颌下腺深层延长部，经下颌舌骨肌后缘进入口内。其导管长约5cm，起自深面，从下后方向前上方行走，开口于舌系带两侧的舌下肉阜。

（三）舌下腺

舌下腺是三对大唾液腺中最小的一对，位于口底黏膜与下颌舌骨肌之间。其分泌液可经舌下腺大管汇入下颌下腺导管或直接开口于舌下肉阜，也可经分泌管汇入邻近的下颌下腺导管，或直接开口于舌下皱襞。

七、颞下颌关节

颞下颌关节是颌面部唯一具有转运运动和滑动运动、左右协同统一的联动关节，具有咀嚼、吞咽、语言、表情等功能。由颞骨的下颌关节窝、下颌骨的髁状突、居于二者之间的关节盘、关节四周的关节囊和关节韧带所构成（图3-1-4）。

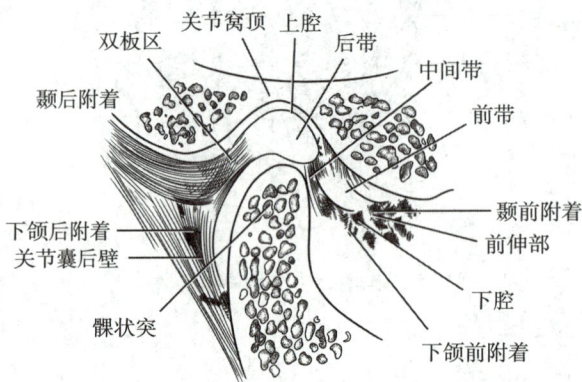

图3-1-4　颞下颌关节的组成

第二节 口腔解剖生理

口腔是消化道的开端，由牙齿、颌骨、唇、颊、腭、舌、口底和涎腺等组织器官组成，具有咀嚼、消化、感觉、吞咽、表情、语言及呼吸等多种生理功能。当闭口时，由上下牙列、牙龈及牙槽骨将口腔分为两部分，前外侧部称口腔前庭，后内侧部为固有口腔（图3-1-5）。

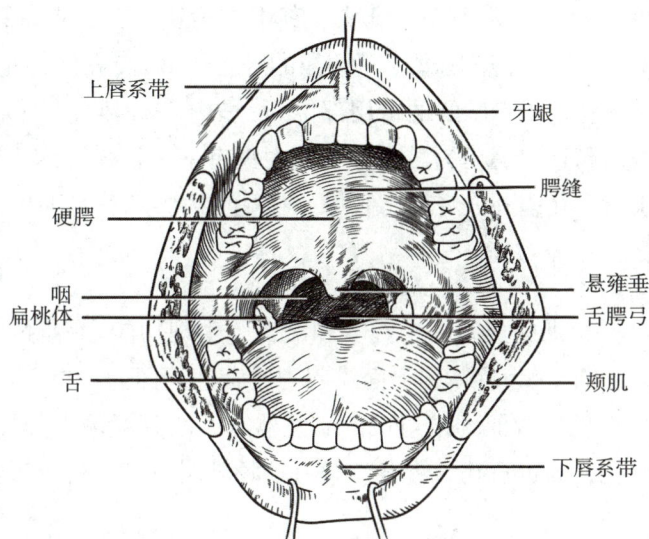

图 3-1-5 口腔

一、口腔前庭

口腔前庭位于唇、颊与牙列、牙龈及牙槽骨弓之间，当上、下牙齿咬合，口唇闭合时，此处所形成的潜在的蹄形腔隙，即为口腔前庭，其可借第三磨牙后方的间隙与固有口腔相通。牙关紧闭或颌间固定的患者可经此通道输入营养物质。由唇、颊移行至牙槽的黏膜穹窿部，统称为前庭沟，依其所在位置的不同又称唇沟和颊沟。在唇沟的正中线上、下中切牙间，由唇至牙龈的扇形呈带状的黏膜皱襞称唇系带。在颊沟两侧相当于尖牙和前磨牙间，从颊部至牙龈有一带状黏膜皱襞，称为颊系带。

（一）唇

唇的上界为鼻底，下界为颏唇沟，两侧为唇面沟。沿唇面沟向上内，鼻外侧之长形凹陷称为鼻面沟。唇面沟与鼻面沟合称为鼻唇沟。上、下唇皮肤与黏膜移行的红色区称为唇红。唇部组织疏松，血运丰富，故炎症、外伤时常表现明显水肿或血肿。

（二）颊

颊的上界为颧骨下缘，下界为下颌骨下缘，前以唇面沟、后以咬肌前缘为界。颊部皮下组织中脂肪含量较多，较面部其他部位发达，有一脂肪块位于颊肌表面，称为颊脂垫。颊部内有面神经颧支、上颊支、腮腺导管、面神经下颊支和下颌缘支、面动脉及其伴行的面静脉。

二、固有口腔

固有口腔是口腔的主要部分，其上界是硬腭和软腭，下界是舌和口底，前界和两侧界是上、下牙弓，后界是咽门。

（一）腭

腭由硬腭和软腭组成，前2/3是硬腭，后1/3是软腭。腭形成口腔的顶部，将口腔和鼻腔、鼻咽部分隔开。

两中切牙间腭侧面有黏膜突起，称为切牙乳头，其下方为切牙孔，是鼻腭神经阻滞麻醉的进针标志。在硬腭后缘前0.5cm，从腭中缝至第三磨牙腭侧缘的外、中1/3交界处，左右各有一孔，称腭大孔，有腭前神经、血管通过，腭大孔是阻滞麻醉的常用部位。

软腭呈垂幔状，向前与硬腭连接，后为游离缘，其中央有一小舌样物体，称为悬雍垂。软腭两侧向下外方形成两个弓形黏膜皱襞，在前外方者称腭舌弓，在稍后内方者称腭咽弓，两弓之间容纳扁桃体。

（二）舌

舌是味觉的主要器官，并协助完成咀嚼、吞咽和语言等生理功能。舌附着于口底，以人字沟为界，将舌分为舌体和舌根两部分。前2/3为舌体，上面拱起为舌背，下面为舌腹，两侧为舌缘，前端为舌尖。舌是由纵横、上下等不同方向的横纹肌纤维组成的肌性器官，故其运动十分灵活。后1/3为舌根，活动度较小。人字沟中央有一凹孔，为舌盲孔。舌背黏膜有多种乳头分布，可分为丝状乳头、菌状乳头、轮廓乳头和叶状乳头。

正常时，舌质淡红，舌背面有白色薄苔，当机体发生病变时，舌质和舌苔均会发生变化，所以舌是观察全身某些疾病的重要窗口。

（三）口底

口底指舌体以下和两侧下颌骨体之间的口腔底部，表面有黏膜覆盖，在舌系带两旁有乳头状突起，称为舌下肉阜，是下颌下腺导管及舌下腺大管的共同开口处。

第三节　牙体及牙周组织的解剖生理

一、牙齿概述

人在一生中有两副牙齿，根据萌出的时间和形态，分为乳牙和恒牙。

乳牙共有20个，上下颌的左右两侧各5个，其名称从中线起向两侧，分别为乳中切牙、乳侧切牙、乳尖牙、第一乳磨牙、第二乳磨牙。乳牙萌出时间和顺序：从生后6~8个月开始萌出乳中切牙，然后依次萌出乳侧切片、第一乳磨牙、乳尖牙和第二乳磨牙，2岁左右乳牙全部萌出（表3-1-1）。

表3-1-1　乳牙萌出时间和顺序

牙齿名称与顺序	萌出时间（月）
乳中切牙	6~8
乳侧切牙	8~10

续表

牙齿名称与顺序	萌出时间（月）
第一乳磨牙	12~16
乳尖牙	16~20
第二乳磨牙	24~30

恒牙共28~32个，上下颌的左右两侧各7~8个，少数人第三磨牙缺失。其名称从中线起向两侧，分别为中切牙、侧切牙、尖牙、第一前磨牙、第二前磨牙、第一磨牙、第二磨牙、第三磨牙。切牙和尖牙位于牙弓前部，统称为前牙。前磨牙和磨牙位于牙弓后部，统称为后牙。恒牙萌出时间和顺序：从6岁左右开始，在第二乳磨牙后方萌出第一恒磨牙（六龄牙），同时恒中切牙萌出，乳中切牙开始脱落，随后依次萌出侧切牙、尖牙、第一前磨牙、第二前磨牙、第二磨牙，有时第一前磨牙较尖牙更早萌出。在12~13岁时恒牙已长出28个。第三磨牙俗称智齿，萌出时间不一致，一般在18~26岁之间，但也有先天缺失者，因此牙齿数目有所增减（表3-1-2）。

表3-1-2　恒牙萌出时间与顺序

牙齿名称与顺序	萌出时间（岁）	
	上颌	下颌
第一磨牙	5~7	5~7
中切牙	7~8	6~7
侧切牙	8~10	7~8
尖牙	11~13	10~12
第一前磨牙	10~12	10~12
第二前磨牙	11~13	1~13
第二磨牙	12~14	11~14
第三磨牙	17~26	17~26

牙齿萌出有以下特点：一般左右同名牙多同时萌出，上下同名牙则下颌牙较早萌出，同名牙齿女性萌出的年龄早于男性。

从2岁左右至6岁以前，为儿童乳牙列时期。6岁至12岁之间，乳牙逐渐脱落，恒牙相继萌出，恒牙和乳牙发生交替，此时口腔内可见乳、恒牙同时并存于同一牙列，故该时期称混合牙列时期。12岁至成年，口腔内均为恒牙，此时期称为恒牙列时期。

临床上为了便于记录牙位，常用符号代表各类牙齿，面对患者，用"+"字将全口牙分为上、下、左、右4区，横线上代表上颌，横线下代表下颌，纵线右侧代表患者左侧，纵线左侧代表患者右侧，或者用数字代表4区，乳牙用罗马数字代表，恒牙用阿拉伯数字代表。例如：左上乳尖牙用Ⅲ或ⅢB表示，右上第一磨牙用6表示。

二、牙齿的解剖形态和功能

牙齿由牙冠、牙根、牙颈部三部分组成。显露在口腔内并被牙釉质覆盖的部分称为牙冠；埋在牙槽窝内表面由牙骨质覆盖的部分称为牙根；界于牙冠和牙根之间缩窄的部分称为牙颈部。

（一）牙冠

每个牙齿行使的功能不同，其形态也各异，切牙主要用于切割食物，尖牙用于撕裂食物，磨牙用于研磨食物。每个牙齿的牙冠有5个面（前牙为4个面，1个缘）。

1. **唇面和颊面**　前牙靠近口唇的一面为唇面；后牙靠近面颊的一面为颊面。

2. **舌面**　前后牙的牙冠，接近舌的一面，统称舌面。

3. **近中面和远中面**　两个牙齿相邻接的面称为邻面（或邻接面）。每个牙齿都有两个邻面，靠近面部正中线的一面为近中面，远离正中线的一面为远中面。

4. **𬌗面或切缘**　上、下颌后牙咬合时发生接触的一面，称为𬌗面。前牙有咬切功能的部分为切缘。后牙𬌗面有许多隆起和凹陷部分：尖形隆起称牙尖；细长的膨隆称为嵴；不规则的凹陷部分称为窝；细长线形的凹陷称裂沟或发育沟；发育沟的末端或数条发育沟的汇合处常呈点状的小凹陷，称点隙。这些牙尖、嵴、窝、沟、点隙依其所在位置和形状命名，如中央窝、舌面窝、边缘嵴等。

牙根的命名原则与牙冠部分原则基本相同。

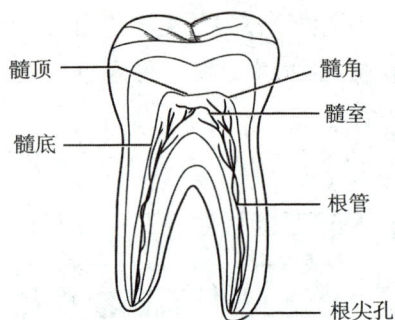

图3-1-6　髓腔各部名称

（髓顶、髓角、髓底、髓室、根管、根尖孔）

（二）髓腔

髓腔是牙体中心容纳牙髓组织的空腔，与牙齿外形大致相似。相当于牙冠部的髓腔称髓室，相当于牙根部的髓腔称根管，根管的末端有一小孔，称根尖孔（图3-1-6）。

（三）牙根

牙根的数目和形态因咀嚼力和功能的不同，其牙根的数目和大小也不相同。前牙和第一、第二前磨牙为单根牙，但上颌第二前磨牙多为双根，牙根多呈圆锥形或扁圆锥形，其余磨牙均为多根牙。下颌第一、第二磨牙为双根，即近中根或远中根，有时第一磨牙为三个根，即远中根再分为颊、舌根。上颌第一、第二磨牙为三个根，即近中颊侧根、远中颊侧根和腭侧根。上、下第三磨牙的牙根变异较多，常呈融合根，所有牙根近根尖部多弯向远中面。了解牙根的数目和形态，对牙髓病的治疗和拔牙手术具有重要的临床意义。

🌿 **知识拓展**

拔牙术与牙根形态间关系

在不同部位患牙的拔除过程中，牙根形态很大程度上决定了牙拔除的手法。熟知不同牙齿牙根形态的特点，有利于灵活应用各种手法，顺利拔除患牙，减小手术创伤。

近圆锥形单根（上颌中切牙），拔除时可先做扭转动作，并配合适度摇动，松动后直线牵引拔出。

牙根扁平者（上颌侧切牙、下颌切牙、上颌前磨牙等），拔除时以唇腭侧摇动为主，松动后拔出。应避免使用扭转力。

多根牙（上、下颌磨牙）拔除时可先用牙挺挺松，再使用牙钳沿颊舌方向摇动，待牙松动后，牵引拔出，也可将牙根分开后分别拔出。

三、牙体组织结构

牙齿的本身称牙体。牙体包括牙釉质、牙本质、牙骨质三种钙化的硬组织和一种软组织，即牙髓（图3-1-7）。

（一）牙釉质

牙釉质位于牙冠表面，覆盖在牙本质上，呈乳白色半透明有光泽的钙化组织。釉质为人体中最硬的组织，含无机盐96%，主要为磷酸钙和碳酸钙，水分及有机物约占4%，牙釉质对牙本质和牙髓具有保护作用。

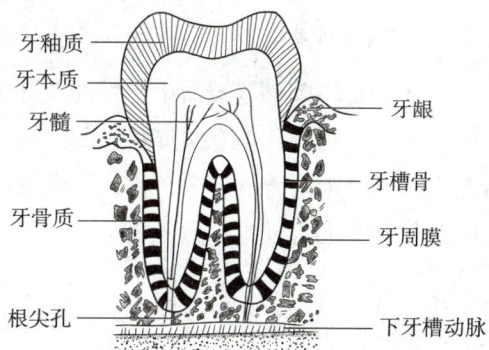

图3-1-7　牙齿及其周围组织剖面图

（二）牙本质

牙本质构成牙齿的主体，即贯穿于整个牙冠和牙根，呈淡黄色，有光泽，含无机盐70%，水分及有机物约占30%，有机物含量比牙釉质多，故硬度比釉质低。牙本质主要由牙本质小管和牙本质基质所构成。在牙本质小管内有神经末梢分布，是痛觉感受器，当受到刺激时有酸痛感。

（三）牙骨质

牙骨质是覆盖在牙根表面的一层钙化结缔组织，色淡黄，含无机盐55%，构成和硬度与骨组织相似，但无哈弗管。牙骨质具有如下功能：牙骨质借牙周膜将牙体固定在牙槽窝内；当牙根表面受到损伤时，牙骨质可新生，具有修复功能。

（四）牙髓

牙髓是位于髓腔内的疏松结缔组织，内含神经、血管、淋巴管、成纤维细胞和造牙本质细胞，其主要功能为营养牙本质，并形成继发性牙本质。牙髓神经属无髓鞘纤维，对外界刺激十分敏感，稍受刺激即可引起剧烈疼痛，且无定位能力。牙髓内的血管经狭窄的根尖孔出入，一旦发生炎症，髓腔内的压力不断升高，由于在骨性的髓腔内，容易造成血循环障碍，牙髓逐渐坏死，牙本质和牙釉质因得不到营养，牙齿变色、变脆，缺少光泽，容易折裂。

四、牙周组织

牙周组织包括牙槽骨、牙周膜及牙龈，是牙齿的支持组织。

（一）牙槽骨

牙槽骨是颌骨包围牙根的突起部分，又称为牙槽突。牙槽突骨质较疏松，富有弹性，是牙齿的重要支持组织。牙根与牙根之间的骨板，称为牙槽间隔。容纳牙根的骨性凹窝称牙槽窝。牙槽骨的游离缘称为牙槽嵴。当牙齿脱落后，牙槽骨逐渐萎缩。

（二）牙周膜

牙周膜是介于牙根与牙槽骨之间的纤维结缔组织，主要为胶原纤维，呈束状排列，其纤维束一端埋于牙骨质，另一端埋于牙槽骨和牙颈部的牙龈内，将牙齿固定在牙槽窝内。牙周膜具有一定的生理动度，用以不断地调节牙齿所受的咀嚼压力。牙周膜内有丰富的神经、血管和淋巴，具有营养牙体组织的作用。

（三）牙龈

牙龈是口腔黏膜覆盖于牙颈部及牙槽骨的部分，呈粉红色，坚韧而富有弹性。紧密地附着在牙槽骨的部分称附着龈，其上有橘皮状之凹陷小点，称为点彩，当发炎水肿时，点彩即消失。牙龈与牙颈部紧密相连，其边缘未附着的部分，称为游离龈。它与牙齿间的间隙为龈沟，正常的龈沟深度不超过2mm，倘若超过2mm则为病理现象。两牙之间突起的牙龈为龈乳头，当炎症或食物嵌塞时，龈乳头则水肿或破坏消失。

目标检测

答案解析

单项选择题

1. 乳牙中最早脱落的是（　）
   A. 上颌乳中切牙　　　B. 下颌乳中切牙　　　C. 上颌乳侧切牙　　　D. 下颌乳侧切牙　　　E. 下颌乳尖牙

2. 上颌骨4个突起不包括（　）
   A. 额突　　　　　　　B. 颧突　　　　　　　C. 腭突　　　　　　　D. 喙突　　　　　　　E. 牙槽突

3. 在颌面部骨中唯一能动的是（　）
   A. 上颌骨　　　　　　B. 鼻骨　　　　　　　C. 腭骨　　　　　　　D. 下颌骨　　　　　　E. 泪骨

4. 下列不是构成牙体软硬组织的是（　）
   A. 牙釉质　　　　　　B. 牙本质　　　　　　C. 牙骨质　　　　　　D. 牙髓　　　　　　　E. 牙龈

5. 口腔唾液腺中最大的是（　）
   A. 腮腺　　　　　　　B. 舌下腺　　　　　　C. 下颌下腺　　　　　D. 腭腺　　　　　　　E. 颊腺

6. 面神经颅外段的分支不正确的是（　）
   A. 颞支　　　　　　　B. 颧支　　　　　　　C. 颊支　　　　　　　D. 下颌支　　　　　　E. 颈支

7. 面部出血可压迫的动脉为（　）
   A. 面横动脉　　　　　B. 颈内动脉　　　　　C. 颈外动脉　　　　　D. 颞浅动脉　　　　　E. 颌外动脉

8. 关于牙萌出特点，说法错误的是（　）
   A. 左右对称同期萌出　　　　　　　　　　B. 下颌牙比上颌同名牙萌出早
   C. 女性萌出早于男性　　　　　　　　　　D. 最早萌出的乳牙是上颌乳中切牙
   E. 最早萌出的恒牙是下颌第一磨牙

9. 正确的乳牙萌出顺序是（　）
   A. Ⅰ Ⅱ Ⅲ Ⅳ Ⅴ　　B. Ⅰ Ⅱ Ⅲ Ⅴ Ⅳ　　C. Ⅰ Ⅱ Ⅳ Ⅲ Ⅴ　　D. Ⅰ Ⅱ Ⅳ Ⅴ Ⅲ　　E. Ⅰ Ⅱ Ⅴ Ⅲ Ⅳ

10. 与上颌骨没有直接接触的结构是（　）
    A. 额骨　　　　　　　B. 颧骨　　　　　　　C. 腭骨　　　　　　　D. 鼻骨　　　　　　　E. 颞骨

（吕继忠）

书网融合……

知识回顾　　　　微课　　　　习题

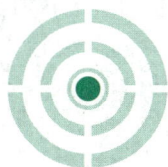

第二章 口腔与脏腑经络的关系

PPT

学习目标

知识要求：

1. 掌握口腔与脾、口腔与肾的关系。

2. 熟悉口腔与心、口腔与胃的关系；手阳明大肠经、足阳明胃经、足厥阴肝经、足少阴肾经等主治的口腔病证、常用穴位。

3. 了解口腔与肝、口腔与大肠的关系；足太阴脾经、手少阴心经、手太阳小肠经、任脉、督脉等主治的口腔病证、常用穴位。

技能要求：

熟练运用口腔与脏腑经络的关系分析口腔疾病的病理变化。

口腔是人体重要的组织器官，为五官之一，具有进水谷、辨五味、泌津液、磨谷物、助消化及发语音等功能，为胃系之所属，乃心脾之外窍，经络循行交会之处。《世医得效方》卷十七说："口为身之门，舌为心之官，主尝五味，以布五脏焉。"口腔通过经络与脏腑密切联系，口腔的功能活动有赖于脏腑经络的合作协调，才得以完成。

第一节　口腔与脏腑的关系

口腔的生理功能及病理变化，与五脏六腑有着密切的关系。脏腑的生理及病理变化，常反映于所主口腔的不同部位。在临床上，口腔与脾、心、肾、肝、胃、大肠等脏腑关系尤为密切。

一、口腔与脾的关系

1. **生理**　口为脾之窍。《素问·阴阳应象大论篇》说："脾主口……在窍为口。"《素问·金匮真言论篇》说："中央色黄，入通于脾，开窍于口。"《灵枢·五阅五使》说："口唇者，脾之官也。"《灵枢·经脉》还说："脾足太阴之脉……连舌本，散舌下。"以上充分说明了口腔与脾在生理上的密切联系。脾主运化，脾的功能正常，精气上输于口腔，舌下金津、玉液二穴，得以泌津液，助脾胃消化水谷，润泽唇舌，口知五味。可见口腔与脾在生理功能上是相互配合、相互依赖的，故《灵枢·脉度》说："脾气通于口，脾和则口能知五谷矣。"

2. **病理** 脾气虚弱，水谷之精气无以上濡，则口唇、齿龈淡白而无光泽；脾气虚弱，无力统摄血液，则齿衄、舌衄；脾经风热血燥，可致唇、颊疾病。临床上往往以观察口唇表现来判定脾的病变。

二、口腔与心的关系

1. **生理** 心主血脉，在体合脉，其华在面。头面部血脉丰富，有赖心之功能正常。《素问·六节藏象论篇》说："心者……其华在面，其充在血脉。"故面颊部的色泽变化反映心的功能。心开窍于舌，心经的别络，上行与舌体相连，因而心的气血与舌相通，以保持舌的生理功能。《素问·阴阳应象大论篇》："心主舌……在窍为舌。"《灵枢·五阅五使》："舌者，心之官也。"《医学入门》："舌为心之苗。"指出了心与口舌的密切关系。心气通于舌，舌知五味，转动自如，有赖心气调和。《灵枢·脉度》说："心气通于舌，心和则舌能知五味矣。"

2. **病理** 心血不足，则面颊㿠白，舌质淡白；心火亢盛，上炎于口，则舌质红绛或舌尖赤；火灼黏膜，则口舌糜烂、生疮；心血瘀阻，则舌质紫暗或有瘀斑；痰阻心窍，则舌体强直，语言不利。因此，心的生理功能失常，可引起多种口腔病证。

三、口腔与肾的关系

1. **生理** 肾主骨，齿为骨之余，乃肾之标。肾气充沛，则牙齿发育正常而坚牢。《素问·上古天真论篇》："女子七岁，肾气盛，齿更发长……三七，肾气平均，故真牙生而长极。""丈夫八岁，肾气实，发长齿更……三八，肾气平均，筋骨劲强，故真牙生而长极。"《仁斋直指方》："齿者，骨之所终，髓之所养，肾实主之。"《医学正传》卷五亦说："夫齿者，肾之标，骨之余也。"指出了肾与牙齿有极为密切的关系。因此，肾脏精气充沛，则口腔生理功能健旺。

2. **病理** 对于小儿来说，先天肾气不足，则导致齿迟。对于成人来说，肾精亏虚，牙齿失养，则牙齿缺乏光泽，颜色黄黑，或齿龈萎缩，齿根外露，牙齿松动，过早脱落等。在临床上，精气亏损，虚火上炎，还可灼烁龈肉及口腔黏膜，表现为牙龈和口腔黏膜溃烂生疮，劫灼津液，则致口舌干燥等症。

四、口腔与肝的关系

1. **生理** 肝藏血，口腔各部的生理功能有赖肝血的濡养；肝主疏泄，口腔各部的功能活动，全靠肝气调畅，升降有序；肝主筋，主司口腔各部的运动；肝经循行于颊唇部，与口腔颌面部有密切关系。《灵枢·经脉》云："肝足厥阴之脉……其支者，从目系下颊里，环唇内。"这些都表明肝与口腔在生理方面有较密切的关系。

2. **病理** 肝血不足，或肝病及肾，肾阴亦亏，致肝肾同损，口腔无以濡润，则唇口黏膜淡白；虚火上炎，则牙齿浮动，隐痛，唇口黏膜红赤；肝气郁结，致气血痰浊结聚而成口腔肿块；肝主筋，功能失司，则牙关紧闭，舌卷卵缩。

五、口腔与胃的关系

1. **生理** 口腔为胃系之所属，又是胃受纳水谷的入口。《血证论》卷六说："口者，胃之门户。"胃经食管、咽直通于口，口迎粮，舌辨味，胃纳食，脾运化，诸器官互相协作，共同完成纳饮食、化水谷以输精微的生理功能。又脾与胃互为表里，故口腔与胃有较密切的关系。

2. **病理** 胃的经脉连舌本而终于唇口。胃经风火湿热上蒸，可导致牙痛、龋齿、口舌糜烂生疮、唇肿唇裂及唇风等多种口腔疾病。又舌苔乃胃气所生，牙床归属于胃，如胃的功能失常，亦从舌苔、牙床反映出来。所以，胃发生病变时，可引起多种口腔病证。

六、口腔与大肠的关系

1. **生理**　口腔与大肠同属胃系，是饮食物消化、吸收、排泄过程中必经的通道。手阳明大肠经循行于口颊，与下牙床关系密切。《灵枢·经脉》曰："大肠手阳明之脉……其支者，从缺盆上颈，贯颊，入下齿中，还出夹口，交人中。"《明医杂著》亦说："齿虽属肾，而生于牙床，上下床属阳明大肠与胃。"说明了大肠与口腔的生理关系。

2. **病理**　大肠病变引起口腔的病证，主要表现在牙与牙龈，常见的如大肠湿热上蒸，则牙痛、齿龈红肿溃烂等。

此外，膀胱、小肠的病变也可反映于口腔。如《素问·气厥论篇》说："膀胱移热于小肠，膈肠不便，上为口糜。"

第二节　口腔与经络的关系

在正常生理情况下，经络有运行气血、感应传导的作用，在病理情况下，也可依此途径相互影响。一方面，脏腑病变可通过经络反映于口腔体表，经脉受损又可波及口腔各组织，另一方面，口腔体表的病变通过经络影响所属脏腑，并且脏腑之间通过经络联系相互影响。循行于口腔的经脉较多，直接循行于口腔，与口腔有关系的经脉如下。

一、口腔与手阳明大肠经的关系

1. **循行**　起于食指桡侧商阳穴，沿上肢外侧前缘，从缺盆上颈，循行两颊，入下齿，还出挟口，左右交叉于人中，至对侧鼻旁。

2. **本经口腔病证**　牙痛、颔肿、口歪、面部肿胀、口干。

3. **常用穴位**　二间、三间、合谷、阳溪、曲池、迎香等。

二、口腔与足阳明胃经的关系

1. **循行**　起于目眶下承泣穴，下循鼻外，入上齿，还出挟口环唇，从颊部下行，出大迎，循颊车进入锁骨，一支经胸膈属胃络脾，另一支经乳头沿腹部下行，二支会于腹股沟，沿下肢外侧下行，止于第2足趾外侧端厉兑穴。

2. **本经口腔病证**　口角歪斜、流涎、口唇生疮、齿龈肿痛。

3. **常用穴位**　四白、地仓、颊车、下关、足三里、内庭等。

三、口腔与足太阴脾经的关系

1. **循行**　起于足大趾内侧隐白穴，循趾内侧上内踝，循胫骨后，交出肝经之前，上膝股内前方入腹部，属脾络胃上膈，挟食管两旁，连舌本，散舌下，贯舌中。

2. **本经口腔病证**　舌痛、舌根强硬。

3. **常用穴位**　三阴交、商丘、血海等。

四、口腔与足厥阴肝经的关系

1. **循行** 起于足大趾毫毛处的大敦穴，循小腿内侧上行，环绕阴器，挟胃，属肝络胆，上贯膈，布胁肋，循喉咙，上连目系，其分支从目系分出下行颊里，环唇内。

2. **本经口腔病证** 口咽干痛、口腔黏膜干燥、脱屑性疾患。

3. **常用穴位** 行间、太冲等。

五、口腔与足少阴肾经的关系

1. **循行** 起于足小趾之下，走足心，沿腿屈侧入腹，贯脊属肾络膀胱，上贯肝膈，入肺中，循喉咙，挟于舌根两侧。

2. **本经口腔病证** 口中热、口舌干痛、齿枯齿豁等。

3. **常用穴位** 太溪、照海等。

六、口腔与手少阴心经的关系

1. **循行** 起于心中，通过横膈联络小肠，其支脉从心系上挟咽喉，连于目系，系舌本。

2. **本经口腔病证** 咽干、口渴、舌强不语等。

3. **常用穴位** 通里、神门、少府等。

七、口腔与手太阳小肠经的关系

1. **循行** 起于小指外侧少泽穴，沿上臂外侧后缘入肩，其支脉沿颈部入颊，至目外眦，转入耳中，其分支别颊上，沿鼻外侧至目内眦，斜络于颧部。

2. **本经口腔病证** 牙病、颌面肿胀等。

3. **常用穴位** 颧髎穴等。

八、口腔与手少阳三焦经的关系

1. **循行** 起于无名指末端关冲穴，沿上臂外侧上达肩部，入缺盆，其支脉循颈系耳后，上行额角，再屈而下行，至面颊部，达眶下部。另有分支，由颊入系舌本。

2. **本经口腔病证** 颊舌部肿痛、齿痛、牙关紧闭等。

3. **常用穴位** 翳风、耳门、角孙等。

九、口腔与督脉的关系

1. **循行** 经后颈越过头顶部，沿颜面正中下行，止于上齿龈正中。

2. **本经口腔病证** 咽干、口歪、齿龈肿痛等。

3. **常用穴位** 水沟、兑端、龈交等。

十、口腔与任脉的关系

1. **循行** 经前正中线过胸，沿颈部至下唇中央，环绕口唇，经面部至眶下。

2. **本经口腔病证** 口歪、失语、牙病、流涎等。

3. **常用穴位** 廉泉、承浆等。

目标检测

答案解析

单项选择题

1. 脾之窍为（　　）
   A. 口　　　　　　　B. 唇　　　　　　　C. 舌　　　　　　　D. 齿　　　　　　　E. 腭

2. 心之窍为（　　）
   A. 口　　　　　　　B. 唇　　　　　　　C. 舌　　　　　　　D. 齿　　　　　　　E. 腭

3. 在临床上，口腔与之关系不甚密切的脏腑是（　　）
   A. 心　　　　　　　B. 脾　　　　　　　C. 肺　　　　　　　D. 肾　　　　　　　E. 肝

4. 在临床上，口腔与之关系不甚密切的经络是（　　）
   A. 手阳明大肠经　　B. 足太阴脾经　　　C. 手太阴肺经　　　D. 足少阴肾经　　　E. 足厥阴肝经

5. 循行于口的经脉有（　　）
   A. 手足阳明经　　　　　　　　　　B. 足阳明经、足厥阴经、冲脉、任脉
   C. 足太阴经、足少阴经　　　　　　D. 足阳明经、足厥阴经
   E. 足三阴经

6. 面颊㿠白，舌质淡白，多为（　　）
   A. 心血不足　　　　B. 心火亢盛　　　　C. 火灼黏膜　　　　D. 心血瘀阻　　　　E. 痰阻心窍

7. 《医学正传》卷五曰："夫齿者，为（　　）之标，骨之余也。"
   A. 心　　　　　　　B. 脾　　　　　　　C. 肺　　　　　　　D. 肾　　　　　　　E. 肝

8. 《血证论》卷六曰："口者，（　　）之门户。"
   A. 心　　　　　　　B. 胃　　　　　　　C. 肺　　　　　　　D. 大肠　　　　　　E. 肝

9. 手太阳小肠经常用穴位是（　　）
   A. 水沟　　　　　　B. 行间　　　　　　C. 颧髎　　　　　　D. 兑端　　　　　　E. 承浆

10. 任脉常见的口腔病证是（　　）
    A. 口歪　　　　　　B. 失语　　　　　　C. 牙病　　　　　　D. 流涎　　　　　　E. 以上都是

（吕继忠）

书网融合……

知识回顾　　　　习题

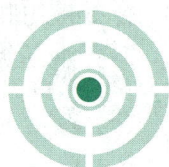

PPT

学习目标

知识要求：

1. 掌握风邪侵袭、火灼口腔、脾胃湿热、心火上炎、肾阴亏损的病因，邪正盛衰、阴阳失调的病机。

2. 熟悉外感寒邪、湿邪入侵、肝郁化火、气滞血瘀的病因，气血失常、津液不足、内生五邪的病机。

3. 了解口腔病的其他致病因素。

技能要求：

学会运用口腔病的病因病机了解口腔科疾病的发生、发展与变化情况。

口腔科疾病的病因是多方面的，病理变化是错综复杂的，但是各种病因均有不同的致病特点与表现征象，病机变化亦有一定的规律与特点，掌握这些致病特点与病变规律对于掌握口腔科疾病的发生、发展与变化，指导辨证论治、审证求因是大有裨益的。

第一节 口腔病的主要病因

一、外因

外因是指导致口腔疾病发生的一类外在致病因素，主要为六淫，即风、寒、暑、湿、燥、火六气发生异常变化。由于口腔居人体头面部位，外邪入侵，则首当其冲，最易为伤上、伤阳的病邪所害。六淫病邪所致口腔疾病，一般具有发病急、病程短、症状重、易治愈的特点，但如治不及时或调治不当，则往往又可促发或诱发他疾，或使邪毒稽留结痼而转属慢性疾患。同时，六淫致病尚易促发或加重旧疾等，故在临证调治六淫所致口腔疾病时，应尽量做到早治速治，治宜彻底，以防其传变，杜其结顽。六淫中，与口腔疾病较密切者为风、寒、湿、火。

（一）风邪侵袭

风主于春令，散见于四季，是六淫中致病能力最强、致病范围最广的一种致病因素，故有"风为百病之长"之称。风邪在口腔的致病特性主要有以下几个方面。

1. **风易袭阳伤上，侵害口窍**　口腔居于上，属阳，风邪侵袭，口腔病变所占比例较大，如牙痛、急性根尖周炎、冠周炎、复发性口疮、唇炎、流行性腮腺炎及颌面部痈肿等。

2. **风为百病之长，诸邪附风而伤窍**　风性轻扬，善动不居，致病甚为广泛，并有遇寒则寒、遇热则热、遇湿则湿、遇燥则燥的特点。如风合寒邪而伤口腔，可见牙齿凉楚疼痛；风合热邪，可致口腔黏膜红肿，牙龈红肿、溃烂，牙齿灼痛；风夹湿邪，则可致口腔黏膜肿烂；风夹燥邪，可致口舌干燥，唇干皲裂。

3. **风性善行数变，易伤络闭窍**　风性善行而数变，具有行无定处、变幻无常、致病迅速、吹闭门户、中络致瘫的特点。风中面络、血脉，可发生面神经麻痹、面肌痉挛、三叉神经痛等病症。

（二）外感寒邪

寒为冬令之气，其为病也，四时皆有，唯以冬季为多。外感寒邪，每由寒冷过甚，气候骤变，寒暖不均，机体失于防护所致。寒邪侵袭口腔主要有以下特点。

1. **寒为阴邪，易伤阳窍**　口腔属阳，有喜温恶寒的特点。寒为阴盛之极，易伤阳气，寒邪客窍，阳气受挫，温通受制，则口窍失温而为病。寒邪袭伤口腔，可见牙齿冷痛，口腔黏膜色白、溃烂等。

2. **寒邪主凝，易伤脉凝血，滞窍结顽**　寒邪收引主凝，侵于血脉则血涩脉缩而气血不通，不通则凝而成瘀。口腔为经脉、血脉多聚之处，有喜温喜通的特性。若寒邪侵袭口腔，凝血伤脉，使气血运行不畅，邪滞不去，则易成痼结顽而致病变经久不愈，可见口腔黏膜、龈肉苍白而漫肿，或见白色斑块；寒邪内留经脉，经脉气血凝涩，则见面神经麻痹、三叉神经痛、颞下颌关节病等病变。

（三）湿邪入侵

湿为长夏之主气，其时正值雨水较多，湿气充盛，故长夏多湿病。外感湿邪，多因气候潮湿，冒雨涉水，或久居湿地等。湿有外湿、内湿之分，但其为病则互相影响。伤于外湿，湿邪困脾，健运失司，则滋生内湿；脾虚失运，水湿不化，易招致外湿侵袭。湿邪在口腔的疾病特性主要为以下几方面。

1. **湿为阴邪，易遏阳蒙窍**　湿为水气所化，其性类水而重浊，故属阴邪。湿邪伤人，易阻遏气机，遏制升降，蒙伤阴气。口腔为清阳之窍，喜清恶浊，唯气机升降，清阳上升，浊阴下降，始能常保口窍清灵之性而不为病。若湿邪内侵，阻遏气机，清不升而浊不降，湿滞阳位，浊蒙清窍，则易致口窍失去清灵之性而为病。如湿滞口腔，则易致口腔黏膜溃烂，经久不愈，或滋生颌面囊肿等。

2. **湿性黏滞，易闭窍结顽**　湿邪黏滞，易停滞不去，留而结顽。如湿滞口腔所致之口腔扁平苔藓、糜烂性唇炎等皆有缠绵不愈或反复发作的特点。

（四）火灼口腔

火热之成，系由六淫邪气所致，或直接感受火热而起，或由其他外邪演化而来，在一定条件下皆可成火，即"五气皆能化火"，故口腔疾病与火邪有密切关系。

1. **火热炎上，燔灼口窍**　火热为阳邪，其性炎上，易伤人体上部官窍；口腔居上属阳，阳邪阳窍同性相召，炎上之火壅聚居上之窍，故口腔易为火热所伤。火热伤窍，燔灼黏膜，则黏膜红肿。热盛则烧灼气血，灼伤脉络，使气血凝而成瘀，瘀热壅滞，气血不通，不通则痛，可见牙痛；热盛则肉腐，肉腐则为脓，可致口腔化脓性疾病。

2. **火迫血行，易致衄血**　火热炎上，其性急迫，易迫血妄行而致衄。火热客于齿龈、舌部，则易致牙龈出血、舌部燥裂出血等。

3. **火热生痰动风，易壅闭口窍**　火热炼津而生痰，痰因火而横行。若火热亢盛，热极生风，风火相煽，犯及口舌，筋脉失养，以致拘急抽搐，出现舌强或偏歪。痰随气血而升降，循经脉而流行，痰结于口腔，则易发为口腔囊肿以及口腔癌瘤等顽疾。

二、内因

（一）脾胃湿热

脾开窍于口，脾主运化，输布精微；胃主受纳，腐熟水谷。脾胃互为表里，其病相互影响。若脾失健运，湿热内生，上蒸口腔，则产生牙痛，牙龈红肿，唇肿燥裂流水及牙龈出血。湿热灼腐口腔黏膜，则口腔黏膜红肿溃烂疼痛，甚或化脓成痈；如火热与痰湿互结凝聚于口腔各部位，则可形成颌骨、颌下及舌下囊肿；湿热困结口齿，郁久生腐，牙体被蚀，而致龋齿。

（二）心火上炎

心火上炎于口腔，多为七情内伤，病后耗伤，过食辛辣等所致。心主舌，心之气血上通于舌，故心脏的病变易引起舌与口腔黏膜疾病，如舌体肿胀强硬，言语不利，口舌溃烂、疼痛、出血等。

（三）肾阴亏损

肾主骨，齿乃骨之余。肾阴不足，则齿脆不坚，疏豁松动。肾藏精，主液，主唾，肾精亏损，阴津无以上承，则口舌干燥；水不济火，虚火上炎，黏膜被灼，则口舌生疮。肾为先天之本，肾虚唇腭部位发育受阻，可致先天性唇腭裂。

（四）肝郁化火

肝主疏泄，司口腔各部功能活动。若情志不舒，气机不畅，则关节不利，化火上攻，则头痛、面痛、口舌生疮、龈颊肿胀等。

（五）气滞血瘀

气血是人体生命活动的物质基础。气为血帅，血随气行，气血相互依存。如某种原因引起气机失调，气滞必致血瘀，气血瘀滞日久，积结成块，可化生成口腔肿瘤。

三、其他因素

（一）外伤

外伤是指在外力或其他外在因素的作用下而引起的口腔损害。外力主要指跌仆、坠堕、撞击或直接损伤口腔颌面部筋脉肌骨，使之发生挫伤、裂伤与颌骨骨折等病证。其他外在因素常有烧伤、雷击伤、虫蜇伤等，对颌面部直接损害而导致病证。

（二）药物因素

由药物的毒副作用而引起的口腔病证。常因误服、过服或久服含有毒性成分或毒性作用的药物所致，煎制方法不当亦可造成。

1. **中药类**　雷公藤、番木鳖、曼陀罗、天南星、乌头、附子、鸦胆子、生半夏、商陆、芦荟、七叶一枝花等植物药。中毒后，轻者出现口舌麻木、溃疡及灼热疼痛，重者可危及生命。斑蝥、蜈蚣、水蛭、蟾蜍等虫类药，重者影响心、肺等脏器功能而危及生命。矿物药最常见的是慢性汞中毒，可出现牙龈出血，口中有金属味，牙齿松动脱落。

2. 西药类　许多药物可导致口腔的症状和损害。如氯丙嗪类抗精神失常药，长期服用能引起口干，舌体僵硬，舌震颤及流涎；解热镇痛类药能引起口腔溃疡；口服铁制剂，可使牙齿着色；口腔酸度升高，导致龋齿发病率升高；抗心律失常类药可引起口腔黏膜及牙龈出血；长期服用抗生素可致二重感染，发生真菌性口炎；四环素可使牙齿着色和阻止釉质发育；解磷定等解毒药可导致腮腺肿大，口干，唇舌麻木；苯妥英钠等抗癫痫药可引起牙龈增生，口腔卫生不良时症状尤为显著。

第二节　口腔病的主要病机

病机，即疾病发生、发展与变化规律的机制。口腔是机体的一部分，和机体其他部位一样，口腔疾病的发生、发展及变化，与患病机体的体质强弱和致病邪气的性质密切相关。尽管临床症状千变万化，各种疾病都有各自的病机，但总体来说，离不开邪正盛衰、阴阳失调、气血失常、津液不足、脏腑经络功能紊乱等病机变化的一般规律。疾病本身是一个不断变化的过程，因此，只有因人而异，对其病证进行具体而细致的辨别分析，才能把握住病机的本质。

一、邪正盛衰

邪正盛衰是指在疾病发生、发展过程中，致病邪气与机体的抗病能力之间，相互斗争中所发生的盛衰变化。一般地说，正气盛，必然促使邪气消退，邪气盛，必然会损耗正气。邪正斗争的消长盛衰，不仅关系到疾病的发展与转归，同时还决定着虚实病理变化。虚与实是相对的病机概念。实证是以邪气盛为矛盾主要方面的一种病理反应，邪气盛而机体抗病能力强，正邪相搏，反应明显。例如实火型复发性口疮、急性感染性口炎等，均属实证。虚证是以正气不足为矛盾主要方面的一种病理反应。机体抗病能力低下，对于致病邪气难以做出较为剧烈的病理反映。例如虚火性复发性口疮、干燥综合征等，均属虚证。

二、阴阳失调

阴阳失调即阴阳消长失去平衡协调的病理状态，是指疾病过程中，由于各种致病因素的影响及邪正之间的斗争，导致机体阴阳的相对平衡状态遭到破坏，表现以寒、热为主要特征的病理变化。它是脏腑、经络、气血、营卫等相互关系失调，以及表里出入、上下升降等气机失常的概括，是疾病发生、发展的内在依据。阴阳失调包括阴阳偏盛、阴阳偏衰、阴阳互损、阴阳格拒、阴阳亡失等。口腔疾病中主要表现的是阴阳的偏盛与偏衰。

（一）阳偏盛

阳偏盛是功能亢奋、热量过剩的病理状态，表现为阳盛而阴未虚的实热证，例如颜面丹毒（抱头火丹）、智齿冠周炎、颌面部各间隙感染等。

（二）阴偏盛

阴偏盛是指机体在疾病过程中所出现的一种阴气偏盛，机能障碍或减退，产热不足，以及阴寒性病理产物积聚的病理状态，表现为阴盛而阳未衰的实寒证，如寒湿困脾引起的口中黏腻、口淡不渴、不思饮食、倦怠乏力、大便溏薄、舌体胖淡、苔白腻水滑、脉濡缓等。口腔疾病如涎腺囊肿。

（三）阳偏衰

阳偏衰即阳虚，是指机体阳气虚损，热量不足的病理状态，表现为阳气不足，阳不制阴，阴相对亢盛的虚寒证，如肾虚水泛引起的多唾证，其症状为自觉口中唾液较多，或有频频不自主吐唾的症状。

（四）阴偏衰

阴偏衰即阴虚，是指机体精血津液等物质亏耗，以及阴不制阳，导致阳相对亢盛，机能虚假性亢奋的病理状态，表现为阴液不足，及阳气相对偏盛的虚热证，如阴虚火旺引起的舌痛，症见舌灼痛或干痛，舌质光红、干燥少津、有横裂，无苔或剥苔，兼有盗汗，失眠，五心烦热，脉细数。其病机正如《辨舌指南》所说："舌生横裂者，素体阴亏也。""无苔无点而裂纹者，阴虚火炎也。"

三、气血失常

气血失常是指在疾病中，由于邪正斗争的盛衰，或脏腑功能的失调，导致气血不足、运行失常，以及关系失调的病理变化。气血失常的病机，不仅是脏腑、经络等各种病变机制的基础，也是分析研究各种临床疾病病机的基础。

（一）气的失常

气的失常包括气虚和气机失调。与口腔疾病关系密切的主要是气虚、气滞。

1. **气虚**　气虚是指元气耗损，功能失调，脏腑功能减退，抗病能力下降的病理状态。由于气与血、津液关系极为密切，所以气虚能引起血和津液的多种病变。如齿衄（牙龈出血），部分患者属于脾不统血，由于脾气虚弱，气不统血，血溢经外所致。

2. **气滞**　气滞属于气机失调的一种，主要由于情志内郁或其他原因，影响气机运行，导致某些脏腑、经络的功能障碍。如舌生瘀斑，就常因气滞血瘀而成。

（二）血的失常

血的失常包括血虚、血瘀、血热等变化。

1. **血虚**　血虚是指血液不足，或血的濡养功能减退的病理状态。例如舌麻可由于血虚引起。

2. **血瘀**　血瘀是指血液的循行迟缓和不流畅的病理状态。血瘀在口腔颌面部主要见于唇舌黏膜紫暗、有瘀斑。

3. **血热**　血热是指血分有热，血行加速的病理状态。血得温则行，血热则迫血妄行，甚则灼伤脉络。血热发生在口腔，多见舌、齿、黏膜充血发红。

（三）气血互根互用的功能失调

气为阳，血为阴，两者之间犹如阴阳相随，相互依存，相互为用。其功能失调主要有气不摄血、气滞血瘀、气血两虚等。

四、津液不足

津液不足是指津液在数量上的亏少。口腔中唾液量的多少是观察津液充足与否的重要标志，这是因为唾为口津，为肾精所化，与脾胃有关，是全身水液的组成部分。口津的多少反映了全身的水液情况。例如，热病后期或久病伤阴造成津液枯涸，可见舌光红无苔或少苔，唇干舌燥，口内少唾或无唾液。

五、内生五邪

内生五邪是指在疾病发展过程中，由于气、血、津液和脏腑等生理功能的异常而产生的类似六淫外邪致病的病理现象。由于病起于内，故称为内生五邪。它不是致病的因素，而是由于气、血、津液、脏腑等生理功能失调所引起的综合性病机变化。口腔疾病的病机中常见的有湿浊内生、津伤化燥、火热内生等。湿浊内生，乃湿阻中焦脾胃，脾虚湿困，除脘腹胀满、食欲不振外，口腔症状有口腻或口甜、舌苔厚腻、口干或口舌生疮等；津伤化燥，临床多见津液枯涸的阴虚内热之证，在口腔疾病中，以干燥综合征为典型病症；火热内生所引起的牙痛、咽痛、口干唇燥、虚火颧红等均为虚火上炎所致。

目标检测

答案解析

单项选择题

1. 六淫病邪所致口腔疾病，一般具有的特点是（　　）
   A. 发病急　　　　B. 病程短　　　　C. 症状重　　　　D. 易治愈　　　　E. 以上都是

2. 六淫中致病能力最强、致病范围最广的一种致病因素为（　　）
   A. 风邪侵袭　　　B. 外感寒邪　　　C. 湿邪入侵　　　D. 火灼口腔　　　E. 心火上炎

3. 口腔黏膜红肿，牙龈红肿、溃烂，牙齿灼痛，多为（　　）
   A. 风合寒邪　　　B. 风合热邪　　　C. 风夹湿邪　　　D. 风夹燥邪　　　E. 外感寒邪

4. 导致口腔疾病发生的外在致病因素有（　　）
   A. 风邪侵袭　　　B. 外感寒邪　　　C. 湿邪入侵　　　D. 火灼口腔　　　E. 以上都是

5. 下列不是口腔病的外部致病因素的是（　　）
   A. 刀伤　　　　　B. 烧伤　　　　　C. 风邪侵袭　　　D. 心火上炎　　　E. 雷击伤

6. 可能引起牙龈增生的药物是（　　）
   A. 氯丙嗪类抗精神失常药　　　B. 抗心律失常类药　　　C. 解热镇痛类药
   D. 解磷定等解毒药　　　　　　E. 苯妥英钠等抗癫痫药

7. 口腔病的主要病机有（　　）
   A. 邪正盛衰　　　　　　　　　B. 阴阳失调　　　　　　C. 气、血、津液失常
   D. 脏腑经络功能紊乱　　　　　E. 以上都是

8. 邪正盛衰决定的是（　　）
   A. 病证的寒热　　B. 病位的表里　　C. 气血的盛衰　　D. 病证的虚实　　E. 病程的长短

9. 导致虚热证的阴阳失调是（　　）
   A. 阳偏盛　　　　B. 阴偏盛　　　　C. 阳偏衰　　　　D. 阴偏衰　　　　E. 阴盛阳病

10. 内生五邪理论属于（　　）
    A. 病因　　　　　B. 发病　　　　　C. 病机　　　　　D. 治则　　　　　E. 阴阳

（吕继忠）

书网融合……

知识回顾　　习题

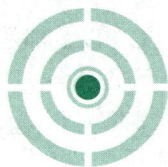

PPT

学习目标

知识要求：

1. 掌握口腔病的一般检查法与内容。
2. 熟悉口腔病几个主要局部症状辨证要点。
3. 了解口腔病的特殊检查方法。

技能要求：

1. 能够运用一般检查法对口腔科疾病进行相应的检查。
2. 能运用中医知识进行初步辨证分析。

第一节 口腔病诊法

口腔颌面部检查的目的是收集与疾病有关的客观资料，为疾病的诊治提供依据。口腔颌面部检查的重点是颌面部、牙齿、牙周和口腔黏膜，并遵循一定的顺序，以免遗漏。

检查时，患者坐在治疗椅上，头枕部靠于头托，面对光源。检查上颌牙时，应使上颌牙的殆平面与地面约成45°角，其高度稍高于医生的肘关节；检查下颌牙时，使下颌牙的殆平面与地面平行，其高度与医生的肘部平行。医生多站在或坐在患者的右侧。

一、常用检查器械

（一）口镜

口镜由口镜头和口镜柄构成，可牵拉口角，推压唇、颊、舌等软组织，使检查时视野清楚。利用其镜面的反光可增加局部照明，检查不能直视的部位。合适形状及重量的口镜柄可用于叩诊牙齿。

（二）探针

常用来检查牙面的沟裂、点隙、龋洞及发现感觉过敏点，还可以用来探测牙周袋的深度。

（三）镊子

用于夹取敷料、药物、材料、异物及检查牙齿的松动度。

二、一般检查法

（一）问诊

了解患者的主诉、现病史、既往史和有关家族史，了解疾病的发生、发展、部位、时间和诊治经过。问诊时不要使用暗示或引导性语言，以免影响病史的真实性。

1. **主诉**　患者就诊的主要原因，包括主要症状、部位及患病的时间等。

2. **现病史**　包括主要症状开始的时间、发展及演变过程，是否为初发，是否曾接受检查和治疗，检查结果如何，治疗有无效果，全身健康状况等。

3. **既往史**　是否曾患过对全身健康有重要影响的疾病，其治疗效果如何，是否有血液病史、药物过敏史等。有些口腔疾病的发生与患者既往的生活习惯和健康状况密切相关。其内容一般包括家庭生活、饮食、嗜好、职业、劳动条件及月经、妊娠等。

4. **家族史**　有些口腔疾病与遗传因素有关或具有家族性，所以对一些疾病的问诊可涉及其家庭成员的健康状况，是否有类似疾病发生等。

（二）望诊

应首先检查患者主诉部位。

1. **颌面部**　左右是否对称，有无肿胀、畸形或创伤；关节和肌肉功能有无障碍；皮肤有无瘢痕、窦道或瘘管以及颜色改变等。

2. **牙齿**　注意牙的数目、形态、质地、位置、排列和咬合关系等。

3. **牙周**　观察牙龈的形态与颜色，点彩是否存在；是否有牙龈乳头肿胀、出血与增生；是否有牙周溢脓、牙龈窦道或牙松动等。

4. **口腔黏膜**　对于唇、颊、腭、舌、口底应注意其对称性，黏膜有无颜色改变，完整性是否破坏；有无水肿、溃疡、瘢痕等；有无炎症、色素沉着，舌背表面舌乳头情况等。

（三）探诊

口腔科常用探针来进行探诊。主要是探查牙齿的邻面异常情况及牙面的窝、沟、隙、裂；检查龋或牙体缺损的部位、深浅，洞底软硬度，探查后的牙髓反应；检查充填体、修复体与牙体间的密合程度，有无继发龋；检查龈沟及牙周袋的深度（用牙周探针），龈下牙石情况；检查窦道和瘘管的方向和深度，有无游离的死骨形成等。

（四）叩诊

用口镜或镊子柄对牙齿殆面或切端做力量适中的垂直叩击，以检查根尖周组织的反应，这对于根尖周疾病的诊断有较大的帮助；有时亦可做水平方向叩击，以检查牙周膜的反应。叩诊时，一般先叩可疑病牙的邻牙，然后再叩病牙以便对照。

（五）触诊

触诊是用手指直接触摸检查病损的性质、大小、深度等。触诊时应轻柔，不能给患者增加额外的痛苦。

1. **牙的触诊**　检查牙齿是否有尖锐的牙尖和边缘嵴。

2. **牙周病及根尖周病的触诊**　用手指触压相当于病牙根尖区的牙龈及黏膜转折处，以检查是否有波动、压痛等；触压牙龈，观察龈缘是否有脓液溢出以了解牙周炎症情况。

3. 肿胀部位的触诊　可检查肿胀的范围、质地、表面温度，周界是否清楚，是否有压痛等。

4. 黏膜溃疡、斑块的触诊　了解溃疡基底有无硬结、突起等。

5. 淋巴结的触诊　了解淋巴结大小、数目、硬度，有无粘连、压痛等，对于判断有无炎症、肿瘤是否转移有着重要的临床意义。

（六）嗅诊

有些疾病病灶具有特殊的气味，如牙髓坏死、坏死性龈炎等。嗅诊仅作为诊断的辅助手段。

（七）咬诊

由于牙周病或牙齿形态、排列、咬合关系的异常，可使个别牙呈早接触或咀嚼运动受阻。咬诊检查从正中𬌗开始，然后为前伸及侧向𬌗运动。注意各方向运动时是否存在障碍，重点注意在运动过程中个别牙或一组牙有无松动，以手指扪压患牙早接触点的位置及大小，此为临床上简便而常用的方法。

1. 咬合纸法　将蓝色咬合纸置于上下牙列之间，嘱患者做正中、前伸、侧向运动取得蓝印。这种通过咬合纸咬出的蓝印，即为咬合早接触的印记。

2. 蜡片法　将红蜡片烘软，置于𬌗面，嘱患者做正中咬合，待蜡片冷却硬化后取下，观察蜡片上最菲薄或穿破点为正中𬌗早接触的部位。

三、特殊检查法

（一）牙髓活力的检查

据牙髓对温度或电流的不同反应来判断牙髓活力是否存在。牙髓活力测验是定性而非定量的检查手段，测验时要求做自体对比测试，对照牙首选同颌同名的健康牙，其次为异颌同名的健康牙，再次为同期发育的其他健康牙齿，以患者自身健康牙测得的结果为标准进行对比。

（二）影像学检查

分口内摄片、口外摄片及造影等，主要用于牙体、牙周、关节、涎腺和颌骨等疾病，以了解其病变范围、部位及程度；还可用口腔科曲面断层全景摄影一次曝光，可将全口牙列、上下颌骨、鼻腔、上颌窦和双侧髁状突显示在一张X线片上，获得全景图像；还有口腔颌面体层摄影、CT、锥行束CT等方法。根据病变的部位、性质以及检查目的不同，可采用不同的X线检查方法。但应注意X线检查不是唯一诊断依据，必须与临床检查相结合才能做出正确诊断。

（三）局部麻醉检查

对于放射性疼痛又难以区别上下颌牙的情况，可以使用局部麻醉来区别疼痛发生的部位。如怀疑为下颌牙痛，可用下牙槽神经传导麻醉，如能阻断疼痛，即可确定患牙在下颌，反之，则在上颌。此外，对三叉神经痛患者，也可用局部麻醉以明确是哪一支所引起的疼痛。

除以上检查法外，还有用于肿块内容物的穿刺检查、细胞学检查、活体组织检查、𬌗力测定、超声波等方法，根据病情可选择使用。

第二节 口腔病常用辨证法

口腔病的辨证，与其他临床各科一样，以四诊合参、八纲与脏腑辨证结合。因限于篇幅，兹将几个口腔病的主要局部症状辨证要点分别辨析如下。

一、辨疼痛

（一）疼痛时间

疼痛初起，多为外邪侵袭，伴红肿者为风热，肿轻不红者为风寒；病久，朝轻暮重多属阴虚、血虚，朝重暮轻多属阳虚、气虚；疼痛夜间剧烈，多是急性牙髓病变；持续疼痛为邪毒壅阻脉络，气血凝滞之实证；张口疼痛多为智齿冠周炎或颞下颌关节病。

（二）疼痛性质

疼痛遇热加重，得凉则减，多为热邪壅结，属火热实证或阴虚阳亢；遇冷加重，得温则减，多为寒邪阻络，或阳气不足，气血失于温煦，属虚寒证；痛不可触，为实热证；触按疼痛无增，为虚寒证；刺痛，多属瘀血阻滞或痰瘀阻络；灼痛，病变位于浅表；钝痛，多在深部，如牙根、颌骨疾病；跳痛，多属阳证化脓阶段，如颌面部疔、痈等。

（三）疼痛程度

疼痛剧烈，多属实热证；疼痛轻微，多属虚火上炎；咬物时疼痛者，病变位于牙根部位；疼痛骤然发作，多为热毒壅盛，火热结聚，常见于急性痛证。

二、辨红肿

（一）红肿外形

患处红肿高凸，呈局限性，多为实热证；红肿平坦，呈弥漫性，边界不清，多为虚寒证。一般来说，凡红肿在黏膜、浅表皮肉之间的，发病都较快，并有易脓、易溃、易敛之特点，属阳证；红肿在颌面筋骨、肌肉之间者，发病较缓，有难脓、难溃、难敛之特点，为阴证。

（二）红肿色泽

红肿色鲜红，属实热证；红肿色淡红，属虚火证；只肿不红，属寒湿证；红、肿均甚，属湿热证。红肿色泽常因发病部位不同而有差别。部位浅表者，赤色为多；而病变在颌面部筋骨之间者，初期时皮色多无改变。

三、辨溃烂

（一）溃烂色泽

口腔溃烂呈黄浊色，周围黏膜色红，多为心脾蕴热，火热上蒸；溃烂灰白或污浊，周围黏膜色淡，多为肾阴虚或心阴虚，属虚火上炎之证；糜烂面覆有白色假膜，状如凝乳，是鹅口疮的表现；糜烂并有线纹状、网状、环状白色病损者，为口腔扁平苔藓。

（二）溃点数目

溃烂数目较多或溃点大者，属实热证；溃烂数目较少或溃点小者，属虚热证；溃点多而分散者，黏膜色红，多为风热邪毒侵袭之证。

四、辨斑纹

斑纹颜色鲜红，伴轻微疼痛，为热毒炽盛证；斑纹色白，略高出黏膜面，为痰浊困结口腔；斑纹暗灰色，扪及条索状，质地坚韧，为瘀血阻络所致。常见于多形性红斑、慢性盘状红斑狼疮、白斑及黏膜下纤维变性等口腔病变。

五、辨皲裂

皲裂为黏膜或皮肤表面的线状裂口，该病损的深浅不等，浅者仅限于黏膜上皮层，痊愈容易，不留瘢痕；若深达黏膜下层，能引起黏膜出血，灼热，愈合后留有瘢痕。可见于慢性唇炎、维生素B_2缺乏、沟裂舌、口腔念珠菌病等，多由血虚、气虚、血瘀、血热等因素引起。

六、辨结节

结节为有实质内容的组织增生，是高于皮肤或黏膜表面，可以扪到的浅表病变，见于口腔结核、恶性肉芽肿等病。伴有其他疾病、红肿、发热，为血瘀气滞，毒热蕴结。红肿、疼痛不明显，色淡，质坚硬，病程长，多为虚寒。

七、辨脓血

脓多稠黄有臭味，属实热证，多为脾胃火热蒸灼所致；脓稀或污秽者，属正虚不能胜邪，多属脾肾虚损、气血不足所致。出血量多，色鲜，属实热证，常为脾胃火热上蒸；出血量少，色淡，属虚寒证，常为气血不足或脾虚不能摄血。

八、辨口臭

口臭可由局部或全身各种因素引起。口腔疾病主要有龋齿、口疮、口糜、牙周炎等。如闻腥臭味，口腔内多有化脓性疾病，是肺胃火热的见症；气味腐臭者，多属气血虚弱，毒邪凝聚伤络败肉之见症，常见于口腔肿瘤溃后或走马牙疳者。出气秽恶热臭，流涎臭，病程短者，多属实热火毒或肺胃积热上蒸。

目标检测

答案解析

单项选择题

1. 对于口腔科疾病的医治，口腔颌面部检查是（　　）
   A. 一项基本的操作技术 　　　　　B. 为了书写合格的病历
   C. 全身检查的一个部分 　　　　　D. 诊断和治疗疾病的重要步骤

    E．治疗疾病的重要步骤

2．检查患者上颌牙齿时，上颌牙殆平面与地面成的角度应为（   ）

    A．30°   B．35°   C．40°   D．45°   E．50°

3．口腔检查常用的检查器械是（   ）

    A．口镜、口罩   B．手电筒、镊子   C．口镜、探针、镊子

    D．记录盘、头灯   E．酒精灯、手电筒

4．口腔检查的重点是依据患者（   ）

    A．叙述的病史和症状   B．提出的主要要求   C．表现不适的部位

    D．医师习惯检查的部位   E．任意挑选的部位

5．问诊的内容包括（   ）

    A．主诉、疾病发生情况   B．主诉、现病史、既往史、家族史

    C．主诉、治疗史、既往史、家族史   D．现病史、既往史、疾病发生过程

    E．主诉、现病史、既往史、治疗史

6．口腔颌面部检查望诊部位主要包括（   ）

    A．颌面部   B．牙齿   C．牙周   D．口腔黏膜   E．以上都是

7．医生检查牙齿时，最重要的是了解（   ）

    A．牙有无松动及松动原因   B．上下牙咬合关系是否正常

    C．牙列有无缺失   D．牙齿有无叩痛

    E．牙龈瘘管及其走行方向

8．口腔疼痛遇热加重，得凉则减，多为（   ）

    A．热邪壅结   B．寒邪阻络   C．阳气不足   D．瘀血阻滞   E．痰瘀阻络

9．口腔溃烂呈黄浊色，周围黏膜色红，多为（   ）

    A．心脾蕴热，火热上蒸   B．虚火上炎   C．风热邪毒侵袭

    D．热毒炽盛   E．血瘀气滞

10．口腔斑纹色白，高出黏膜面，多为（   ）

    A．热毒炽盛   B．痰浊困结口腔   C．瘀血阻络

    D．血瘀气滞，毒热蕴结   E．气血虚弱，邪毒凝聚

（吕继忠）

书网融合……

知识回顾   习题

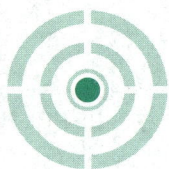

第五章 口腔病的治疗概要

PPT

学习目标

知识要求：

1. 掌握口腔病中常用内治法的含义及适应证，针灸疗法中针刺法、艾灸法、耳针、穴位注射等的操作。

2. 熟悉口腔病的常见外治法，并能进行相关操作。

3. 了解口腔病常用针灸疗法方案的具体选择与应用。

技能要求：

1. 熟练掌握常用内治法的代表方药，熟练进行口腔科外治法的操作。

2. 学会应用中医临床思维，治疗临床上常见口腔疾病。

思政课堂

施松涛教授——世界口腔干细胞之父

施松涛教授在口腔再生医学尤其是干细胞基础与应用领域做出了重要贡献，被誉为"世界口腔干细胞之父"。

1978年我国恢复高考，施松涛考上了北京大学，毕业后去美国求学，回望过去，他一直感恩能在自己钻研的领域做些喜欢的事儿，并且始终饱含这种热情。这些年来，施教授与国内第四军医大学口腔医学院金岩教授等人一起投身干细胞领域的研究和成果转化，他希望能做一些世界领先的东西。他说："我们可以去制订自己的标准，我们可以做到世界第一。世间没有规矩和标准，只有我们敢为人先，率先去创新并不断实践，不尾随不盲从，才能真正做到国际领先。"目前施教授的研究领域早已突破所学的口腔专业，但他对口腔科一直情有独钟。他说："我希望将来能像储存脐带血一样，建起人体牙齿库，把乳牙储存起来，这样一旦未来有需要，就可以利用牙齿的干细胞来治疗疾病。"目前我国首家、世界最大的GMP级口腔干细胞库，就是基于人才、能力和科技部支持等多重因素整合诞生的一个成功典范。

施教授对于口腔干细胞的发现源于一次有趣的观察，1983年，施教授取得了牙医执照，当时正当他女儿掉第一颗乳牙，觉得很有意思，后来女儿第二颗乳牙要掉的时候，他及早做好准备，牙齿一脱落就把它装进有培养液的试管，并连夜赶到实验室进行研究。机会总是留给有准备的人，结果他和他的实验组在全世界上率先发现了乳牙里面含有干细胞。

　　施教授指出："口腔干细胞优势无可比拟，其活性比自体骨髓干细胞强三倍，取材方便安全、免疫排斥和交叉感染风险小、功用别于脐带血干细胞，所以医用价值极大，可用于修复缺损牙齿及牙齿再生；可治疗免疫系统疾病，如足癣、白癜风、湿疹、多发性硬化症、二型糖尿病、脂肪肝、老年痴呆症等；可促进皮肤伤口愈合及再生，延缓衰老；或可治愈失明。此外，牙齿干细胞还可治疗心脏病、类风湿关节炎、烧伤、中风或软骨受损等。"

　　施松涛教授在干细胞再生研究方面获得了不少重要成果，曾首次分离和培养了牙髓干细胞、婴儿牙齿干细胞、牙周膜干细胞、根尖乳头干细胞等。因在牙髓干细胞研究领域成绩卓越，他又被称为"牙髓干细胞之父"。这些具有开创性和里程碑意义的研究成果，给口腔及颌面部科学家研究口腔组织干细胞以及将它们用于组织工程和疾病建模提供了可能性，令施松涛享誉全球。

第一节　口腔病常用内治法

口腔病内治法和其他学科一样，应遵循辨证论治的原则。概括起来有以下几种基本方法。

一、解表祛邪法

　　解表祛邪法具有疏风宣肺、清热止痛的作用，常用于风热和风寒外邪侵袭而致的口腔疾病。风热外邪侵犯而致的风热牙痛、口疮等，初起症见发热恶寒，牙齿疼痛，得热痛增，遇冷痛减，口渴，舌红，脉浮数等，可选用银翘散、桑菊饮等祛风清热，常用药物如连翘、金银花、荆芥、野菊花、牛蒡子、薄荷、淡竹叶、荆芥穗、鲜芦根等。风寒邪毒所致的口腔疾病，症见牙齿疼痛，得热痛减，遇冷痛增，恶寒，头身疼痛，无汗项强，脉浮紧，舌苔薄白，脉浮紧，可选用麻黄汤、桂枝汤等辛温解表，常用药物有麻黄、桂枝、葱白等。

二、清心降火法

　　清心降火法具有清心泻火、消肿止痛的作用，常用于心火上炎，熏灼口舌所致的口腔疾病，症见口舌溃烂，红肿疼痛，颊龈部黏膜充血溃烂，溃疡面黄白，灼痛明显，伴心中烦热，面色红赤，舌红，苔黄，脉数等。常用代表方如黄连解毒汤、清营汤等，药物有黄连、栀子、牡丹皮、生地、紫草、淡竹叶、莲子心等。

三、清利湿热法

　　清利湿热法具有利水渗湿、清化湿热的作用，常用于脾不化湿，郁久化热，湿热熏蒸所致的口腔疾病，症见口腔肌膜糜烂，肿痛破裂流黄水，舌红，苔黄腻，脉滑数等。常用代表方如温胆汤、甘露消毒丹等，药物有半夏、枳壳、陈皮、茯苓、泽泻、车前子、茵陈等。

四、利膈通便法

　　利膈通便法具有通便泄热、消肿解毒的作用，常用于热毒壅盛于里，热结胃肠，腑气不通，以致里热上灼所致的口腔疾病，症见口腔黏膜充血溃烂，红肿疼痛或化脓，口气臭秽，大便秘结，腹胀，口渴，舌红苔黄干，脉滑数等。常用代表方如大承气汤、凉膈散等，药物有大黄、芒硝、枳壳、黄芩、栀子等。

五、清化痰浊法

清化痰浊法具有化痰行气、清利湿浊的作用，常用于痰浊停聚，气血凝滞所致的口腔疾病，症见口唇肿胀质硬，龈肉或舌下肿胀，痰包形成，活动不利等。常用代表方为昆布散、二陈汤等，药物有瓜蒌、竹茹、制半夏、桔梗、前胡、海藻、昆布等。

六、滋养肾阴法

滋养肾阴法具有滋养肾阴的作用，常用于肾阴不足，虚火上炎所致的口腔病，症见牙龈微红肿痛，口内黏膜溃疡反复发作，日久不愈，齿根宣露，牙齿疏豁松动，舌红，苔薄，脉细数等。常用代表方为六味地黄汤、左归饮等，药物有熟地、女贞子、墨旱莲、龟甲、五味子等。

七、补益气血法

补益气血法具有补益气血的作用，常用于气血亏损而致的口腔疾病，症见口内黏膜淡白或腐溃，反复发作，久不愈合，龈肉萎缩，舌淡，苔白，脉细弱等。常用代表方如八珍汤、四君子汤、补中益气汤、四物汤、当归补血汤等，药物有黄芪、党参、白术、黄精、枸杞子、熟地、当归、阿胶等。

第二节　口腔病常用外治法

外治法是根据病情恰当运用清热消肿、泻火解毒、祛痰排脓作用的药物，制成相应剂型，含漱于口中，涂敷患处，或用消毒器械刺破患部排脓，烧烙患处赘生物，以达到治疗目的一种方法。外治法的运用同内治法一样，同样需要进行辨证，选择恰当治疗方式。

一、含漱法

含漱法指用药液漱洗口腔，具有清洁患部及清热解毒除秽的作用。如漱口方，若口内黏膜红肿、溃烂者，宜用马勃、升麻等量煎水含漱，以清热解毒除秽；若口腔溃面腐物多，可用金银花、薄荷、升麻等量煎水含漱，以解毒祛腐；亦有应用露蜂房汤含漱治疗龋齿牙痛者。

二、涂药法

涂药法适用于口腔黏膜或舌面红肿、疼痛、溃烂等症，用清热解毒、消肿止痛、生肌收敛的药物，研制成粉末，或制成膏剂、油剂，用棉花蘸涂患处，如吹口散、黄连膏、珠黄散、50%两面针、乙醇等。

三、吹药法

吹药法适用于口唇齿舌病变部位，范围较大，或涂药时患处很难散布均匀，则用吹药器喷吹，使药物直接作用于患处。常用具有清热解毒、消肿止痛，或祛腐生肌作用的药末，如用冰硼散治疗上腭痛，以消肿止痛，祛腐生肌，或用珍珠散吹喷牙龈，以清热消肿止牙衄。

四、贴敷法

贴敷法是用药物贴敷患部或穴位，以达到治疗目的的方法。患处红肿热痛者，用清热解毒、消肿止痛药物贴敷。如牙龈痛连及颌面部，用如意金黄散外敷；如虚火牙痛，可用吴茱萸捣烂，敷于双足涌泉穴。

五、熏洗法

熏洗法是用药液蒸气，熏蒸病变肌表，促进愈合的一种外治法。如湿热型口腔溃疡，溃后腐肉难脱，脓水浸淫，可用蒲公英或银花甘草汤等药煎汁，熏蒸患部，以洁净疮面，促进腐肉脱落，使毒邪得除，生肌收口。

六、刺割法

刺割法是用消毒的刀尖或三棱针将成脓的口腔痈疮、血疱轻轻刺破，使脓液、血液流出，肿物消除。对红肿疼痛剧烈者，可于局部浅刺数下，以达到出血泄热的目的。

七、烙治法

烙治法是用烙器烧热灼烙患处，造成干焦或形成瘢痕，使病变部位缩小甚至消失，或使出血部位干焦结痂而达到止血目的。如烙治法治疗舌衄、牙衄、口腔手术出血等证。现代常以电灼、激光等法替代。烙治法操作简便易行，容易被患者接受，且烙治后对饮食、言语歌唱、工作等均无妨碍。

第三节　口腔病常用针灸疗法

针灸疗法是口腔病的常用治疗方法，包括针刺法、艾灸法、耳针、穴位注射等，现分述如下。

一、针刺法

针刺法治疗口腔疾病，是根据不同病情，采取不同手法，进行辨证取穴治疗。

在临床上，泻法比较多用。泻法即用强刺激的手法，一般用于实证、热证、经络闭阻等病变，如实火牙痛、龈肉肿痛、痄腮、口疮、口歪、舌强等。留针时间较短，5~10分钟，并因穴位的部位不同，入针方向有直刺、斜刺等不同。

治疗口腔病常用穴位，主要取足阳明胃经及手阳明大肠经上的穴位。合谷：主治牙痛、口干、唇肿等症，直刺0.5~1寸；三间：主治下牙痛、龈肉红肿等症，直刺0.5~1寸；承浆：主治牙痛、流涎等症，斜刺0.3~0.5寸；地仓：主治流涎、口歪等症，斜刺0.3~0.5寸；颊车：主治牙痛、痄腮、口歪等症，直刺0.5~1寸；内庭：主治牙痛、龈肉红肿，直刺或斜刺0.5~1寸；颧髎：主治口歪、牙痛、口腔黏膜溃烂等症，斜刺0.5~1寸；太溪：主治口舌干燥、舌痹等症，斜刺1~1.5寸；关冲：主治口疮、颊痛等症，直刺0.1~0.3寸；廉泉：主治舌红肿、舌强等症，稍向上斜刺0.5~1寸；然谷：主治舌下肿胀难言，直刺1~1.5寸；金津、玉液：主治口舌生疮、流涎、不语症，直刺0.2~0.3寸，使出血。

二、艾灸法

艾灸法多用于治疗虚性、寒性的口腔疾病，有悬灸和直接灸两种。悬灸时，使灸治的穴位感到灼热为度，一般灸3~5分钟。直接灸以7~15壮为宜。常用穴位：足三里，主治上齿痛，悬灸约3分钟；三间，主治下齿痛，直接灸3壮；合谷，主治风寒牙痛，悬灸约3分钟。

三、耳针

常用以治疗口腔疾病的耳穴：上颌，主治牙宣、牙痛等症，针刺捻转后留针15~20分钟；下颌，主治牙宣、牙痛等症，针刺捻转后留针15~20分钟，或皮内埋针1~2天；神门，主治牙痛、牙痈、口疮，针刺捻转后留针15~20分钟，或皮内埋针1~2天；肾上腺，主治牙宣、牙痛，针刺捻转或皮内埋针1~2天。

四、穴位注射

穴位注射常用于治疗一些慢性口腔疾病。常选用的穴位有颊车、手三里、合谷等。选用的药物有当归注射液、维生素B_1注射液、维生素B_{12}注射液等。每穴注入0.25~0.5ml药液。

目标检测

答案解析

单项选择题

1. 风热牙痛的临床表现是（　　）
   A. 面色晦暗，牙痛隐隐，舌淡红　　　　B. 初期伴恶寒发热，得热痛甚，脉浮数
   C. 牙根暴露，牙齿松动，舌红，脉细数　　D. 口唇肿胀质硬，龈肉或舌下肿胀
   E. 口腔黏膜溃破，流黄水，苔腻，脉滑数

2. 若口腔溃破，黏膜红肿，下列更适合用于含漱的是（　　）
   A. 马勃、升麻　　　B. 白芍、干姜　　　C. 羌活、黄芪　　　D. 熟地、竹茹　　　E. 陈皮、紫苏叶

3. 症见牙龈微红，口内黏膜溃疡反复发作，齿根宣露，牙齿松动，舌红，脉细数，内治宜（　　）
   A. 疏风清热，消肿止痛　　　　B. 清热化痰和中　　　　　C. 清热解毒，消肿止痛
   D. 滋阴益肾，降火止痛　　　　E. 健脾益气补血

4. 症见口舌溃烂，颊龈部黏膜充血溃烂，溃疡面黄白，灼痛明显，伴心中烦热，面色红赤，小便短赤，舌红，脉数，宜选用的方剂是（　　）
   A. 清胃散　　　B. 竹叶石膏汤　　　C. 归脾汤　　　D. 赤茯苓汤　　　E. 黄连解毒汤

5. 口唇部位发生的病变，与之关系最为密切的脏腑是（　　）
   A. 心　　　　B. 肺　　　　C. 脾　　　　D. 胆　　　　E. 膀胱

6. 针灸治疗牙痛的基本配穴是（　　）
   A. 光明，迎香　　　B. 足三里，太溪　　　C. 合谷，下关　　　D. 颊车，水沟　　　E. 金津，玉液

7. 口腔内溃疡面积小，溃疡较表浅，红肿轻，反复发作，难以愈合，舌淡苔白，脉濡弱，宜选用（　　）
   A. 知柏地黄丸加肉桂　　　　B. 黄芪建中汤　　　　　C. 参苓白术散
   D. 补中益气汤　　　　　　　E. 益胃汤

8. 牙齿燥如枯骨，多属（　　）
   A. 胃阴已伤　　　　B. 阳明热甚，津液大伤　　　　C. 肾阴枯槁，精不上荣
   D. 肾虚，虚火上炎　　　　E. 热极动风

9. 痄腮以耳下腮部红肿热痛，坚硬拒按，咀嚼困难，发热，舌红，苔黄腻，脉弦数为主要表现，针灸治疗可选用（　　）

　　A. 风池，少商　　　　　　　B. 商阳，曲池，阴陵泉　　　　　　C. 曲泉，大敦

　　D. 陷谷，尺泽　　　　　　　E. 十二井穴，二间

10. 口疮之脾胃湿热者，代表方为（　　）

　　A. 导赤散　　　B. 黄连温胆汤　　　C. 人参败毒散　　　D. 清营汤　　　E. 四神丸

（熊　微）

书网融合……

知识回顾　　　微课　　　习题

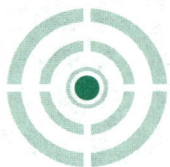

<table>
<tr><td>第六章</td><td>口腔科常见疾病</td></tr>
</table>

PPT

学习目标

知识要求：

1. 掌握本章各口腔病的病名概念、病变位置，龋病、牙宣、口疮的病因病机、临床表现、诊断依据、辨证论治内容和龋病的诊断及鉴别诊断。

2. 熟悉龋病的内治，牙痛、牙宣的外治，口疮的针灸疗法及外治法。

3. 了解牙痛、牙痈的常见中医疗法。

技能要求：

1. 熟练运用常用内治法的代表方药，选择恰当的外治法、针灸疗法治疗口腔病等。

2. 学会应用中医临床思维，辨证治疗临床上常见的口腔疾病。

第一节 龋 病

龋病又名"虫牙""蛀齿"，属于中医"齿龋"范畴。龋病是在以细菌为主的多种因素作用下发生于牙体硬组织的慢性进行性破坏性疾病，以牙齿疼痛、齿牙龋蚀蛀空为主要表现。如不及时治疗，龋洞继续向深部发展，引起牙槽骨、颌骨的病变。

【病因病机】

中医将本病病因归为胃肠积热、肾虚骨弱等。

1. **胃肠积热** 牙为手、足阳明经循行所过。口腔不洁，牙体污秽，食物残渣塞于齿缝，素有饮食不节，嗜食甘甜膏粱厚味，胃火炽盛，火热循经上熏，熏蒸于齿，日久蚀齿。

2. **肾虚骨弱** 肾为先天之本，主骨，齿为骨之余，肾精亏损，骨髓不足，不能濡养牙体，致齿不固而蛀。

【临床表现】

1. **自觉症状** 龋损坏程度不同，症状不一。龋坏的牙齿一般无自发性疼痛，但对冷、热或酸、甜刺激敏感，有时会有难忍的酸疼。若食物残渣嵌塞于龋洞内，疼痛可加剧。

2. **口腔检查** 患牙表面色泽改变，早期呈白垩色，病损区着色会呈棕黄色或黑褐色，病损进一步发展，有龋洞形成。

3. 实验室及特殊检查

（1）温度测试和活力测试

1）冷测法：使用自制小冰棍、冷水、酒精以及氯乙烷等致冷物，放置在牙颈部，观察牙的反应。

2）热测法：使用热牙胶、热水等，放置于牙面上，观察牙是否疼痛。

3）活力测试：观察牙髓活力值的变化，并与同名牙或邻牙牙髓活力值进行比较。

（2）X线检查　对不易发现的隐蔽部位的龋坏，进行X线检查，对于做出准确诊断具有重要价值。

【诊断依据与鉴别诊断】

（一）诊断依据

（1）无自发性疼痛。

（2）浅龋无主观症状；中龋和深龋时，对酸、甜和温度刺激有不同程度的反应，但去除刺激后症状立即消失。

（3）牙冠有颜色改变，浅龋探诊有粗糙感或用探针尖端稍加力即可插入，中龋和深龋可探查到不同深度的龋洞，并且质地松软。

（4）X线检查牙冠龋损区可见低密度影像。

（二）鉴别诊断

1. 釉质钙化不全　釉质钙化不全在牙冠表面任何部位呈现不规则、不透明的白垩色斑块，质硬，无釉质缺损，表面光洁，而浅龋有一定的好发部位，如邻面、咬合面。

2. 釉质发育不全　釉质发育不全在釉质表面有不规则的点状或条带状的凹陷，呈黄色或褐色，质硬而光滑，左右同名牙对称发生，并累及全部牙冠或牙尖，这些特点有别于浅龋。

3. 氟牙症　氟牙症有地区流行史，累及多个牙甚至全口牙，患牙为对称性分布，牙面出现白垩色横线或斑块，多数表现为黄褐色，重度者合并釉质缺损，但质硬，地区流行史是与浅龋的鉴别点。

【治疗】

中医治疗主要是减轻龋齿的疼痛反应。

（一）辨证论治

1. 胃肠积热

[主症]　龋洞，遇酸、甜、冷、热疼痛不适，大便秘结，口渴欲饮，口气腐臭，舌红苔黄，脉滑数。

[证候分析]　足阳明胃经循行入齿，胃火炽盛，循经上炎，日久形成龋洞，遇各种刺激则疼痛不适；火热结聚不散，故口渴欲饮，口气热臭，大便秘结；舌红，苔黄，脉滑数，为胃肠积热之征。

[治法]　清胃凉血止痛。

[方药]　清胃散加味。方中黄连清热解毒，直泻胃腑之火；升麻清热解毒，升而能散，可宣散郁遏之伏火，有"火郁发之"之效；生地凉血滋阴，牡丹皮清热凉血，防止胃热旺盛耗伤阴血，当归养血和血。全方共奏清胃凉血之效。大便秘结者，加大黄、芒硝；龈肉肿痛者，加赤芍、玄参。

2. 肾虚骨弱

[主症]　牙体龋蚀，酸痛不适，遇冷、热刺激疼痛，伴有头晕眼花，腰膝酸软，舌红少苔，脉细。

[证候分析] 多见于素体虚弱或老年人。肾阴虚损，虚火上炎，结于齿龈，日久牙齿被龋蚀成洞，遇冷、热刺激疼痛；头晕眼花，腰膝酸软，舌红少苔，脉细，为肾虚骨弱之征。

[治法] 滋阴补肾，坚齿护髓。

[方药] 六味地黄汤加减。方中熟地滋阴补肾，填精益髓，山茱萸补肾涩精，山药健脾，泽泻利湿泄浊，牡丹皮清虚热，茯苓淡渗利湿。全方共奏滋补肝肾之功，尤以补肾阴为主。若龋齿疼痛剧烈，加露蜂房、海桐皮；龈肉肿痛者，加赤芍、牡丹皮。

（二）外治

1. **漱口**　露蜂房、金银花等量，煎水漱口；或用细辛、白芷煎汤含漱。
2. **塞药**　胡椒5枚，巴豆1粒，研制成末，用棉球包裹放置龋洞内。

【预防调摄】

1. **注意饮食营养**　饮食应多样化，多食含纤维素的食物，如蔬菜、水果等。少进甜食和精致食品，如糖类、糕点等。可适当进食含抗龋成分较多的饮食，如茶、核桃等。孕妇和儿童应注意摄取全面营养，不可偏食。
2. **养成良好习惯**　保持口腔卫生，养成早晚刷牙和饭后漱口的良好卫生习惯，掌握正确的刷牙方法。
3. **定期进行口腔检查**　定期进行口腔检查，以便早期发现龋病，并进行治疗。

【转归预后】

本病经适当治疗后，可恢复牙的外形和功能，预后良好。但若忽视预防，失于治疗，由于龋病没有自限性，机体对龋坏的牙体组织不能自行修复，一旦龋病深入发展还会导致牙髓的一系列病变。因此，要高度重视，并且做到早发现、早治疗。

第二节　牙　痛

牙痛是指发生于牙髓组织的疾病，以牙齿疼痛为主要表现，是多种牙齿和牙周组织疾病的常见症状。牙髓病多由感染引起，大多数感染是因深龋未得到应有的治疗而形成的。本病相当于西医学的牙髓病。

【病因病机】

中医学认为，牙痛是由外邪侵袭，脏腑积热，邪热上炎，熏灼牙体，或脏腑虚损，虚火上炎，损伤牙体所致。

1. **风寒侵袭**　风寒之邪直袭入口，伤及牙体，邪聚不散，寒凝脉络，气血不畅，不通则痛，故而牙痛。
2. **外感风热**　感受风热之邪，内入阳明，循经上炎，邪入牙体，邪聚不散，气血滞留，瘀阻脉络，不通则痛。
3. **胃热上蒸**　胃火素盛，平素嗜食辛辣香燥之品，生热化火，火热之邪结于阳明胃肠，热毒循经上攻，伤及牙体，损及脉络致使牙痛。
4. **肾阴亏虚**　齿为骨之余，肾实则齿坚，肾衰则齿豁。若先天禀赋不足，身体虚弱或久病失于濡养，或年老体虚，致肾阴亏损，虚火上炎，灼伤牙龈，骨髓空虚，牙失荣养，致牙齿浮动而痛。

【临床表现】

1. **自觉症状**　以牙痛剧烈为主要症状，疼痛呈放射性或牵涉性，不能自行定位，常在夜间发作。

2. **口腔检查**　患牙可查及深龋或其他硬组织疾患，或查及牙冠有充填体，或患牙有深牙周袋；探诊时常引起剧烈疼痛，或可探及微小穿髓孔，有少许脓血自穿髓孔流出。

3. **实验室及特殊检查**　为准确判断牙痛类型，常用视诊、探诊、叩诊、牙髓活力测试、X线检查和局部麻醉等方法进行检查，以明确诊断。

【诊断依据与鉴别诊断】

（一）诊断依据

主要根据病史、病因、症状及患牙对外界的反应综合分析和判断而确诊。

（二）鉴别诊断

1. **牙髓炎与深龋的鉴别**　二者很难鉴别。深龋患牙是当冷、热刺激进入深龋洞内才出现疼痛反应，去除刺激后疼痛立即消失。牙髓炎患牙牙面遇到冷、热刺激时，就会出现短暂的一过性疼痛，去除刺激后疼痛会持续片刻才消失。

2. **牙髓炎与三叉神经痛的鉴别**　三叉神经痛以闪电样、刀割样难以忍受的锐痛为特征，骤发骤停，似闪电样，疼痛持续时间为几秒钟，有引起疼痛的"扳机点"，疼痛与温度刺激无关，夜间无疼痛发作。牙髓炎则具有典型的自发性阵发性剧痛，发作时间长，不能定位，温度变化可激发疼痛，有夜间加重等特点。

3. **牙髓炎与急性上颌窦炎的鉴别**　急性上颌窦炎有持续性胀痛，上颌窦前壁压痛，患侧数个上颌后牙同时出现咬合痛和叩痛，牙体组织正常，伴头痛、鼻塞、脓涕等上呼吸道感染症状，与温度刺激无关。牙髓炎为自发性阵发性剧痛，不能定位，无上呼吸道感染症状和咬𬌗痛，有牙体硬组织疾患或牙周炎，有温度变化激发痛和夜间疼痛加重的表现。

【治疗】

中医治疗主要是减轻牙髓炎的疼痛症状，防止出现更严重的并发症，尽量保存患牙。

（一）辨证论治

1. 外感风寒

[主症] 牙作痛，遇冷痛甚，得热痛减，牙龈淡红不肿，齿痛连及头部，时恶风寒，口不渴，舌淡红，苔薄白，脉浮紧。

[证候分析] 风寒之邪侵袭牙齿，故牙齿疼痛，得热痛减；寒凝脉络，气血不畅，故齿连头痛；舌淡红，苔薄白，脉浮紧，为风寒袭表之征。

[治法] 疏风散寒，通络止痛。

[方药] 荆防败毒散加味。方中荆芥、防风、羌活辛温解表，疏散风寒，柴胡解表，独活祛风除湿，川芎活血祛风止痛，前胡、桔梗宣肺祛痰，枳壳理气宽中，茯苓健脾利湿，甘草调和诸药。全方共奏发汗解表、祛风除湿之效。疼痛甚者，加细辛、白芷；痛连头项者，加藁本、葛根、川芎。

2. 外感风热

[主症] 牙胀痛，受热痛甚，得凉则减，牙龈肿胀，不能咀嚼，或腮热而肿，发热恶寒，口渴，舌红，苔薄白或微黄而干，脉浮数。

[证候分析] 风热之邪侵袭牙齿，故牙齿疼痛，牙龈红肿，得凉痛减，受热痛甚；风热相搏，故发热恶寒，口渴；舌红，苔薄白或微黄而干，脉浮数，均为外感风热之征。

[治法] 疏风清热止痛。

[方药] 银翘散加味。方中金银花、连翘辛凉透表，清热解毒，薄荷、牛蒡子疏散风热，清利头目，解毒利咽，荆芥穗、淡豆豉透热外出，竹叶、芦根、甘草清热生津，宣肺止咳。全方共奏疏散风热、透邪解表之功。痛甚者，加川芎、白芷；口渴引饮者，加石斛、天花粉。

3. 胃热上蒸

[主症] 牙胀痛剧烈，牵引头脑，肿连腮颊，或渗血出脓，满面发热，口渴，时欲冷饮，口气热臭，恶热喜冷，大便秘结，尿黄，舌红，苔黄，脉洪数或滑数。

[证候分析] 足阳明胃经循行入齿，胃火炽盛，循经上炎，故牙龈疼痛肿胀；伤及脉络，化腐成脓，故渗血出脓；火热结聚不散，故肿连腮颊，口渴，时欲冷饮，口气热臭，恶热喜冷，大便秘结，尿黄；舌红，苔黄，脉洪数或滑数，为胃热炽盛之征。

[治法] 清泻胃热，凉血止痛。

[方药] 清胃散加味。方中黄连清热解毒，直泻胃腑之火，升麻清热解毒，升而能散，可宣散郁遏之伏火，有"火郁发之"之效，生地凉血滋阴，牡丹皮清热凉血，防止胃热旺盛耗伤阴血，当归养血和血。全方共奏清胃凉血之效。大便秘结者，加大黄、芒硝；肿连腮颊者，加板蓝根、蒲公英、黄芩；若齿龈出血，加鲜芦根、白茅根、牛膝。

4. 肾阴亏虚

[主症] 牙齿隐痛或微痛，牙龈微红肿，牙根浮动，口干不欲饮，手足心热，舌红，少苔，脉细数。

[证候分析] 肾阴虚损，虚火上炎，结于齿龈，故牙龈隐痛，微红肿；肾主骨，齿为骨之余，肾虚而牙齿不固，牙根浮动，咬物无力；口干不欲饮，舌红，少苔，脉细数，为阴虚火旺之征。

[治法] 滋阴益肾，泻火止痛。

[方药] 知柏地黄汤加减。方中黄柏、知母滋阴泻火；熟地、山药、山茱萸滋补肝肾；牡丹皮、泽泻、茯苓清肝泻火。全方共奏滋阴清热之效。牙龈微红肿，隐隐作痛者，加黄芩、地骨皮、白蒺藜；齿浮，咬物无力者，加生牡蛎、骨碎补、牛膝。

（二）外治

（1）风寒牙痛者，可用细辛散搽牙痛处。

（2）风热牙痛者，选用冰棚散搽牙痛处。

（3）湿热牙痛者，可将花椒置放于龋洞内。

（三）针灸疗法

风热牙痛，可针刺合谷、下关、颊车、风池、太阳。

风寒牙痛，可针刺合谷、下关、颊车。

胃火牙痛，可针刺合谷、颊车、下关、内庭。

虚火牙痛，可针刺太溪、行间。

均给予中强度刺激，留针10~20分钟。

【预防调摄】

（1）定期口腔检查，发现牙体和牙周疾病及早治疗，以防发展为牙髓疾病。

（2）治疗过程中应按时复诊，以免因延误治疗致使疾病加重。

（3）牙髓治疗后应酌情进行全冠修复，防止牙折裂。

【转归预后】

本病治疗及时、得当，牙可恢复其生理形态和正常功能，预后良好。若误诊、误治或延误治疗，则疾病会继续发展成为根尖周病，致使病情加重。

知识拓展

牙髓病的特点

牙髓病多由细菌感染所致，其中，厌氧菌在牙髓病发生和发展中具有重要作用。深龋、非龋性疾病如牙体畸形及严重的牙体缺损等因素，破坏了牙体组织的完整性，致使牙本质甚至牙髓暴露在口腔中而导致牙髓感染。牙周组织发生感染性疾病时，感染可以通过根尖孔、牙本质小管或侧支根管口逆行进入髓腔，引起牙髓感染，形成逆行性牙髓炎；严重的菌血症也可成为血源性感染，引起牙髓炎。

牙髓炎的早期表现是牙髓组织的病理性充血，表现为牙髓血管扩张充血，刺激因素去除后，牙髓可恢复正常，所以又叫灶性可复性牙髓炎。急性牙髓炎的早期具有浆液性炎症的特征，可见血管扩张充血，通透性增加，液体成分渗出，牙髓组织水肿，后期则为化脓性的炎症。开始仅在受到刺激的局部形成炎症，然后遍及整个牙髓，甚至导致牙髓组织的坏死。所以预防和治疗牙髓病及其并发症是非常重要的。

第三节 牙 痛

牙痛又名"齿漏"，是指发生在牙根尖部牙骨质、牙槽骨和牙周膜的病变，以牙齿疼痛，咀嚼时痛剧，自觉牙齿伸长、木胀，患牙周围充血、肿胀，呈持续性疼痛，或发热为主要表现，是口腔常见病之一。大多数根尖周病是由牙髓病发展而来，主要病变表现为患牙根尖部牙周组织的急、慢性炎症。本病相当于西医的根尖周病，即根尖周炎。

【病因病机】

1. 风热外袭 素体蕴热，复受风热外邪，引动脾胃积热，火热上犯齿根，邪聚龈络齿根，致齿龈肿痛。

2. 热结阳明 过食煎炒燥热之物，致肺胃蕴热，热结阳明，火热上攻牙龈，聚于齿间，伤及牙龈，损及齿根而痛。

3. 气血不足 素体虚弱，气血不足，既失温煦，又失濡养，齿牙失于濡养，致邪聚齿根，久病不愈。

【临床表现】

1. 自觉症状　自觉患牙伸长浮动，木胀感，咀嚼无力，继之疼痛加剧，呈持续性疼痛，咬殆痛甚，伴见发热、心烦、口臭。

2. 口腔检查　患牙可查及深龋洞或充填体，以及其他牙体硬组织疾患，牙冠变色，失去光泽。患牙对叩诊的反应无明显异常或仅有不适感，一般不松动。

3. 实验室及特殊检查

（1）牙髓活力测试　患牙对温度测试和活力测试均无反应。

（2）血常规检查　急性根尖周炎时可见外周血白细胞计数升高，尤以骨膜下脓肿时为显著。

【诊断依据与鉴别诊断】

（一）诊断依据

1. 急性根尖周炎　患牙有牙髓炎病史、不完善的牙髓治疗或外伤等可参考的病史；持续性疼痛和咬殆疼痛，叩痛明显，定位清楚；牙髓无活力；颌下淋巴结肿大；牙松动。急性期的各阶段根尖区牙龈肿胀有助于确诊。

（1）急性浆液性根尖周炎　牙伸长、浮出感，早期紧咬患牙疼痛缓解，晚期紧咬患牙疼痛加剧。

（2）急性化脓性根尖周炎　根尖脓肿患牙剧烈跳痛，根尖部牙龈潮红，但无明显肿胀，有轻微压痛。骨膜下脓肿疼痛更加剧烈，患牙相应颌面部软组织肿胀、压痛，牙龈红肿，移行沟变浅，有明显的触痛，扣诊深部有波动感，伴有明显的全身症状。黏膜下脓肿疼痛明显减轻，肿胀局限于根尖区黏膜，有明显的波动感，全身症状缓解。

2. 慢性根尖周炎　具有牙龈反复肿胀、流脓、疼痛及咬殆不适等病史，牙体变色，牙髓无活力，根尖周黏膜或皮肤有窦道形成。

（二）鉴别诊断

1. 急性根尖周炎与急性牙髓炎的鉴别　急性牙髓炎患牙有阵发性剧痛，疼痛向同侧头面部放射，夜间加重，疼痛不能定位，温度刺激可有激发痛。急性根尖周炎的患牙有持续性痛，牙髓无活力，叩诊疼痛明显，能够定位患牙。

2. 慢性根尖周炎与牙髓坏死的鉴别　牙髓坏死无根尖牙龈肿胀流脓病史，患牙根尖无窦道口，X片显示根尖无明显异常。慢性根尖周炎常有患牙根尖区牙龈反复肿胀流脓病史，患牙根尖区牙龈表面有窦道口，X片可见根尖周骨质密度减低或根周膜影像模糊、增宽。

【治疗】

中医治疗主要是减轻疼痛症状，促使根尖周组织病变愈合。

（一）辨证论治

1. 风热外袭

[主症]　牙龈肿胀，疼痛不已，咀嚼疼痛，影响饮食，伴头痛乏力，身热恶寒，鼻塞口干，口渴欲饮，苔薄黄，脉浮数。

[证候分析]　牙齿不洁，引发龋齿，复感风热之邪，热借风势上犯齿根，停聚牙龈，故牙龈肿胀、

疼痛；邪毒结郁于齿根，故牙齿松动，咀嚼不利；风热袭表，故头痛乏力，身热恶寒；苔薄黄，脉浮数，为邪尚在表。

［治法］疏风清热，解毒消肿。

［方药］银翘散加味。方中金银花、连翘辛凉透表，清热解毒，薄荷、牛蒡子疏散风热，清利头目，解毒利咽，荆芥穗、淡豆豉透热外出，竹叶、芦根、甘草清热生津，宣肺止咳。全方共奏疏散风热、透邪解表之功。若胃热重者，加石膏、知母；便秘者，加大黄。

2. 热结阳明

［主症］牙痛剧烈，或跳痛难耐，齿龈红肿，肿连腮颊，口渴欲冷饮，口气热臭，大便燥结，苔黄厚，脉洪数。

［证候分析］平素嗜食煎炒燥热之品，胃腑蕴热，里热炽盛，火热上炎，伤及牙龈，损及齿根而痛；胃火聚结于牙龈，故牙根红肿，齿牙松动；胃火停聚，秽浊聚于阳明，故口气热臭，苔黄厚，脉洪数。

［治法］清胃泻火，消肿止痛。

［方药］清胃汤加味。方中黄连清热解毒，直泻胃腑之火，升麻清热解毒，升而能散，可宣散郁遏之伏火，有"火郁发之"之效，生地凉血滋阴，牡丹皮清热凉血，防止胃热旺盛耗伤阴血，当归养血和血。全方共奏清胃凉血之效。大便秘结者，加大黄；肿连腮颊者，加金银花、板蓝根、紫花地丁、菊花等。

3. 气血不足

［主症］牙龈有瘘口，时有脓血渗出，龈肉色淡，口唇不荣，神疲乏力，面色淡白无华，舌淡苔薄，脉细弱。

［证候分析］素体虚弱，气血不足，齿牙失于温养，致邪聚齿根，脓汁自瘘口流出；气血不能上荣，故面色淡白无华，口唇不荣，龈肉色淡，神疲乏力；舌淡，苔薄，脉细弱，为气血不足之征。

［治法］益气补血，养龈健齿。

［方药］八珍汤加味。方中人参、熟地益气养血，白术、茯苓健脾渗湿，当归、白芍养血和营，川芎活血行气，使熟地、当归、白芍补而不滞，炙甘草益气和中，调和诸药。全方共奏益气补血之功。脓液多者，加穿山甲、皂角刺；体虚无力托脓者，加金银花、蒲公英、紫花地丁等。

（二）外治

1. **塞药** 初期局部红肿、焮痛者，搽以冰硼散或用六神丸置于痛处，以清热解毒，消肿止痛。

2. **药物外敷** 腮颊肿痛者，外敷如意金黄散。

【预防调摄】

（1）注意口腔卫生，预防龋病。

（2）定期口腔检查，发现龋病、牙髓病及其他牙体疾患应尽早治疗。

（3）保护牙齿，防止外力创伤或咬合创伤。

【转归预后】

根尖周病的急性炎症消退后，经完善的专科治疗，多数患牙症状消失，根尖周病变愈合，功能恢复。少数患牙治疗后，根尖周病变久不愈合，可行根管外科手术治疗。如失治、误治可能成为病灶，影响全身健康。

第四节　牙　宣

牙宣是由菌斑生物膜为主的多因素引起的牙周组织的感染性疾病，以牙龈红肿、疼痛，易出血，牙周溢脓，口臭为主要表现。本病相当于西医的牙周炎。

【病因病机】

1. **脾胃湿热**　饮食不节，嗜食膏粱厚味，或饮酒嗜辛，辛热损伤脾胃，致脾胃积热，其热循经上蒸齿龈，伤龈损络而致本病。

2. **肾阴亏损**　齿乃骨之余，为肾之所主。肾精亏虚，不能上濡于齿，加之阴虚火旺，虚火上炎于龈肉，致齿龈退缩，牙龈肿痛。

3. **气血不足**　素体虚弱，或久病耗伤，气血不足，不能上输精微于齿龈，龈肉失养导致本病。

【临床表现】

1. **自觉症状**　常见牙龈红肿疼痛，易出血，牙周袋较深，溢脓，牙齿松动疼痛，咀嚼不利，口干口臭，便秘。

2. **口腔检查**　牙龈可表现为鲜红或暗红色，水肿松软，并有不同程度的肿大甚至增生，患牙探诊有深牙周袋，并有探诊后出血，甚至溢脓；后期甚至会有牙周附着丧失或牙槽骨吸收等表现。

3. **实验室及特殊检查**

（1）X线及CT检查　牙周炎时，在X片上可见牙槽骨呈现水平吸收或垂直吸收，硬骨板不完整或消失，牙周膜间隙增宽。CT片可三维立体观察牙槽骨吸收的情况，以便做出准确的治疗计划。

（2）特殊检查　为进一步诊断，还可做微生物学检查，如应用细菌培养、菌斑涂片检查、DNA探针等方法鉴定菌斑内细菌种类，以确定致病微生物。侵袭性牙周炎还可以采血查白细胞趋化功能等。

【诊断依据与鉴别诊断】

（一）诊断依据

1. **慢性牙周炎**　早期牙周炎不被患者重视，对以牙龈出血为主诉的就诊者，要严格检查牙周袋深度和附着丧失，同时拍X片不难做出诊断；诊断中度以上牙周炎，根据四大症状即可诊断，但要注意重度牙周炎伴发病变的诊断。

2. **侵袭性牙周炎**　根据口腔卫生情况、牙松动程度，重点检查切牙和第一磨牙，需要早期做出诊断；拍X片检查切牙和第一磨牙牙槽骨吸收的类型；有条件时做微生物学检查及白细胞功能检查；特别要注意区分是局限型还是广泛型。

（二）鉴别诊断

早期牙周炎与慢性牙龈炎的鉴别　其主要鉴别要点为牙周附着丧失和牙槽骨吸收。慢性牙龈炎仅有龈缘和龈乳头的色、形、质改变，无牙周袋形成和牙周附着丧失，X片显示牙槽嵴正常。早期牙周炎有牙周袋形成和牙周附着丧失，X片显示牙槽嵴顶高度降低，硬板消失。

【治疗】

对牙周炎的治疗，一是彻底清除菌斑和牙石等病原刺激物，配合中西医治疗，使牙龈出血、疼痛、牙周袋等牙周组织的破坏停止发展；二是对患者进行椅旁卫生宣教，指导患者保持口腔卫生，控制菌斑，定期复查、复治，巩固疗效。

（一）辨证论治

1. 脾胃湿热

[主症] 牙龈红肿，有深牙周袋，袋内溢脓，牙龈出血，口渴不欲饮，胃内嘈杂易饥，口臭，大便秘结，尿黄，舌红，苔黄厚腻，脉滑数。

[证候分析] 平素饮食不节，过食肥甘厚腻，致脾失健运，湿阻中焦，水湿停滞，故口渴不欲饮水；水湿之邪郁久化热，湿热上熏口窍，故牙龈红肿，聚腐成脓；热邪灼伤脉络，故牙龈出血；热邪影响脾胃运化，致胃腑浊气逆上，故胃内嘈杂易饥，口臭；热邪伤津耗液，故大便秘结，尿黄；舌红，苔黄厚腻，脉滑数，为脾胃湿热之征。

[治法] 健脾利湿，清热消肿。

[方药] 甘露消毒丹加减。方中滑石、茵陈、黄芩清热燥湿，泻火解毒；石菖蒲、藿香、白豆蔻行气化湿，健脾和中；木通清热利湿通淋，导湿热从小便而去；连翘、射干、贝母、薄荷清热解毒，消肿散结而利咽止痛。全方共奏利湿化浊、清热解毒之功。牙龈红肿甚者，加蒲公英、牛蒡子、金银花、连翘、天花粉等；渗血溢脓多者，加马勃、墨旱莲、山栀炭、茜草炭等。

2. 肾阴亏损

[主症] 牙龈微红肿，齿牙疏豁、动摇，齿根外露，咀嚼无力，牙周袋深，袋内溢脓、渗血，头晕目眩，耳鸣，腰膝酸软，五心烦热，溲黄便燥，舌红，苔少，脉细数。

[证候分析] 肾主骨生髓，齿为骨之余，肾阴亏虚日久，骨失濡养，故牙齿疏豁松动，咀嚼无力，牙周袋深；腰为肾之府，故腰膝酸软；肾阴亏虚，虚火上炎于口窍，致牙周溢脓，五心烦热，溲黄便燥；舌红，苔少，脉细数，为肾阴亏损之舌脉征。

[治法] 滋阴补肾，益髓固本。

[方药] 知柏地黄汤加减。方中黄柏、知母滋阴泻火；熟地、山药、山茱萸滋补肝肾；牡丹皮、泽泻、茯苓清肝泻火。全方共奏滋阴清热之效。溲黄、便秘者，加北沙参、玉竹、石斛；牙周溢脓者，加天花粉、皂角刺。

3. 气血不足

[主症] 齿龈萎缩、淡白，牙根宣露，牙松动，龈缝间偶有少量脓血溢出，咀嚼无力，面白无华，失眠多梦，舌质淡，苔薄白，脉沉细。

[证候分析] 气虚日久，可见神疲乏力，牙龈出血；血虚不能濡养经脉，不能上荣于面，故面白无华；血不养心，见失眠多梦；气血不足，不能濡养牙龈，致齿龈萎缩、淡白，牙根宣露，牙松动，龈缝间偶有少量脓血溢出，咀嚼无力；舌质淡，苔薄白，脉沉细，为气血两虚之征。

[治法] 补血益气，养龈健齿。

[方药] 八珍汤加味。方中人参、熟地益气养血，白术、茯苓健脾渗湿，当归、白芍养血和营，川芎活血行气，使熟地、当归、白芍补而不滞，炙甘草益气和中，调和诸药。全方共奏益气补血之功。牙龈渗血不止者，加阿胶、血余炭、藕节炭；齿牙松动者，加黄精、何首乌、补骨脂、狗脊。

（二）外治

1. **含漱**　可选用山豆根、嫩菊花、薄荷、黄连、金银花等煎汤漱口，以清热解毒，除秽祛污。
2. **外敷**　可用锡类散、青吹口散外敷或涂于红肿之处，以解毒消肿。
3. **塞药**　可将冰片、细辛和花椒制成散剂置于牙周袋中，或将六神丸放置于牙周袋中，以消肿止痛。

【预防调摄】

（1）保证口腔的清洁卫生，养成饭后漱口、早晚刷牙的习惯。有条件者，可每半年或一年定期检查，及时清除牙石和软垢。

（2）坚持叩齿，按摩牙龈，以促进牙龈血液循环，增强牙龈的抗病能力。

（3）对有食物嵌塞者，提倡使用牙线，指导其以正确方法刷牙。

【转归预后】

慢性牙周炎经早期正确诊断，彻底去除局部刺激因素，配合中西药治疗，预后较好。但若放弃复查和治疗，炎症反复发作，牙周组织遭到破坏，最终可造成牙脱落。此外，反复发作的牙周炎症还可能成为全身某些疾病的病灶，影响机体健康。侵袭性牙周炎的疗效较差，要如实告知，并要鼓励患者积极配合治疗。

第五节　口　疮

口疮又名"口破""口疡"，是最常见的口腔黏膜溃疡类疾病，以口腔黏膜、舌发生表浅、形状不同、大小不等的黄白色溃疡点为主要表现。调查发现，在特定人群中，该病的患病率可高达 50%，女性略多于男性，好发于 10~30 岁。本病具有周期性、复发性、自限性特征，溃疡灼痛明显。目前病因及发病机制仍不明确，无确切的实验室指标可作为诊断依据。本病相当于西医的复发性阿弗他溃疡。

【病因病机】

中医对口疮病因病机的认识，可概括为实证与虚证两方面。

1. **实证**　多见于年轻或体质较强患者，溃疡表面呈黄色，周围充血发红明显，灼热疼痛。

（1）心火上炎　邪毒内蕴，心经受热，或思虑过度，情志之火内郁，心火亢盛，或心火移于小肠，循经上攻于口均可致口舌溃烂生疮。

（2）胃肠积热　平素饮食不节，过食膏粱厚味、辛辣之品，以致运化失司，胃肠蕴热，热盛化火，循经上攻，熏蒸于口，而致口舌生疮。

（3）肝郁化火　内伤七情，情志不舒，肝失条达，肝郁化火，经行之时，经气郁遏更甚，肝火旺盛，上灼口舌而致口疮。

2. **虚证**　多见于老龄或衰弱患者，溃疡表面呈灰黄色，周围红晕不明显，疼痛隐隐，病程较长，缠绵不愈。

（1）阴虚火旺　由于素体阴虚，或久病伤阴，或因思虑过度，睡眠不足，耗伤阴血，阴虚火旺，虚火上炎而发口疮。

（2）脾虚湿困　脾气虚损，水湿不运，或湿邪困脾，脾失健运，导致脾阳不升，浊阴不降，化生湿热，上熏口腔而导致黏膜溃疡。

（3）脾肾阳虚　先天禀赋不足，或久用寒凉，伤及脾肾，脾肾阳虚，阴寒内盛，寒湿上渍口舌，寒凝血瘀，肌膜失却濡养，口疮经久不愈。

【临床表现】

1. 自觉症状　溃疡处疼痛明显，或可伴有头痛、低热等全身不适及病损局部淋巴结肿痛等，可反复发作，溃疡的发作周期长短不一，具有不治自愈的自限性。

2. 口腔检查　上下唇、颊、龈、腭及舌部有形状不一、大小不等的圆形或椭圆形溃疡，溃疡表面覆盖黄色假膜，周围有红晕带，中央凹陷，头痛明显。

3. 实验室及特殊检查　该病的诊断主要以病史特点及临床症状为依据，一般不需要做特别的辅助检查及活检。可做血常规检查，以及时发现复发性阿弗他溃疡患者有无营养不良、血液疾病或潜在消化道疾病等；对大而深、病程长的溃疡，必要时可做活检以排除癌性溃疡可能。

【诊断依据与鉴别诊断】

（一）诊断依据

复发性阿弗他溃疡的诊断主要以病史特点（复发性、周期性、自限性）及临床特征（黄、红、凹、痛）为依据，一般不需要做特别的实验室检查以及活检。必要时可做三大常规、免疫功能检查、血液流变学测定、微量元素及内分泌测定，对及时发现与复发性阿弗他溃疡关联的系统性疾病有积极意义。对大而深、病程长的溃疡，应警惕癌性溃疡的可能，必要时可以做活检明确诊断。

（二）鉴别诊断

1. 与创伤性溃疡鉴别　创伤性溃疡往往有明显的局部刺激因素，且溃疡发生部位及形态与刺激因素一致，去除刺激后溃疡很快愈合，但若任其发展，须警惕癌变可能。

2. 与癌性溃疡鉴别　癌性溃疡多不规则，可呈菜花状，老年人多见，基底出现浸润性硬结，无明显疼痛，病程长，经久不愈或逐渐扩大，病理检查可见癌变细胞及组织。

【治疗】

目前国内外还没有根治复发性阿弗他溃疡的特效方法，因此该病的治疗以对症治疗、减轻疼痛、促进愈合、延长间歇期为主。中医辨证论治和外治法在改善患者全身脏腑气血功能状态和减轻局部症状方面疗效较好。

（一）辨证论治

1. 心火上炎

[主症]　溃疡多位于舌尖、舌前部或舌侧缘，数目较多，面积较小，局部红肿疼痛明显，伴口干口渴，心中烦热，小便黄赤，舌尖红，苔薄黄，脉略数。

[证候分析]　思虑过度，暗耗心阴或心阳亢盛，循经上炎，故口舌生疮；火热之邪炎上，故溃疡周围红肿疼痛明显；热邪易伤津液则口干口渴；热邪易扰乱心神，故心中烦热；心与小肠相表里，心火下移小肠，故小便黄赤；舌尖红，苔薄黄，脉略数，为心火上炎之征。

[治法] 清心泻火，解毒疗疮。

[方药] 导赤散加减。方中生地凉血滋阴降火，木通可上清心经火热，下导小肠之热；竹叶清心除烦，导心火下行；生甘草清热解毒，调和诸药。全方共奏清心养阴之效。火毒甚者，加金银花、连翘、青黛、紫花地丁等；若心热口渴，加栀子、麦冬、玄参；尿赤者，加白茅根、竹叶、大蓟、小蓟等。

2. 胃肠积热

[主症] 溃疡多位于唇、颊、口底部位，基底深黄色，周围充血范围较大，疼痛剧烈，伴面红唇燥，口干口臭，大便秘结，小便黄赤，舌红绛，苔黄，脉数。

[证候分析] 平素过食辛辣厚味，脾胃积热，日久循经上攻，熏蒸口内肌膜，致口舌生疮；热邪腐灼黏膜，故创面基底有黄色分泌物，边缘充血、红肿疼痛剧烈；热邪上蒸，故面红，口臭；热邪必伤津耗液，故口干唇燥，大便秘结，小便黄赤；舌红绛，苔黄，脉数，为胃肠积热之征。

[治法] 清热泻火，凉血解毒。

[方药] 清胃散加减。方中黄连清热解毒，直泻胃腑之火，升麻清热解毒，升而能散，可宣散郁遏之伏火，有"火郁发之"之效，生地凉血滋阴，牡丹皮清热凉血，防止胃热旺盛耗伤阴血，当归养血和血。全方共奏清胃凉血之效。疼痛剧烈者，可加紫花地丁、蒲公英、板蓝根；口渴甚者，加玄参、生地、天花粉生津止渴。

3. 肝郁化火

[主症] 溃疡数目大小不一，好发于舌的边缘，约米粒大小，形状不规则，周围黏膜充血发红，常随情绪改变或月经周期而发作或加重，可伴有胸胁胀闷，心烦易怒，口苦咽干，失眠不寐，舌尖红或略红，舌苔薄黄，脉弦数。

[证候分析] 肝气不舒，失于条达，郁久化火，火热之邪循经熏蒸口舌，故口舌生疮，黏膜充血发红，疼痛明显；肝郁不舒，气机不畅，故胸胁胀闷，心烦易怒；肝火上炎，耗伤津液，故口苦咽干；情志不舒，肝气郁结，故溃疡常随情绪改变或月经周期而发作或加重；舌尖红或略红，舌苔薄黄，脉弦数，为肝气郁结、木郁化火之征。

[治法] 疏肝理气，泻火解毒。

[方药] 柴胡疏肝散加减。方中柴胡善疏肝解郁，香附理气疏肝而止痛，川芎活血行气以止痛，陈皮、枳壳理气行滞，芍药、甘草养血柔肝，缓急止痛，甘草调和诸药。全方共奏疏肝行气、活血止痛之功。若口苦咽干重者，加龙胆草；尿赤热者，加泽泻、车前草；大便燥结者，加瓜蒌仁、大黄；溃疡重者，加野菊花、紫花地丁、蒲公英、天花粉。

4. 阴虚火旺

[主症] 溃疡数目少，分散，边缘清楚而隆起，基底平坦，呈灰黄色，周围绕以狭窄红晕，有轻度灼痛，常伴有口干咽燥，唇赤颧红，舌红，苔薄黄，脉细数。

[证候分析] 素体阴虚，或久病伤阴，若劳伤过度，耗伤真阴，真阴不足，阴虚火旺，虚火上炎，灼蚀口内黏膜而发为溃疡；虚火上炎，损耗津液，故口干咽燥；舌红，苔薄黄，脉细数，为阴虚火旺之征。

[治法] 滋阴降火，消肿止痛。

[方药] 知柏地黄汤加味。方中黄柏、知母滋阴泻火；熟地、山药、山茱萸滋补肝肾；牡丹皮、泽泻、茯苓清肝泻火。全方共奏滋阴清热之效。若口干渴明显者，加沙参、麦冬、天花粉；阴虚重者，加沙参、百合、枸杞子、女贞子、天冬。

5. 脾虚湿困

[主症] 溃疡数目少，面积较大，基底深凹，呈灰黄或灰白色，边缘水肿，红晕不明显，常伴头身

困重，口黏不渴，食欲不振，胃脘胀满，时有便溏，舌质淡，有齿痕，苔白滑腻，脉沉缓。

[证候分析] 平素饮食不节，过食肥甘煎炒，损伤脾胃，影响脾的运化功能，致水湿内生，湿性重浊黏滞，易阻滞气机，导致头身困重，食欲不振，胃脘胀满，时有便溏；湿邪日久化热腐灼黏膜，导致口腔溃疡，疡面红肿不甚，呈灰黄或灰白色；舌淡，有齿痕，苔白滑腻，脉沉缓，均为脾虚湿困之征。

[治法] 健脾祛湿。

[方药] 参苓白术散加味。方中人参、白术、茯苓三药均能益气健脾，山药补脾胃益肺肾，莲子补益脾胃，涩肠止泻，扁豆、薏苡仁健脾化湿，砂仁化湿醒脾，行气和胃，桔梗宣肺化痰止咳，炙甘草益气和中，润肺止咳，调和诸药。全方共奏益气健脾渗湿之效。若口疮疼痛、覆盖黄色假膜者，加黄连、车前草；若口疮疼痛深在、经久不愈者，加生黄芪、丹参等。

6. 脾肾阳虚

[主症] 溃疡量少，分散，表面紫暗，四周苍白，疼痛轻微，或仅在进食时疼痛，遇劳即发，可伴有面色㿠白，形寒肢冷，下利清谷，少腹冷痛，小便多，舌质淡，苔白，脉沉弱无力。

[证候分析] 阳虚日久致水湿上泛口舌，郁困口内黏膜，郁久化热腐灼黏膜，发为口疮，溃疡少而分散，表面紫暗；寒湿浊邪郁久，故溃疡面四周苍白，遇劳则发，且伴见面色㿠白、形寒肢冷、下利清谷、少腹冷痛、舌质淡、苔白、脉沉弱无力等阳虚之征。

[治法] 温补脾肾，引火归原。

[方药] 附桂八味丸加减。方中熟地、山茱萸、山药滋补肾阴，起到阴中求阳的作用，肉桂、附子温补肾阳，茯苓、泽泻祛湿，牡丹皮清虚热。全方共奏温补肾阳之效。若口疮边缘充血者，去附片，加黄柏；口干者去附子、熟地，加生地、麦冬。

（二）外治

1. 外用散剂　使用时撒敷或吹敷患处。

锡类散：适用于各型口疮，有祛腐解毒生肌之功效。

冰硼散：适用于实火口疮，有清热解毒止痛之功效。

珠黄散：适用于实火口疮，有清热解毒止痛之功效。

西瓜霜：适用于实火口疮，有消肿止痛之功效。

珍珠散：适用于疮面深大、经久不愈之溃疡，有清热消肿解毒之功效。

2. 含漱药液　选用金银花、竹叶、白芷、薄荷等量，或黄柏、菊花、决明子、桑叶等量，煎煮过滤，含漱口腔，有清热解毒、消肿止痛的作用。

（三）针灸疗法

1. 体针　选取廉泉、足三里、合谷、曲池、颊车、内关穴。上唇溃疡加人中，下唇溃疡加承浆，颊部溃疡加地仓，舌体溃疡选廉泉。针刺单侧或双侧，针法采用平补平泻，或强刺激，不留针，5~10次为1个疗程。穴位交替选用。

2. 耳针　常用穴位有口、舌、神门、胃、皮质下、内分泌、肾上腺、脾、心等。每次可选3~4个穴位，用王不留行籽贴压于穴位，每日稍加压力按摩3次，每次10分钟。隔日或每3天治疗1次，双耳交替治疗。

3. 穴位封闭　采用维生素 B_1 或维生素 B_{12} 注射液、当归注射液等行穴位封闭。取足三里、牵正、曲池、颊车穴。每日1~2穴，每次0.2~0.5ml，隔日或3日1次。

（四）其他治法

（1）吴茱萸粉末12g，用醋调成糊剂，晚睡前敷于两足涌泉穴处，次日晨取下，连敷3日，亦可换以附子粉10g外敷。

（2）细辛研末，用蜂蜜调成糊状，晚睡前敷以伤湿止痛膏，贴敷于双侧天枢穴处和脐部，次日晨取下，连敷3天。

【预防调摄】

（1）加强体育锻炼，提高机体对疾病的抵抗能力。

（2）注意生活起居规律，避免过度劳累。保证充足睡眠，保持乐观精神，避免焦虑情绪。

（3）营养均衡，饮食清淡，保持有规律的进餐习惯。避免过食辛辣、肥甘厚腻等刺激之品，以免伤及脾胃。防止粗糙、硬性食物（膨化、油炸食品）和过烫食物对黏膜的损伤。

（4）去除口腔局部刺激因素，避免口腔黏膜损伤，保持口腔环境卫生。

【转归预后】

本病预后良好，很少有严重的并发症，但因迁延反复、缠绵不愈的特点，给患者带来痛苦和不便。有的可迁延反复数十年而不愈，亦可有反复发作一段时间后而自行缓解，不再反复，亦可过一时期又再反复。本病的关键在于控制反复发作。

目标检测

答案解析

单项选择题

1. 龋齿胃肠积热证，若大便秘结者，药物配伍为（　　）
   A. 加赤芍、牡丹皮
   B. 加大黄、芒硝
   C. 加赤芍、玄参
   D. 加露蜂房、海桐皮
   E. 加防风、荆芥

2. 牙体龋蚀，酸痛不适，遇冷、热刺激疼痛，伴有头晕眼花，腰膝酸软，舌红少苔，脉细。内治宜（　　）
   A. 清热解毒，消肿止痛
   B. 健脾益气，扶正祛邪
   C. 清热化痰，消肿散结
   D. 滋阴补肾，坚齿护髓
   E. 以上都不是

3. 牙作痛，遇冷痛甚，得热痛减，牙龈淡红不肿，时恶风寒，口不渴，舌淡红，苔薄白，脉浮紧。辨证为（　　）
   A. 胃肠积热证　　B. 外感风热证　　C. 外感风寒证　　D. 心脾积热证　　E. 脾虚湿盛证

4. 牙胀痛，牵引头脑，满面发热，口渴，时欲冷饮，口气热臭，恶热喜冷，大便秘结，尿黄，舌红，苔黄，脉洪数或滑数。内治宜（　　）
   A. 清除胃热，燥湿杀虫
   B. 清泻胃热，止痛
   C. 清热化痰，消肿散结
   D. 疏风清热，消肿散结
   E. 以上都不是

5. 牙龈有瘘口，时有脓血渗出，龈肉色淡，口唇不荣，神疲乏力，面色萎黄，舌淡苔薄，脉细弱。辨证为（　　）

A．胃肠积热证　　B．外感风热证　　C．气血不足证　　D．心脾积热证　　E．脾虚湿盛证

6．牙龈有瘘口，时有脓血渗出，龈肉色淡，口唇不荣，神疲乏力，面色萎黄，舌淡苔薄，脉细弱。内治宜（　　）

A．清除胃热，燥湿杀虫　　　　B．益气补血，养龈健齿　　　　C．清热化痰，消肿散结
D．疏风清热，消肿散结　　　　E．以上都不是

7．牙龈肿胀，疼痛不已，咀嚼疼痛，妨碍饮食，头痛乏力，身热恶寒，鼻塞口干，口渴欲饮，脉浮数，苔薄黄。辨证为（　　）

A．外感风寒证　　B．脾气虚弱证　　C．风热外袭证　　D．热结阳明证　　E．肝肾阴虚证

8．牙龈红肿，有深牙周袋，牙周袋溢脓，牙龈出血，口干，口渴喜饮，胃内嘈杂易饥，口臭，大便秘结，尿黄，舌苔黄厚，脉数。主方为（　　）

A．清胃汤　　B．银翘散　　C．龙胆泻肝汤　　D．五味消毒饮　　E．养阴清肺汤

9．牙龈微红肿，齿牙疏豁、动摇，齿根外露，咀嚼无力，牙周袋深，袋内溢脓、渗血，头晕目眩，耳鸣，腰膝酸软，五心烦热，溲黄便燥，舌红，苔少，脉细数。辨证为（　　）

A．胃肠积热证　　B．肾阴亏损证　　C．气血不足证　　D．心脾积热证　　E．脾虚湿盛证

10．溃疡数目少，面积较大，基底深凹，呈灰黄或灰白色，边缘水肿，红晕不明显，常伴头身困重，口黏不渴，食欲不振，胃脘胀满，时有便溏，舌质淡，有齿痕，苔白滑腻，脉沉缓。辨证为（　　）

A．胃肠积热证　　B．肾阴亏损证　　C．气血不足证　　D．脾虚湿困证　　E．风热外袭证

（熊　微）

书网融合……

主要参考文献

［1］陈达夫.中医眼科六经法要［M］.成都：四川人民卫生出版社，1978.

［2］唐由之，肖国士.中医眼科全书［M］.北京：人民卫生出版社，1996.

［3］廖品正.中医眼科学［M］.上海：上海科学技术出版社，1986.

［4］段俊国，秦裕辉.中医眼科学（第3版）［M］.北京：人民卫生出版社，2021.

［5］王德鑑.中医耳鼻咽喉科学［M］.上海：上海科学技术出版社，1985.

［6］詹宇坚.中医五官科学［M］.北京：人民卫生出版社，2005.

［7］丁淑华.中医五官科学［M］.北京：中国中医药出版社，2006.

［8］王世贞.中医耳鼻咽喉科学［M］.北京：中国中医药出版社，2003.

［9］黄选兆，汪吉宝，孔维佳.实用耳鼻咽喉头颈外科学［M］.北京：人民卫生出版社，2008.

［10］迟立萍，王秀.中医五官科学［M］.西安：西安交通大学出版社，2020.

［11］阮岩.中医耳鼻咽喉科学［M］.北京：人民卫生出版社，2012.

［12］田勇泉.耳鼻咽喉头颈外科学［M］.北京：人民卫生出版社，2013.

［13］熊大经.实用中医耳鼻咽喉口齿科学［M］.上海：上海科学技术出版社，2001.

［14］夏涵.实用中医口腔病学［M］.上海：上海中医学院出版社，1992.